Neurovascular Sonography

神经血管超声

原著 [美] Wendy C. Ziai [美] Christy L. Cornwell

主审 胡汉华 华 扬 王伊龙

主译 韩 珂

中国科学技术出版社
·北 京·

图书在版编目（CIP）数据

神经血管超声 / (美) 温蒂·C. 子艾 (Wendy C. Ziai), (美) 克里斯蒂·L. 康威尔 (Christy L. Cornwell) 原著 ; 韩珂主译 . -- 北京 : 中国科学技术出版社 , 2025. 5. -- ISBN 978-7-5236-1259-0

Ⅰ . R741.04；R543.04

中国国家版本馆 CIP 数据核字第 2025YC3439 号

著作权合同登记号：01-2024-2829

First published in English under the title

Neurovascular Sonography

edited by Bharat Jasani,Ralf Huss, Clive R. Taylor

Copyright © Springer Nature Switzerland AG 2022

This edition has been translated and published under licence from Springer Nature Switzerland AG.

All rights reserved.

策划编辑	郭仕薪　孙　超
责任编辑	孙　超
特邀编辑	梁志成
文字编辑	魏旭辉
装帧设计	佳木水轩
责任印制	徐　飞

出　　版	中国科学技术出版社
发　　行	中国科学技术出版社有限公司
地　　址	北京市海淀区中关村南大街 16 号
邮　　编	100081
发行电话	010-62173865
传　　真	010-62179148
网　　址	http://www.cspbooks.com.cn

开　　本	889mm×1194mm　1/16
字　　数	423 千字
印　　张	18.5
版　　次	2025 年 5 月第 1 版
印　　次	2025 年 5 月第 1 次印刷
印　　刷	北京博海升彩色印刷有限公司
书　　号	ISBN 978-7-5236-1259-0/R·3439
定　　价	198.00 元

（凡购买本社图书，如有缺页、倒页、脱页者，本社销售中心负责调换）

译校者名单

主　审　胡汉华　台北医学大学附属附设医院

　　　　华　扬　首都医科大学宣武医院

　　　　王伊龙　首都医科大学附属北京天坛医院

主　译　韩　珂　中山大学附属第七医院

副主译　周　环　暨南大学附属第一医院

　　　　李　凡　北京大学第一医院

译校者　（以姓氏笔画为序）

　　　　丁晓君　山东大学齐鲁医院（青岛）

　　　　王达岩　中山大学附属第七医院

　　　　王丽娟　吉林大学第一医院

　　　　冉令媛　大连医科大学附属第一医院

　　　　代晨阳　安徽医科大学第一附属医院

　　　　刘亚宁　中山大学附属第七医院

　　　　刘崇祥　中国医药大学附设医院

　　　　池　枫　深圳市第二人民医院

　　　　李　凡　北京大学第一医院

　　　　李　爽　香港中文大学

　　　　李曼婷　中山大学附属第三医院

　　　　束礼明　广州医科大学附属第二医院

　　　　肖振华　深圳德力凯医疗电子股份有限公司

　　　　冷昕祎　香港中文大学

　　　　张　欢　安徽医科大学附属巢湖医院

　　　　张　恒　珠海市人民医院

　　　　张　峰　中山大学附属第六医院

　　　　张秋月　湛江中心人民医院

　　　　张莹莹　新乡市第一人民医院

　　　　张馨月　中山大学附属第七医院

　　　　苟显娜　四川大学华西医院

　　　　林　攀　龙岩市第二医院

　　　　林惠贞　香港中文大学（深圳）附属第二医院／深圳市龙岗区人民医院

　　　　欧阳福　贵州医科大学附属医院

　　　　周　环　暨南大学附属第一医院

孟丽君　扬州大学附属医院

胡鸣一　中山大学附属第七医院

胡彦君　香港大学深圳医院

姜　婉　南京大学医学院附属鼓楼医院

钱　量　中山大学附属第七医院

黄虹瑜　中国医药大学附设医院

梁　洁　深圳市龙华区人民医院

梁毅仪　南方医科大学附属广东省人民医院 / 广东省医学科学院

韩　珂　中山大学附属第七医院

游　咏　海南医学院第二附属医院

阙嘉丽　南方医科大学南方医院白云分院

颜燕红　苏州大学附属第一医院

内容提要

　　本书引自 Springer 出版社，是一部关于神经血管超声与心脑血管系统疾病的专著。全书共 32 章，系统阐述了神经血管超声的超声原理、脑血管解剖、血流动力学基础、超声技术及临床应用，涵盖了 TCD、TCDI（即 TCCD/TCCS）、颅外段颈动脉超声、颅脑超声及视神经鞘超声，在技术方面详细介绍了从经典的诊断动脉狭窄 / 闭塞、微栓子监测及发泡试验，拓展至脑血管反应性、脑血流自动调节及联合脑电图技术等的规范化、标准化和诊断标准，在临床应用方面重点介绍了其应用范畴，从经典的脑血管病拓展至重症监护和其他疾病，如创伤性脑损伤、可逆性脑血管收缩综合征、急性细菌性脑膜炎、颅内高压、心搏骤停后脑循环停止和机械循环支持状态下的"心脑同治"等的管理，涉及成人及儿童。本书最大的亮点是在有脑损伤风险患者的临床决策中，对基于神经血管超声提供的血流动力学进行了解读及指导决策，适合神经内外科、神经超声、神经重症、心血管科、麻醉科、儿科等相关医护阅读和参考。

主译简介

韩　珂　医学博士，硕士研究生导师，中山大学附属第七医院神经医学中心副主任医师。台北荣民总医院神经医学中心 Post-doctoral Research Fellow。国家卫健委脑卒中防治工程委员会血管超声专委会常务委员，中华超声医学培训工程脑颈及外周血管超声专家委员会常务委员，广东省卒中学会神经血管超声分会主任委员。获国家软件著作权（TCD 与颈动脉超声诊断模板）1 项、国家发明 / 实用新型专利 9 项（完成人之一）。获吉林省科学技术奖一等奖 1 项（完成人之一）、深圳市科学技术奖科技进步奖二等奖 1 项（完成人之一）。"深圳市实用型临床医学人才"荣誉获得者。主持广东省卫生健康适宜技术推广项目 2 项，主持校级课题 3 项。副主译专著 1 部，参编、参译专著 5 部。参编指南《中国脑卒中血管超声检测指导规范（2021 年版）》。以责任作者身份在 SCI 期刊及中文核心期刊发表论文近 40 篇。

中文版序一

据世界卫生组织最新数据，脑卒中是全球公共卫生领域中导致残疾和死亡的主要原因之一。面对这一严峻挑战，各国政府、科研机构和医院纷纷加大投入，致力于脑卒中防治的科研与实践。在我国，随着人口老龄化进程的加快，心脑血管疾病已成为危害国民健康的第一大疾病，并呈现明显的年轻化趋势。依托国家"百万减残工程"，我带领团队深入各县域，开展脑卒中识别、科普教育和技术指导，试行建立县乡村救治脑卒中的三级分级诊疗体系，实施"345行动"：在政府主导下，依靠专家力量，目标是将脑卒中发病率降低30%，残疾率和死亡率降低40%，脑卒中复发率降低50%。从脑卒中的发展规律来看，它是可防可控的。年龄增长及不良生活方式引起的高血糖、高血压和高血脂，均可能诱发血管出现动脉硬化及狭窄，进而导致血管阻塞或血栓形成。

血管超声作为一种无创、可连续检测血管动脉硬化斑块和血流动力学的手段，在早期发现脑卒中高危人群、评价其生活方式改进和慢病控制效果中，尤其是降脂和抗血栓药物的疗效，发挥了重要作用。同时，其应用不断拓展至脑卒中的围术期评估等精准诊疗的临床场景，以及各种神经系统疾病的精准诊疗中，已然成为重要的亚专科。

这部译著无疑为神经内外科、神经超声、神经重症、心血管科、儿科等相关领域的医护人员提供了极具价值的参考指南。

原著者凭借深厚的学术底蕴和丰富的临床经验，全面系统地阐述了神经血管超声的基础理论、检查方法、诊断要点及临床应用，尤其注重理论与实践相结合。通过大量临床病例的分析和讨论，读者能够直观地理解并掌握神经血管超声的诊断要点。值得一提的是，本书还对神经血管超声的设备配置、人员资质、收费标准等科室建设情况进行了详细介绍，这些内容值得国内相关领域借鉴。此外，书中收录了丰富的图表和图像资料，进一步增强了内容的可读性和实用性。

作为一部译著，本书不仅保留了原著的学术价值，还通过译者的精心翻译和编排，使其更加符合国内医者的阅读习惯和临床需求。本书不仅适合各年资的神经内外科、神经重症及相关领域的医技人员，对于那些希望深入了解神经血管超声技术的医务人员来说，更是一部不可多得的佳作。

我相信，本书的出版将为我国神经血管系统疾病的科研与临床做出重要贡献。同时，也期待更多的医技人员能够从中受益，共同推动我国医学事业的蓬勃发展。

最后，衷心感谢所有为本书付出辛勤努力的著者、译者和编辑人员。正是你们的智慧与汗水，共同铸就了这部医学瑰宝。愿本书能够成为国内广大医技人员为患者健康保驾护航的得力助手！

中国工程院院士　吉训明

中文版序二

非常欣喜 *Neurovascular Sonography* 中文版的面世。

1982 年，Aaslid 博士首次应用低频探头（2MHz）和脉冲信号，通过颅骨薄弱部位或天然孔作为检测点，直接获取颅底动脉的血流信号，从而开创了经颅多普勒超声（transcranial doppler sonography，TCD）这一在神经科学领域，尤其是神经内科和外科临床应用中的重要工具。国内自 1989 年开始引进 TCD 技术，并迅速在全国各级医院得到广泛应用。

作为国内最早开展 TCD 临床应用、培训和研究的学者之一，我对 TCD 的规范操作和临床应用有着深刻的体会，也为该技术在国内的普及做出了一定贡献。这包括在国内最早建立 TCD 培训中心，在德国留学期间与 Aaslid 博士等国际 TCD 专家的深入交流，数十次在全国及区域性学术会议和多个国家级继续教育学习班上进行 TCD 临床应用专题讲座，以及编写国家级继续医学教育系列教材《经颅多普勒超声诊断技术的临床应用》，并参与编写"国家新闻出版改革发展库"重点项目、"文化产业发展专项资金"重点资助项目——"国家医学电子书包"教材《神经病学》《临床技能学》中 TCD 章节。这段从事 TCD 工作的经历，成为我在脑血管病领域发展并取得一定成绩的重要助力。

30 余年来，TCD 技术随着仪器设备的不断更新和临床经验的积累，焕发出新的活力。其应用范围已从传统的血管血流评估拓展至颅内压监测、脑实质评估、眼部超声检查及心脑同治等领域，成为脑血管病"防、治、管、康"全流程健康管理的重要技术。神经血管超声凭借其在血流动力学方面的独特优势，在临床精准诊疗中发挥着不可替代的作用，无论是临床诊疗还是科研学术活动，都极大激发了医务工作者和科研人员的兴趣。

然而，目前神经血管超声的临床应用仍存在较大差异。一方面，操作人员的操作规范性有待提高；另一方面，部分临床医生对其传统临床应用价值的认识不足，且对最新技术和方法的了解不够深入。本书内容全面、翔实，不仅对传统技术的标准化和规范化进行了详细界定，还深入阐述了基于脑血流动力学的新技术与新方法。本书的译者均来自国内临床一线，具有丰富的实践经验，而主审更是业内的权威专家。

精读这部译著，有助于提升技术水平、了解新技术及前沿动态、开展新技术应用、促进 TCD 技术的全面规范使用，以及提高临床医生对其临床应用价值的认识。我相信，本书的出版将对神经血管超声技术的推广和应用起到积极的推动作用，也为相关领域的医务工作者和科研人员提供宝贵的指导。

暨南大学附属第一医院　　徐安定

中文版序三

在《"健康中国 2030"规划纲要》中，明确提出了推进心脑血管病等慢性病的"防、治、管"整体融合发展，旨在实现医防结合。同时，该纲要强调缺血性脑卒中的诊治及预防管理需秉持"大健康"理念，从以治病为中心向以健康为中心转变。这标志着慢性病管理首次被提升至国家战略层面。

神经血管超声凭借其无创性、可重复性强、实时观察及动态评估脑血流动力学的独特优势，已成为脑血管病高危人群的首选筛查工具，同时也是进一步选择数字减影血管造影（DSA）等影像学检查的重要辅助手段。

随着科技的不断进步，神经血管超声的应用范围日益扩大。它不仅用于围术期及手术指征的筛选，还广泛应用于心脑同治领域，如经颅多普勒超声（TCD）发泡试验。此外，在重症患者的颅内压监测、脑血流自动调节及脑血管反应性评估等方面，神经血管超声也展现出巨大潜力，成为临床精准诊疗的重要手段，并在临床与科研领域愈发活跃。

非常高兴得知这部译著出版。该书以简明实用为特色，详细介绍了神经血管超声的新技术与新应用，为相关人士在临床研究和实践中应用神经血管超声技术提供了良好的平台。这是一部极具价值的参考书，既适合神经血管超声专科医生，也能为临床医生提供有益的指导。

在此，衷心感谢本书的译者和审校者。正是他们的辛勤付出和无私奉献，让这样一部实用的医学译著得以与国内读者见面。希望国内广大医务工作者认真阅读本书，将神经血管超声技术更好地应用于临床实践，为患者的健康保驾护航。

让我们携手共进，为推动医学事业的发展而不懈努力！

吉林大学第一医院　杨弋

原书序

在 CT 和 MR 成为评估大脑结构的首选成像方式之前，经颅多普勒超声（transcranial doppler, TCD）是神经影像成像方式的先行者，而且 TCD 和颈动脉超声将继续作为"医生的大脑听诊器"，提供有关脑血管血流动力学的复杂生理信息，补充结构成像。在过去的几年里，随着新的临床应用不断被发现，神经超声学领域的知识体系急剧扩充，这使经颅多普勒从一种技术烦琐且可被替代的血管成像技术，转变成脑卒中和神经危重症的主要检查方法。

10 年前，我满怀期待地走进神经危重症监护病房，开始了我在神经危重症监护方面的研究员培训。当时危重症监护病房很少有专门的 TCD 检查项目。惊喜的是，我在克利夫兰诊所（Cleveland Clinic）接触到了 TCD，并开启了一段前往维克森林大学医学院（Wake Forest School of Medicine）的旅程。该医学院自 1974 年以来一直处于神经血管超声教育的前沿，作为一名年轻的教师，我还需要学习很多关于颅内血流动力学的知识，当时我还不知道，这段经历将在未来几年里，极大改变我对大脑的评估方式。

令人高兴的是，全球范围内的医学机构对大脑的非侵入性评估方式已发生了巨大的变化，并可跨多个临床场景应用，如重症监护、住院治疗、门诊和围术期监测。神经血管超声已将相关的多个临床专业纳入同一范畴，重点是对急性脑损伤和继发性脑损伤的预防。神经超声的应用范畴从经典的评估脑血管病，拓展到重症监护和其他疾病，如创伤性脑损伤、脓毒症、感染性心内膜炎和心搏骤停后的管理。TCD 不再被仅仅视为一种无害的辅助检查，而是一种有价值的工具，利用超声便携性、低成本和灵活性的特点进行系列检查，为我们提供研究脑损伤机制的新视角，进而成为真正了解大脑的窗口。

大多数研究中心已具备或待引进神经血管超声，正式通过神经血管超声的认证后，其医生将成为具有神经血管解读资质的注册医生（RPNI），而非医生也将成为具有资质的神经血管专家（NVS）。许多重症超声教育资源和指南都将神经血管超声作为普通重症医生的一项核心技能，鼓励其继续教育。我们在维克森林大学医学院的综合超声课包含经颅多普勒，并且会讲授脑血管生理学，这激发了医学生对大脑的兴趣。

本书很好地补充了神经血管超声方面的内容，极具实用性，阐述全面，特别是在有脑损伤风险患者的临床决策中，提供了 TCD 的基本解读和最前沿的指导。通过脑血管超声还能够了解更多有关大脑的知识，我们希望本书能在临床应用中引发进一步的学习和探索。我们感谢促成本书面世的所有作者，并衷心感谢 Dr. Wendy Ziai、Christy Cornwell 及 BS、NVS、RVT 编辑们的付出。

Aarti Sarwal, MD, FNCS, FAAN, FCCM, RPNI
Professor, Neurology, Section Chief
Neurocritical Care, Medical Director, Neurocritical Care Unit
Atrium Wake Forest School of Medicine
Winston-Salem, NC, USA

译者前言

本书与以往教材最大的区别在于，其系统阐述了神经血管超声基于血流动力学的功能性成像的技术与应用，这是传统的基于形态学的影像学方法（如 MRA/CTA/DSA）所无法比拟的优势。神经血管超声在诊断脑血管病方面的优势是众所周知的。然而，随着脑血管病个体化精准诊疗的要求不断提高，神经血管超声不仅仅作为结构性成像，对缺血性脑卒中动脉狭窄的部位、程度及病因进行评估，而且作为功能性成像，基于血流动力学，对侧支循环代偿情况及维持脑灌注稳定的脑保护机制进行精准评估，明确围术期的低灌注、高灌注、栓塞风险及血压调控的范围，极大提高了脑血管病精准诊疗的能力。

除了脑血管病，还拓展至重症及其他疾病，如创伤性脑损伤、可逆性脑血管收缩综合征、急性细菌性脑膜炎、颅内高压、心搏骤停后脑循环停止和机械循环支持状态下的"心脑同治"等的管理，涉及成人和儿童。

此外，除了头颈血管超声、视神经鞘超声、脑实质成像、联合脑电图及经颅多普勒超声（TCD）在诊疗中的作用也日益凸显，尤其是超声设备的可移动性、便携的监护设备使床旁检查得以实现，这些对重症患者做出更合适的临床决策提供了重要依据。

本书是一部有关神经血管超声原理、技术、实践及未来发展的权威著作，可以帮助临床医生了解神经血管超声血流动力学结果，并解读与指导临床决策，也为操作医生的学习和实践提供了有价值的参考资料。

特别要强调的是，本书单独设立了一章专门介绍 TCD 设备、检查资质（包括操作者和报告者）认证、医保报销和实践问题（如 DRG 的规定），为神经血管超声的有序、健康发展提供了借鉴意义。

为了尊重原著，尽量做到翻译的原汁原味，我们依据原著对不同成像 TCD 的表述进行了细致翻译，如经颅彩色编码多普勒（TCCD）、经颅彩色编码超声（TCCS）、经颅彩色编码双功超声（TCCS）、经颅彩色多普勒成像（TCDI）。此外，原著中所述的双功超声（duplex sonography）是灰阶超声显像与脉冲多普勒超声功能相结合，可以理解为国内临床常用的"彩超"。

参与本书翻译的译者均为从事神经血管超声临床工作且在该领域有一定研究成绩的一线医生，并由译者、副主译、主译依次进行了严格的审校，同时邀请胡汉华教授、华扬教授、王伊龙教授作为本书的主审对稿件进行了严格的审阅工作。在本书付梓之际，对各位译者和审校者严谨治学的态度与求真务实的精神，对中国科学技术出版社的信任与支持，致以深切的谢意和敬意！

在本书翻译过程中，我们忠于原著并尽可能确保内容表述的准确性和易懂性，但由于中外术语规范及语言表述习惯有所不同，中文版中可能遗有疏漏之处，恳请各位读者及同行提出宝贵意见。

中山大学附属第七医院　韩　珂

原书前言及致谢

神经超声学在重症监护超声领域已经发展成熟，并成为一个独立的学科，其应用不断拓展到住院和门诊等临床场景中，并被广泛应用到各种神经系统疾病中。经颅多普勒是一个独特的诊断工具，既动态、复杂，又需要同时具备超声技术和解读方法，但这是任何一位对超声评估大脑血流动力学及改善脑血管病诊疗感兴趣的医务人员所必须掌握的。

本书为 2019 年美国神经危重症监护协会会议上最初讨论想法的结晶，显而易见，当时还没有一部详尽的神经超声学手册，适合临床工作者使用同时也可供技术人员和操作者工作时参考。本书最初被设想为一部真正的手册，现在被浓缩为一部珍贵的教科书，涵盖了神经超声学过去几十年里快速发展的信息量。我们的目标是提供一个实用的相关信息来源，特别是为那些刚开始探索这一领域的人。

感谢为完成这本书做出了巨大贡献的诸位专家，正是你们的奉献精神和对教学的热爱，本书才能顺利问世。特别感谢 Bahattin（Bobby）Ergin 和 RVT 在插图和组织任务方面给予的宝贵帮助。非常感谢 Springer 出版社，特别是编辑 Jose-phine Fabiola，他的耐心和支持对这本书的筹备至关重要。最后，向我们所有人的配偶和孩子表示最深切的感谢，感谢他们一直给予的鼓励和支持，如果没有他们，这项工作是不可能完成的。

Wendy C. Ziai, MD, MPH
Baltimore, MD, USA

Christy L. Cornwell, BS, NVS, RVT
Columbus, OH, USA

目　录

第1章　经颅多普勒超声原理
Principles of Transcranial Doppler Sonography

Andrei V. Alexandrov　John Bennet　著

肖振华　译　周环　韩珂　华扬　校

一、背景

用于进行经颅多普勒超声（transcranial doppler，TCD）的设备配置繁多且复杂程度不一，包括仅采用脉冲波多普勒技术的 TCD，或者联合实时 B 模式成像的经颅彩色多普勒成像（transcranial color doppler imaging，TCDI）。每种技术模式都有其特别的应用功能。但是，到目前为止，经颅多普勒超声设备提供的最常用的信号输出模式是基于声频基础上的快速傅里叶转换（fast fourier transform，FFT）所进行的频谱信息分析。它是对发射与接收的超声束在特定的取样容积（取样门）内获得的多普勒频移值进行计算。基于最高流速包络线的时间均值流速的平均值（如 TAMM、TAMV、Mean）及血管搏动指数（pulsatility index，PI）是目前临床应用最广泛的指标。

脉冲波多普勒可通过以下 2 种方式产生：①单阵元机械聚焦探头；②多阵元电子相控阵聚焦探头（图 1-1）。用于 TCD（左）和 TCDI（右）检测探头。

无论哪种方式，第一种是通过探头内压电晶片经电压触发调节探头的发射功率。第二种是通过多个阵元构成电子相控阵针对探头发射功率的可调节模式。探头功率与超声波发射的振幅、声束面积、脉冲波多普勒的空间波长（SPL）及重复脉冲多普勒频率（PRF，单位 kHz）联合确定了传递到人体的超声能量的强度。

如果是单阵元探头，超声波束的大小和形状取决于探头的直径、频率和聚焦点，并且声波传播方向是垂直于探头表面。探头的压电效应与功率设定相关，并通过脉冲波发生器进行传递。

相比之下，多阵元探头的声束则要复杂得多。声束的形状和方向由探头的形状或类型（线形、扇形、凸形）以及声束形成器决定。声束形成器负责协调探头内部的微小压电元件的补充、延迟和激发。超声声束并不总是垂直于探头表面。激励电压仍由脉冲发生器传递，在这种情况下，脉冲发生器被并入声束形成器中。这种设备能够实现二维的实时 B 模和彩色多普勒成像。

有关多普勒频移信号的处理方法将在其他章进行更加详细的讨论。本章首先重点关注单通道、单深度超声束的获取与多普勒频移信号的分析与处理方法。

本章内容主要针对多普勒超声原理的实际应

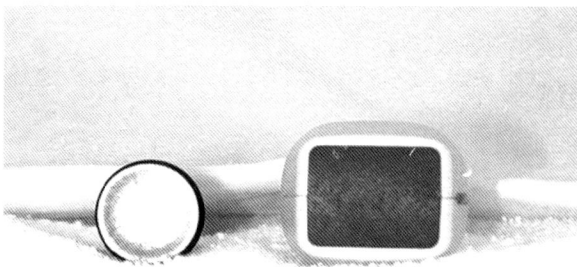

▲ 图 1-1　TCD（左）和 TCDI（右）检测探头

引自 Charles H Tegeler

用进行回顾。为了更全面系统地复习该主题，读者可以参考相关主题的专业教科书[1-5]。

二、超声

特别感谢：本章内容涉及的专业术语均引自Kremkau[1]的研究。

超声波是由高于人耳听觉范围频率的声音组成。教科书中常用的可听声频范围是 20Hz＜声频＜20kHz。

声频大于 20kHz 的声音即为超声，声频小于20Hz 为次声频。对于使用多普勒超声的人来说，血液流动所产生的多普勒声频在可听范围内。许多有经验的超声专家认为声频信号是 TCD 检查的核心组成部分。对于声波性质的基本理解及专业的超声描述是超声科学分析的关键。

（一）声波

声音是一种机械压缩波，它穿过不同介质时产生的压力、密度、温度和粒子运动一系列重复性的变化称为声学变量。它通过介质如人体组织时会产生"传导"或振动效应。正向的振幅或峰值对应于声波的高密度或压缩的区域，而负向的振幅或波谷对应于声波的低密度或稀疏的区域。零振幅对应于无声波变化状态。声波的传播被描述为纵波，即声学变量沿声波的传播方向而改变。声学变量包括压力、密度、温度、粒子运动。

（二）声波参数（图 1-2）

声波参数是用于描述波形的术语。

• 周期：声波的传播是一个重复过程，即从零点到正向峰值，再下降至零点，再到负向峰值，再回到零点，构成一个完整的循环即声波的周期。周期是描述脉冲波的重要参数之一。

• 频率：声波在 1s 内发生的循环周期次数，即声波的频率。以赫兹（Hz）为单位，每秒一个周期等于 1Hz。在超声波中，最常用的单位是千

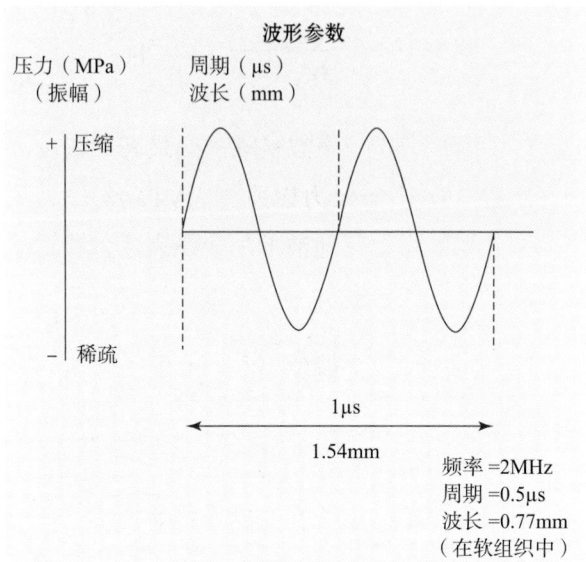

▲ 图 1-2　声波参数包括频率、波长、周期和振幅，从任意波形上的任意点到下一个波形的同样位置的点为一个完整波形，代表一个周期

赫兹和兆赫兹。1 千赫兹（kHz）等于 1000Hz。1 兆赫兹（MHz）等于 1 000 000Hz。

• 波长：波长 λ（mm）是声波传导完成一个周期的距离。波长可以通过测量一个波的任何一点到相邻波的同一点而获得。波长是距离的测量值。

波长 λ（mm）= c（mm/μs）/f（MHz），其中 c 是声波的传播速度。声波在软组织中的传播速度是 1540m/s 或 1.54mm/μs。例如，TCD 常用的 2MHz 探头的波长如下。

$$\lambda = \frac{c}{f} = \frac{1.54\dfrac{mm}{\mu s}}{2\,MHz} = 0.77mm$$

随着频率的增加，波长减小。声波的轴向和横向分辨率的增加，继发了穿透力的降低。

• 时长：时长 T（μs）是声波在组织间传播完成一个循环周期所需的时间。声波的时长以时间为单位，波长以距离为单位。对于 2MHz 声波的时长计算如下。

$$T(\mu s) = \frac{1}{f\,MHz} = \frac{1}{2\,MHz} = 0.5\mu s$$

• 振幅：振幅是声波从零点到最高位移点的垂直距离。振幅的压力以兆帕（MPa）为单位。但是，它也适用于其他波形的变量表达。振幅的测量值可以表述如下。

振幅 =（正向峰值 – 负向峰值）/2

（三）传播速度

传播速度是指声波在介质中传播的速度。传播速度主要是由介质的质地决定。介质质地越硬或可压缩性越差，声音通过介质传播的速度就越快。一般来说，声音在固体中的传播速度高于液体，在液体中的传播速度高于气体。在解剖学中，超声波通过骨骼的速度高于软组织，在软组织的传播速度高于肺实质（或空气）。传播速度的单位为米 / 秒（m/s）、毫米 / 微秒（mm/μs）。

了解传播速度对于理解超声和超声设备的工作原理是必要的。超声设备假定超声在软组织中的传播速度为 1540m/s，Kremkau[1] 简化了换算单位，为 1.54mm/μs。

以下将要讨论的是相关组织内声阻抗对声波传播的重要作用，它决定了声波从组织内到组织界面或从组织界面透射到组织内的声波振幅的变化。

（四）阻抗

声阻抗（z）是组织密度（kg/m^3）乘以传播速度（m/s）的函数或者如下。

$$z = p \times c\,（单位为瑞利）$$

软组织的平均声阻抗为 1 630 000 瑞利（K）。

声阻抗是一个重要的概念，因为 "z" 的不同，或者说声阻抗的不均匀，组织强度和声波入射角的差异，决定了声波从组织到探头接收的回波与声波的传导强度（振幅）。反射强度的计算公式如下。

$$IRC = \frac{Ir\left(\dfrac{mW}{cm^2}\right)}{Ii\left(\dfrac{mW}{cm^2}\right)} \times (z_1 - z_2/z_1 + z_2)^2$$

其中 IRC 是反射强度系数（intensity refection coefficient，IRC），Ir 是反射强度，Ii 是入射强度，z_1 是第一介质的声阻抗，z_2 是第二介质的声阻抗。

IRC + ITC（intensity transmission coefficient，强度传输系数）=100%（入射强度）

$$ITC = 1 - IRC$$

在超声成像中，返回到探头的声波振幅在 B 模式中显示为不同的灰度或亮度。即使声阻抗差异很小，B 模式在区分相邻组织成像方面非常好。正是基于声波这种特性，使得通过 B 模式成像可以显示观察颈动脉与周围细化组织结构，包括斑块和血栓特征。

声阻抗在多普勒超声中的作用通常不如 B 模式成像显著。但是，对于栓子的检测具有其重要性。血液和血栓性物质（气态和固体）之间的声阻抗差异，导致了声波从组织内返回的振幅和声频的差异显著。栓子检测将在第 7 章中详细讨论。除此之外，在组织多普勒超声中，除了内膜和血液之间的界面外，声阻抗的衰减最主要发生在与骨骼之间的界面。

（五）反射和散射

在声波与组织界面水平，入射波部分或全部反射回原界面，称为声波的部分性或完全性反射。散射或折射是指声波一部分沿着相同或改变的路径向介质内传播。折射的强度为声波入射强度减去散射和反射的强度。超声波沿相同路径反射的声波强度与入射角相关，即入射波相对于界面的角度。

声波的反射，特别是镜面放射（specular

reflection），对声波与反射界面的夹角有要求，当入射波垂直于界面发生的反射即镜面反射。镜面反射的一个应用实例即颈总动脉检测时需要声束垂直，以便测量内 – 中膜的厚度；而 TCD 探头垂直置于颞部皮肤，可以达到 100% 的声波反射，这是因为探头的声波发射与颞窗之间的角度最小，所以能获得相对完整的多普勒反射信号。

然而，大多数组织界面与声波之间的入射角并非垂直，而是其他的角度。反射波和透射波的路径分别由反射角度和透射角度决定。

声波反射或传导的强度取决于界面组织的阻抗。它取决于声波强度的反射系数和透射系数。如果没有阻抗差异，声波反射界面两侧的阻抗相等，则不产生声波反射。但是，也可能发生散射。

折射是指声波在传导过程中入射斜角和界面两侧的传播速度不同而导致传播方向的改变。超声成像出现的伪影与折射相关。

散射发生在波长较小的超声波界面，或者是不均匀的表面体（散射体）。顾名思义，散射可以发生在不同的方向。在声束入射的方向上散射回来的声波称为反向散射。与镜面反射不同，散射不依赖于入射角度。发生散射的界面在超声诊断中很常见，它可来自实质器官或血液声波界面的回声（图 1–3）。

在血液中，散射体主要是悬浮在血浆中的红细胞（red blood cell，RBC），其浓度用红细胞比容来描述。"反向散射"的数量与声波返回的强度，取决于取样容积内红细胞的体积以及血液和血管壁内膜之间的阻抗的不一致性。这些散射体被称为瑞利散射体，其波长小于超声波且分布不均匀，如同天空中呈现的蓝色"光纤"一样。

反向散射波的强度与频率的四次方成正比。在超声成像中，使用 10MHz 或更高频率的探头来显示自发回波的对比并不罕见。然而，TCD 因

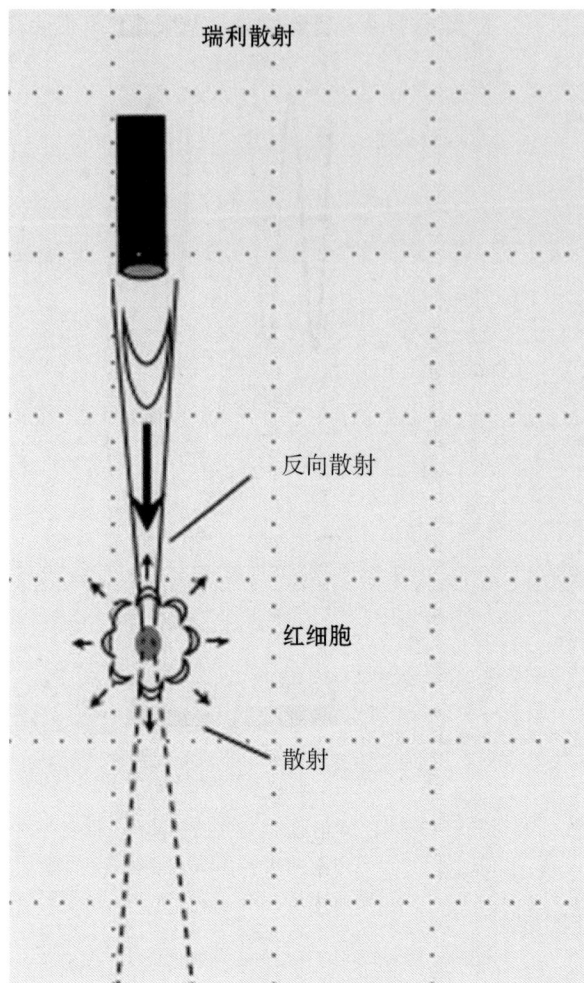

▲ 图 1–3 散射

为使用了较低频率的探头（如 2MHz），导致反向散射较弱，这就降低了声波严重衰减的问题。

三、多普勒超声概述

多普勒超声设备可以是连续波（continuous wave，CW）超声或脉冲波（pulsed-wave，PW）超声或两者兼而有之。CW 多普勒的探头由 2 个晶体阵元组成，一个连续发射声波信号，另一个连续接收声波信号，2 个声束的交叉点形成焦点。

脉冲波多普勒超声的声波发射和接收为同一通道。单晶片（TCD）或多晶片（TCDI）探头的发射和接收形成超声束（图 1–4）。

用于多普勒超声检测的频率低于用于超声成像的频率。与高频率相比，低频率超声的衰减速度慢，获得组织深处成像的灵敏度更高并减少混

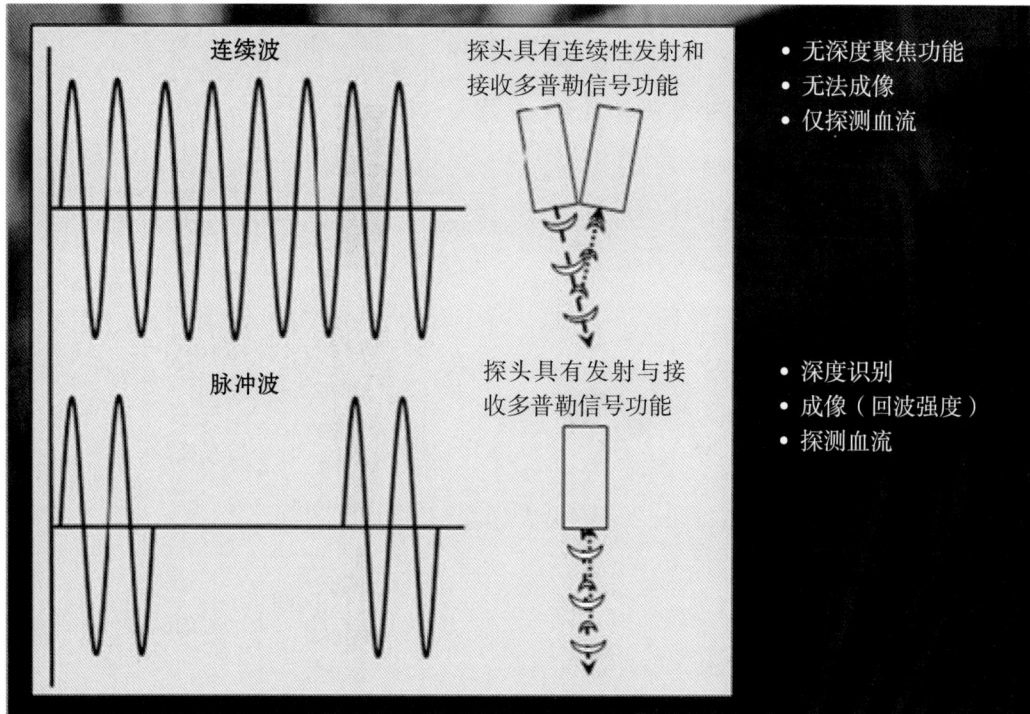

▲ 图 1-4 连续波（CW）多普勒和脉冲波（PW）多普勒

连续波（CW）多普勒是由两个压电阵元组成，一个连续发射，另一个连续接收。脉冲波（PW）多普勒是利用单个压电阵元，发射多普勒信号后再接收多普勒信号，具有深度取样功能。发射与取样处理的多普勒信号频率即为脉冲重复频率（PRF）决定。经颅多普勒超声和大多数血管多普勒超声应用的是脉冲波多普勒技术

叠。如前所述，经颅多普勒超声通常用 2.0MHz，也有用 1.0MHz 低频率探头。高达 20MHz 的频率用于外科手术中，例如，在开放式脑动脉瘤手术中术野血管的直接检测。

（一）探头

超声波来源于探头的发射。超声波探头是采用压电材料制作，它通过电压的变化即压电效应使探头内相关材料形变。探头的功能是通过压电效应将电压转换为机械能。声波的频率与组成探头的晶片类型和厚度相关，并通过探头内的压电组件与表面的匹配层调节声波的接收与发射以及声波发生的脉冲频率。低脉冲频率提高了检测深度，但是降低了图像的分辨率和灵敏度。反之，高脉冲波频率提高了图像的分辨力但降低了声波穿透的深度，影响深部组织或器官的检测。TCD探头无匹配层。探头的匹配层可以使探头与皮肤匹配。通过使用水性凝胶与皮肤耦合，以及合理

的压力，保证了最佳的声波能量的传递。

• 脉冲波 / 接收器：探头具有多普勒脉冲波发生与接收装置。探头的脉冲波发生器与接收器同步协同工作。脉冲发生器提供共振频率的电压，以驱动探头中的压电阵元。接收器通过对信号的放大处理后显示出多普勒回波信号的变化。通过对比发射与反射传输的脉冲波信号强度、传导速率等，计算出多普勒信号的频率、振幅和相位（方向）。

（二）超声声束

通过脉冲波多普勒探头周期性发射与接收处理单个脉冲波，或多个脉冲波即由 1~3 组脉冲甚至 2~30 组脉冲组成的脉冲群。这一连串脉冲波通过技术的处理形成三维超声束。该声束的近场长度（near zone length，NZL 或 Fresnel 带）位于探头发射的近场。声束以机械或电子方式形成深度聚焦。任何特定深度的声束直径即为声束宽

度。声束聚焦点最窄，而聚焦点通常位于探头发出声束的 1/2 处。远场长度（far zone length, FZL 或 Fraunhofer 带）从焦点处开始发散，在其长度约为焦点深度或近场长度的 2 倍处，宽度与原始声束的宽度相同。超声束传导特性的测量通常是在水中完成，面积最小的焦点所在深度的声束强度（I）将最大，声束强度表示如下。

$$I\left(mW/cm^2\right) = Power\left(mW\right)/面积\left(cm^2\right)$$

强度可以用很多种方式来表示。最常的应用和超声波设备调节均基于空间峰值时间平均声强（spatial-peak temporal-average intensity, Ispta），其中 sp 是空间峰值（声束行进中的最高强度，通常在中心位点），ta 是时间平均值，即脉冲波强度的平均值。包括脉冲重复周期（pulse repetition period, PRP）或"间歇时间"，即在此期间没有脉冲波产生。在人体内，与 TCD 一样，最大声波强度通常位于振幅最高的探头附近，且在声波发生显著衰减之前（尽管声束直径较大）（图 1-5）。

（三）声衰减

声衰减是指声波在传播过程中振幅和强度的减弱。衰减用对数比例表示，以分贝（decibel, dB）为单位。

导致衰减的因素包括吸收、反射、折射和散射。吸收涉及机械能转换为热能，占衰减的大部分。因其对生物安全的重要性，下文将详细讨论。

衰减取决于声源与介质。频率是影响声源衰减的元素。衰减会随着频率的增加而增加。因

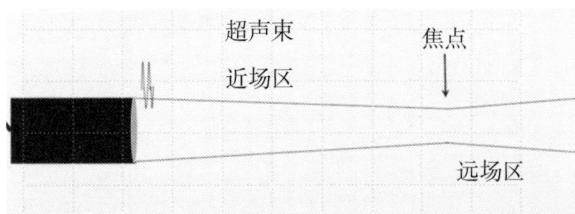

▲ 图 1-5 超声束由近场和远场组成。通常，超声束的强度在声束面积最小的焦点处最大。然而，由于骨的声波衰减系数高，**TCD** 并非总是如上所述

此，随着频率增加，穿透率将会降低。

单侧每单位厘米发生的声衰减量称为衰减系数（coefficient of attenuation, ac），以每厘米分贝（dB/cm）表示。不同组织和频率的衰减系数不同。在软组织中，声衰减的平均系数（dB/cm）约等于频率的一半。因此，2MHz 声波穿过软组织的衰减系数（ac）如下。

$$ac = 2MHz/2 = 1dB/cm$$

为了计算声波的衰减量，需要将衰减系数乘以传播距离如下。

$$a\left(dB\right) = ac\left(\frac{dB}{cm}\right) \times L\left(cm\right)$$

衰减 3dB 相当于声波强度降低 50%，而衰减 10dB 相当于强度降低 90%[1]。换句话说，在软组织中，2MHz 声波可以达到 5cm 聚焦深度，这约是大脑中动脉 M_1 段的中间位置，只有 10% 的原始强度返回探头。

然而，声波在骨骼（或空气）中的衰减远高于软组织。在通过颞窗（以及其他较小窗口）进行经颅多普勒超声检测时，声波的发生与接收要两次穿过较薄骨质部位。如果穿过骨质的 2MHz 波的衰减系数（ac）约为 20dB/cm 或 2dB/mm。随着年龄的增长以及骨质疏松症，颞骨鳞部内空气量有增加的趋势，这使计算更加复杂。由此可知，为什么存在一定比例的颞窗无法被穿透。颞窗厚度大于 3.6mm 或 2.9mm 且不均匀，视为颞窗不良或缺失[6, 9]。

• 衰减补偿方法：经颅多普勒超声诊断的实际应用，理论上局限性较少。

如前所述，声波的衰减随频率增加而增加。因此，使用较低的频率是补偿声衰减的一种方法。声波强度是超声波的振幅除以超声束的面积。振幅是由仪器的输出功率决定。50%（–3dB）强度的超声束大于 50% 以下的超声束。使用更高的声输出功率是减少经颅多普勒超声衰减系数影响的

方法。然而，过高的声波振幅和强度会带来更多的生物学效应导致的安全性问题（见下文）。

增益也是补偿声衰减的方法之一。增益是将声波信号放大并返回到接收器，类似于收音机的音量。需要注意的是，如果信号很弱（信噪比很差），增加增益有助于寻找信号，但是信号与噪音两者均被同等放大。与功率不同，增加增益不会影响声波的振幅或强度。

除了整体增益外，超声成像设备还配备了时间增益补偿（time gain compensation，TGC），将选择性地放大或抑制不同深度的声束回波信号。通过调整 TGC，超声医生将完成对图像从近场到远场的微调，提高组织间的回波信号（z）显示的亮度一致。

（四）多普勒效应

多普勒效应是由于运动引起声波的频率变化，其具体变化取决于是"谁"或者是什么在移动。

（五）血液相关的移动散射体

多普勒频移是确定超声探头发射或工作的频率与接收到的血流反射的声波频率之间的频率变化差异（见散射体，瑞利散射）。

多普勒频移值（doppler shift frequency，fD）是工作频率（operational frequency，fo）与接收频率（received frequency，fR）（通常是一组接收频率）之间的差值。

$$fD(\text{kHz}) = fR(\text{MHz}) - fo(\text{MHz})$$

工作频率（fo）和接收频率（fR）以兆赫兹表述。多普勒频移声频值（fD）在千赫兹内，属于人类可听声频范围。

如果接收频率（fR）大于工作频率，则定义为正向多普勒频移。如果接收频率（fR）小于工作频率，则定义为负向多普勒频移。如果在工作频率和接收频率之间未检测到差异，例如，相对于超声束的传播方向没有运动的情况，则定义为

没有多普勒频移（图 1-6）。

（六）多普勒方程

对于移动散射体，如血液，假设角度为零度（即 cosineθ=0°），则方程如下。

$$fD(\text{kHz}) = fo(\text{kHz}) \times 2 \times \frac{v\left(\dfrac{\text{cm}}{\text{s}}\right)}{\dfrac{\text{cm}}{\text{s}}}$$

重新排列方程，将速度放在左侧，并使用组织中的声速及对应的单位[1]，则简化方程如下。

$$v(\text{cm}/\text{s}) = \frac{77\left(\dfrac{\text{cm}}{\text{ms}}\right) \times fD(\text{kHz})}{fo(\text{MHz})}$$

TCD 中常见的多普勒频移值和对应的速度示例（表 1-1），假设入射角为零度。

（七）多普勒角度

前文使用术语"相对于"超声束，是因为与前文提及的血流方向直接朝向探头（0°）的例子不同，血流方向并非总是直接朝向或背离超声束，而是存在一定的角度（θ）。超声束与血流方向形成的角度称为入射角（the angle of insonation）。当入射角不为零时，即既不直接朝

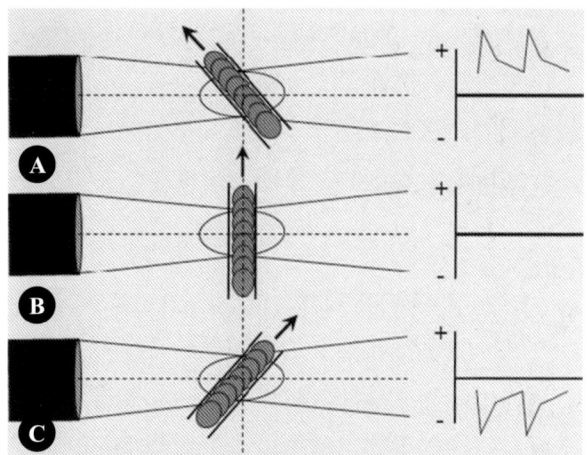

▲ 图 1-6　A. 散射体朝向超声束运动者，产生正向多普勒频移或 fR>fo；B. 在 90° 角内运动，既不朝向也不背向超声声束，不产生多普勒频移或 fo=fR；C. 散射体运动背向超声声束，产生负向多普勒频移或 fR<fo

表 1-1 TCD 中常见的多普勒频移值（*fD*）和对应的速度示例

fo（MHz）	*fR*（MHz）	*fD*（kHz）	速度（cm/s）
2.0	2.0013	+1.3	+50
2.0	2.0026	+2.6	+100
2.0	2.0052	+5.2	+200

当 2MHz 的接收频率高于发射频率时，产生正向多普勒频移。多普勒频移值与速度成正比。假设角度为 0° 时，运动方向直接朝向探头，其速度如表

向也不背离发射声波的方向时，多普勒频移值不是最大值。为"修正"由此产生的低估，在多普勒方程中引入了入射角（θ）的余弦，便于计算入射角不为零时对应的多普勒的频移值。角度校正通常也被用于颈动脉和其他血管的双功超声。

为"修正"除零度以外的入射角度，修改多普勒方程如下。

$$v(cm/s) = \frac{77\left(\frac{cm}{ms}\right) \times fD(kHz)}{fo(MHz) \times cosine\theta}$$

当调整角度时，在成像系统的屏幕上可直观显示该功能。修正角度是双功超声检查颈动脉和其他血管时的标准做法，但是，并不适用于 TCDI，因其与 TCD 一样，入射角为 0° 的假设并不总是成立。然而，尽可能去获得最高的多普勒频移值的做法，被临床实践证明可行[7]。当假设多普勒角度为零度时，速度不会被高估，只会被低估。

（八）脉冲波多普勒

脉冲波多普勒是基于多普勒的取样技术。由一系列短脉冲或脉冲群组成，期间穿插着声波的发射与间歇的周期。脉冲由多个周期组成。为了获得更高分辨率的成像，与使用 1～3 个周期的短（较低）脉冲相比，多普勒超声使用 2～30 个周期组成的更长的脉冲群，因为需要足够的取样

来提高灵敏度和信噪比。

（九）距离选通

基于脉冲波多普勒技术，操作者可以使用距离选通技术来接收和处理沿着超声束方向的特定深度范围的声波。根据所选的深度和长度对应的时间内打开与关闭门深。根据 Kremkau 在"13 规则"中所描述的原理，即超声在软组织中的往返传输时间等于 13μs/cm（单向为 6.5μs/cm），设备将确定门深打开的深度和时间长度，即取样门深。通常情况下，所选门深对应的是取样门的中心位置（图 1-7）。

练习

10mmSV（取样容积）通常与同样 10mm 的 SPL（空间脉冲长度）相关联。工作频率为 2MHz 的探头的波长 =c/f，即 1.54μs/2=0.77mm。由于 SPL= 波长 × 周期数，通过将 SPL（10mm）除以波长（0.77mm），得出脉冲的周期数，即 10mm/0.77mm=13。更进一步，假设计算周期或 T=1/2=0.5μs，则 13 个周期 × 0.5μs / 周期 =6.5Ss= 声波在软组织中传播 1cm（10mm）所需的时间，即取样门的长度（按时间计算）。

（十）基于脉冲波多普勒的参数

1. 脉冲波持续时间和空间脉冲长度

脉冲持续时间（pulse duration，PD）（单位 μs）是指产生一个脉冲波所需的时间，而空间脉冲长

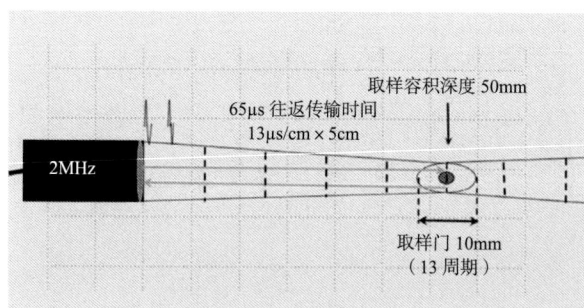

▲ 图 1-7 对于深度 50mm，取样容积（SV）10mm，取样门将在脉冲开始后打开 29.25μs，然后关闭 35.75μs，因此取样门的中心出现在脉冲开始后的 32.5μs。脉冲波传输到所选深度范围，然后多普勒频移回波返回探头的时间为 65μs（引自 Kremkau 13 规则）

度（spatial pulse length，SPL）是一个脉冲波的长度（mm），或者如下。

$$PD（\mu s）= 周期（T）（\mu s）\times 周期数$$

$$SPL（mm）= 波长 \times 周期数$$

典型的空间脉冲波长度等于取样门的长度。因此，取样门越大，SPL（更多周期）和脉冲持续时间越长，超声束的强度越大。

2. 脉冲重复周期和占空比

脉冲重复周期（pulse repetition period，PRP）（μs）是连续性脉冲开始之间的时间长度，这意味着它包含"听"的时间。由于每秒传输数千个脉冲，因此 PRP 以 kHz 表示。

占空比（duty factor，DF）是指超声波打开时脉冲发射的时间百分比。

$$DF\% = \frac{PD}{PRP}$$

在 CW 多普勒的情况下，因为超声波持续产生，占空比为 100%。用于超声成像的 DF 为 0.1%~1.0%，而脉冲波多普勒的 DF 为 0.5%~5.0%，因其脉冲由更多的周期组成[1]。

3. 脉冲重复频率（PRF）

脉冲重复频率（pulse repetition frequency，PRF）（kHz）是每秒传输的脉冲数。PRF 决定了在不出现混叠的情况下能检测到多普勒频移（fD 的最大值）。混叠（aliasing）是由于取样不足导致的伪影，即超出取样的较高频率的波形被切断并显示在相反的方向上。如前所述，脉冲波多普勒是一种取样技术。为了实现准确的表现，取样率至少应为多普勒频移最大值的 2 倍。如果多普勒频移值超过此限制，将导致混叠。发生这种情况的频率被称为奈奎斯特极限——以描述该现象的工程师的名字命名，如下。

$$奈奎斯特极限（kHz）= \frac{1}{2} \times PRF（kHz）$$

在现代设备中，PRF 与频谱多普勒显示的纵轴上的速度标尺有关。PRF 随着速度标尺的增加而增加，以便准确地对更高频移（速度）进行取样。矫正混叠的方法包括增加 PRF 或改用工作频率更低的探头，而补偿混叠的方法包括降低基线（剪切和粘贴），以便在适当的方向上提供额外的标尺以显示更多的波形。

4. 距离模糊

除了混叠，另一个伪影也可以用 Kremkau 的"13 规则"来解释，即在下一个脉冲开始之前（脉冲重复周期），来自前一个脉冲的回波尚未从取样门的深度返回。因此，无法确定返回的声波来自超声束的确切位置，继而导致了距离选通的不确定性（模糊效应）。虽然在某些情况下可以提高 PRF，但是由于大脑中有许多潜在的回波来源，许多 TCD 设备不处理过多的模糊声波的回声信号。允许 PRF 超出距离选通的限制，提示额外的取样容积及模糊信号的可能性。

在 TCD 检查时，使用不会导致混叠的 PRF 所对应的深度去检测高速血流信号并不罕见。在这些情况下，超声医生可以选择降低 PRF（标尺），并接受混叠，以减少距离选通的不确定性。

四、多普勒操作过程和设备

简言之，多普勒超声仪器传输了已知超声波频率（fo）、接收和放大返回的回波，进而确定了频率和相位（方向）的差异（频移）。关于多普勒频移信号是如何被处理和显示的问题见图 1-8。

单个取样容积的多普勒频移所获得的音频信号和 FFT 频谱波形，仍然是 TCD 设备的诊断的主要依据。

（一）音频

呈现多普勒频移信号的主要方式是音频输出。

因流动状态的血液的多普勒频移的频率处在可听范围内，有助于通过扬声器或耳机将音频信

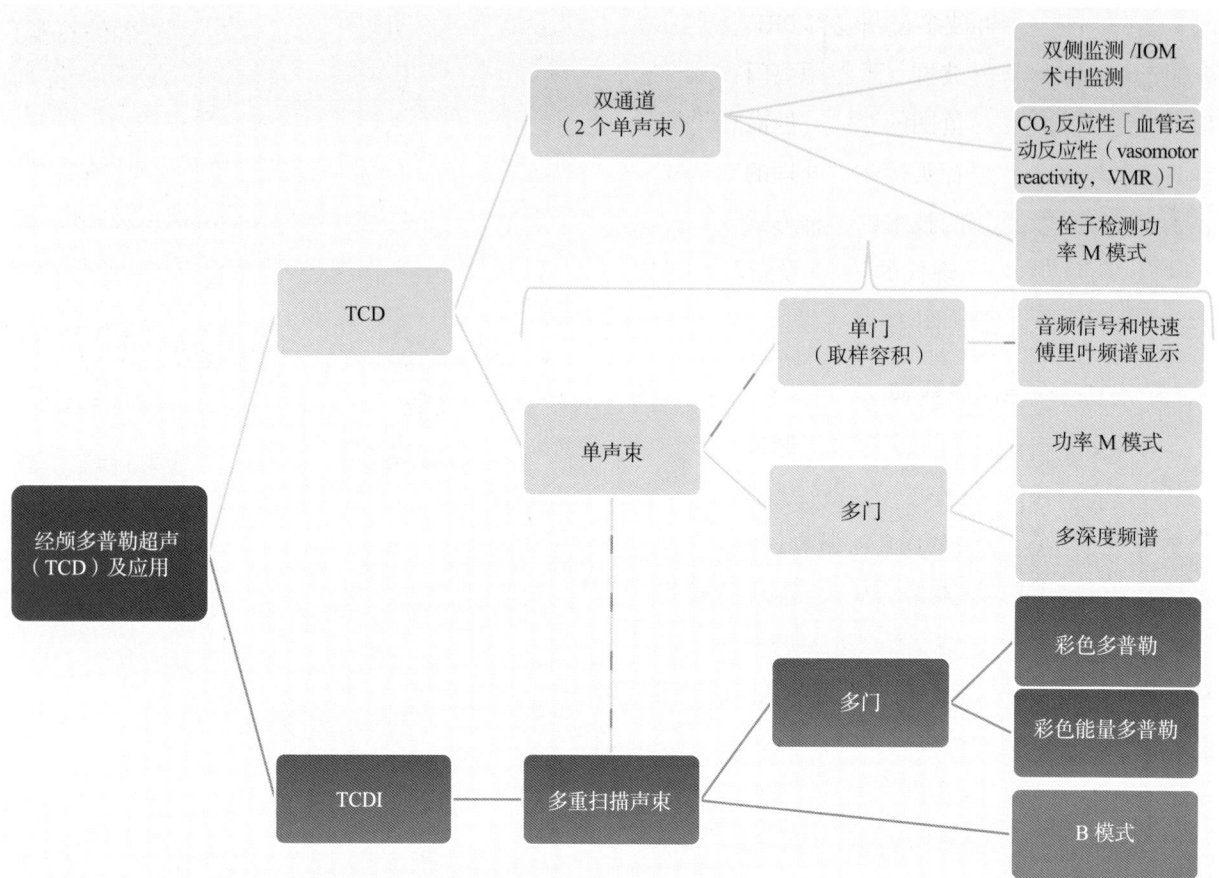

▲ 图 1-8　经颅多普勒超声仪器

常规仪器（TCD）由一个（单门）或多个（多门）取样容积的超声束组成。TCDI 设备由多个多重取样门的声束实时扫描。双通道 TCD 设备本质上是由两个独立的 TCD 探头通道组合而成

号以立体声形式呈现，其中一个声道体现血流朝向探头（正向移动），另一个声道体现血流远离探头（负向移动）。许多经验丰富的超声医生认为，在进行 TCD 检查时，音频信号是最重要的。

（二）频谱分析

可听的多普勒信号由多普勒频移的频谱组成，反映来自血流及其相邻组织发生的复杂的反向散射回波。频谱分析仪最初作为"声谱分析仪"出现，通过快速傅里叶转换的计算过程，以视觉方式直观地表示人耳所能听到的听觉信号，其呈现的效果是彩色或灰度的多普勒频谱波形，纵轴分别显示频率分布和强度，横轴显示时间。虽然可以从频谱波形中测量或获得某些参数和指数，但是到目前为止，经颅多普勒超声中使用最广泛

的还是基于包络线获得的单位时间内最高速度平均值（time averaged mean of the maximum velocity envelope，TAMM），通常被称为均值（Mean）。

因取样容积大于动脉管腔，颅内动脉的检测频谱可能出现来自毗邻分支血管和不同节段血管的声频信号。血流频谱波形有助于识别"杂音"和"乐性杂音"。

五、多普勒信号处理的其他方法

到目前为止，我们的注意力仅限于处理沿单一超声束从单个取样容积（门）返回的多普勒频移信号。这是原始的经颅多普勒超声设备所使用的技术，至今仍是经颅多普勒超声设备的主要内涵。然而，数字技术的进步带来了更多的处理技术，为单门多普勒技术提供了有益的辅助手段。

回顾一下，脉冲波多普勒包含 PRF 传输的多个周期的一系列脉冲波群。虽然距离门控选择性地处理来自离散深度范围的回波，但沿着声束运动过程脉冲波不断被探头接收。处理的速度和内存的扩展能够促进多门技术以多种方式处理和显示接受的声波回声。现代的 TCD 设备联合单门处理与多门处理功能（图 1-9）。

（一）经颅彩色多普勒

多通道（多取样门、多深度）脉冲波多普勒是彩色多普勒成像的核心，因此，也是 TCDI 的核心。TCDI 利用现有的彩色多普勒成像技术（与超声心动图使用的技术最相似），将 B 模式成像与彩色多普勒成像相结合。彩色多普勒即彩色血流成像，是基于多通道多深度扫描线（超声束）重建的二维图像，与实时 B 模式成像方式相同。多普勒频移通过自相关技术处理，以确定沿扫描水平获得的多普勒频移回波的方向和平均值（以及在心脏中的方差），并通过屏幕上的特定的色谱来呈现这些信号。色谱对于理解和解释血流方向、相对流速和混叠显像的表达至关重要。产生每条扫描线需要多个脉冲或脉冲集，通常为 10～20 个，并且需要许多扫描线才能生成断层图像。更多的扫描线可以提高准确性和颜色的真实性，并能提高慢速血流的灵敏度。然而，过多的扫描线会导致帧速率的降低，即每秒扫描图像更新的次数。彩色取样容积的大小，即选择处理的需要呈现的彩色血流，也会影响帧率。彩色取样框越大，帧率越慢。

彩色取样框（平行四边形）通过相控阵技术，可以被"引导"至不同位置，有助于声束方向入射角度的调整，如颈动脉超声的入射角≤60°或 TCDI 识别血流。

对于颈动脉成像，通常使用 3～13MHz 宽带频率组合的线阵探头。而 TCDI 用 1～5MHz 宽带频率的相控阵扇形探头，与成人超声心动图相同。

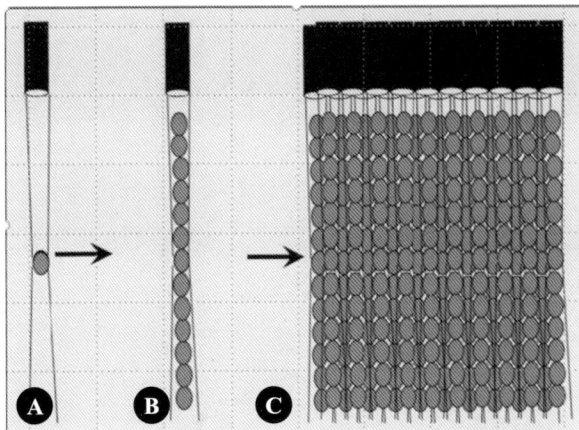

▲ 图 1-9　A. 单声束单取样门（单门）；B. 单声束多取样门（多门）；C. 多取样门（多通道）多声束（TCDI）实时扫描功能

不管是颈动脉超声还是经颅多普勒超声，均源自单门的频谱波形，以多普勒形式作为诊断标准。但 TCD 的 TAMM 标准是否适用于 TCDI，还是一个值得讨论的领域。

（二）双通道 TCD

双通道 TCD 设备实际上是将两台 TCD 设备合二为一，以同步方式驱动 2 个探头，能够实时显示双通道的波形，最常选用的通道是双侧 MCA 或 PCA 段；以单门和多门模式运行，能够显示时间范围内 TCD 参数的趋势。除此之外，附加通道可以显示其他的生理信息，如 CO_2、MAP、ICP、ECG 等，使其非常适合应用于 ICU 和术中监测（IOM）及需要采集双侧数据的特殊诊断研究，如栓子监测和 CO_2 反应性。

（三）M 型能量模式

通过 M 型能量模式，以可视化视图或扫描线的形式直观显示沿超声束路径的多普勒频移，在纵轴上以多深度的形式显示，沿超声束方向的多门深的多普勒频移回波的方向和强度，在水平轴上滚动显示时间，实现了实时显示经探头接收的所有超声束的回声信号。在探查范围内的多普勒频移的所有深度内，正向偏移用"红色阴影"显示，负向偏移用"蓝色阴影"显示，强度用浅色表示。M 波能量模式对栓子检测和空间定位特别有价值（图 1–10）。

（四）多深度

多深度是同时显示沿超声束分布的多个深度多个频谱波形的功能，除了主要的取样容积外，通常选取样容积相同的 8 通道。

（五）安全性

生物效应是指由外源性声波对生物组织造成的任何影响。公认超声波以压力、粒子运动和热量的形式产生生物效应，后者是吸收的结果。因此，区分生物效应是否有害非常重要。幸运的是，有害的状况很少，在下文讨论。

虽然尚未报告与诊断用超声（K）强度相关的有害生物效应。但是，我们必须认识到存在热（加热）和机械（空化）生物效应的可能性。

除了功率（振幅）外，取样容积［取决于脉冲持续时间（PD）和空间脉冲长度（SPL）］和脉冲重复频率（PRF）也会影响超声束的强度。超声医生在遵守合理最低剂量原则（as low as reasonably achievable，ALARA）的前提下，可以

调整以上参数。现代超声设备中纳入了几种安全预防措施，以帮助超声医生。美国食品药品管理局（Food and Drug Administration，FDA）已确定空间峰值时间平均声强（spatial-peak temporal-average intensity，Ispta）的总体上限为 720mW/cm²，并要求在设备屏幕上显示声功率输出的信息。无论操作者如何设置，现代设备的设计将保持最大功率不变。例如，如果空间脉冲长度（通常等于取样容积或取样门的长度）和 PRF 被用户增加到超过 720mW/cm² 的设置，软件将自动降低发射功率，以使强度不超过 720mW/cm²。尽管如此，超声医生仍需保持警惕，遵守 ALARA，并限制超声检查时间。

（六）机械指数

机械指数（mechanical index，MI）是衡量压力或空化势能的指标。到目前为止，临床应用限于使用超声造影剂时微气泡的维持或破坏。美国超声医学会（American Institute of Ultrasound in Medicine，AIUM）操作规范建议，经眼窗超声检查时，MI 不超过 0.23。

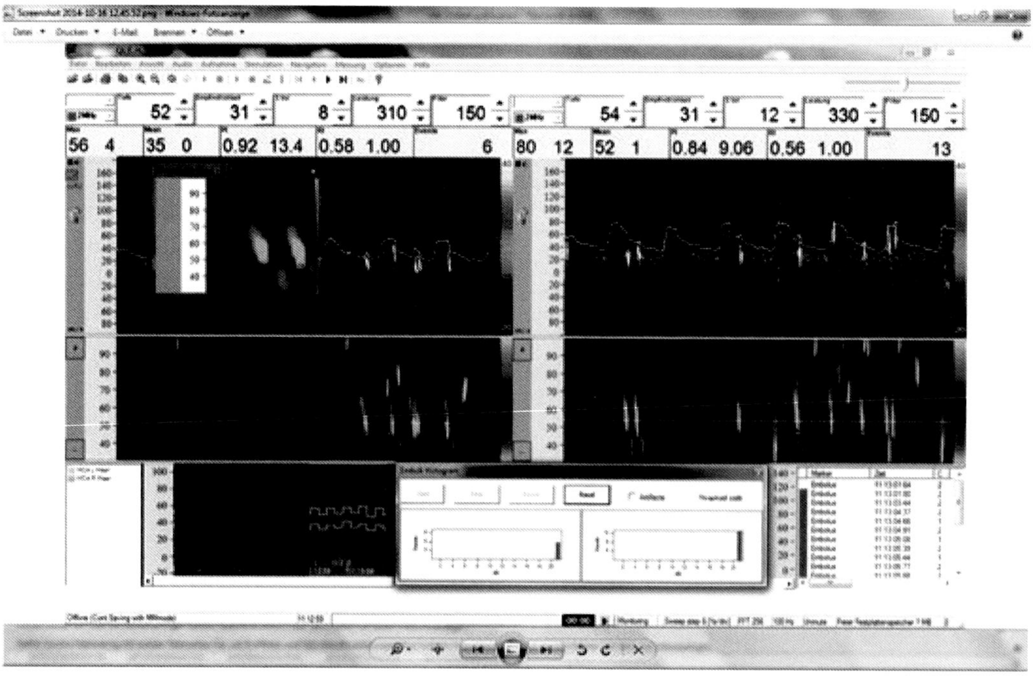

▲ 图 1–10　双通道显示注射激活生理盐水后的双侧大脑中动脉（MCA）频谱波形和平均速度变化趋势的能量 M 模式，用于检测右向左分流（此图彩色版本见书末）

（七）热敏指数

热敏指数是评估组织温度提高 1℃ 所需的功率。对应于超声声束穿透组织的路径不同以及是否会穿透骨及骨所在位置，将热敏指数分 3 类。

- 软组织热敏指数（soft tissue thermal index，TIS）用来评估超声束穿过软组织，且不遇到骨的情况。

- 骨热敏指数（bone thermal index，TIB）用来评估声束穿过软组织，聚焦区域在骨的附近。

- 颅骨热敏指数（cranial-bone thermal index，TIC）用来评估探头附近超声束穿透颅骨的情况。TIC 是颅骨热敏指数（thermal index cranial）的首字母缩写，直接应用于 TCD。

（八）经颅多普勒超声的特性

在经颞窗行 TCD 检查时，骨与探头仅通过皮肤分隔。如前所述，通常情况下，超声束的焦点位于探头的正前方，此处强度最大，面积最小，振幅最大。

骨具有高声阻抗和高衰减系数，导致超声声束强度的大部分在最初的几毫米内衰减，主要是由于反射、折射和吸收，后者导致转化为热量。

Grolimund[8] 的早期研究报告显示，进入脑组织的声束强度至少降低了 65%～80%。

由于存在初始衰减，且大脑高灌注的血流像散热器一样能快速散热，所以使大脑很容易升温。皮肤的血管通常丰富，然而，随着年龄的增长和糖尿病等疾病，皮肤的血流可能受损。记住这一点很重要，尤其是在 TCD 长时间监测期间，因为这可能会导致皮肤甚至骨的升温。通过限制超声检查时间，可以将热损伤的可能性降至最低。监测时，限制探头活动（发射）的时间，使用足量的凝胶并持续补充，定期检查皮肤，可以最大限度地降低热损伤的风险。

（九）经眼入路

经眼窗超声检查时需要特别注意调整功率，使 Ispta 不超过 $17mW/cm^2$ 或设备最大输出功率的 10%。经眼窗不能获取 TIC。美国超声医学会（AIUM）操作规范规定 MI≤0.23。

其他基于特定程序和解剖学方法的功率设置的建议，将在相关章中详细描述。

无论如何，减少经眼窗暴露的最佳方法是遵循 ALARA 并限制检查时间。

参考文献

[1] Kremkau FW. Sonography: principles and instruments. 10th ed. St Louis: Elsevier; 2020.

[2] Kremkau FW. Doppler ultrasound: principles and instruments. Philadelphia: Saunders; 1990.

[3] Alexandrov AV. Neurovascular examination: the rapid evaluation of stroke patients using ultrasound waveform interpretation. Hoboken: Wiley; 2013.

[4] Evans DH, McDicken WN, Skidmore R, Woodcock JP. Doppler ultrasound: physics, instrumentation, and clinical applications. Chichester: Wiley; 1991.

[5] Atkinson P, Woodcock JP. Doppler ultrasound and it's use in clinical measurement. London: Academic; 1982.

[6] Tegeler CH, Eicke M. Physics and principles of transcranial Doppler ultrasonography. In: Babikian VL, Wechsler LR, editors. Transcranial Doppler ultrasonography. St Louis: Mosby; 1993.

[7] Aaslid R. Development and principles of transcranial Doppler. In: Newell DW, Aaslid R, editors. Transcranial Doppler. New York: Raven; 1992. p. 1–8.

[8] Grolimund P. Transmission of ultrasound through the temporal bone. In: Aaslid R, editor. Transcranial Doppler sonography. Vienna: Springer; 1986.

[9] Del Brutto OH, Mera RM, de la Luz Andrade M, Espinosa V, Castillo PR, Zambrano M, Nader JA. Temporal bone thickness and texture are major determinants of the high rate of insonation failures of transcranial Doppler in Amerindians (The Atahualpa Project). J Clin Ultrasound: JCU. 2015;44:55–60. https://doi.org/10.1002/jcu.22284.

第 2 章 脑血管解剖概述
Overview of Pertinent Cerebral Vascular Anatomy

Pirouz Piran　Wendy C. Ziai　著

王达岩　译　　李　凡　韩　珂　校

脑血管超声的操作及解读需要了解相关血管的基本解剖结构，熟知动脉和静脉的正常走行和外观。

由源于心脏的两组动脉供应大脑，即颈内动脉系（前循环）和椎动脉系（后循环）。前循环和后循环在颅底部相互吻合，形成一个动脉环，即 Willis 环。

颈内动脉系自主动脉弓分出后，左、右颈总动脉（common carotid arteries，CCA）分别在颈部两侧上行。CCA 分出颈内动脉和颈外动脉。颈内动脉（internal carotid artery，ICA）系在颞骨岩部水平入颅，并发出其在颅内的第一分支，即眼动脉。双侧 ICA 末端止于大脑前动脉（anterior cerebral artery，ACA）和大脑中动脉（middle cerebral artery，MCA），在发出 ACA 和 MCA 之前，ICA 发出 2 个分支，即脉络膜前动脉和后交通动脉（posterior communicating artery，PComA 或 PComm）。

椎动脉（vertebral artery，VA）系起源于右、左侧锁骨下动脉（左侧锁骨下动脉由主动脉弓发出）[1]。双侧椎动脉沿颈椎上行，并汇合成基底动脉，基底动脉发出终支，即大脑后动脉（posterior cerebral artery，PCA）（图 2-1）。

一、解剖变异

正常人群中，仅有不到 50% 的人拥有完整的 Willis 环。该环存在诸多解剖变异[2]，部分变异与脑血管有关（图 2-2）。最常见的解剖变异是 Willis 环的某个组成部分发育不良，其高达 25%。

在所有变异中，后交通动脉发育不良最常见，其次是 PCA 的 P₁ 段、ACA 的 A₁ 段和前交通动脉（anterior communicating artery，AComA 或 AComm）的发育不良。

其他少见的解剖变异有存在副血管、起源异常和血管缺失[3]。

二、颈内动脉分段 [4]（图 2-3）

- 颈段（C₁）：起于颈总动脉分叉水平，止于颞骨岩部的颈动脉管的外口。

- 岩骨段（C₂）：此段 ICA 大部分位于颞骨岩部的颈动脉管内。此段被认为是 ICA 颅内段。

- 破裂孔段（C₃）：此段 ICA 位于岩骨段与海绵窦段之间。ICA 向上越过了破裂孔，但并未从破裂孔中穿过。

- 海绵窦段（C₄）：此段位于海绵窦内，通常分垂直段、后弯段（ICA 内侧环）、水平段和前弯段（ICA 前环），共同形成了虹吸状的颈内动脉（颈动脉虹吸弯）。

- 床突段（C₅）：此节段短，是海绵窦段前弯段的延续。

- 眼段（C₆）：ICA 前弯段进入硬膜处为眼段的起始。眼动脉是 ICA 颅内的第一个分支，大多数人的眼动脉起源于此段。

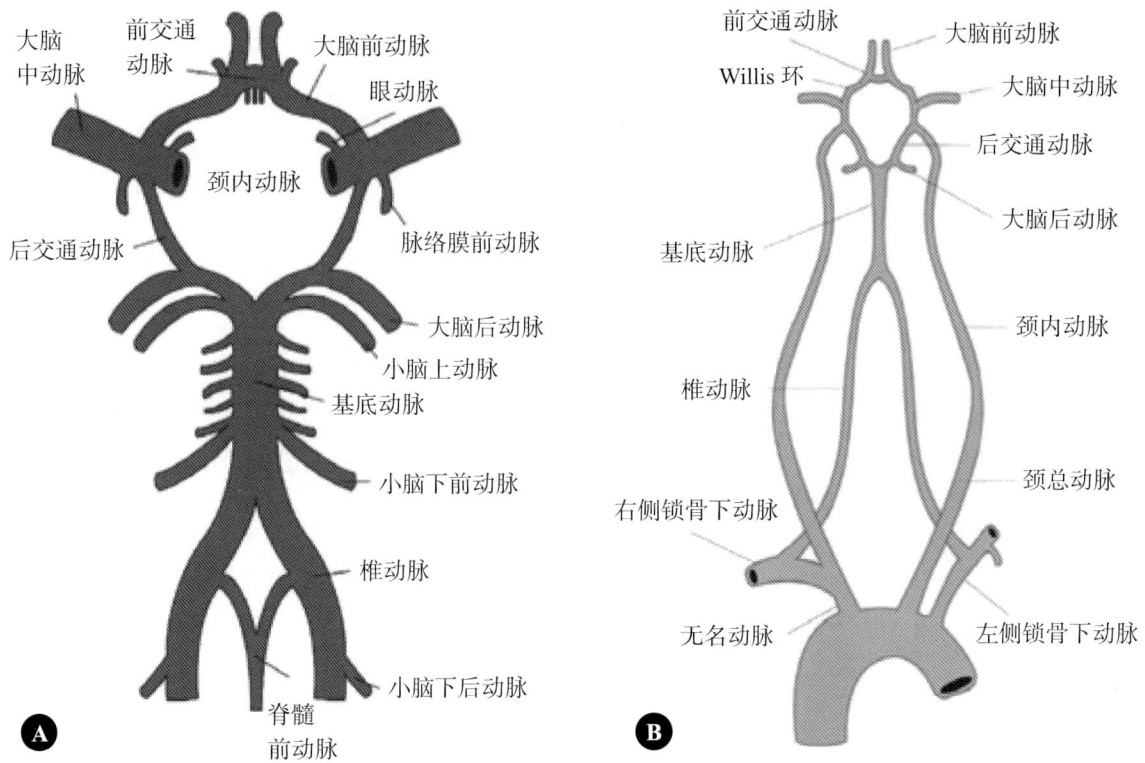

▲ 图 2-1　颅内动脉起源于心脏

A. 前、后循环的颅内血流通过 Willis 环吻合（A）；B. 颈内动脉系和椎动脉系均起源于主动脉弓

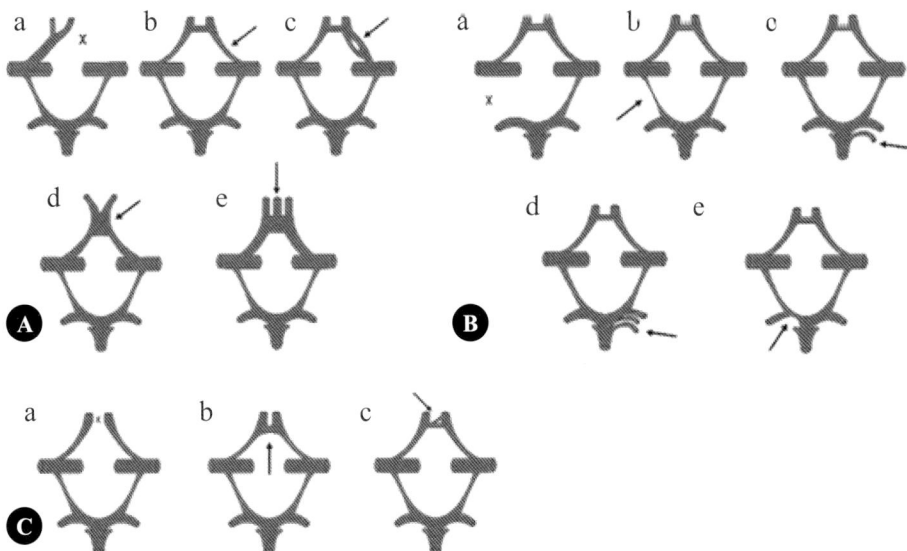

▲ 图 2-2　**A.** 大脑前动脉常见解剖变异：ACA 缺失（a）；ACA 发育不良（b）；ACA 开窗（c）；ACA 合二为一（d）；**3** 支 ACA（e）。**B.** 后交通动脉解剖变异：PComA 缺失（a）；PComA 发育不良（b）；PCA 解剖变异：双支 PCA（c）；**3** 支 PCA（d）；PCA 发育不良（e）。**C.** 前交通动脉常见解剖变异：AComA 缺失（a）；合二为一 / 缺失变异（b）；双支 AComA（c）

ACA. 大脑前动脉；PCA. 大脑后动脉；PComA. 后交通动脉；AComA. 前交通动脉

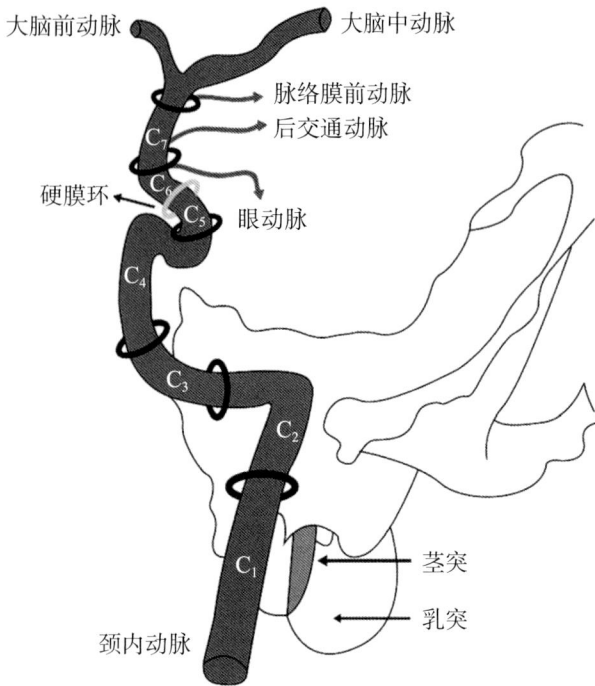

▲ 图 2-3　颈内动脉分段：C_1 颈段、C_2 岩骨段、C_3 破裂孔段、C_4 海绵窦段、C_5 床突段、C_6 眼段、C_7 交通段

• 交通段（C_7）：此段起自 PComA 与 ICA 的连接处的近端，止于发出 ACA 及 MCA 的 ICA 处。

三、大脑中动脉

大脑中动脉（MCA）是 ICA 最大的终支。MCA 主要分 4 段，分别命名为 $M_1 \sim M_4$。

1. M_1 段自颈动脉分出大脑前动脉之后起，自然延续为大脑中动脉的水平段止。

2. M_2 段有 2 个分支，偶有 3 个分支。M_2 走行于大脑外侧沟，其分支终止于大脑皮层。

3. M_3 段向外穿过岛叶进入皮质。

4. M_4 段很细，从大脑外侧裂延伸到皮层[5]。

M_1 段是 MCA 的主要节段，TCD 通过颞窗可以探查到，其血流方向朝向探头（图 2-4）。

四、大脑前动脉（近段）

如上所述，大脑前动脉（ACA）是 Willis 环的一部分，供血给额叶内侧和顶叶内侧上部。

ACA 共分 5 段，仅前两段与 TCD 相关（图 2-5）。

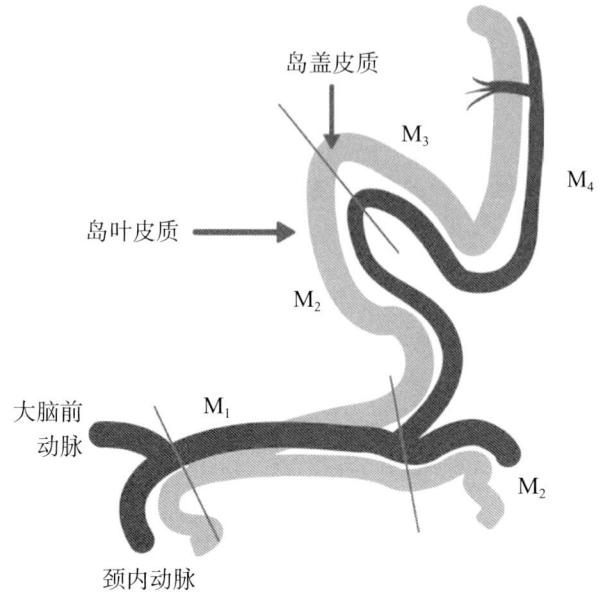

▲ 图 2-4　大脑中动脉（MCA）分段示意

1. A_1 段：自大脑前动脉从颈内动脉末段分出处起，延续至前交通动脉处止。

2. A_2 段：自前交通动脉起，向前延续至终板并沿着胼胝体嘴部走行，于胼胝体膝部或胼缘动脉起始处止[6]。

五、基底动脉

如上所述，颅内后循环组成包括双侧椎动脉，及椎动脉汇合成的基底动脉。基底动脉的终支为双侧大脑后动脉（PCA）。

（一）大脑后动脉[7]

PCA 走行环绕中脑，供血中脑、颞叶下部、枕叶和丘脑。该动脉分 5 段，但 TCD 仅能探查到 P_1 段和 P_2 段。

P_1 段：此段位于脚间池，自基底动脉的末端起，至后交通动脉止，穿过动眼神经（第Ⅲ对脑神经）。

P_2 段：此段起自后交通动脉，围绕中脑环池，走行于小脑幕上。该段的主要分支为脉络膜后动脉。

P_3 段：此段是穿过四叠体池的部分。

P_4 段：此段是 PCA 的最后一段，止于距状沟。

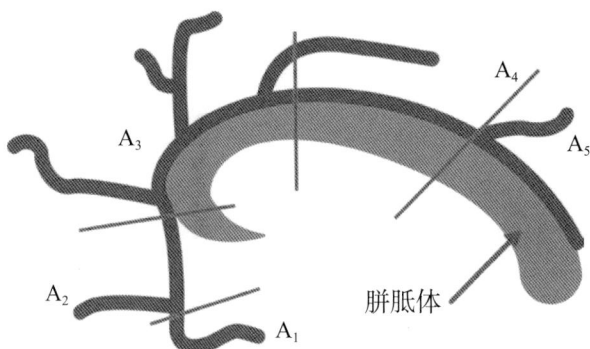

▲ 图 2-5 大脑前动脉（ACA）分段示意

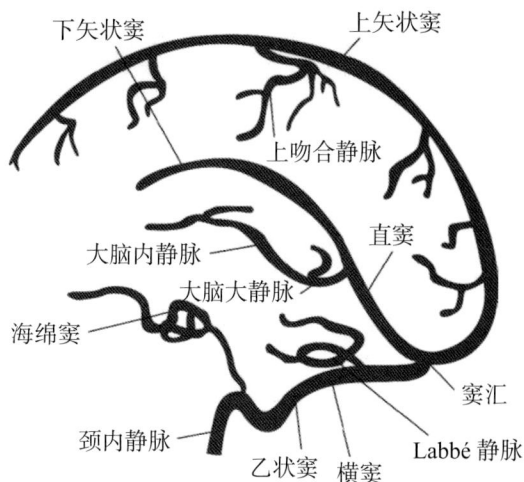

▲ 图 2-6 颅内静脉系统

P_5 段：此段是顶枕动脉和距状动脉的末端分支。

（二）静脉系统

脑静脉通过颈内静脉回流至心脏。脑静脉可分为浅静脉和深静脉。

超声能探查正常人的大脑深静脉，尤其是 Rosenthal 基底静脉（basal vein of Rosenthal）和大脑大静脉即 Galen 静脉（vein of Galen）。遗憾的是，超声不够灵敏，无法筛查静脉窦血栓形成（图 2-6）。

Galen 静脉是由左、右大脑内静脉汇合而成的深静脉（图 2-6），Galen 静脉畸形是新生儿中最常见的动静脉畸形（arteriovenous malformation，AVM），TCD 可以诊断。

六、经颅多普勒超声探头的位置

超声波的穿透性受颅骨影响，因此，通常选超声波易于穿透的软组织或颅骨最薄弱处放置探头（图 2-7）。这些部位称之为声窗。

• 颞窗：位于颧弓正上方，用于探查 MCA、ACA 近端、ICA 终末段和 PCA。

• 眼窗：用于探查眼动脉和 ICA 虹吸弯。

• 枕窗：用于探查椎动脉颅内段和基底动脉。

七、颅内血管的识别

已发表的 18—80 岁成年患者的研究显示，熟悉脑血管的解剖有助于了解超声如何通过声窗

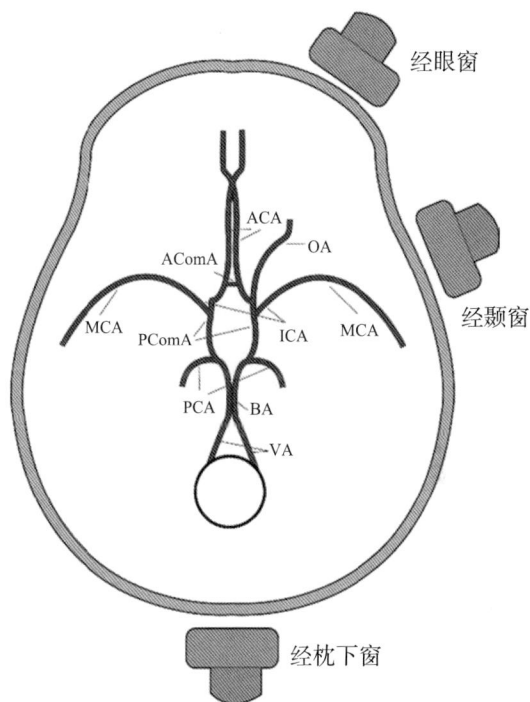

▲ 图 2-7 TCD 声窗探查颅内动脉

ACA. 大脑前动脉；AComA. 前交通动脉；PComA. 后交通动脉；OA. 眼动脉；MCA. 大脑中动脉；ICA. 颈内动脉；PCA. 大脑后动脉；BA. 基底动脉；VA. 椎动脉

和深度识别颅内动脉血流[8, 9]（表 2-1 和图 2-8）。

八、评估侧支循环

当动脉闭塞或重度狭窄时，周围的小血管会形成替代的循环通路，这就是侧支循环形成。

表 2-1　超声根据探查深度识别颅内动脉血流

动　脉	声　窗	方　向	深度（mm）	平均流速（cm/s）
MCA	颞窗	朝向探头	30～60	55±12
OA	眼窗	朝向探头	40～60	20±10
ICA 末端（TICA）	颞窗	朝向探头	55～65	39±9
ACA	颞窗	背离探头	60～85	50±11
PCA	颞窗	双向	60～70	40±10
ICA	眼窗	双向	60～80	45±15
VA	枕窗	背离探头	60～80	38±10
BA	枕窗	背离探头	80～110	41±10

MCA. 大脑中动脉；OA. 眼动脉；ICA. 颈内动脉；ACA. 大脑前动脉；PCA. 大脑后动脉；VA. 椎动脉；BA. 基底动脉

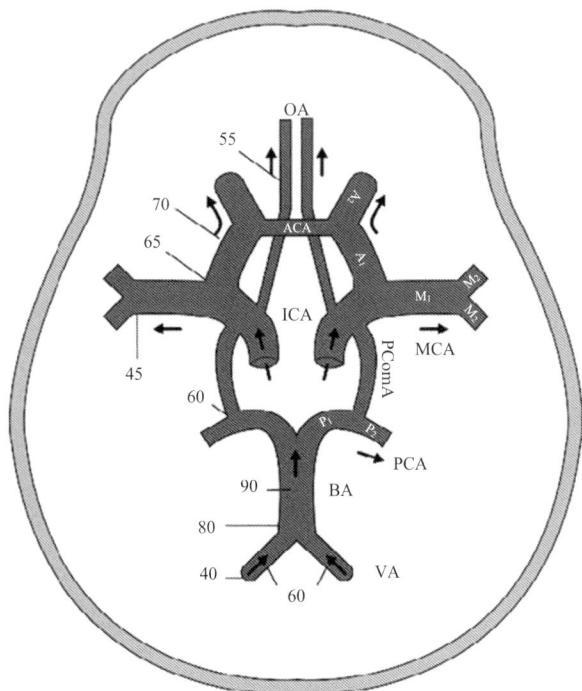

▲ 图 2-8　经颅多普勒超声探测颅内动脉血流方向和基于正常人颅骨的超声探查深度（单位 mm）。请注意，当侧支循环开放时，血流方向可能会发生变化

MCA. 大脑中动脉；OA. 眼动脉；ICA. 颈内动脉；ACA. 大脑前动脉；PCA. 大脑后动脉；VA. 椎动脉；BA. 基底动脉；PComA. 后交通动脉

在健康人群中，侧支通路通常处于静止状态，然而，当存在血管闭塞或重度狭窄时，吻合血管之间的压力梯度发生变化，侧支循环即启动。如上所述，前、后交通动脉是大脑主要的侧支循环通路。

TCD 对侧支循环的评估非常有用，对侧支血流评估的灵敏度高，例如，①在颈内动脉近端闭塞/严重狭窄的情况下，Willis 环和眼动脉的血流反向；②在大脑中动脉闭塞的情况下，ACA或 PCA 与 MCA 远端分支的吻合使软脑膜支的血流反向。一项对 51 例 MCA 闭塞的研究显示，侧支血流被定义为 ACA 或 PCA 的流速增加了 30%（与对侧同名动脉相比），且 88% 的血管造影显影良好与软脑膜血管的侧支循环有关[10]；③在基底动脉近端闭塞的情况下，基底动脉的血流逆向；④在锁骨下动脉近端或无名动脉闭塞的情况下，椎动脉的血流逆向。

参 考 文 献

[1] Moini J, Piran P. Functional and clinical neuroanatomy: a guide for health care professionals. Elsevier Science & Technology; 2020.

[2] Gunnal SA, Farooqui MS, Wabale RN. Anatomical variations of the cir-culus arteriosus in cadaveric human brains. Neurol Res Int. 2014;2014:687281.

[3] Iqbal S. A comprehensive study of the anatomical variations of the circle of willis in adult human brains. J Clin Diagn Res. 2013;7(11):2423.

[4] Bouthillier A, Van Loveren HR, Keller JT. Segments of the internal carotid artery: a new classification. Neurosurgery. 1996;38(3):425–33.

[5] Navarro-Orozco D, Sánchez-Manso JC. Neuroanatomy, middle cerebral artery. In: InStatPearls [Internet]. StatPearls Publishing; 2019.

[6] Perlmutter D, Rhoton AL. Microsurgical anatomy of the distal anterior cerebral artery. J Neurosurg. 1978;49(2):204–28.

[7] Javed K, Reddy V, Das JM. Neuroanatomy, Posterior Cerebral Arteries. In: InStatPearls [Internet]. StatPearls Publishing; 2020.

[8] Ringelstein EB, Kahlscheuer B, Niggemeyer E, Otis SM. Transcranial Doppler sonography: anatomical landmarks and normal velocity values. Ultrasound Med Biol. 1990;16(8):745–61.

[9] Alexandrov AA, Neumyer MM. Intracranial cerebrovascular ultrasound examination techniques. In: Cerebrovascular ultrasound in stroke prevention and treatment. Blackwell Publishing.

[10] Kim Y, Sin DS, Park HY, Park MS, Cho KH. Relationship between flow diversion on transcranial Doppler sonography and leptomeningeal col-lateral circulation in patients with middle cerebral artery occlusive disorder. J Neuroimaging. 2009;19(1):23–6.

第3章 脑血流动力学波形分析
Cerebral Waveforms for Hemodynamic Assessment

Aarti Sarwal 著

张秋月 译 李凡 韩珂 校

定性的波形分析是解读经颅多普勒超声（transcranial doppler，TCD）研究的关键组成部分，除此之外，还包括定量的评估指标，如平均血流速度（mean fow velocity，MFV）或搏动指数（pulsatility index，PI）[1]。既往的文献或本书的其他章均有提及颅内血管的 MFV 及 PI 的正常参考值[2]。本章将重点介绍脑血流动力学波形的定性评估，及有助于评估脑血管病变的特征性的频谱波形，其中许多特征性频谱，需结合临床背景、患者表现、潜在解剖和病理等情况具体分析，也可作为本书其他章提及的疾病的特异性表现的补充。

重要器官，如大脑、心脏、肝脏、胎盘和肾脏等，都保持低阻力循环，以便在休克时血液能优先供应这些器官，这与身体的其他部位，如肌肉骨骼系统和肠道中的外周血管的高阻力循环不同。此外，脑循环的独特之处在于完全依赖含氧血供应去满足没有内源性葡萄糖或糖原供应的大脑神经元和支持细胞的代谢。神经血管耦联和脑血流自动调节能对全身循环的变化做出反应，以保持大脑灌注，并确保血流在整个心动周期（尤其是舒张期）流入大脑。以上因素必然会影响TCD 的频谱形态。经颅超声既可以采用成像多普勒技术（双功多普勒或 B 模式引导下的彩色血流多普勒）又可以采用非成像多普勒技术，但本章仅讨论与病变相关的频谱波形，而不讨论 B 模式下的彩色血流成像。

一、波形的组成

基于脉冲波多普勒成像，颅内血管的频谱波形与心动周期的各个阶段相对应，其波形的前 1/3 代表收缩期，由两部分组成，即上升或加速阶段、下降或减速阶段（图 3-1A 和 B）；波形的后 2/3 代表舒张期或舒张期血流。整个波形有 3 个主要特征：①流向：朝向探头或背离探头；②流速：时间平均流速、收缩期峰值流速和舒张末期流速；③收缩期血流加、减速斜率（图 3-1A）。颅内脑血流波形的典型表现为形状尖锐的收缩早期血流急剧加速，收缩晚期血流逐渐减速，随后是舒张期血流大幅减少，只维持收缩期血流速度峰值的 1/4～1/2。收缩期可以表现为 3 个不同的峰值：P_1（由心肌收缩触发的冲击波）、P_2（由 Windkessel 效应或动脉壁扩张和随后的容量移位产生的潮汐波）和 P_3（标志着舒张期开始的重搏波，通常在重搏切迹之后）（图 3-1C）。其中，大动脉和脉络膜丛的搏动参与了 P_1 的构成；P_2 依赖于颅内顺应性，在正常大脑中通常低于 P_1；P_3 位于动脉波形的重搏切迹之后[3]。颅内压（intracranial pressure，ICP）监测仪显示的颅内压波形与以上提及的血流波形相似，其代表的血流动力学现象相似。

相反地，外周循环或高阻循环波形的典型表现为三相波的形态，即收缩期的急剧上升的尖锐波形，而舒张早期为逆向血流，晚期为正向血流。此波形也见于颈外动脉或股动脉的超声频谱[4]。

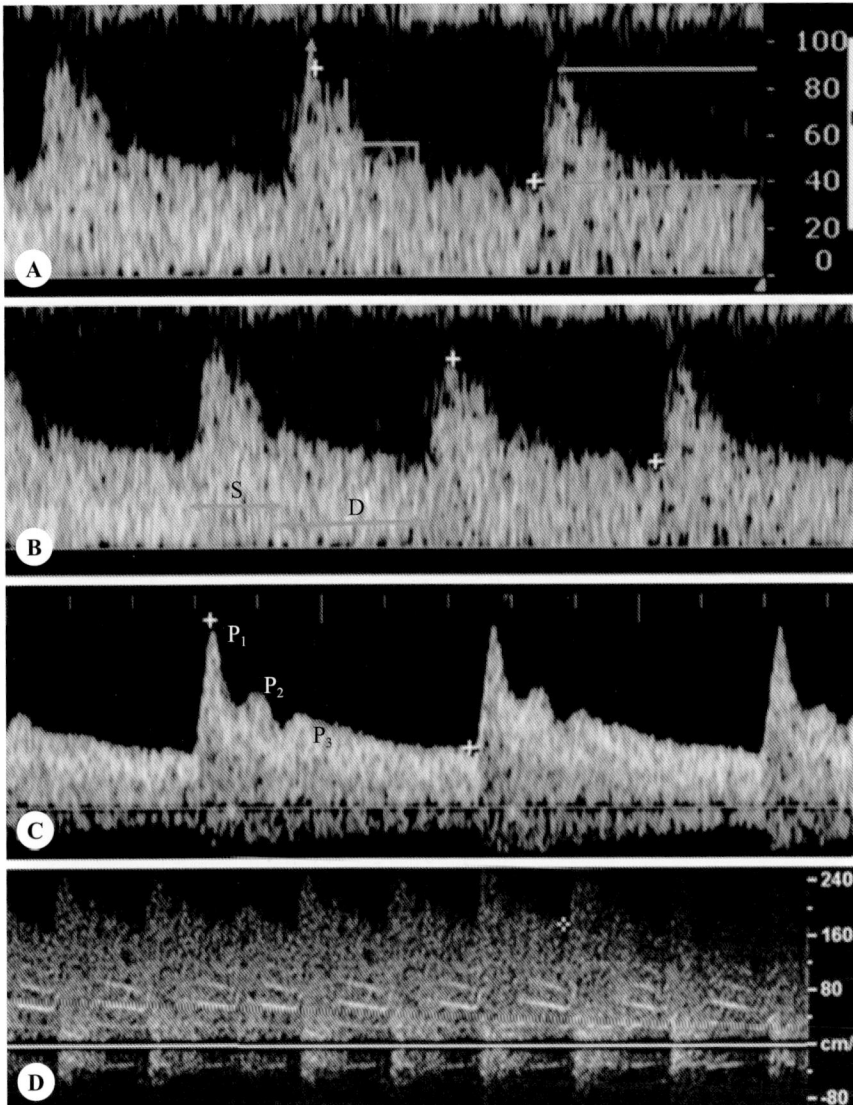

◀ 图 3-1　**A.** 正常的脑循环为低阻力环路，在收缩早期快速上升，随后逐步减速。**B.** 波形早期的驼峰状或前 1/3 代表收缩期（S），后 2/3 代表舒张期（D）。**C.** 收缩期有 3 个峰值：P_1 代表心肌收缩力，P_2 代表动脉壁扩张或 Windkessel 效应，P_3 代表重搏切迹之后舒张期开始的标志。**D.** 是异常多普勒频谱：平均血流速度高，但频谱未见异常，具体同前（**A** 至 **C**）。明亮的白线代表层流的血流通过狭窄处导致的杂音或谐波

二、脑血管阻力对波形的影响

许多脑血管病表现为脑血管或远端血管床的阻力改变（表 3-1）。远端血管阻力的定量测量包括：① Gosling&King 搏动指数，即（收缩期峰值流速－舒张末期流速）/ 平均流速；② Pourcelot 阻力指数，即（收缩期峰值流速－舒张末期流速）/ 收缩期峰值流速。根据 Spencer Reid 曲线（图 3-2）[5, 6]，超声发现阻力对血流量和血流速度的影响不同。经典的血流动力学模型源于颈动脉，但也适用于大多数脑血管病变 [5]。与波形相关的 Spencer Reid 曲线有助于理解血流速度、血流量和血管阻力的变化，及其随病变进展而发生的变化。

远端阻力可以通过波形的舒张期与收缩期血流量的关系进行定性评估。通常情况下，在远端血管痉挛、过度通气、颅内压增高或弥漫性颅内动脉粥样硬化疾病时，颅内远端血管的阻力将增高（图 3-3A 和 C）。大多数情况下，血管阻力增高早期的唯一征象可能仅是流速增快，但当管腔狭窄影响血流时，遵循 Spencer Reid 曲线，则表现多样。图 3-3A 和 C 显示舒张期血流明显低于收缩期血流的 1/4，或者趋近于零甚至逆向的情况，而图 3-3C 显示血管痉挛的早期征象仅出现了 MFV 增快，脑血管阻力仍保持相对正常。近端血管 PI＞1.2，代表远端血管阻力增加，RI=1 代表无舒张期血流，RI＞1 代表舒张末期血流逆向。正常情况下，颅内血管 RI＜1。

表 3-1　影响波形阻力特性的病理状态

脑血管阻力	远端血管床阻力
严重颅内动脉狭窄，脑血管痉挛 / 血管收缩	颅内压增高或远端动脉粥样硬化性疾病
动静脉分流减少	在高碳酸血症或脑缺血再灌注时，外周血管舒张减弱

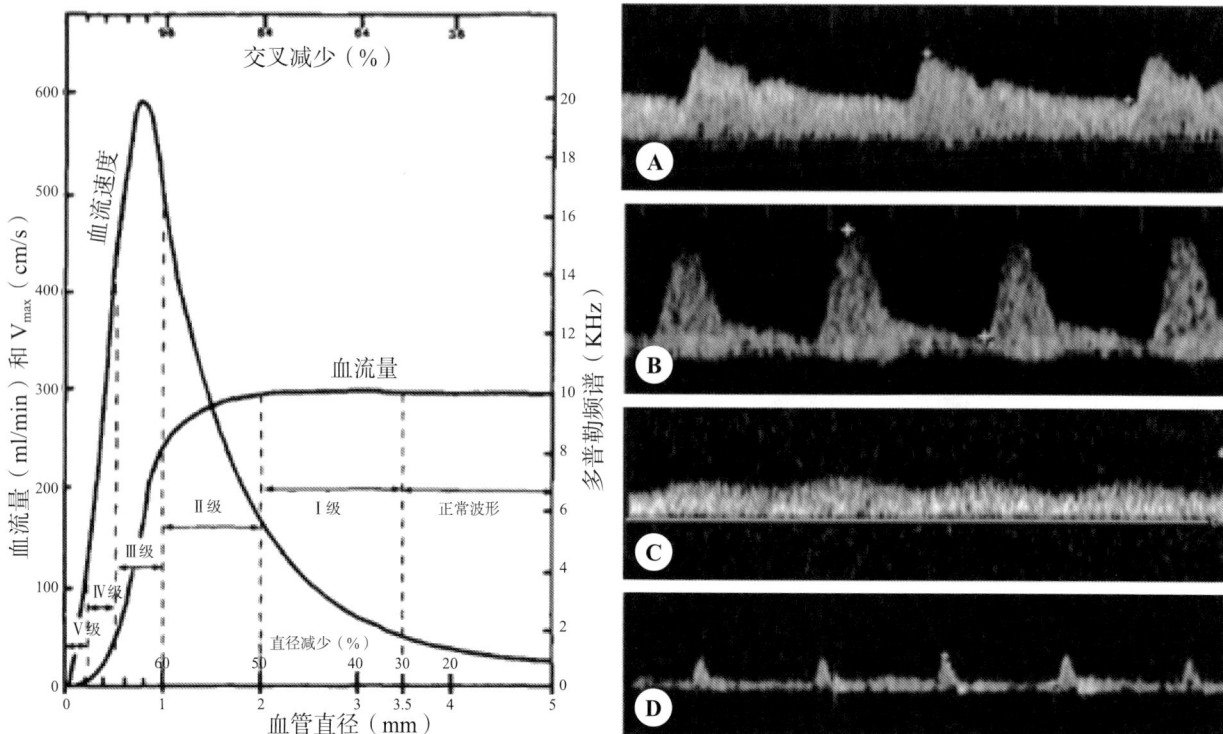

▲ 图 3-2　Spencer 和 Reid 率先提出的血流动力学模型，在很大程度上诠释了进展性颈动脉狭窄中血流和阻力变化的频谱模式 [5, 6]。此血流动力学模型适用于 TCD 观察到的大多数脑血流变化

A. 脑血流的正常波形，对应于曲线图右下角，其血管直径、血流量和血流速度均正常。B. 高阻力波形，对应于曲线图中血管 Ⅱ 级狭窄，表现为血流速度上升，但舒张期血流未上升，波形呈高搏动指数的高阻型改变。C. 钝化波形，对应于曲线图中狭窄程度加重的 Ⅲ 级狭窄，表现为血流明显受损，流速下降。D. 慢血流，对应于曲线图中近闭塞处，表现为收缩期血流最小，血流速度显著下降（Spencer Reid 曲线经 Stroke.1979；10：326-330 许可转载 [6]）

脑血管超声显示，在血管远端（靠近颅骨侧）特别是 MCA 远端和椎动脉颅内段出现类似于高阻力的表现，即 PI 和 RI 的假性增高，是生理变化。

当舒张期流速超过收缩期峰值流速的 50% 以上时，频谱多普勒显示颅内血管远端阻力低于正常水平，多见于高碳酸血症引起的远端血管弥漫性扩张 - 充血波形（图 3-3F）。当 MFV 增高时，结合 PI 值和频谱波形，有助于区分流速高的原因是血管痉挛（高阻力）还是充血（低阻力）。Lindegaard 指数（= 颅内大脑中动脉 MFV/ 颅外颈内动脉 MFV）也是鉴别诊断的参数之一。当局部阻力低于正常水平时，通常提示超声探查部位的远端存在动静脉分流（图 3-3F）或超声探查部位位于狭窄的远端（图 3-3D）。狭窄后的波形具体表现为收缩期血流加速和减速延迟伴峰值流速较低，通常称为小（少）慢（晚）波（图 3-3D 和图 3-5B），这明显不同于充血型波形。充血型波形表现为 MFV 增高，伴收缩期流速波形正常上升，但舒张期流速相对较高。在颅内动脉无病变的情况下，严重的主动脉狭窄将致所有颅内动脉波形似狭窄后改变。低阻波形通常低 PI 值＜0.6，及非常低的 RI 值。

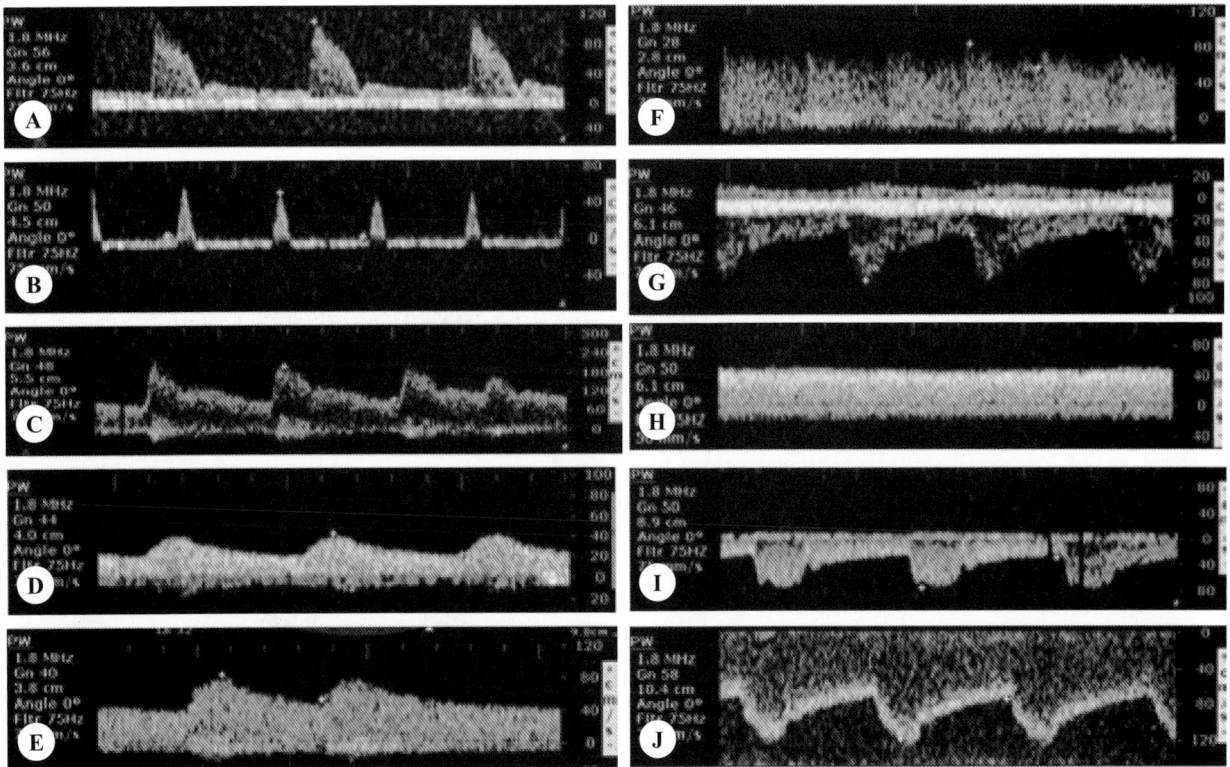

▲ 图 3-3　**A.** 在局灶性狭窄的狭窄前段或颅内压增高时可以看到完整的收缩期上行延迟、下行减速的高阻力波形。**B.** 患者的颅内压明显高于舒张压时，可导致舒张期脑血流反向。**C.** 正常的脑血流波形代表着生理变化。当频谱表现为速度增快、频带变窄（频谱波上升段末端的白色包络线）和杂音（每个收缩期峰值时基线上的白色包络线），提示血管阻力增加。**D** 和 **E.** 狭窄远段的超声的表现为小而慢的波形。心律不规则时可以在多普勒检查（**E**）中被发现，应予报告。**F.** 在充血波形中可以看到舒张 / 收缩比增加。**G.** 超声经常能探查到基底静脉（接近基线的白色条带状的静脉波形），及与之伴行的大脑后动脉的远端（频谱位于基线下）。**H.** 代表冠状动脉搭桥患者的无搏动波形。**I.** 椎 – 基底动脉超声发现，在生理状态下，P_2 的波幅高于 P_1 的非顺应性的波形。**J.** 频带变窄（波形周边的白色包络线）可能是血管阻力增加的早期迹象，但已经超出了超声的诊断标准

　　阻塞性睡眠呼吸暂停者的波形具有特征性的变化，可能用于定性，即在呼吸暂停期结束时，低阻力的充血波形与高碳酸血症同步出现，且高碳酸血症随着 Cheyne-Stokes 呼吸过度通气期的开始而恢复正常。血管反应性试验包括吸入二氧化碳或乙酰唑胺给药，是基于高碳酸血症继发了远端血管舒张的充血波形。但严重贫血或镰状细胞贫血患者也可能表现为充血波形，类似于低阻力波形。

　　恶性脑水肿和脑循环停止表现为伴随 ICP 增高的远端阻力增加的独特的脑血流波形。随着 ICP 的恶化，频谱波形相应变化，当远端阻力逐渐增加，影响舒张期时，将出现高阻力波形（图 3-4B）；当患者 ICP 明显高于舒张压时，将出现

舒张血流逆向（图 3-3B），这种典型的波形通常被称为振荡波形，若脑损伤进展且治疗效果不佳时，由于缺乏维持脑氧合所需的舒张期流量而无法维持脑灌注（图 3-3B）。当潜在的病理状态得到解决时，即使是暂时的，这种波形也会逆转。图 3-4 显示超声监测伴随颅内压增高的脑出血患者的同侧大脑中动脉的波形（图 3-4B），及血肿清除后舒张期的前向血流在一定程度上得到了恢复（图 3-4C），虽然仍然存在颅内压增高。这些病例阐明了连续 TCD 监测作为具有潜在脑水肿风险的神经危重症患者 ICP 增高的无创性标志物的价值[7, 8]。这种模式可能对难以进行有创监测的等候肝移植的肝性脑病患者非常有帮助[9]。然而，如果接受治疗后这种波形仍持续存在，则预

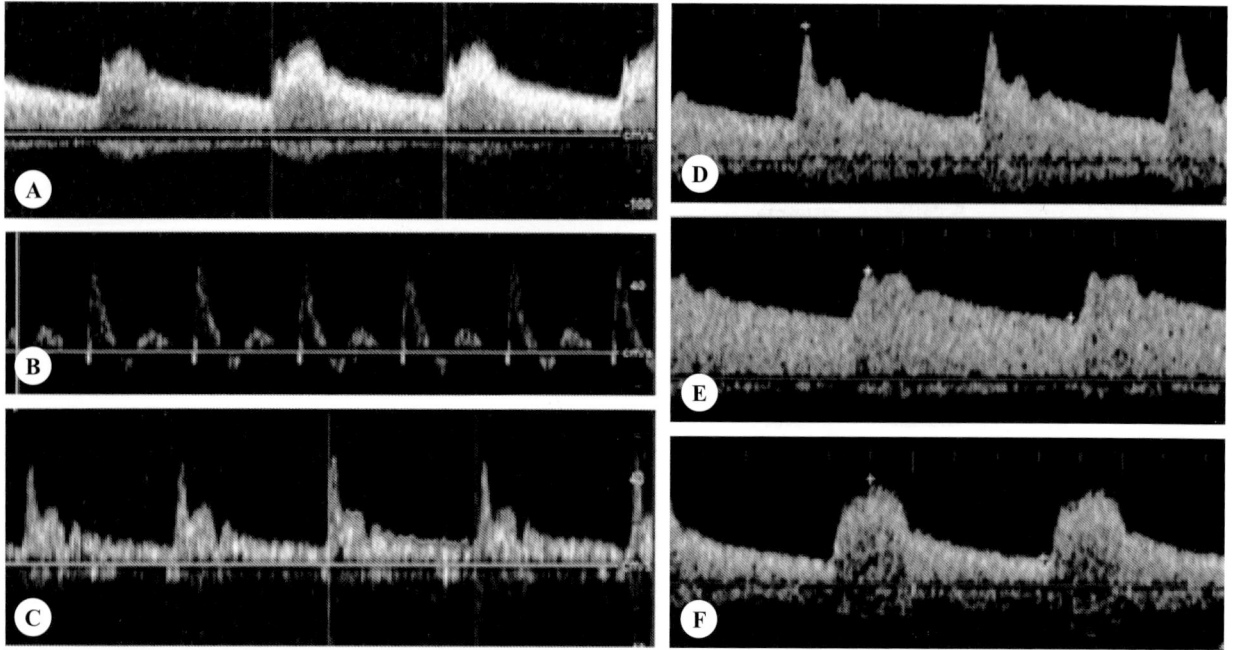

▲ 图 3-4　年轻的出血性脑卒中患者，超声检查病灶侧的大脑中动脉

A. 早期波形显示 P_2 的波幅高于 P_1，为非顺应性的异常波形。B. 在颅内压危象期间，其舒张早期和晚期血流逆转。C. 在给予高渗药物治疗后，波形恢复到正向的舒张期血流，但仍维持高阻力波形。D. 作为对照的年轻人的正常脑血流波形，脑顺应性好。E. 显示 P_2 与 P_1 具有相同的振幅。F. 显示 P_2 始终保持高于 P_1。这两种由于顺应性变化导致的波形差异可能是颅内压即将增高的早期迹象，需要进一步研究

示脑循环停止[10]。如果 ICP 继续上升，振荡模式会被无舒张期血流的收缩期单峰或尖峰所取代。关于脑循环停止的更多的细节将在另一章中给予详细地描述。

颅内动脉狭窄时，局部脑血管阻力增加，对应的脑血流频谱波形也发生节段性的变化，即在狭窄段血管的近端见高阻力波形，在狭窄段血管的远端见低阻力波形，这将有助于定位（图 3-5）。当 ICA 颅内段近端狭窄但超声探查困难时，MCA 作为 ICA 颅内段下游血管之一，如果表现为狭窄后波形，则可作为 ICA 颅内段重度狭窄的证据。图 3-5 描述了一例年轻患者，在蛛网膜下腔出血第 12 天，监测血管痉挛期间发现平均血流速度高，在中至重度血管痉挛范围内（173cm/s，大脑中动脉中段），但因收缩期和舒张期血流显示低阻力，也可能是充血（图 3-5A）。虽然 Lindegaard 指数有助于区分这两种情况，但超声探查此血管的远端发现了狭窄后波形，高度提示近端存在急性严重的血流动力学性狭窄可能，故

急诊行脑血管造影，证实了该判断（图 3-5B）。另一个展示了频谱多普勒分析价值的病例是对血管痉挛患者进行随访监测，图 3-3C 高流速的血管痉挛，进展为图 3-3A 流速明显正常化的高阻力波形，即通过波形模式的进展性变化，动态呈现了随着 ICP 增高而增加的远端血管阻力，其动态的频谱变化可能是弥漫性脑水肿的无创性标志物。以上 2 个病例，如果仅关注定量评估即 TCD 流速的动态变化，却忽略频谱分析，将会漏诊被血管造影证实的急性 MCA 血栓形成及接下来的急诊取栓，或漏诊继发于脑血管痉挛的弥漫性脑水肿——虽然收缩期流速趋于正常但舒张期血流持续降低。另外，在类似病例中，如果神经系统检查受限或者易混淆，TCD 则是无创性评估脑血流动力学的重要工具。

畅通血管内的典型血流是层流，这可能导致血管腔内的高流速红细胞的聚集。这种聚集通常见于外周血管，由于阻力高，表现为频带变窄。而在颅内循环中，频带变窄多见于狭窄或高阻段

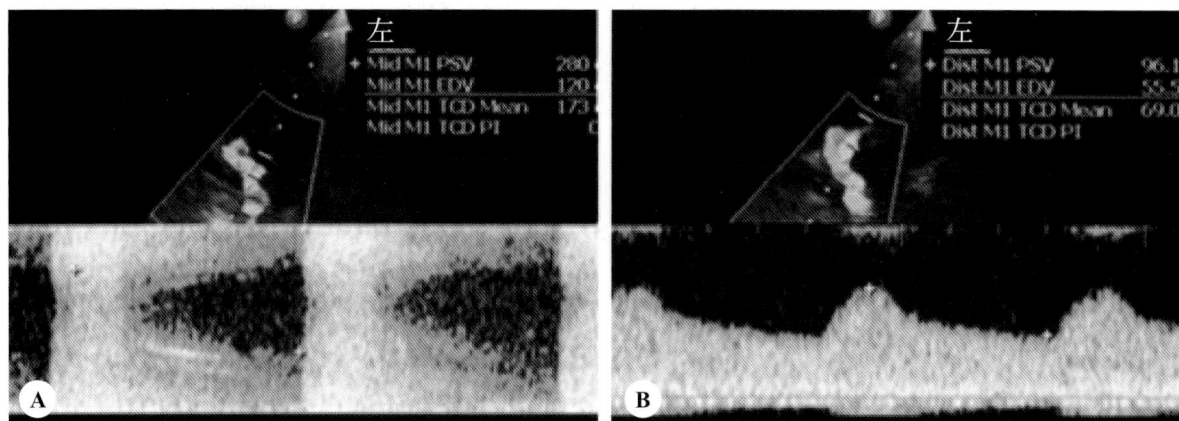

▲ 图 3-5　A. 一例蛛网膜下腔出血合并脑血管痉挛的患者，正在接受诱导性高血压治疗，对其进行连续每日超声监测发现，左侧大脑中动脉血流速度持续增快。B. 在 TCD 监测的第 12 天，检查结果出现了轻微的加重，但 LMCA 的平均血流速度与之前（平均脑血流速度 173cm/s）相比并没有明显变化，进一步波形分析发现大脑中动脉远端出现了狭窄后的波形变化，这是新发的，提示大脑中动脉出现了局灶性急性血流受限的病变。急诊行脑血管造影提示急性血栓形成，急诊取栓，术后血管完全再通（此图彩色版本见书末）

近端的超声波形（图 3-3C 和 J）。频带变窄有时能在频谱波形中产生谐波或杂音（图 3-5A）。频带增宽是狭窄下游层流中断产生湍流的典型现象，是狭窄后血流的标志性特征（图 3-5B）。与颈动脉或外周血管超声相比，由于颅内血管的超声束入射角度的多变性和血管取样容积的局限性，频带变宽或变窄的超声检测一致性差，所以不再被推荐作为诊断标准。频带变窄可能是血管狭窄的标志（图 3-3C 和 J）。狭窄段的另一个波形变化可能是湍流，特征为叠加于收缩期的紊乱血流伴低钝粗糙的血管杂音（图 3-3C）。

三、脑血流对波形的影响

阻力对血流的影响是多种多样的。因此，随着管腔狭窄的加重，从灌注正常进展到灌注不足，阻力波形也相应发生改变，反之亦然（图 3-2）。脑血流自动调节通常以维持下游的大脑血流为目标，因此存在或缺乏自动调节可能会影响频谱波形的变化。自动调节功能完好的患者使用全身性升压药时，脑血流波形可能不会出现任何显著变化，而自动调节功能受损的患者在诱发高血压或使用升压药尝试维持血压正常时，可能表现为充血型波形（图 3-3F）。在心搏骤停复苏后的患者中正在进行关于充血性损伤及其与 TCD 的相关性的研究，在亚低温治疗期间观察到了充血波形，提示该波形可以作为再灌注损伤的一种标志物[11]。另一种应用频谱多普勒区分自身调节受损患者的高阻力和高血流状态的情况是蛛网膜下腔出血合并脑血管痉挛，特别是将诱发高血压作为主要治疗手段的时候。这些自动调节受损的患者，可能继续出现脑血流速度增快伴随 Lindegaard 指数变化，并且在所谓的灌注依赖性延迟性脑缺血阶段结束后，可能存在再灌注损伤的风险。关于脑卒中后护理的新报道指出，当现有放射学和临床信息可能不足时，对不适合行急性血供重建术的血流受限的病变，增加血供后出现的全身血流动力学增加的频谱模式的变化，为临床应用和床旁频谱分析提供了重要的价值[12]。

侧支循环增加脑血流以代偿病变区的血流不足。TCD 的频谱波形在评估侧支循环方面非常有价值[13]，侧支循环可表现为比正常舒张期血流速度高的高速波形，或阻力无明显变化的充血波形。同侧 ICA 狭窄通常会通过 AComm 开放，同侧 ACA 血流方向逆转导致对侧 ACA 出现充血波形；通过 PComm 开放导致同侧 PCA 出现充血波形；

最终来自同侧颈外动脉的血流导致眼部血流逆转。当因任何原因超声不能探查 MCA 或 ICA 颅内段时，上述逆转和充血的波形可能是狭窄的标志。

创伤性脑损伤（traumatic brain injury，TBI）的典型的脑血流的变化呈阶段性，需要更多的监测指标[14]。仅有的几项血管造影研究显示，严重 TBI 患者先是出现低灌注期，然后是充血再灌注期，最后是血管痉挛期[15]。不同阶段的脑血流变化的超声特征及血流对脑损伤的影响有待研究。

四、颅内顺应性效应对脑血流波形的影响

Lundberg 波（译者注：即有创颅内压波形，包括 A、B、C 波）和 ICP 波（译者注：即有创性 ICP 监视器记录的特征性波形，生理上正常的 ICP 波形包括下降趋势的 P_1、P_2 和 P_3 波，分别代表动脉搏动、顺应性和主动脉瓣关闭波）模式的改变在神经危重症文献中早已有描述[3]。鉴于颅骨形成的闭合腔室，在 ICP 波形中表现出的大脑顺应性变化也可以在 TCD 波形中看到。TCD 波形中的 3 个收缩期峰 P_1、P_2 和 P_3 分别对应 ICP 相应的频谱波形，并显示出类似的变化（图 3-1C）。在颅内压危象发生后，颅内压波形的平台可能更高，并可能出现顺应性下降，具体表现为 P_2 波的波幅≥P_1 波（图 3-4E 和 F）。这是由于 Windkessel 效应的降低，即当脑顺应性降低时会降低脑血管的可扩张性。在脑水肿患者的前循环 TCD 中可以看到这种降低的顺应性波形。据推测，这些患者可能因颅内压增高而出现神经功能下降，可能需要更密切的监测或更低的颅内压阈值。颅内椎-基底动脉的 TCD 波形在生理条件下也往往表现出顺应性下降的特征，但这是由于颅后窝的解剖结构的限制，并不代表病理性的改变（图 3-3I）。图 3-4 是颅内出血的病例，对出血侧大脑中动脉进行了连续超声评估，显示了具有顺应性波形的 P_2 与 P_1 关系模式的转变

（图 3-4D）。出血扩大和病灶周围水肿增加，可能会影响顺应性，出现 P_2 波幅的增加（图 3-4E 和 F）；在 ICP 危象期间，出现了波形高阻，舒张期早期血流逆转，及由于远端阻力增加导致的舒张期血流最小（图 3-4B）；随着不断增加药物和手术治疗，尽管还是相对较高阻力的波形，但在整个心动周期内波形已经转变为正向（图 3-4C）。对于有脑水肿风险的患者，多普勒波形分析是否有助于目标导向治疗，需要进一步的试验研究。

五、血管再通对脑血流波形的影响

随着动脉取栓术的广泛应用，脑血管造影证实了大血管闭塞的再通，并根据 TICI（脑梗死溶栓）评分进行分级。有学者提出了一个类似的用超声分级来评估溶栓后的再通率的分级方法，称为脑缺血溶栓血流分级（thrombolysis in brain ischemia，TIBI）[16]。TIBI 波形分级如下：0 为缺失；1 为最小（图 3-2D）；2 为钝化（图 3-2C）；3 为降低；4 为狭窄（图 3-2B）；5 为正常（图 3-2A）。在血管造影显示再通失败的情况下，TCD 频谱波形所证明的血栓形成的血管的逐渐再通可能与更好的预后相关。利用频谱波形检查，可以将高危患者中偶发的复发的血栓形成识别出来。

六、对脑血流波形的全身性影响

在心律不齐（图 3-3E）或脉压变化等情况下，波形的定性分析可能会受到影响。而全身的血流动力学状态，如严重的主动脉狭窄、心脏搭桥通路等，也会影响经颅多普勒超声的频谱波形。严重主动脉狭窄者的双侧前、后循环均为狭窄后波形（图 3-3D）。静脉-动脉体外膜氧合、左心室辅助装置或行心脏手术术中体外循环的患者可能出现无搏动波形（图 3-3H），此时，因心动周期中的收缩期和舒张期缺失，所测量的血流速度即代表平均流速。远端动脉粥样硬化性疾病患者，尤其是高龄患者，非顺应性血管的远端的血管阻力可能更高（图 3-2B）。

七、盗血对脑血流波形的影响

椎动脉盗血的经典表现已被广泛研究，多与椎动脉颈段的超声频谱波形的明显变化有关[17]。盗血严重时，椎动脉颅内段（经枕下窗探查）的波形也会相应改变。盗血程度重者，可能使患侧椎动脉的波形完全逆转，其侧支代偿来自于对侧椎动脉（图 3-6）。虽然基底动脉血流完全逆转相对罕见，但曾见报道。很少见到颈动脉 - 锁骨下动脉搭桥术且大脑半球侧支循环无效的患者可能出现颅内动脉的盗血波形[18]。需要注意的是，盗血现象可能是动态的，由生理动作触发，即将患侧上臂血压袖带充气以减轻盗血，随后将袖带放气诱发缺血后再灌注，从而触发盗血。

八、脑静脉系的血流波形

脑深静脉系的大多数静脉可以通过频谱多普勒超声探查，其特征的静脉波形与动脉狭窄后的多普勒的钝化波形相似，其特征性超声音频为静脉的嗡嗡声。超声探查 PCA 远段时经常可见伴行的 Rosenthal 基底静脉（图 3-3G），即在 PCA 频谱内叠加了带状的静脉多普勒频谱[18]。经颅双功超声在 B 模式引导下更容易经颞窗探查大脑中深静脉、Rosenthal 基底静脉、直窦、岩窦和横窦。直窦也可以经枕下窗进行超声探查。不同病理下静脉频谱波形和速度的变化还需要更多的研究。

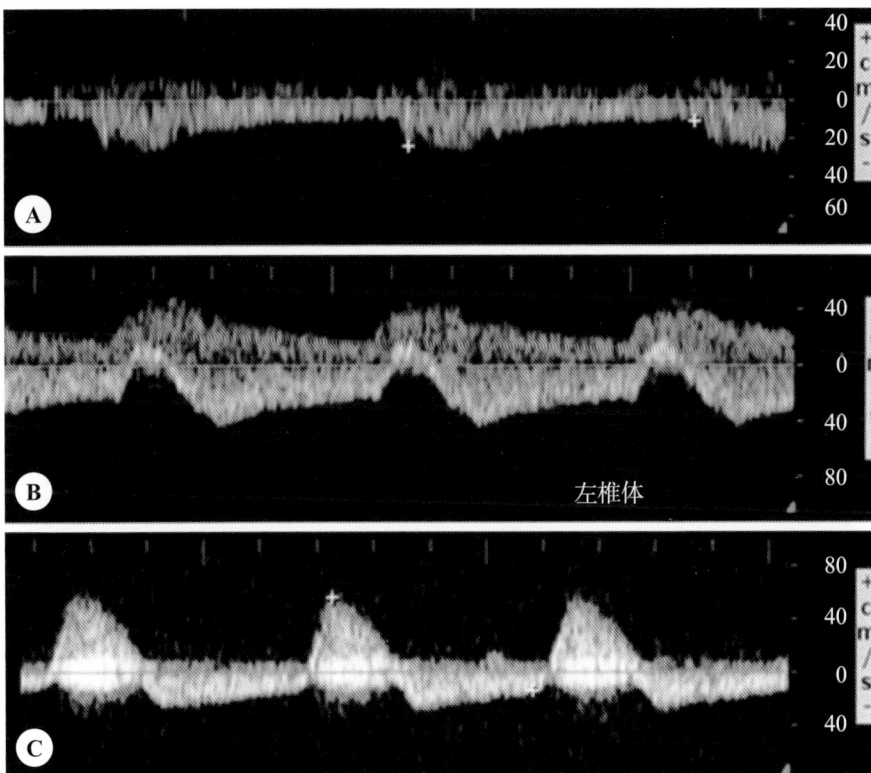

◀ 图 3-6 文献总结了锁骨下动脉盗血综合征中椎动脉的特征性波形[17]

A. 经枕下窗探查到血流背离探头的椎动脉，其收缩早期减速。B. 椎动脉收缩期中期血流的逆转，这代表了盗血加重；椎动脉频谱大部分位于基线下，同侧小脑下后动脉频谱位于基线上，与部分逆转的椎动脉收缩期血流有叠加。C. 椎动脉收缩期血流完全逆转

参考文献

[1] Alexandrov AV. Extra- and intracranial waveform analysis algorithm, descriptions, classifications, and differential diagnosis. J Vasc Ultrasound. 2015;39(4):192–202.

[2] D'Andrea A, Conte M, Scarafile R, Riegler L, Cocchia R, Pezzullo E, et al. Transcranial Doppler ultrasound: physical principles and principal applications in Neurocritical care unit. J

Cardiovasc Echogr. 2016;26(2):28–41.

[3] Cardoso ER, Rowan JO, Galbraith S. Analysis of the cerebrospinal fluid pulse wave in intracranial pressure. J Neurosurg. 1983;59(5):817–21.

[4] Hwang JY. Doppler ultrasonography of the lower extremity arteries: anatomy and scanning guidelines. Ultrasonography.

2017;36(2):111–9.

[5] Alexandrov AV. The Spencer's curve: clinical implications of a classic hemodynamic model. J Neuroimaging. 2007;17(1):6–10.

[6] Spencer MP, Reid JM. Quantitation of carotid stenosis with continuouswave (C-W) Doppler ultrasound. Stroke. 1979;10(3):326–30.

[7] Cardona P, Quesada H, Cano L, Campelacreu J, Escrig A, Mora P, et al. Oscillating transcranial Doppler patterns of brain death associated with therapeutic maneuvers. Pers Med. 2012;1(1):321–4.

[8] Kumar G, Alexandrov AV. Vasospasm surveillance with transcranial Doppler sonography in subarachnoid hemorrhage. J Ultrasound Med. 2015;34(8):1345–50.

[9] Aggarwal S, Brooks DM, Kang Y, Linden PK, Patzer JF II. Noninvasive monitoring of cerebral perfusion pressure in patients with acute liver failure using transcranial doppler ultrasonography. Liver Transpl. 2008;14(7):1048–57.

[10] Ducrocq X, Hassler W, Moritake K, Newell DW, von Reutern GM, Shiogai T, et al. Consensus opinion on diagnosis of cerebral circulatory arrest using Doppler-sonography: Task Force Group on cerebral death of the Neurosonology Research Group of the World Federation of neurol-ogy. J Neurol Sci. 1998;159(2):145–50.

[11] Iordanova B, Li L, Clark RSB, Manole MD. Alterations in cerebral blood flow after resuscitation from cardiac arrest. Front Pediatr. 2017;5:174.

[12] Gomez J, Wolfe S, Sarwal A. Sonographic demonstration of a perfusion-dependent stroke with negative MRI and a flow-limiting stenosis. Neurocrit Care. 2020;32(3):883–8.

[13] Muller M, Hermes M, Bruckmann H, Schimrigk K. Transcranial Doppler ultrasound in the evaluation of collateral blood flow in patients with internal carotid artery occlusion: correlation with cerebral angiography. Am J Neuroradiol. 1995;16(1):195–202.

[14] Ziegler D, Cravens G, Poche G, Gandhi R, Tellez M. Use of transcranial Doppler in patients with severe traumatic brain injuries. J Neurotrauma. 2017;34(1):121–7.

[15] Inoue Y, Shiozaki T, Tasaki O, Hayakata T, Ikegawa H, Yoshiya K, et al. Changes in cerebral blood flow from the acute to the chronic phase of severe head injury. J Neurotrauma. 2005;22(12):1411–8.

[16] Demchuk AM, Burgin WS, Christou I, Felberg RA, Barber PA, Hill MD, et al. Thrombolysis in brain ischemia (TIBI) transcranial Doppler flow grades predict clinical severity, early recovery, and mortality in patients treated with intravenous tissue plasminogen activator. Stroke. 2001;32(1):89–93.

[17] Kliewer MA, Hertzberg BS, Kim DH, Bowie JD, Courneya DL, Carroll BA. Vertebral artery Doppler waveform changes indicating subclavian steal physiology. Am J Roentgenol. 2000;174(3):815–9.

[18] Baumgartner RW, Gönner F, Arnold M, Müri RM. Transtemporal power- and frequency-based color-coded duplex sonography of cerebral veins and sinuses. AJNR Am J Neuroradiol. 1997;18(9):1771–81.

第 4 章 经颅多普勒超声在神经重症监护的应用
Transcranial Doppler for Monitoring in the Neurocritical Care Unit

Toufic Chaaban　Danilo Cardim　Shraddha Mainali　著

姜　婉　译　李　凡　韩　珂　校

一、背景

经颅多普勒超声（transcranial doppler，TCD）是神经危重症床边监测的一种有价值的无创性工具，最常用于神经重症监护室（neurocritical care unit，NCCU），用于评估脑血流（cerebral blood flow，CBF）、脑血管痉挛、血管运动反应性（vasomotor reactivity，VMR）/脑血流自动调节（cerebral autoregulation，CA）、栓子检测，及间接测量颅内压（intracranial pressure，ICP）。虽然 TCD 绝对值的价值有限，但 TCD 趋势有助于深入了解颅内病理生理状态下的血流动力学改变。TCD 是 NCCU 多模式监测的有机组成部分之一，无创而经济，且可床边操作，具有可重复性。某些血流动力学参数，如心率、血压、血红蛋白 / 红细胞压积和二氧化碳分压（$PaCO_2$），因能改变 CBF，进而影响 TCD 参数。

经颅彩色编码多普勒（transcranial color-coded duplex，TCCD）是对颅内动脉血流进行彩色编码成像，分别以红色和蓝色标识朝向探头和远离探头的血流。除了可以监测脑血管痉挛外，TCCD 还有助于筛查中线移位、评估血肿体积和随访脑积水的进展。

TCD/TCCD 的优点包括技术无创、床边操作、无电离辐射和成本低。另外，也并存一些挑战，包括对数据采集和解读的专业技能的要求、评估者之间的信度，以及由于 TCD 声窗不佳而带来的技术挑战。在本章中，我们将重点介绍 TCD/TCCD 在神经重症监护的应用，并分别讨论 TCD 在不同疾病中的应用。

（一）NCCU 中 TCD 应用的常见适应证

- 脑血管痉挛监测。
- 脑血流自动调节和血管运动反应性的监测。
- 颅内压的评估。
- 脑微栓子检测。
- 脑血管旁路移植通畅性的评估。
- 脑死亡的辅助检测。
- 溶栓后脑血管闭塞或血运重建的评估。

（二）NCCU 中 TCCD 应用的常见适应证

- 脑血管痉挛监测。
- 脑积水的评估。
- 血肿体积的评估。
- 中线偏移的评估。

二、经颅多普勒超声

（一）脑血管痉挛监测

TCD 在 NCCU 中常规应用是监测蛛网膜下腔出血（subarachnoid hemorrhage，SAH）和创伤性脑损伤（traumatic brain injury，TBI）患者的脑血管痉挛。测量以下前、后循环血管双侧的平均血流速度（MFV）。

- 大脑中动脉（MCA）。

- 大脑前动脉（ACA）。
- 颈动脉虹吸部（SIPH）。
- 眼动脉（OA）。
- 大脑后动脉（PCA）。
- 椎动脉（VA）。
- 基底动脉（BA）。
- 颈内动脉终末段（TICA）。

除了 Lindegaard 指数（LR）外，TCD 血流速度也被用于预测脑血管痉挛的程度。LR 是 MCA 或 ACA 与同侧 ICA 颅外段的血流速度的比值，有助于鉴别全脑充血和脑血管痉挛引起的血流变化。基底动脉和椎动脉颅外段之间也有类似的比值。

成人正常 MFV 范围：MCA 是 50～80cm/s（图 4-1A）；ACA 是 35～60cm/s；PCA 是 30～50cm/s；BA 是 25～50cm/s。一般来说，OA 的血流速度大约是 MCA 的 1/4，而 PCA、VA 和 BA 的流速约为 MCA 的 1/2。

众所周知，TCD 预测 SAH 患者血管痉挛中，MCA 近端（图 4-1B）的可靠性最高，达 97%，灵敏度达 67%，特异度达 99%。MCA 的 MFV<120cm/s 的阴性预测值为 94%，而 MFV>200cm/s 的阳性预测值为 87%[1]。而 ACA 的绝对值不太可靠，灵敏度和特异度分别只有 42% 和 76%[1]。对于 ACA，24h 内 MFV 增加≥50% 或增加>50cm/s 是预测血管痉挛更特异的指标。对于 PCA，血流速度增加的趋势预测血管痉挛，可能比血流速度增加的绝对值更准。对于 BA，血管痉挛的评估用 BA/VA 颅外段（ECVA）血流速度的比值，即 Soustiel 指数（Soustiel's ratio）[2]。

- BA/ECVA>2：基底动脉血管痉挛。
- BA/ECVA>2.5：中至重度血管痉挛。
- BA/ECVA>3：重度血管痉挛。

此外，已知 35%～61% 的创伤性脑损伤患者会发生脑血管痉挛[3]，并可能导致继发性脑损伤。据报道，与动脉瘤性蛛网膜下腔出血比较，在创伤性蛛网膜下腔出血后，BA 的血管痉挛更常见。在 ICU 中，基于 TCD 的血管痉挛评估可能有助于指导患者管理，包括脑灌注压（cerebral perfusion pressure，CPP）的优化。

需要注意的是，在充血的情况下也可能出现流速增快。因此，解读 TCD 速度时，应考虑临床背景和 LR。表 4-1 是基于 MFV 和 LR 的血管痉挛分级标准。

（二）经颅多普勒超声用于颅内压评估

颅内压（ICP）监测是急性脑损伤患者 NCCU 管理的一个重要方面。在神经重症监护中，通常利用脑实质内探针或脑室内导管测量 ICP。在有创 ICP 监测受限的情况下，可用 TCD 间接评估 ICP，具体方法如下。

1. 经颅多普勒法搏动指数

搏动指数（PI）是收缩期血流速度（FVs）和舒张期血流速度（FVd）之差除以平均血流速度（FVm）的比值。

$$PI = \frac{FVd - FVd}{FVm}$$

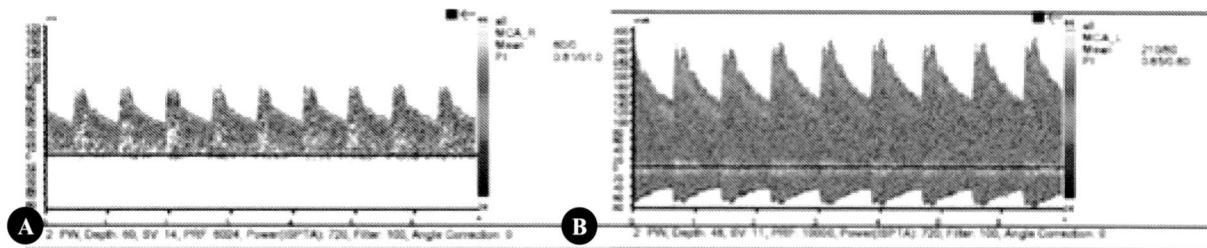

▲ 图 4-1　A. 正常频谱波形（MCA）；B. 重度血管痉挛（MCA）（此图彩色版本见书末）

MCA. 大脑中动脉

表 4-1　美国神经影像学会关于 MCA 血管痉挛的 TCD 分级标准[4, 5]

平均流速（MFV）（cm/s）	MCA/ICA 平均流速比值（Lindegaard 指数）	解　读
<120	<3	充血
>80	3～4	充血 + 可能有轻度痉挛
>120	3～4	轻度痉挛 + 充血
>120	4～5	中度痉挛 + 充血
>120	5～6	中度痉挛
>180	6	中至重度痉挛
>200	>6	重度痉挛
>200	4～6	中度痉挛 + 充血
>200	3～4	充血 + 轻度（经常是残余的）痉挛
>200	<3	充血

MCA. 大脑中动脉；ICA. 颈内动脉

当 ICP 增高时，与收缩期血流相比，舒张期血流（即被动血流）的改变更显著，这导致 PI 增加>1.2，呈特征性高阻力血流模式（图 4-2）。该值与超声入射角无关，因此不依赖于操作者。然而，值得注意的是，PI 还受其他变量影响，如脑灌注压（CPP）、动脉血压（ABP）、脑动脉床的动脉搏动性 / 顺应性、心率和二氧化碳分压变化（PCO_2）。正常 PI 为 0.7～1.1。尽管高 PI 提示存在 ICP 增高的可能[6-8]，值得注意的是，高 PI 也可能源于远端血管阻力增加（如低碳酸血症相关的血管收缩）但伴 ICP 降低。因此，应用高 PI 评估 ICP 增高，不是用 PI 的绝对值，而是 PI 的增加趋势间接评估 ICP 增高。在解读异常值时，除了要考虑整体临床情况外，受累动脉是弥漫性还是局灶性，舒张末期血流是否存在，也是重要的参考依据。表 4-2 总结了 PI 增加的原因。

表 4-2　搏动指数增加的原因

PI>1.2，有舒张末期血流	PI>2.0，无舒张末期血流
所有动脉 • 换气过度 • 心输出量增加 • 高血压 • ICP 增高	**所有动脉** • 远端动脉闭塞 • 颅内压异常增高 • 脑循环停止
单侧 • 脑室内压力增高性 ICP 增高 • 远端狭窄	**单侧** • 脑室内压力增高性 ICP 增高 • 远端狭窄
单个动脉 • 远端闭塞（痉挛、狭窄、水肿）	**单个动脉** • 远端闭塞（痉挛、狭窄、水肿）

PI. 搏动指数；ICP. 颅内压

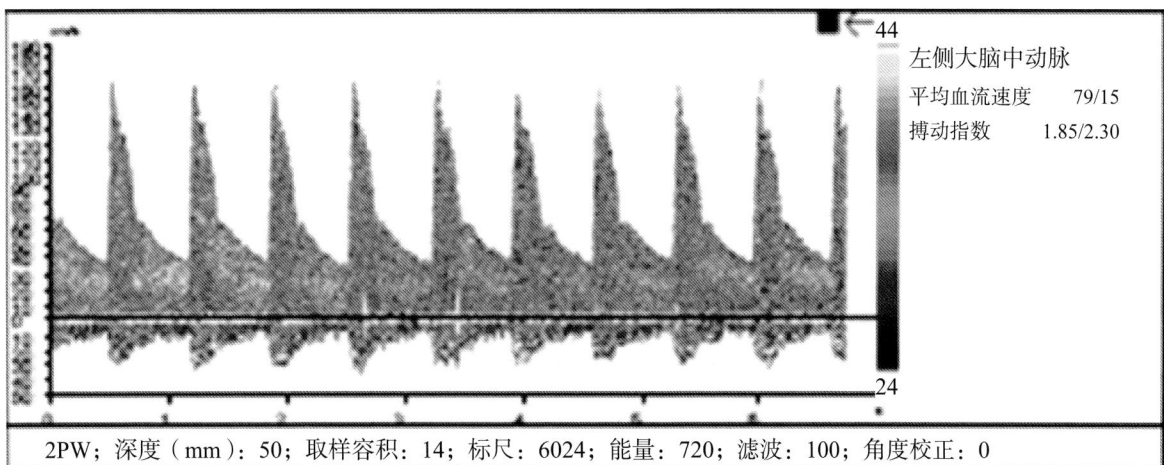

←44

左侧大脑中动脉

平均血流速度　　79/15

搏动指数　　1.85/2.30

24

2PW；深度（mm）: 50；取样容积: 14；标尺: 6024；能量: 720；滤波: 100；角度校正: 0

▲ 图 4-2　PI 增加时的高阻力血流模式（此图彩色版本见书末）

2. 基于无创脑灌注压的 ICP 评估

用 TCD 测量无创脑灌注压（nCPP）的方法最初由 Czosnyka 等在 1998 年提出[9]。最近，Schmidt 等用公式证明了 nCPP 和有创 CPP 测量之间的相关性好[10]。

$$nCPP = MAP \times \frac{FVd}{FVm} + 14mmHg$$

式中，FVd（舒张期血流速度）；FVm（平均血流速度）；MAP（平均动脉压）。

FVd 和 FVm 分别测量的是 4.5～6.0cm 深度的双侧 MCA。

一旦算出 nCPP，就可以代入公式算出 nICP（无创性 ICP）。

$$nICP = MAP - nCPP$$

将基于该方法算出的 60～100mmHg 的 CPP 与直接测量的 CPP 进行比较，其相关性令人满意。然而，值得注意的是，局部占位效应和自动调节功能障碍将显著改变两者之间的测量结果。

研究者还提出了其他几种基于 nCPP 的 ICP 计算方法[6, 7]，具体如下。

3. 基于眼动脉超声的 nICP 测量

在这种方法中，通过超声观察眼动脉（OA）的内、外段。颅内段血流因颅内压增高产生病理性压迫而发生改变。通过在眼球周围施加分级的外部压力（Pe），即人为地压迫颅外段，逐渐增加压力，直到颅外段的血流与颅内段相等时，假定该 Pe 可以代表 ICP，即 Pe=ICP。某些设备（如 Cerepress 或 Vittamed 205 设备）可用于提供外部压力。该方法的灵敏度和特异度良好，分别是 70% 和 80% 左右[11, 12]。

4. 视神经鞘直径

脑脊液循环围绕着视神经鞘。由于视神经鞘的球后部分的小梁具有可扩张的特性，随着神经鞘的扩张，ICP 的变化被迅速反映出来（在数秒内）。与其他基于 TCD 的方法相比，在视网膜后 3mm 处测量视神经鞘直径（ONSD），对检测 ICP 增高具有更好的准确性[13, 14]。然而，关于颅内压增高的视神经鞘直径的临界值仍有争议（为 5～6mm）[15]。

（三）血管运动反应性和脑血流自动调节监测

1. 脑血流自动调节

脑血流自动调节（CA）是当动脉血压在一定范围（MAP 50～150mmHg）内波动时脑血流（CBF）维持稳定的稳态过程（图 4-3）。当 CA 受损时，脑血流量与 MAP 直接相关，这可能导致低灌注或高灌注，从而导致继发性脑损伤。

CA 缺失常见于急性脑损伤患者，包括 TBI、SAH、缺血性脑卒中、缺氧缺血性脑损伤和炎性脑病等。CA 损伤可导致 TBI 患者功能预后不良和高死亡率[16]、SAH 患者迟发性脑缺血风险增高[17] 及缺血性脑卒中患者梗死面积增大[18]。

自动调节的监测可用于指导急性脑损伤的脑灌注压管理和预后评估（推荐等级较弱，证据质量中等）[19]。持续的床边 CA 监测有助于确定急性脑损伤患者最佳的 CPP 水平。

脑血流自动调节可以通过测量 CPP 变化时相对的血流量变化（即远端脑血管床狭窄或扩张导致 MCA 的 MFV 变化）来评估（静态法），或者通过测量 CPP 突然波动时引起的适应性变化的速率来评估（动态法）。

2. 静态和动态脑血流自动调节的评估方法

(1) 静态自动调节：给予血管活性药物使 CPP 增加＞20mmHg。此后，静态自动调节指数（sARI）的计算公式如下。

$$sARI = \%\Delta eCVR / \%\Delta CPP$$

式中，估算脑血管储备（eCVR）= MAP/MFV_{mca}

MFV_{mca} 表示大脑中动脉的平均血流速度。

当 sARI 为 0 时，大脑自动调节功能耗尽，CBF 随 CPP 呈线性变化。值≤0.39 代表受损，

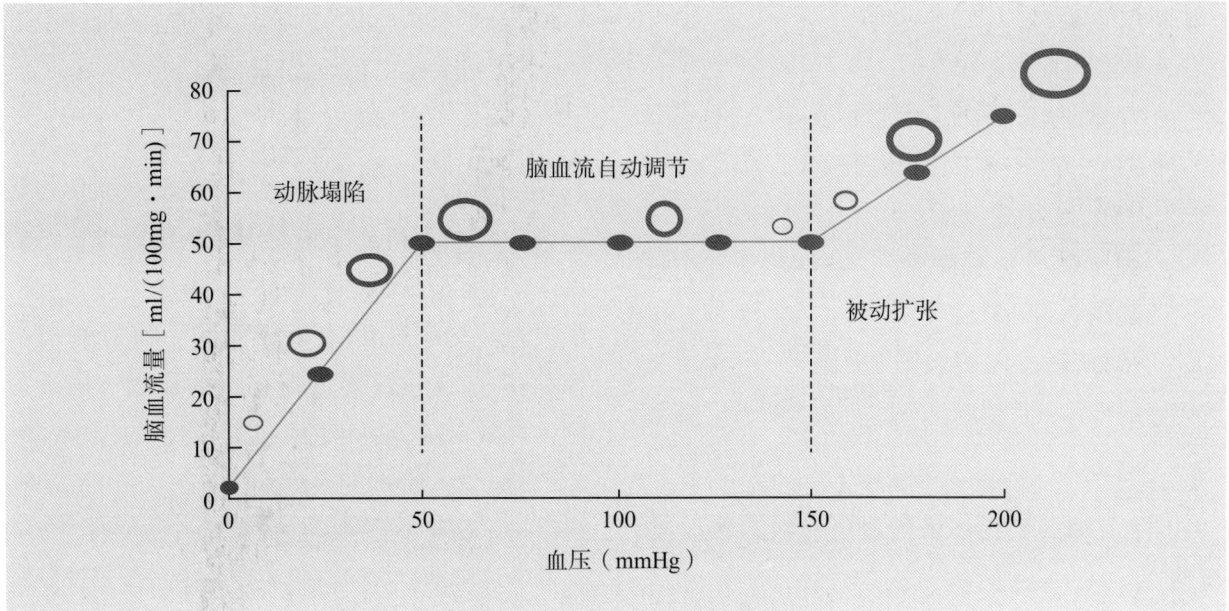

▲ 图 4-3　正常脑血流自动调节曲线

≥0.4 代表正常。

静态自动调节也可以使用 Mx（平均血流速度和平均 CPP 之间的相关性）计算，评估其中 CPP 和 mFV 之间的相关性系数。当 Mx<0.3 时，自动调节受损，当 Mx≥0.3 时，自动调节完好。

文献中还描述了以下使用 TCD 血流速度进行静态 CA 评估的其他有创（基于 CPP）和无创（基于 MAP）方法。

- Sx：FVs 和平均 CPP 之间的相关性。
- Dx：FVd 和平均 CPP 之间的相关性。

当基于 MAP 而不是 CPP 评估 CA 时，则用术语 Mxa、Sxa 和 Dxa。

(2) 动态自动调节：通过给大腿的 BP 袖带充气 3min（收缩压升高 20mmHg），然后突然放气，同时测量 MCA 中的 MFV 来进行评估。

动态自动调节指数（dARI）可以通过使用以下公式，比较放气前和放气后 MCA 速度来计算。

$$dARI = (\Delta eCVR / \Delta T) / MAP$$

其中 eCVR=MAP/MFV_{mca}，ΔT= 时间（秒）

虽然一些研究发现基于 MAP 和 CPP 的指数之间存在相关性[20]，但在结局和死亡率预测方面基于 CPP 的指数优势更多[21]。此外，对比研究表明，Mx 与激光多普勒血流变化的相关性更好，这表明其与小血管和微循环血流动力学相关[22]。

3. 血管运动反应性评估

血管运动反应性（VMR）的定义是给予刺激（CO_2 或乙酰唑胺）后平均血流速度（测量 MCA）与静息时相比，其变化的百分比。可以通过 30s 的屏气或插管患者通过气管内导管（ETT）输入 5% 的 CO_2 来提供 CO_2 刺激。由于 NCCU 中大多数急性脑损伤患者都是插管的，因此输入 5% 的 CO_2 是一种合理的方法。

VMR 的计算公式如下。

$$VMR = \frac{(MFV_{max} - MFV_{min})}{基线\ MFV} \times 100$$

在正常 CO_2 分压状态下，测量基线 MFV（PCO_2 35～45mmHg）。给予患者吸入 5% 的 CO_2，直到 $ETCO_2$ 增加 10mmHg 后，测量 MFV_{max}。然后患者进行过度通气，直到 $ETCO_2$ 从基线正常碳酸水平下降 10mmHg，再次测量 MFV_{min}。

正常反应是 $PaCO_2$ 每增加 1mmHg，MCA 血流速度增快 2%～4%。

解读如下。

- VMR＜15%：耗尽。
- VMR 16%～38%：严重下降。
- VMR 39%～69%：中度下降。
- VMR≥70%：正常。

乙酰唑胺（1g 注射液）也可用于 CA 评估。乙酰唑胺阻止碳酸（H_2CO_3）转化为 CO_2 和 H_2O，从而降低 pH，导致脑血管舒张。在自动调节完好的个体中，使用这种方法，CBF 可以增加 30%～60%。

（四）脑血管搭桥术的血流通畅率和血流质量

高流量搭桥术（桡动脉或隐静脉移植）患者的血流速度为 65～200ml/min，平均血流速度为 130ml/min，血流速度＜65ml/min 或＞200ml/min 分别与缺血和充血有关。低流量搭桥术（颞浅动脉）的血流速度＜65ml/min。在低流量搭桥中，由于难以准确评估狭窄的血管管腔，因此使用峰值血流速度。峰值血流速度的局灶性增快或收缩期达峰时间减慢提示狭窄。

（五）微栓子检测

TCD 可检测脑卒中患者（隐源性脑卒中、动脉到动脉栓塞、动脉瘤栓塞治疗后或颅内支架等）的微栓子。微栓子的检测和栓塞负荷的评估有助于指导高危脑卒中患者的管理。

（六）脑动脉血供重建或再闭塞的评估

TCD 也可用于评估溶栓后的血供重建或评估近端颅内血管的再闭塞。Demchuck 等在 109 名静脉溶栓患者中评估了基于 TCD 的评分"脑缺血溶栓评分（TIBI）"，并成功证明了其与脑卒中起病时的严重程度、临床恢复程度和死亡率的相关性[23]。TIBI 评分是 0～5 级，0 级表示无搏动性血流，5 级表示正常血流。与 DSA 相比，在检测床突上段 ICA 或 MCA 近端节段病变方面，TCD 的灵敏度和特异度超过 85%，在这种情况下，对比增强的彩色编码双功超声尤其有助于提高识别血管。

（七）脑死亡判定的辅助试验

因 TCD 方便在床边评估颅内血流，通常是判定脑死亡的辅助试验。灾难性脑损伤将导致颅内压显著增高，脑灌注压逐渐降低，最终脑循环停止。TCD 可以反映颅内压增高引起的颅内血流动态变化。Chang 等的一项 Meta 分析评估了 TCD 在脑死亡判定中的作用，结果表明，TCD 的灵敏度和特异度分别为 0.90（95%CI 0.87～0.92）和 0.98（95%CI 0.96～0.99）[24]。在明确临床脑死亡的前提下，TCD 的结果可以进一步证实该判断。为了降低假阳性率，全面评估颅内循环非常重要。TCD 的检查结果包括舒张期血流消失或振荡波，收缩早期尖小峰的钉子波，或之前检出有充足的前向血流的操作者发现的血流完全消失。振荡波被定义为在一个心动周期内，前向和反向血流的波形包络线下面积几乎相同（图 4-4A）。收缩期钉子波是在收缩期早期、持续时间＜200ms、收缩期峰值速度＜50cm/s 的尖小单向的血流信号，且在剩余的心动周期中没有血流信号（图 4-4B）。重要的是要认识到 TCD 的局限性，即 TCD 有助于测量颅内血流量，而不是脑干的功能。

三、经颅彩色编码超声

经颅彩色编码超声（TCCS）可以直观显示颅内结构，包括脑室系统和血肿，及近端血管和 Willis 环。在 NCCU 中，TCCS 有多种潜在的床边应用指征，下面讨论其中的几种。

（一）中线移位

TCCS 用 2～5MHz 探头经颞窗检测和随访大脑中线移位（MLS）。第三脑室的超声表现为位于中脑上方的双线状的高回声图像。分别经皮肤（颞窗）测量每侧（左、右）到第三脑室中线的距离。中线位移等于"长距离减去短距离" / 2[25]（图 4-5）。

$$MLS = \frac{A-B}{2}$$

该方法最早由 Seidel 等于 1996 年提出[26]。与计算机断层扫描（CT）相比，该方法的临界值为 0.35，灵敏度为 84.6%，特异度为 84%，AUC 为 0.86[27]。其他报道也证实了，在颅内出血时该方法的相关性好[28]。

（二）血肿体积

经骨窗，TCCS 可以识别幕上和幕下血肿，使床边测量和监测血肿体积和血肿扩大成为可能（图 4-6）。据报道，TCCS 测量的血肿体积[28] 和进展性扩大[29]与 CT 测量值具有良好的相关性。

（三）脑积水

TCCS 可在 NCCU 中用来评估脑积水，超声显示脑脊液（CSF）为低回声，而脑室边缘的室管膜细胞则为高回声，第三脑室和侧脑室为两条高回声线，其内为无回声的脑脊液。TCCS 与 CT 测量的第三脑室、双侧额角和侧脑室体部的宽度的相关性很好[30, 31]（图 4-7）。

四、展望

在传统意义上，TCD 监测是一种劳动密集型技术，每一次监测时间不能太长，每次持续时间通常为 30min 至 1h。此外，由于 NCCU 中存在护理的复杂性、常规床边护理、对患者的操作及多种监测方式，这些使 TCD 无法长时间连续获取重要的变量，使其在脑血流自动调节和无创颅内压的连续评估的应用均受到了限制，机器人技术的最新进展推进了基于机器人驱动的 TCD 探

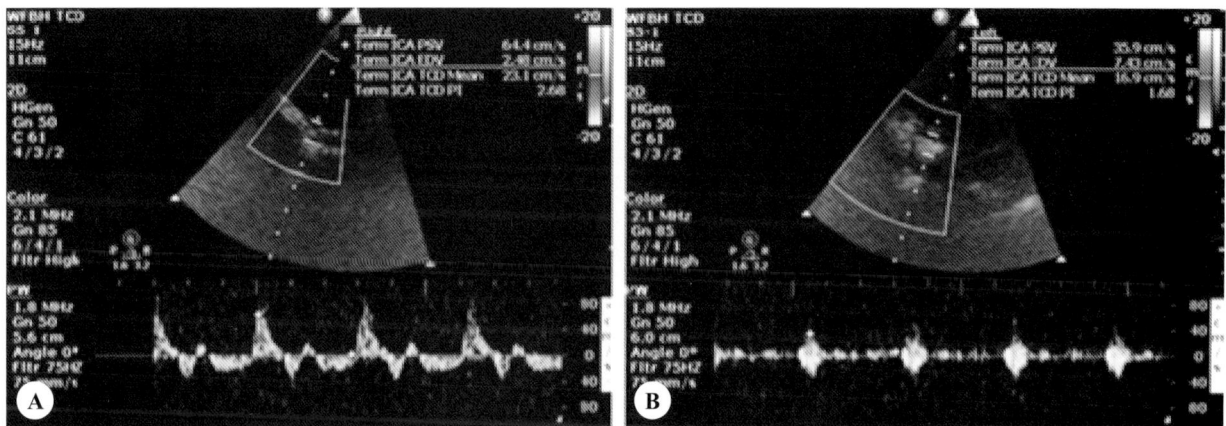

▲ 图 4-4　**A.** 振荡波模式被定义为一个心动周期中的正向和反向血流波形的包络线下的面积几乎相同。**B.** 收缩期钉子波是收缩早期的尖小单向信号，持续时间＜200ms，收缩期峰值血流速度＜50cm/s，在剩余的心动周期中没有血流信号（此图彩色版本见书末）

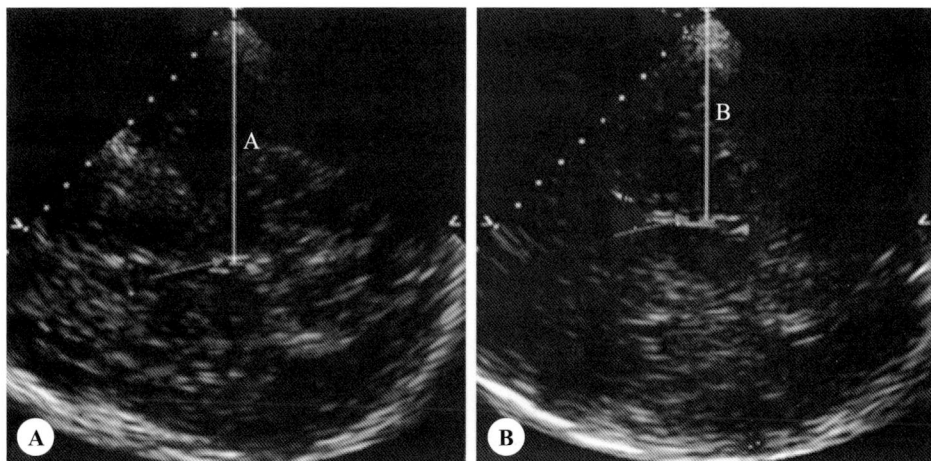

◀ 图 4-5　**A.** 从右侧颞窗测量。**B.** 从左侧颞窗测量

中线位移＝（A–B）/ 2。箭示第三脑室

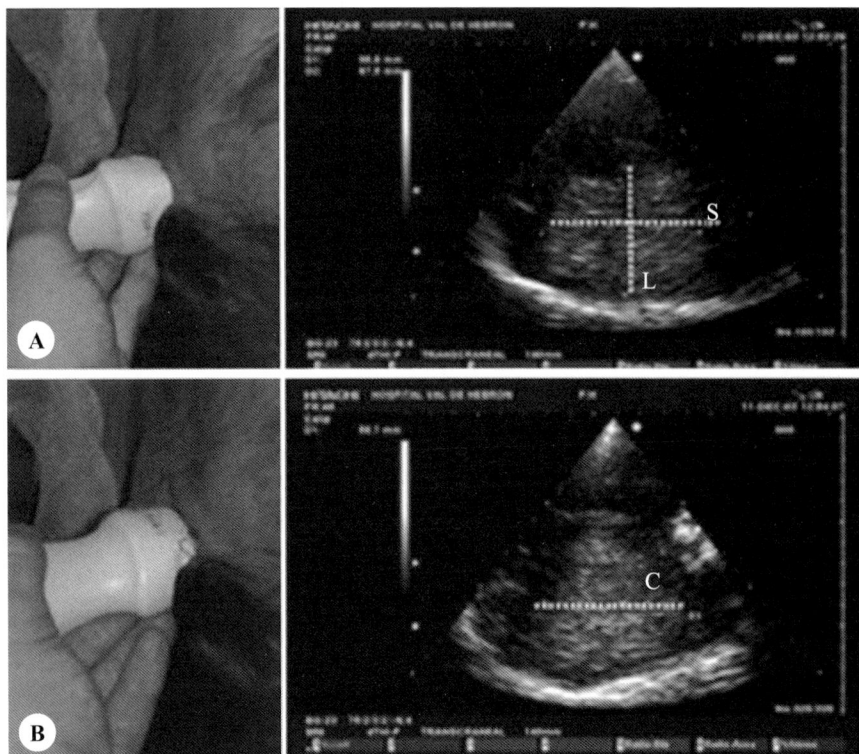

◀ 图 4-6 所示为轴位（A）和冠状面（B）测量颅内出血量。体积 =（L×S×C）/ 2

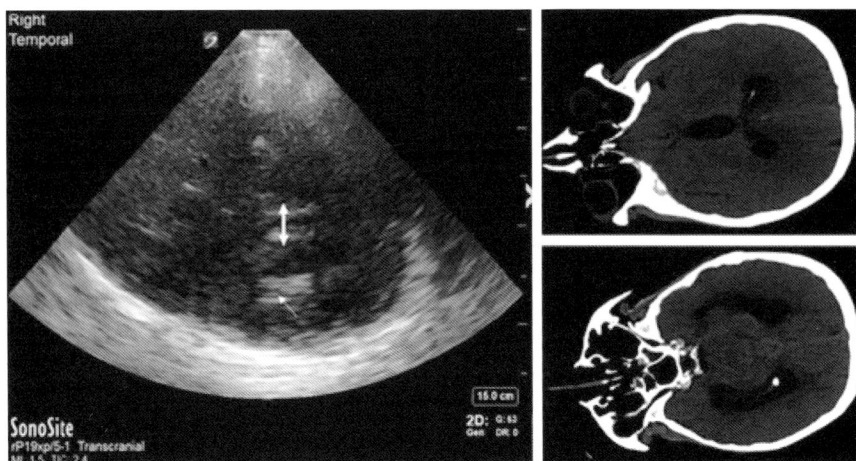

◀ 图 4-7 所示为脑积水的超声测量。粗箭测量第三脑室的扩张。细箭示偶然发现的颞角脉络丛高回声

头技术的发展，其将 FV 信号的自动检测和自动优化进行了结合。鉴于这些设备的新颖性，还没有广泛用于 NCCU 中。然而，技术的进步，为显著提高 TCD 获得更长时间的不间断，并最终实现连续记录的能力，提供了潜力，特别是在中度和重度 TBI 患者群体中。

五、总结和建议

TCD 是一种无创、便携、安全、经济的神经监测工具，在 NCCU 日常管理的指导中具有广泛的实用性。将 TCD 作为多模式监测方法之一纳入 NCCU 是有用的。尽管正确获得的 TCD 能为急性脑损伤患者提供有价值的临床视角，但重要的是要注意其局限性，并在必要时联合使用其他的神经监测方法。

致谢：感谢 Aarti Sarwal 医学博士和 Christy Cornwell 理学学士、RVT 和 NVS 为本章提供了图像。

参考文献

[1] Lysakowski C, Walder B, Costanza MC, Tramèr MR. Transcranial Doppler versus angiography in patients with vasospasm due to a ruptured cerebral aneurysm: a systematic review. Stroke. 2001;32:2292–8.

[2] Sviri GE, Ghodke B, Britz GW, Douville CM, Haynor DR, Mesiwala AH, Lam AM, Newell DW. Transcranial Doppler grading criteria for basilar artery vasospasm. Neurosurgery. 2006;59:360–6; discussion 360–6.

[3] Perrein A, Petry L, Reis A, Baumann A, Mertes P, Audibert G. Cerebral vasospasm after traumatic brain injury: an update. Minerva Anestesiol. 2015;81:1219–28.

[4] Lindegaard KF, Nornes H, Bakke SJ, Sorteberg W, Nakstad P. Cerebral vasospasm diagnosis by means of angiography and blood velocity mea-surements. Acta Neurochir. 1989;100:12–24.

[5] Kumar G, Alexandrov AV. Vasospasm surveillance with transcranial Doppler sonography in subarachnoid hemorrhage. J Ultrasound Med. 2015;34:1345–50.

[6] Wakerley BR, Kusuma Y, Yeo LL, Liang S, Kumar K, Sharma AK, Sharma VK. Usefulness of transcranial Doppler-derived cerebral hemo-dynamic parameters in the noninvasive assessment of intracranial pres-sure. J Neuroimaging. 2015;25:111–6.

[7] Cardim D, Schmidt B, Robba C, Donnelly J, Puppo C, Czosnyka M, Smielewski P. Transcranial Doppler monitoring of intracranial pressure plateau waves. Neurocrit Care. 2017;26:330–8.

[8] Cardim D, Robba C, Donnelly J, Bohdanowicz M, Schmidt B, Damian M, Varsos GV, Liu X, Cabeleira M, Frigieri G, Cabella B, Smielewski P, Mascarenhas S, Czosnyka M. Prospective study on noninvasive assess-ment of intracranial pressure in traumatic brain-injured patients: com-parison of four methods. J Neurotrauma. 2016;33:792–802.

[9] Czosnyka M, Matta BF, Smielewski P, Kirkpatrick PJ, Pickard JD. Cerebral perfusion pressure in head-injured patients: a noninvasive assessment using transcranial Doppler ultrasonography. J Neurosurg. 1998;88(5):802–8.

[10] Schmidt EA, Czosnyka M, Gooskens I, Piechnik SK, Matta BF, Whitfield PC, Pickard JD. Preliminary experience of the estimation of cerebral per-fusion pressure using transcranial Doppler ultrasonography. J Neurol Neurosurg Psychiatry. 2001;70:198–204.

[11] Bershad EM, Anand A, DeSantis SM, Yang M, Tang RA, Calvillo E, Malkin-Gosdin L, Foroozan R, Damani R, Maldonado N, Gupta P, Tan B, Venkatasubba Rao CP, Suarez JI, Clark JB, Sutton JP, Donoviel DB. Clinical validation of a transcranial Doppler-based noninvasive intracranial pressure meter: a prospective cross-sectional study. World Neurosurg. 2016;89:647–653.e1.

[12] Ragauskas A, Bartusis L, Piper I, Zakelis R, Matijosaitis V, Petrikonis K, Rastenyte D. Improved diagnostic value of a TCD-based non-invasive ICP measurement method compared with the sonographic ONSD method for detecting elevated intracranial pressure. Neurol Res. 2014;36:607–14.

[13] Robba C, Cardim D, Tajsic T, Pietersen J, Bulman M, Donnelly J, Lavinio A, Gupta A, Menon DK, Hutchinson PJA, Czosnyka M. Ultrasound non-invasive measurement of intracranial pressure in neurointensive care: a prospective observational study. PLoS Med. 2017;14:e1002356.

[14] Martin M, Lobo D, Bitot V, Couffin S, Escalard S, Mounier R, Cook F. Prediction of early intracranial hypertension after severe traumatic brain injury: a prospective study. World Neurosurg. 2019;127:e1242–8.

[15] Kimberly HH, Shah S, Marill K, Noble V. Correlation of optic nerve sheath diameter with direct measurement of intracranial pressure. Acad Emerg Med. 2008;15:201–4.

[16] Sorrentino E, Budohoski KP, Kasprowicz M, Smielewski P, Matta B, Pickard JD, Czosnyka M. Critical thresholds for transcranial Doppler indices of cerebral autoregulation in traumatic brain injury. Neurocrit Care. 2011;14:188–93.

[17] Budohoski KP, Czosnyka M, Smielewski P, Kasprowicz M, Helmy A, Bulters D, Pickard JD, Kirkpatrick PJ. Impairment of cerebral autoregu-lation predicts delayed cerebral ischemia after subarachnoid hemorrhage: a prospective observational study. Stroke. 2012;43:3230–7.

[18] Reinhard M, Rutsch S, Lambeck J, Wihler C, Czosnyka M, Weiller C, Hetzel A. Dynamic cerebral autoregulation associates with infarct size and outcome after ischemic stroke. Acta Neurol Scand. 2012;125:156–62.

[19] Czosnyka M, Miller C. Monitoring of cerebral autoregulation. Neurocrit Care. 2014;21(Suppl 2):S95–102.

[20] Lavinio A, Schmidt EA, Haubrich C, Smielewski P, Pickard JD, Czosnyka M. Noninvasive evaluation of dynamic cerebrovascular autoregulation using Finapres plethysmograph and transcranial Doppler. Stroke. 2007;38:402–4.

[21] Rivera-Lara L, Zorrilla-Vaca A, Geocadin R, Ziai W, Healy R, Thompson R, Smielewski P, Czosnyka M, Hogue CW. Predictors of outcome with cerebral autoregulation monitoring: a systematic review and meta-analysis. Crit Care Med. 2017;45:695–704.

[22] Zeiler FA, Donnelly J, Cardim D, Menon DK, Smielewski P, Czosnyka M. ICP versus laser Doppler cerebrovascular reactivity indices to assess brain autoregulatory capacity. Neurocrit Care. 2018;28:194–202.

[23] Demchuk AM, Burgin WS, Christou I, Felberg RA, Barber PA, Hill MD, Alexandrov AV. Thrombolysis in brain ischemia (TIBI) transcranial Doppler flow grades predict clinical severity, early recovery, and mortal-ity in patients treated with intravenous tissue plasminogen activator. Stroke. 2001;32:89–93.

[24] Chang JJ, Tsivgoulis G, Katsanos AH, Malkoff MD, Alexandrov AV. Diagnostic accuracy of transcranial Doppler for brain death confir-mation: systematic review and meta-analysis. AJNR Am J Neuroradiol. 2016;37:408–14.

[25] Gerriets T, Stolz E, König S, Babacan S, Fiss I, Jauss M, Kaps M. Sonographic monitoring of midline shift in space-occupying stroke: an early outcome predictor. Stroke. 2001;32:442–7.

[26] Seidel G, Gerriets T, Kaps M, Missler U. Dislocation of the third ventricle due to space-occupying stroke evaluated by transcranial duplex sonogra-phy. J Neuroimaging. 1996;6:227–30.

[27] Motuel J, Biette I, Srairi M, Mrozek S, Kurrek MM, Chaynes P, Cognard C, Fourcade O, Geeraerts T. Assessment of brain midline shift using sonography in neurosurgical ICU patients. Crit Care. 2014;18:676.

[28] Kukulska-Pawluczuk B, Książkiewicz B, Nowaczewska M. Imaging of spontaneous intracerebral hemorrhages by means of transcranial color-coded sonography. Eur J Radiol. 2012;81:1253–8.

[29] Pérez ES, Delgado-Mederos R, Rubiera M, Delgado P, Ribó M, Maisterra O, Ortega G, Alvarez-Sabin J, Molina CA. Transcranial duplex sonogra-phy for monitoring hyperacute

intracerebral hemorrhage. Stroke. 2009;40:987–90.

[30] Becker G, Bogdahn U, Strassburg HM, Lindner A, Hassel W, Meixensberger J, Hofmann E. Identification of ventricular enlargement and estimation of intracranial pressure by transcranial color-coded real-time sonography. J Neuroimaging. 1994;4:17–22.

[31] Seidel G, Kaps M, Gerriets T, Hutzelmann A. Evaluation of the ventricu-lar system in adults by transcranial duplex sonography. J Neuroimaging. 1995;5:105–8.

第5章 经颅多普勒超声在蛛网膜下腔出血中的应用
Transcranial Doppler in Subarachnoid Hemorrhage

Jan Bittar　Yousef Hannawi　著

张莹莹　译　李凡　韩珂　校

蛛网膜下腔出血（subarachnoid hemorrhage，SAH）是一种危及生命的急症，因血液流入蛛网膜和软脑膜之间的蛛网膜下腔造成[1]。在美国 SAH 的年发生率为（10～14）/ 100 000[2]。蛛网膜下腔出血临床上表现为急性发作的严重头痛，通常被描述为"有生以来最严重的头痛"，可伴有恶心、呕吐、畏光、颈部疼痛和意识丧失[3]。蛛网膜下腔出血的危险因素分为可改变因素和不可改变因素，其中可改变因素包括高血压、吸烟、大量饮酒、使用拟交感神经药物如可卡因；不可改变因素包括高龄、女性、特定种族、既往蛛网膜下腔出血个人史或家族史、Ⅳ型 Ehlers-Danlos 综合征或直径增大的动脉瘤[2, 3]。研究表明，虽然女性动脉瘤性蛛网膜下腔出血（aneurysmal SAH，aSAH）总体发病率比男性高，但这种趋势可能出现在女性接近 30 岁的时候[4]。男性和女性在整体数量上大致相当[5]。

蛛网膜下腔出血的病因包括动脉瘤破裂、动静脉畸形、创伤、继发于其他病因如抗凝或其他类型的脑损伤[3]。SAH 的常见形式包括占 SAH 总病例 85% 的自发性动脉瘤破裂 SAH，及约占 5% 的中脑周围型 SAH。创伤导致 SAH 的发生率在创伤性脑损伤患者中占 25%～53%[6-8]。80%～90% 的 aSAH 患者的动脉瘤位于前循环。前交通动脉（anterior communicating artery，AComA 或 AComm）是最常见的好发部位（35%），其次是颈内动脉（ICA）（30%）[ICA 主干、后交

通动脉（posterior communicating artery，PComA 或 PComm）和眼动脉]，大脑中动脉（MCA）（22%）[9, 10]。后循环动脉瘤仅占脑动脉瘤部位的 10%～20%，最常见的好发部位是基底动脉尖[9, 10]。脑血管造影仍然是检测 aSAH 动脉瘤的金标准[11]。对于临床提示动脉瘤为病因的 SAH 病例，如果初始检查结果正常或不确定是否存在动脉瘤，则建议重复脑血管造影，可以将总阴性率降低至 15.6%[12]。

aSAH 是 SAH 最严重的形式。典型并发症除了内科并发症外，还包括再出血、脑积水、迟发性脑缺血（delayed cerebral ischemia，DCI）、脑血管痉挛、癫痫发作、化学性脑膜炎和细菌性脑膜炎等[9]。aSAH 的发病率和死亡率与这些神经系统并发症以及其他内科并发症（如肺炎）相关[13]。目前已经有能对 aSAH 的严重程度进行分级的量表，用于反映疾病的死亡率或不良功能结局。具体而言，Hunt & Hess 评分是一种基于就诊时临床症状严重程度的临床评分，其分数为 1～5，其中 1 级患者无症状或伴随轻微头痛，而 5 级患者处于深度昏迷[14]。改良 Fisher 量表是另一种基于蛛网膜下腔和脑室中出血的总量和分布来预测脑血管痉挛风险和 aSAH 严重程度的量表[15]。脑血管痉挛是 aSAH 后的主要神经系统并发症，同时经颅多普勒超声（TCD）在其治疗中也发挥着重要作用，所以我们将对其进行更深入的探讨。

一、蛛网膜下腔出血并发脑血管痉挛

根据蛛网膜下腔出血（SAH）后并发症发生的时间，可分为急性期（0～3 天）、亚急性期（3～30 天）和晚期（30 天后）3 个阶段[16]。脑血管痉挛是指大、中型颅内动脉的狭窄，通常发生在动脉瘤性蛛网膜下腔出血的亚急性期（3～30天），在数天内（7～10 天）达到高峰[16, 17]。脑血管痉挛被认为是 aSAH 后的一种严重并发症，与局部脑灌注不足和迟发性脑缺血（DCI）有关。脑血管痉挛和 DCI 的确切病理生理学机制尚不清楚。然而，内皮功能障碍导致内皮型一氧化氮生成减少和血管平滑肌上内皮素 –1 受体激活，从而导致血管收缩，被认为和脑血管痉挛的发生机制有关。此外，炎症级联反应的激活和随后氧自由基的释放导致的氧化应激反应会进一步损伤血管平滑肌细胞，进而导致血管收缩。蛛网膜下腔中红细胞的破坏可能是这些病理生理学级联反应的始动因素[17, 18]。除在 aSAH 中最常见外，脑血管痉挛也发生在创伤性 SAH 后，其发生率为19%～68%[19]。有趣的是，在外伤性硬膜外血肿和硬膜下血肿中，TCD 对脑血管痉挛的检出率高于脑实质和脑室出血[20]。

二、脑血管痉挛的检测

在神经重症监护病房，几种影像学方法已被用于检测 aSAH 患者的脑血管痉挛和相关的迟发性脑缺血，并取得了不同程度的成功。其中，一些直接检查血管，包括 TCD、CTA 和数字减影血管造影（digital subtraction angiography，DSA）；另一些通过检查脑血管痉挛时脑功能或脑灌注的变化间接检查血管，包括脑组织氧合监测（brain tissue oxygenation monitoring，BTO）、微透析、CT 灌注（CTP）、动态脑电图（continuous electroencephalogram，cEEG）、热扩散监测、颈静脉球血氧测定、近红外光谱法（near infrared spectrometry，NIRS）[21]。理想的诊断模式是在临床症状出现之前，对脑血管痉挛进行早期识别，从而做到早期预防。同时，无创技术和成本效益也是需要考虑的因素。DSA 仍然是诊断脑血管痉挛的金标准，然而，它是一种有创操作，并有导致动脉夹层或诱发血栓形成的风险[11]。TCD 已经成为神经重症护理单元中作为床旁监测和脑血管痉挛早期无创检查的常用技术。

三、经颅多普勒超声在脑血管痉挛检测和蛛网膜下腔出血的后续管理中的作用

经颅多普勒超声测量动脉的脑血流速度（cerebral blood flow velocity，CBFV）。当脑血管痉挛发生时，脑动脉直径减小，CBFV 会增加。CBFV 增加的幅度可以作为脑血管痉挛严重程度的间接指标[22]。由 Kumar 等的 Meta 分析提示，TCD 检测脑血管痉挛能准确预测 DCI，具有灵敏度高、阴性预测值高、特异度一般的特点[23]。然而，关于 SAH 病例中 TCD 对死亡率和功能结局影响的证据仍然缺乏[23]。需要引起注意的是，除脑血管痉挛外，还有一些因素可以影响 CBFV（表5-1）。因此，了解这些因素对于准确解读 TCD 至关重要[24]。这些因素如下。

表 5-1　影响脑血流速度的因素

影响因素	CBFV 的变化
年龄	增加 6～10 年后，开始减少
性别	女性＞男性
妊娠	妊娠晚期逐渐减低
红细胞压积	随着红细胞压积的降低而增加
PCO_2	随着 PCO_2 的增加而增加
MAP	随着 MAP 的增加而增加

MAP. 主动脉压；PCO_2. 二氧化碳分压；CBFV. 脑血流速度

（一）年龄

既往研究表明，随着年龄的增长，脑血流量约以每年 2.6ml/min 的速度下降[25]。与之相应的是 CBFV 随着年龄的增长而下降，尤其是在 60 岁

以上的人群中。其临床意义在于提示，与年轻人相比，老年人在较低的脑血流速度下就可以呈现出明显的血管痉挛的临床表现。表 5-2 给出了不同各年龄段 CBFV 的正常参考值。

表 5-2　与年龄相关的平均脑血流速度（cm/s）

动　脉		20—40 岁	40—60 岁	＞ 60 岁
ACA		56～60	53～61	44～51
MCA		74～81	72～73	58～59
PCA	P_1	48～57	41～56	37～47
	P_2	43～51	40～57	37～47
VA		37～51	29～50	30～37
BA		39～58	27～56	29～47

ACA. 大脑前动脉；MCA. 大脑中动脉；PCA. 大脑后动脉；VA. 椎动脉；BA. 基底动脉
经 D Andrea A et al 许可转载[24]

（二）性别及妊娠状态

女性比男性具有较高的脑血流量[26]。女性由于受体内雌、孕激素的影响，全血黏度较低[27]；雌激素对大脑的作用，导致更高的脑葡萄糖代谢[28]；女性的脑重量相对较低[28]，加之较高的心脏指数，及较低的周围血管阻力，导致全身血流量相对较高[29]。此外，随着脑血管阻力的降低，整个妊娠期 CBF 有进一步增加的趋势，最高可比非妊娠期增加 20%[30]。

（三）发热

受温度影响，脑血流量随着脑代谢的变化而变化[31]。高温增加代谢率和脑血流量，而低温则相反，导致脑容量和颅内压下降[32, 33]。蛛网膜下腔出血和脑血管痉挛患者常伴有发热，这类患者 CBFV 波动可能与体温变化有关。

（四）血管内容积和血流动力学因素

在严重贫血和向大脑输送氧气不足的患者中，脑血流量是通过血管内容积的扩张而增加的[34]。用于治疗 SAH 脑血管痉挛的药物，如动脉内给药的扩血管药物（米力诺酮、维拉帕米、尼卡地平或尼莫地平等），可能使 TCD 对血流速度变化的解读变得更加复杂。它们不仅增加脑血流，还提高了 aSAH 患者脑血管痉挛时脑组织缺血区的平均通过时间（MTT）[35]。另外，对伴发脑血管痉挛的 SAH 患者应用血管内活性药物，可以增加脑灌注，并可能通过药物诱导脑血管的收缩进一步增加了 TCD 探测到的脑血流速度。这些对脑血管痉挛患者的治疗，可能使 TCD 结果的解读变得更加复杂[36]。

1. aSAH 患者的 TCD 检测时间

研究表明，在 aSAH 后的前 4～10 天进行 TCD 检查可以发现 CBFV 的快速增加，这有助于早期识别有可能发展为迟发性脑缺血和神经功能缺陷风险的患者[37]。在 SAH 后最初 2～5 天，TCD 的早期应用同样有助于在出现临床症状之前发现脑血管痉挛，这有助于临床医生预测相关脑血管痉挛的发生[37, 38]。在 SAH 后的 2 天及 5～7 天进行 TCD 检查，同样有助于监测脑血管痉挛患者发生迟发性脑缺血的进展情况，也有助于制订后续治疗方案和是否介入干预[39]。Sloan 等的研究提示：TCD 检测脑血管痉挛在 aSAH 后第 8 天灵敏度最高[58]。SAH 后 12 天，TCD 检测可以提供脑血管痉挛缓解的证据，也可以检测出迟发性或反弹性脑血管痉挛（SAH 后第 2 周晚期或第 3 周中期）[40]。然而，在大多数情况下，这是不必要的。

2. TCD 对脑血管痉挛严重程度的判定

基于对 TCD 的几种测量进行综合分析，包括平均脑血流速度（cm/s）、Lindegaard 指数（LR）和 Sviri 指数，通常将脑血管痉挛的严重程度通常分为轻度、中度和重度。

(1) Lindegaard 指数：1976 年，Lindegaard 等对明确患有 aSAH 的 76 例患者应用脑血管造影和 TCD 技术对脑血管痉挛的诊断进行了对比性研究[41]。研究发现，当血管造影显示 MCA 血管痉挛时，TCD 测量的大脑中动脉（MCA）的 CBFV 比远端颅外段 ICA 的 CBFV 高[41]。"Lindegaard

指数"由此被提出，其数值是用 TCD 测量的 MCA 的平均血流速度除以同侧颅外段 ICA 的血流速度，为评估大脑中动脉痉挛的严重程度提供依据[41, 42]。Lindegaard 指数（LR）与前循环 CBFV 增加具有相关性。在表 5-3 中，总结了基于平均 CBFV 和 LR 指数对 SAH 严重程度的常用分级量表。图 5-1 至图 5-3 展示了 aSAH 时基线状态下的正常波形及脑血管痉挛的波形。

（2）Sviri 指数：Sviri 指数是用 TCD 基底动脉（BA）平均血流速度除以颅外椎动脉（VA）流速[43]。2006 年，Sviri 对 123 例 aSAH 患者进行了 TCD 和脑血管造影的对比研究，发现 BA/VA 比值可以提高 TCD 诊断 BA 痉挛的灵敏度和特异度。

根据后循环平均 CBFV 和 Sviri 指数对脑血管痉挛严重程度进行分级（表 5-3）。

3. 经颅多普勒超声检测脑血管痉挛的可靠性

TCD 技术已广泛应用于脑血管痉挛的筛查和检测。然而，人们对检查的特异度还是提出了质疑，特别是关于预测影像学上的脑血管痉挛向临床症状性脑血管痉挛转化的方面。在此，我们将依据最常见的颅内血管的 TCD 评估，介绍 TCD 诊断血管痉挛的可靠性。

（1）前循环：在 Lysakowski 等进行 Meta 分

表 5-3　经颅多普勒超声血管痉挛严重程度分级

大脑中动脉血管痉挛程度	平均血流速度（cm/s）	LR 指数
轻度	120～149	3～6
中度	150～199	3～6
重度	>200	>6

基底动脉血管痉挛程度	平均血流速度（cm/s）	Sviri 指数
痉挛	>70	>2
中至重度痉挛	>85	>2.5
重度痉挛	>85	>3

经 Samagh N et al 许可转载[40]

析的 5 项研究中，纳入了 198 例患者和 317 个 TCD 检查，以脑血管造影检查结果为对照，比较 TCD 检查 MCA 血管痉挛，结果发现：TCD 的灵敏度为 67%（95%CI 48%～87%）、特异度为 99%（95%CI 98%～100%）、阳性预测值 97%（95%CI 95%～98%）、阴性预测值 78%（95%CI 65%～91%）[44]。这些数据表明，大多数被 TCD 预测有血管痉挛的患者在脑血管造影上确实有血管痉挛（高的阳性预测值）[44]。然而，这项研究并没有把 TCD 检测到的血管痉挛严重程度或者临床相关因素纳入分析。总之，TCD 对那些

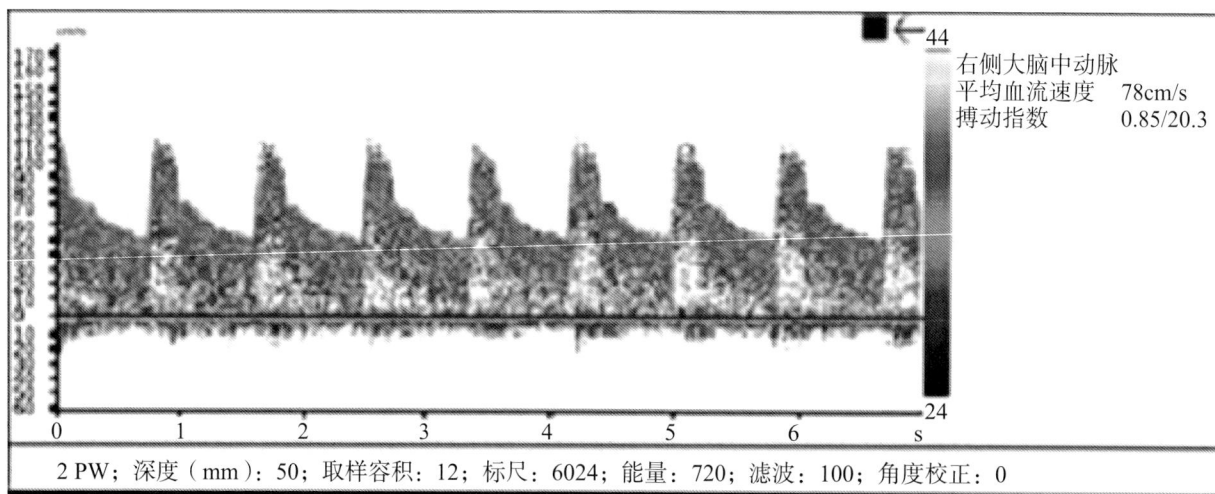

右侧大脑中动脉
平均血流速度　78cm/s
搏动指数　0.85/20.3

2 PW；深度（mm）：50；取样容积：12；标尺：6024；能量：720；滤波：100；角度校正：0

▲ 图 5-1　TCD 经颞窗检测到基线状态下，动脉瘤性蛛网膜下腔出血患者的右侧大脑中动脉，在 **50mm** 深度，检测到平均血流速度 **78cm/s**（处于正常范围内）（此图彩色版本见书末）

疑似存在 MCA 痉挛的患者，具有较高的预测价值。

一项关于大脑前动脉痉挛的研究的 Meta 分析中，纳入了 3 项研究共 108 例患者和 171 个检查，与诊断性脑血管造影相比，TCD 的灵敏度42%（95%CI 11%～72%）、特异度 76%（95%CI 53%～100%）、阳性预测值 56%（95%CI 27%～84%）、阴性预测值 69%（95%CI 43%～95%）[44]。这项研究表明，与 MCA 相比，TCD 检测 ACA 脑血管痉挛具有较低的灵敏度和特异度。

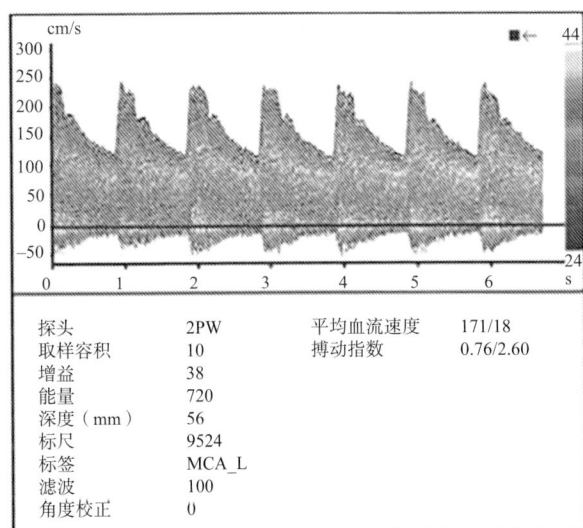

▲ 图 5–2　TCD 经颞窗检测动脉瘤性蛛网膜下腔出血患者左侧大脑中动脉，在 56mm 深度，检测到中度脑血管痉挛。平均血流速度为 171cm/s（此图彩色版本见书末）

（2）后循环：在一项研究中纳入了 47 例患者 84 个检查，将在脑血管痉挛危险期进行 TCD 检查 PCA 与检查后 24h 内的脑血管造影进行比较，TCD 的灵敏度 48%、特异度 69%、阳性预测值37%、阴性预测值 78%[45]。主要的假阳性结果包括血管闭塞，被归因于解剖因素和操作错误。另一项评估应用 TCD 检测椎基底动脉系统的脑血管痉挛的可靠性的研究中，纳入了 64 个椎动脉和 42 个基底动脉，与脑血管造影对比，TCD 的灵敏度 76.9%、特异度 79%、阳性预测值 63%、阴性预测值 88%[46]。研究同时发现 TCD 检测椎动脉血管痉挛的灵敏度 43.8%、特异度 88%、阳性预测值 54%、阴性预测值 82%[46]。

四、经颅多普勒超声与蛛网膜下腔出血的脑血流自动调节

自 1959 年以来，脑血流自动调节被认为是在平均动脉压（MAP）波动时维持脑血流量（CBF）趋势稳定的调节能力[47]。当平均动脉压为 60～150mmHg，脑血流可进行自动调节并维持稳定[48]。脑血流自动调节功能评估包括评估静态脑血流自动调节和动态脑血流自动调节两种形式，其中血压缓慢变化时相应的血流变化为静态脑血流自动调节，而脑血流随血压快速改变时的

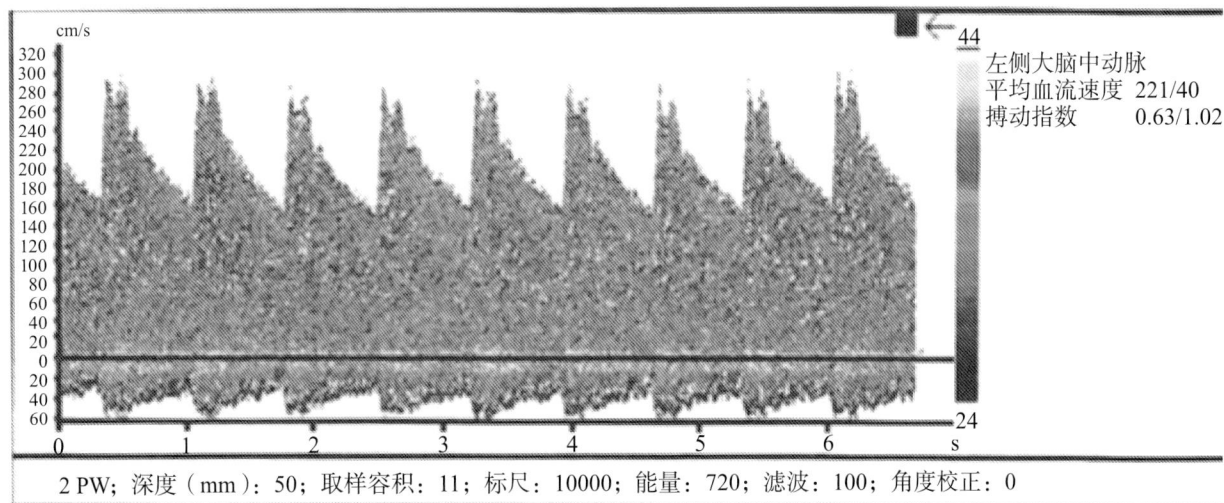

▲ 图 5–3　TCD 经颞窗检测动脉瘤性蛛网膜下腔出血患者左侧大脑中动脉，在 50mm 深度，检测到重度脑血管痉挛。平均血流速度为 221cm/s（此图彩色版本见书末）

变化为动态脑血流自动调节[49]。虽然目前有一些工具可以用于检测脑血流自动调节，但 TCD 被认为是一种极好用的无创测量工具。从 TCD 信号中可以获取反映脑血管反应性和自动调节功能的几个参数，包括 CBFV 的波形分析、其特征及随全身血压变化而发生的相对变化[49, 50]。还有一些其他的方法可用于评估脑血管反应性，比如 CO_2 屏气试验[51]，或者通过短暂的颈总动脉压迫及测量压迫解除侧的 CBFV 的充血反应的早期的短暂充血反应试验[52]。利用 TCD 对脑血流自动调节进行全面评估的相关内容超出了本章的范围。我们参考了这一领域既往的优秀论文[49, 53]。最近的研究发现，TCD 在评估蛛网膜下腔出血患者的脑血流自动调节中具有重要意义。例如，一项研究提示，aSAH 患者早期短暂充血反应受损提示预后不良[52]。另一项研究表明，aSAH 早期脑血流自动调节受损可以预测迟发性脑缺血的发生[54]。TCD 对 SAH 脑血流自动调节的应用，是未来 TCD 和神经危重症监护室高级颅内监测应用研究的一个新的领域。

搏动指数（PI）是由 TCD 测量的一种简单常用的可以直接反映 CBF 的波形特征，也可以间接反映脑血流自动调节功能受损，其计算公式是（MCA 峰值血流速度－ MCA 舒张末期速度）/MCA 平均血流速度[49]。因此，舒张期血流速度与收缩期相比下降越多，PI 值就变得越大[49]。PI 值增加的主要原因是，在自动调节功能完全丧失前，CBFV 的搏动性增加。PI 值与颅内压（ICP）之间具有很强的相关性。在一项纳入 81 例患有颅内疾病并需要脑室内置管的研究中（46 例 SAH，21 例闭合性颅脑损伤，14 例合并其他神经系统疾病），共进行了 658 次 TCD 检测，并同时记录 ICP，结果发现 ICP 与 PI 值之间存在很强的相关性（相关系数 93.8%）。此外，脑灌注压（CPP）与 PI 值之间存在中等程度的负相关性（相关系数 –0.493）[55]。在 SAH 治疗过程中，如果发现脑

顺应性下降、脑水肿增加、脑积水进展的迹象，则需要脑室内置管以便引流脑脊液。

五、经颅多普勒超声与栓子检测

TCD 被认为是一项检测微栓子信号（microembolic signal，MES）的灵敏技术，有助于识别缺血性脑血管事件的高危群体。TCD 上微栓子信号的特点包括单向高强度增加，持续时间短，随机出现"哨鸣"声[56]。微栓子信号可以在多种与缺血事件相关的脑血管疾病中被检测到，包括颈动脉狭窄、主动脉弓斑块、心房颤动、心肌梗死、人工心脏瓣膜、卵圆孔未闭（PFO）、瓣膜狭窄、侵入性的介入操作（血管成形术、经皮腔内血管成形术），以及外科手术（颈动脉内膜剥脱术、体外循环）[56]。应用 TCD 进行 MES 的监测时长，依据临床实际情况而定。例如，人工心脏瓣膜植入术后的患者常可以监测到微栓子，对该类群体持续监测 30min 就足够了；鉴于房颤或颈动脉狭窄患者群体出现栓子信号的频率较低，对该类群体检测时间需要延长超过 1h[57]。一些小型研究评估了 SAH 患者的 MES[58-60]，结果表明，高达 70% 的 SAH 患者监测到了 MES，但这些研究没有将 MES 与脑血管痉挛的发生联系起来。然而，其中的一项研究表明 MES 与 SAH 患者缺血症状的进展是独立相关[58]。值得注意的是，既往研究均为小样本，未来需要更大规模的研究来证实微栓子与 SAH 的相关性。

结论

TCD 为 SAH 患者评估提供了一项无创的检查方法，在 aSAH 患者的治疗中发挥着重要作用，用于脑血管痉挛的评估和管理，目前已成为美国公认的神经重症监护中重要的诊疗工具。TCD 为 SAH 患者的脑血流自动调节的高级颅内监测提供了一项有前景的技术手段，但还需要在未来的临床研究中进一步评估。

参 考 文 献

[1] Abraham MK, Chang WW. Subarachnoid hemorrhage. Emerg Med Clin North Am. 2016;34(4):901–16.

[2] Ziu E, Mesfin FB. Subarachnoid hemorrhage. Treasure Island (FL): StatPearls; 2021.

[3] Muehlschlegel S. Subarachnoid hemorrhage. Continuum (Minneap Minn). 2018;24(6):1623–57.

[4] Wang YX, He J, Zhang L, Li Y, Zhao L, Liu H, et al. A higher aneurysmal subarachnoid hemorrhage incidence in women prior to menopause: a ret-rospective analysis of 4,895 cases from eight hospitals in China. Quant Imaging Med Surg. 2016;6(2):151–6.

[5] Hamdan A, Barnes J, Mitchell P. Subarachnoid hemorrhage and the female sex: analysis of risk factors, aneurysm characteristics, and out-comes. J Neurosurg. 2014;121(6):1367–73.

[6] Kundra S, Mahendru V, Gupta V, Choudhary AK. Principles of neuroan-esthesia in aneurysmal subarachnoid hemorrhage. J Anaesthesiol Clin Pharmacol. 2014;30(3):328–37.

[7] Hartings JA, Vidgeon S, Strong AJ, Zacko C, Vagal A, Andaluz N, et al. Surgical management of traumatic brain injury: a comparative-effectiveness study of 2 centers. J Neurosurg. 2014;120(2):434–46.

[8] Flaherty ML, Haverbusch M, Kissela B, Kleindorfer D, Schneider A, Sekar P, et al. Perimesencephalic subarachnoid hemorrhage: incidence, risk factors, and outcome. J Stroke Cerebrovasc Dis. 2005;14(6):267–71.

[9] Petridis AK, Kamp MA, Cornelius JF, Beez T, Beseoglu K, Turowski B, et al. Aneurysmal subarachnoid hemorrhage. Dtsch Arztebl Int. 2017;114(13):226–36.

[10] Keedy A. An overview of intracranial aneurysms. Mcgill J Med. 2006;9(2):141–6.

[11] Mascia L, Del Sorbo L. Diagnosis and management of vasospasm. F1000 Med Rep. 2009;1:33.

[12] Pathirana N, Refsum SE, McKinstry CS, Bell KE. The value of repeat cerebral angiography in subarachnoid haemorrhage. Br J Neurosurg. 1994;8(2):141–6.

[13] Rosengart AJ, Schultheiss KE, Tolentino J, Macdonald RL. Prognostic factors for outcome in patients with aneurysmal subarachnoid hemor-rhage. Stroke. 2007;38(8):2315–21.

[14] Hunt WE, Hess RM. Surgical risk as related to time of intervention in the repair of intracranial aneurysms. J Neurosurg. 1968;28(1):14–20.

[15] Frontera JA, Claassen J, Schmidt JM, Wartenberg KE, Temes R, Connolly ES Jr, et al. Prediction of symptomatic vasospasm after subarachnoid hemorrhage: the modified fisher scale. Neurosurgery. 2006;59(1):21–7; discussion –7.

[16] Daniere F, Gascou G, Menjot de Champfleur N, Machi P, Leboucq N, Riquelme C, et al. Complications and follow up of subarachnoid hemor-rhages. Diagn Interv Imaging. 2015;96(7–8):677–86.

[17] Daou BJ, Koduri S, Thompson BG, Chaudhary N, Pandey AS. Clinical and experimental aspects of aneurysmal subarachnoid hemorrhage. CNS Neurosci Ther. 2019;25(10):1096–112.

[18] Ciurea AV, Palade C, Voinescu D, Nica DA. Subarachnoid hemorrhage and cerebral vasospasm – literature review. J Med Life. 2013;6(2):120–5.

[19] Modi NJ, Agrawal M, Sinha VD. Post-traumatic subarachnoid hemor-rhage: a review. Neurol India. 2016;64(Suppl):S8–S13.

[20] Zubkov AY, Lewis AI, Raila FA, Zhang J, Parent AD. Risk factors for the development of post-traumatic cerebral vasospasm. Surg Neurol. 2000;53(2):126–30.

[21] Kistka H, Dewan MC, Mocco J. Evidence-based cerebral vasospasm sur-veillance. Neurol Res Int. 2013;2013:256713.

[22] Nicoletto HA, Burkman MH. Transcranial Doppler series part II: per-forming a transcranial Doppler. Am J Electroneurodiagnostic Technol. 2009;49(1):14–27.

[23] Kumar G, Shahripour RB, Harrigan MR. Vasospasm on transcranial Doppler is predictive of delayed cerebral ischemia in aneurysmal sub-arachnoid hemorrhage: a systematic review and meta-analysis. J Neurosurg. 2016;124(5):1257–64.

[24] D'Andrea A, Conte M, Scarafile R, Riegler L, Cocchia R, Pezzullo E, et al. Transcranial Doppler ultrasound: physical principles and principal applications in neurocritical care unit. J Cardiovasc Echogr. 2016;26(2):28–41.

[25] Amin-Hanjani S, Du X, Pandey DK, Thulborn KR, Charbel FT. Effect of age and vascular anatomy on blood flow in major cerebral vessels. J Cereb Blood Flow Metab. 2015;35(2):312–8.

[26] Rodriguez G, Warkentin S, Risberg J, Rosadini G. Sex differences in regional cerebral blood flow. J Cereb Blood Flow Metab. 1988;8(6):783–9.

[27] Shaw TG, Mortel KF, Meyer JS, Rogers RL, Hardenberg J, Cutaia MM. Cerebral blood flow changes in benign aging and cerebrovascular disease. Neurology. 1984;34(7):855–62.

[28] Baxter LR Jr, Mazziotta JC, Phelps ME, Selin CE, Guze BH, Fairbanks L. Cerebral glucose metabolic rates in normal human females versus nor-mal males. Psychiatry Res. 1987;21(3):237–45.

[29] Messerli FH, Garavaglia GE, Schmieder RE, Sundgaard-Riise K, Nunez BD, Amodeo C. Disparate cardiovascular findings in men and women with essential hypertension. Ann Intern Med. 1987;107(2):158–61.

[30] Nevo O, Soustiel JF, Thaler I. Maternal cerebral blood flow during nor-mal pregnancy: a cross-sectional study. Am J Obstet Gynecol. 2010;203(5):475 e1–6.

[31] Sahuquillo J, Vilalta A. Cooling the injured brain: how does moderate hypothermia influence the pathophysiology of traumatic brain injury. Curr Pharm Des. 2007;13(22):2310–22.

[32] Bisschops LL, Hoedemaekers CW, Simons KS, van der Hoeven JG. Preserved metabolic coupling and cerebrovascular reactivity during mild hypothermia after cardiac arrest. Crit Care Med. 2010;38(7):1542–7.

[33] Clifton GL, Miller ER, Choi SC, Levin HS, McCauley S, Smith KR Jr, et al. Lack of effect of induction of hypothermia after acute brain injury. N Engl J Med. 2001;344(8):556–63.

[34] Kuwabara Y, Sasaki M, Hirakata H, Koga H, Nakagawa M, Chen T, et al. Cerebral blood flow and vasodilatory capacity in anemia secondary to chronic renal failure. Kidney Int. 2002;61(2):564–9.

[35] Nogueira RG, Lev MH, Roccatagliata L, Hirsch JA, Gonzalez RG, Ogilvy CS, et al. Intra-arterial nicardipine infusion improves CT perfusion-measured cerebral blood flow in patients with subarachnoid hemorrhage-induced vasospasm. AJNR Am J Neuroradiol. 2009;30(1):160–4.

[36] Manno EM, Gress DR, Schwamm LH, Diringer MN, Ogilvy CS. Effects of induced hypertension on transcranial Doppler ultrasound velocities in patients after subarachnoid hemorrhage. Stroke. 1998;29(2):422–8.

[37] Babikian VL, Feldmann E, Wechsler LR, Newell DW, Gomez

CR, Bogdahn U, et al. Transcranial Doppler ultrasonography: year 2000 update. J Neuroimaging. 2000;10(2):101–15.

[38] Sloan MA, Alexandrov AV, Tegeler CH, Spencer MP, Caplan LR, Feldmann E, et al. Assessment: transcranial Doppler ultrasonography: report of the Therapeutics and Technology Assessment Subcommittee of the American Academy of Neurology. Neurology. 2004;62(9):1468–81.

[39] Alexandrov AV, Sloan MA, Tegeler CH, Newell DN, Lumsden A, Garami Z, et al. Practice standards for transcranial Doppler (TCD) ultrasound. Part II. Clinical indications and expected outcomes. J Neuroimaging. 2012;22(3):215–24.

[40] Samagh N, Bhagat H, Jangra K. Monitoring cerebral vasospasm: how much can we rely on transcranial Doppler. J Anaesthesiol Clin Pharmacol. 2019;35(1):12–8.

[41] Lindegaard KF, Nornes H, Bakke SJ, Sorteberg W, Nakstad P. Cerebral vasospasm diagnosis by means of angiography and blood velocity mea-surements. Acta Neurochir. 1989;100(1–2):12–24.

[42] Aaslid R, Huber P, Nornes H. Evaluation of cerebrovascular spasm with transcranial Doppler ultrasound. J Neurosurg. 1984;60(1):37–41.

[43] Sviri GE, Ghodke B, Britz GW, Douville CM, Haynor DR, Mesiwala AH, et al. Transcranial Doppler grading criteria for basilar artery vasospasm. Neurosurgery. 2006;59(2):360–6; discussion –6.

[44] Lysakowski C, Walder B, Costanza MC, Tramer MR. Transcranial Doppler versus angiography in patients with vasospasm due to a ruptured cerebral aneurysm: a systematic review. Stroke. 2001;32(10):2292–8.

[45] Wozniak MA, Sloan MA, Rothman MI, Burch CM, Rigamonti D, Permutt T, et al. Detection of vasospasm by transcranial Doppler sonog-raphy. The challenges of the anterior and posterior cerebral arteries. J Neuroimaging. 1996;6(2):87–93.

[46] Sloan MA, Burch CM, Wozniak MA, Rothman MI, Rigamonti D, Permutt T, et al. Transcranial Doppler detection of vertebrobasilar vasospasm following subarachnoid hemorrhage. Stroke. 1994;25(11):2187–97.

[47] Claassen JA, Meel-van den Abeelen AS, Simpson DM, Panerai RB. International Cerebral Autoregulation Research N. Transfer function analysis of dynamic cerebral autoregulation: a white paper from the International Cerebral Autoregulation Research Network. J Cereb Blood Flow Metab. 2016;36(4):665–80.

[48] Paulson OB, Strandgaard S, Edvinsson L. Cerebral autoregulation. Cerebrovasc Brain Metab Rev. 1990;2(2):161–92.

[49] Bellapart J, Fraser JF. Transcranial Doppler assessment of cerebral autoregulation. Ultrasound Med Biol. 2009;35(6):883–93.

[50] Zeiler FA, Smielewski P, Stevens A, Czosnyka M, Menon DK, Ercole A. Non-invasive pressure reactivity index using Doppler systolic flow parameters: a pilot analysis. J Neurotrauma. 2019;36(5):713–20.

[51] Fierstra J, Sobczyk O, Battisti-Charbonney A, Mandell DM, Poublanc J, Crawley AP, et al. Measuring cerebrovascular reactivity: what stimulus to use? J Physiol. 2013;591(23):5809–21.

[52] Rynkowski CB, de Oliveira Manoel AL, Dos Reis MM, Puppo C, Worm PV, Zambonin D, et al. Early transcranial Doppler evaluation of cerebral autoregulation independently predicts functional outcome after aneurys-mal subarachnoid hemorrhage. Neurocrit Care. 2019;31(2):253–62.

[53] Panerai RB. Transcranial Doppler for evaluation of cerebral autoregula-tion. Clin Auton Res. 2009;19(4):197–211.

[54] Budohoski KP, Czosnyka M, Smielewski P, Kasprowicz M, Helmy A, Bulters D, et al. Impairment of cerebral autoregulation predicts delayed cerebral ischemia after subarachnoid hemorrhage: a prospective observa-tional study. Stroke. 2012;43(12):3230–7.

[55] Bellner J, Romner B, Reinstrup P, Kristiansson KA, Ryding E, Brandt L. Transcranial Doppler sonography pulsatility index (PI) reflects intra-cranial pressure (ICP). Surg Neurol. 2004;62(1):45–51. discussion

[56] Vukovic-Cvetkovic V. Microembolus detection by transcranial Doppler sonography: review of the literature. Stroke Res Treat. 2012;2012:382361.

[57] Hudorovic N. Clinical significance of microembolus detection by tran-scranial Doppler sonography in cardiovascular clinical conditions. Int J Surg. 2006;4(4):232–41.

[58] Romano JG, Rabinstein AA, Arheart KL, Nathan S, Campo-Bustillo I, Koch S, et al. Microemboli in aneurysmal subarachnoid hemorrhage. J Neuroimaging. 2008;18(4):396–401.

[59] Azarpazhooh MR, Velayati A, Chambers BR, Nejad HM, Nejad PS. Microembolic signals in subarachnoid hemorrhage. J Clin Neurosci. 2009;16(3):390–3.

[60] Romano JG, Forteza AM, Concha M, Koch S, Heros RC, Morcos JJ, et al. Detection of microemboli by transcranial Doppler ultrasonography in aneurysmal subarachnoid hemorrhage. Neurosurgery. 2002;50(5):1026–30. discussion 30–1

第6章　可逆性脑血管收缩综合征与血管炎
Reversible Cerebral Vasoconstriction Syndrome (RCVS) and Vasculitis

Tamara Strohm　著

黄虹瑜　刘崇祥　译　李　凡　韩　珂　校

可逆性脑血管收缩综合征（reversible cerebral vasoconstriction syndrome，RCVS）和中枢神经系统血管炎（CNS vasculitis）均表现为局限性或弥漫性血管病变和颅内动脉狭窄。鉴别诊断要点包括症状和体征、性别、病因、MRI 表现、治疗和疾病进程。对蛛网膜下腔出血患者，可通过每日进行经颅多普勒超声（TCD）评估近端血管痉挛状态：MCA 平均血流速度（mean flow velocity，MFV）＞200cm/s 和基底动脉 MFV＞100cm/s 提示重度血管痉挛；搏动指数（pulsatility index，PI）＞1.19 可能提示远端狭窄。因此，TCD 是一种经济、便携、无创的检查工具，可重复性评估颅内血管病变。本章将阐述 TCD 在 RCVS 和血管炎的诊断、治疗中监测及最终的预后评估中的应用。

一、经颅多普勒超声检测血管狭窄和闭塞

（一）前循环

TCD 能检测脑卒中和蛛网膜下腔出血患者的前循环狭窄，包括大脑中动脉 M_1 段和颈内动脉虹吸部（表 6-1）。与血管造影相比，TCD 检测 MCA 狭窄的灵敏度为 80%～90%，特异度 90%～95%，阳性预测值 85%，阴性预测值 98%[1, 2]。由于受侧支循环血流模式和受健侧大脑前动脉（ACA）分流影响，所以 TCD 检测 ACA 狭窄的可靠性较低，其灵敏度为 13%～18%，特异度为 100%[3]。

表 6-1　脑血管痉挛诊断的 TCD 标准

		收缩期峰值流速	Lindegaard 指数（LP）
前循环	轻度	100～139cm/s	LR＜3
	中度	140～200cm/s	LR 3～6
	严重	＞200cm/s	LR＞6
后循环	轻度	60～80cm/s	—
	中度	80～100cm/s	—
	严重	＞100cm/s	—

（二）后循环

与 DSA 相比，多项研究表明 TCD 可以检测后循环中包括椎动脉颅内段和基底动脉近端的狭窄和闭塞，具有约 80% 的灵敏度和 75%～80% 的特异度[1, 2]。基底动脉与椎动脉比值（BA/VA）可能会提高诊断基底动脉痉挛的灵敏度[4]。大脑后动脉因为存在侧支循环，TCD 检查的灵敏度较低，但特异度接近 100%[3]。

二、脑血管痉挛与蛛网膜下腔出血

相较于远端脑血管痉挛，TCD 更容易检测到近端脑血管痉挛[5]。近端脑血管痉挛会导致平均血流速度的节段性或弥漫性增快，而颅外血管血流速度并不会增加。

每日 TCD 检查有助于评估蛛网膜下腔出血患者迟发性脑缺血风险。关于蛛网膜下腔出血的

文献显示，大脑中动脉平均血流速度＞120cm/s或＞200cm/s能可靠地预测有明显临床意义的脑血管痉挛[1, 5-7]；对于基底动脉，平均血流速度＞85cm/s或＞100cm/s可以预测严重的血管痉挛。这些值受年龄、颅内压（ICP）、平均动脉血压、血细胞比容、动脉二氧化碳含量和侧支循环血流模式等因素的影响。如上所述，TCD对于检测大脑中动脉和颈内动脉流域的脑血管痉挛是最可靠的，而对于大脑前动脉、与基底池垂直的颅内动脉分支则较不可靠。TCD可用于检测脑血管痉挛（Ⅱ类，证据水平B）[1]。经颅彩色编码多普勒（transcranial color-coded duplex，TCCD）是另一种可用的无创性检查工具[8-10]，结合了脉冲波多普勒超声和横切面视图，可以识别出动脉、血流速度和血流方向。

如"经颅多普勒超声在蛛网膜下腔出血中的应用（第5章）"中所述，颅内大脑中动脉与颅外颈内动脉血流速度的比值（V MCA/V eICA），即Lindegaard指数（LR），有助于避免将充血错诊断为脑血管痉挛，这一点已经通过与DSA对比而得到了很好地验证[11]。充血导致大脑中动脉与颈内动脉的血流均增高，LR＜3；而脑血管痉挛导致大脑中动脉流速远高于颈内动脉，LR＞6。搏动指数（PI）的增加表明超声检测血管的远端的阻力增加，可以作为远端血管痉挛的标志物。基底动脉血管痉挛也存在类似的比值（基底动脉与椎动脉颅外段比值）[4]。

Gosling搏动指数[（PSV-EDV）/ MFV]，正常为0.5～1.19，可反映脑血管阻力，近端狭窄导致远端动脉扩张与搏动指数降低，而远端狭窄则导致搏动指数增加[12]。值得注意的是，搏动指数并不直接反映血管阻力，而是反映了脑灌注压力、动脉搏动幅度、血管顺应性和其他因素之间的相互作用[13]。

此外，使用TCD诊断＞50%的狭窄基于以下标准：①狭窄段的血流速度增加；②远端速度降低（狭窄后扩张）；③左、右侧血流速度存在差异；④血流紊乱，如湍流和杂音[14, 15]。在正常位置和深度未见到血流，及侧支循环的血流增快可能提示血管闭塞。侧支循环的例子包括大脑前动脉或大脑中动脉的反向血流、眼动脉的反向血流及重要的前交通动脉或后交通动脉血流。

在镰状细胞病脑卒中预防试验（stroke prevention trial in sickle cell disease，STOP）中，使用TCD检测镰状细胞性贫血患儿的颅内血管狭窄和评价脑卒中风险[16]。在ICA或MCA供血区的平均血流速度＞200cm/s的儿童被随机分配到标准治疗组或定期输血组，输血组的脑卒中风险降低了92%。这项研究验证了TCD在儿童镰状细胞贫血相关颅内血管狭窄诊断中的应用。

TCD的准确度已经在蛛网膜下腔出血继发的脑血管痉挛中得到了很好的验证[6]。在这些患者群中，连续的TCD监测可用于诊断脑血管痉挛，指导血管内介入治疗，并监测治疗的反应。

三、脑血管痉挛的血流动力学

在蛛网膜下腔出血的人群中，脑血管痉挛导致血管腔直径减小，引起血管阻力增加。轻度狭窄不会引起脑血流明显的变化，脑血流自动调节机制可诱发动脉血压升高来进行代偿。中度狭窄时，血流速度会随着管腔横截面积降低反而增快，与DSA的结果有良好的相关性。在严重狭窄的情况下，这种关系更加复杂[3]。图6-1之Ⅰ区显示了在轻至中度脑血管痉挛时，血管直径和流速之间存在可靠的负相关关系（曲线向前）；Ⅱ区显示了血流量减少而血流速度保持相对独立于血管直径的"平台"区；曲线后期的变化趋势显示了随着重度狭窄脑血流自动调节功能的丧失。血管直径缩小的更明显且血流速度更低。鉴于这些变化，需将TCD的血流速度与DSA和临床表现结合。

脑血流自动调节机制是在一定平均动脉压力范围内维持脑血流的能力。脑血流自动调节机制可能是静态的或动态的，取决于血压的变化。

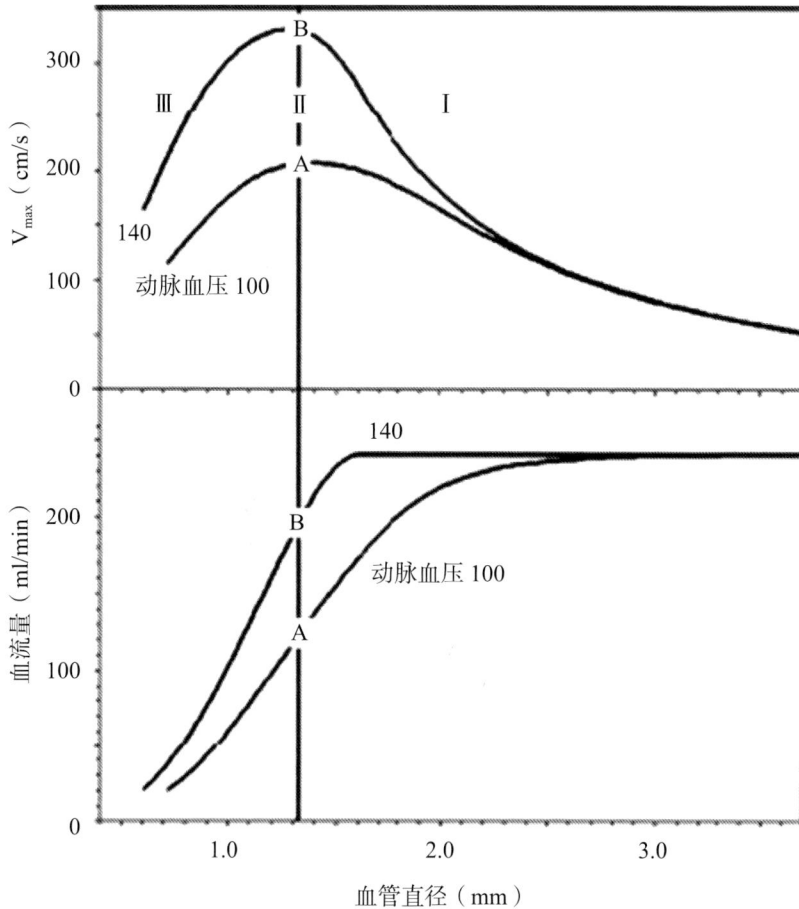

◀ 图 6-1　TCD 评估血管痉挛

引自 Aaslid R.; European journal of ultrasound. 2002 Nov 1;16(1–2):3–10

如在其他章中所讨论的，搏动指数可作为脑血流自动调节机制的替代指标。它还与颅内压相关，相关系数为 0.938（$P < 0.0001$）[17]。搏动指数 PI=（MCA 收缩峰值速度 — MCA 舒张末速度）/MCA 平均流速。

四、可逆性脑血管收缩综合征

可逆性脑血管收缩综合征（reversible cerebral vasoconstriction syndrome，RCVS）的特点是急性起病的可逆性脑血管收缩，通常伴有严重的"雷击样"头痛[18-21]。女性更容易患病，女男比为（2～3）∶1。RCVS 通常与血管活性药物有关，包括拟交感神经类或血清素类药物、违禁药物如可卡因和甲基苯丙胺等。内分泌与激素因素也可能参与发病。治疗通常采用钙通道阻滞药，如尼莫地平或维拉帕米。

在第 1 周内，可能出现皮层蛛网膜下腔出血、脑出血、癫痫发作和可逆性后部白质脑病；第 2 周可能出现缺血性并发症（脑梗死和短暂性脑缺血发作）[22]。根据定义，狭窄在 4～12 周内会改善（图 6-2）。

DSA 显示单支或多支血管的狭窄和扩张（"串珠样"），经动脉内钙离子拮抗药治疗后，可改善。与血管炎相比，RCVS 的脑脊液分析相对正常。虽然诊断的金标准是 DSA，但 TCD 监测发现血流速度随着时间推移的改善，但是在急性期可能会低估血管直径的变化[18, 23-25]。

Ducros 等对 64 例 RCVS 患者进行了 TCD 检查，其中 44 例（69%）脑动脉血流速度增加，大脑中动脉平均速度为（163±27）cm/s，颈内动脉虹吸部平均速度为（148±20）cm/s。DSA 证实了多发性节段性动脉收缩。其中 12 例患者进行了连续 TCD 检查，第 1 次 TCD 检查时（平均 6.8 天）血流速度有中度增加，然而后续第 2

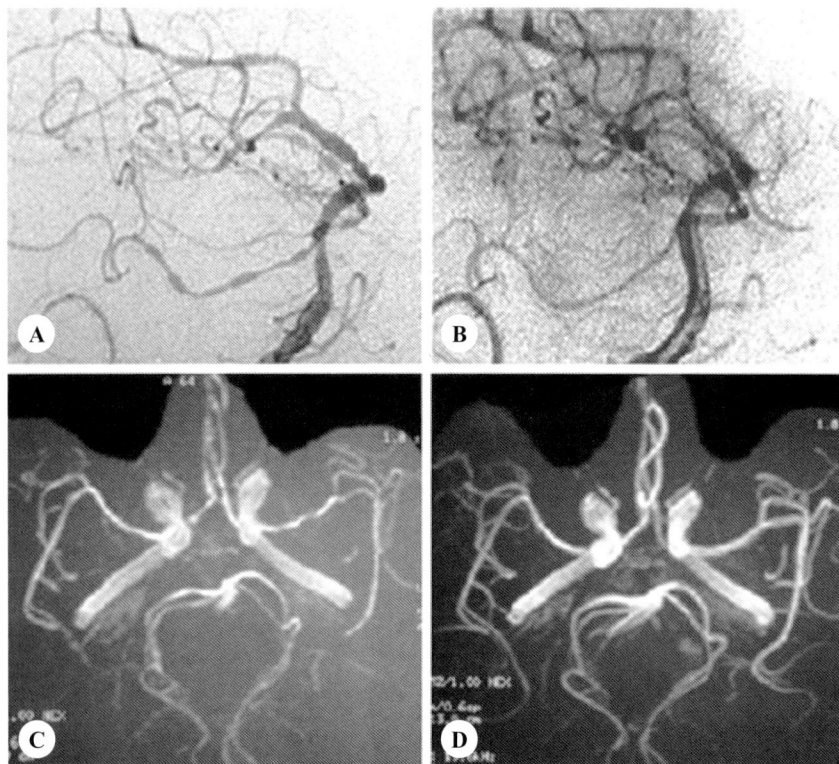

次 TCD 检查时（平均 22.5 天），即使头痛已缓解一段时间，血流速度仍明显增加 [22]。Levin 等也发现 TCD 检测大脑中动脉血流速度，在头痛发病后 3～4 周达到峰值 [26]。另一个病例系列报道了在第 15 天和第 17 天出现血流速度增快的双峰 [27]。Marsh 等展示了 7 例 RCVS 患者血流速度改善的情况，与钙离子拮抗药的使用有关 [24]。

Chen 等利用经颅彩色编码超声（TCCS）研究了 RCVS 患者的血流动力学变化 [28]，在第 1 个月每 10 天进行 1 次 MCA 的平均血流速度（VMCA）、Lindegaard 指数（LR）和流速最大值测定，之后每 20 天测定 1 次（平均每个患者进行 3.9 次）。采用了 SAH 患者的脑血管痉挛诊断标准：定义轻度血管痉挛为 VMCA > 120cm/s，中至重度为 VMCA > 200cm/s。对于 VMCA > 120cm/s 伴 LR > 3 的患者发生后部白质脑病和缺血性脑卒中的风险更高。

Topcuoglu 等描述了 8 例 RCVS 患者中 7 例存在脑血管舒缩反应性受损的情况，即强调了该疾病是通过血管舒张完成自动调节的功能障碍 [29]。脑血管反应性可作为一种辅助检查手段，但其异常结果的意义尚不清楚。

因此，TCD 是一种经济、便携和无创的检查技术，在 RCVS 的诊断和治疗监测中发挥重要作用。我们仍然建议进行初始诊断时使用金标准的检查手段（DSA、CTA、MRA），以明确病变范围和病情进展风险，特别是在小血管炎症中 [10]。

TCD 可实时监测颅内动脉的脑血流。因此，它是一种重要的、无创和无肾毒性的检查工具，可用来长程追踪监测与 RCVS 和血管炎相关的颅内血管狭窄。此外，随时间推移，对狭窄进行监测有助于预后的评估。

五、可逆性脑血管收缩综合征与中枢神经系统血管炎

与 RCVS 相比，中枢神经系统血管炎〔又称原发性中枢神经系统血管炎（primary angiitis of the central nervous system，PACNS）〕没有性别差异，通常亚急性疾病，脑脊液检查通常提示异常 [18]。MRI 异常率达到 90%，通常显示不同时间

出现的多个血管供血区的缺血性脑梗死。DSA 的表现类似，但经动脉给予钙离子拮抗药后，上述病变不可逆。其他作者报道了 RCVS 的血管造影表现呈"香肠串"样，而中枢神经系统血管炎的表现呈"不规则的缺口"样[30]。血管炎的病变通常是不能自发缓解的。治疗包含大剂量的类固醇激素和免疫治疗。RCVS 的临床预后通常更好，Singhal 等描述了 RCVS 的患者中出院时 mRS 0～3 比例为 90%，而血管炎患者中为 75%[30]；且 RCVS 中 mRS 0～1 占比更高。

Krasnianski 等报道了 3 例 RCVS 患者（偏头痛、子痫、中毒性脑病），以及 3 例血管炎患者（其中 2 例为 PACNS，1 例为与克罗恩病相关的血管炎），发现 TCD 的结果（血流速度增快）与 MRA、DSA 和临床疾病进展等因素相关[31]。

六、中枢神经系统血管炎

中枢神经系统血管炎（CNS vasculitis），即原发性中枢神经系统血管炎（primary angiitis of the CNS，PACNS）是指大脑、脊髓和脑膜的血管发生的炎症[32]。中枢神经系统血管炎的继发原因包括感染（如水痘带状疱疹，大、中、小血管炎，恶性肿瘤）及自身免疫性疾病（如系统性红斑狼疮和结节病）。此病罕见，主要累及 50 岁左右的男性，以慢性或亚急性方式起病。MRI 示缺血性脑卒中和出血性脑卒中，通常发生在多个血管供血区内和不同年龄，伴蛛网膜下腔出血和软脑膜强化。

Calabrese 等于 1988 年提出了原发性中枢神经系统血管炎的诊断标准，包括：①新出现的神经系统症状或精神障碍；②中枢神经系统动脉病变的血管造影或组织病理学证据；③无系统性血管炎或其他类似病因的证据[33]。血管造影显示"串珠"状和多灶性血管狭窄。诊断的金标准是病理学。

Lowe 等对 2 例患有原发性中枢神经系统血管炎的儿童和 1 例患有西尼罗河病毒性血管炎的儿童进行了连续 TCD 检查[34]。这 3 名女孩都有大脑中动脉供血区梗死，并且 TCD 结果异常（多次检查收缩峰值血流速度增快），这与 MRA 和 DSA 的异常结果相一致。

七、血管炎的经颅多普勒超声表现

通过与 DSA 的比较，已有多项研究验证了 TCD 在脑血管炎（尤对近端脑血管）的诊断与病程随访中的应用[10, 35-37]。

Gonzalez-Suarez 等报道了在非活动期的抗中性粒细胞胞浆抗体（ANCA）相关的血管炎中的 TCD 发现，结果显示较低的平均血流速度和较低的大脑中动脉搏动指数与 SPE CT 灌注异常、蒙特利尔认知评估测试分数低和低龄等因素相关[38]。

Cantu 等的研究纳入了 21 例大动脉炎（这是一种大血管病变）[36]，分别将 MRA、彩色多普勒血流成像、TCD 与血管造影进行比较。其中，对于 TCD，经颞窗评估大脑中动脉、大脑前动脉和大脑后动脉，经眼窗评估颈内动脉颅内段，经枕窗评估基底动脉和椎动脉远端；当大脑中动脉和基底动脉的波形减弱或钝化、加速缓慢或脉动减弱，提示颅外血管闭塞。结果显示，在行无创检查的 20 例（95%）患者中，至少能发现一处异常。此外，在血管闭塞检出率方面，MRA 和彩色多普勒血流成像与血管造影高度相关。有趣的是，高分辨率超声检测到的颈总动脉的管壁增厚在其他影像学检查中是正常的。

Ameriso 等还发现一例 Takayasu 动脉炎患者的收缩峰值血流速度 / 舒张末期血流速度比值和搏动指数均极低[37]，且每条血管的血流波形都有减弱，与颅内血管的无脉动的血流一致。

通过与 DSA 和 MRA 比较，其他研究已经验证了超声在血管炎中的应用（图 6-3 和图 6-4）[10, 39, 40]。超声可以显示炎症性血管壁增厚。在颞动脉炎的患者中，彩色多普勒超声显示继发水肿的同心性、低回声的暗性管壁肿胀；由于血管狭窄导致流速增快（特别是狭窄近端的血

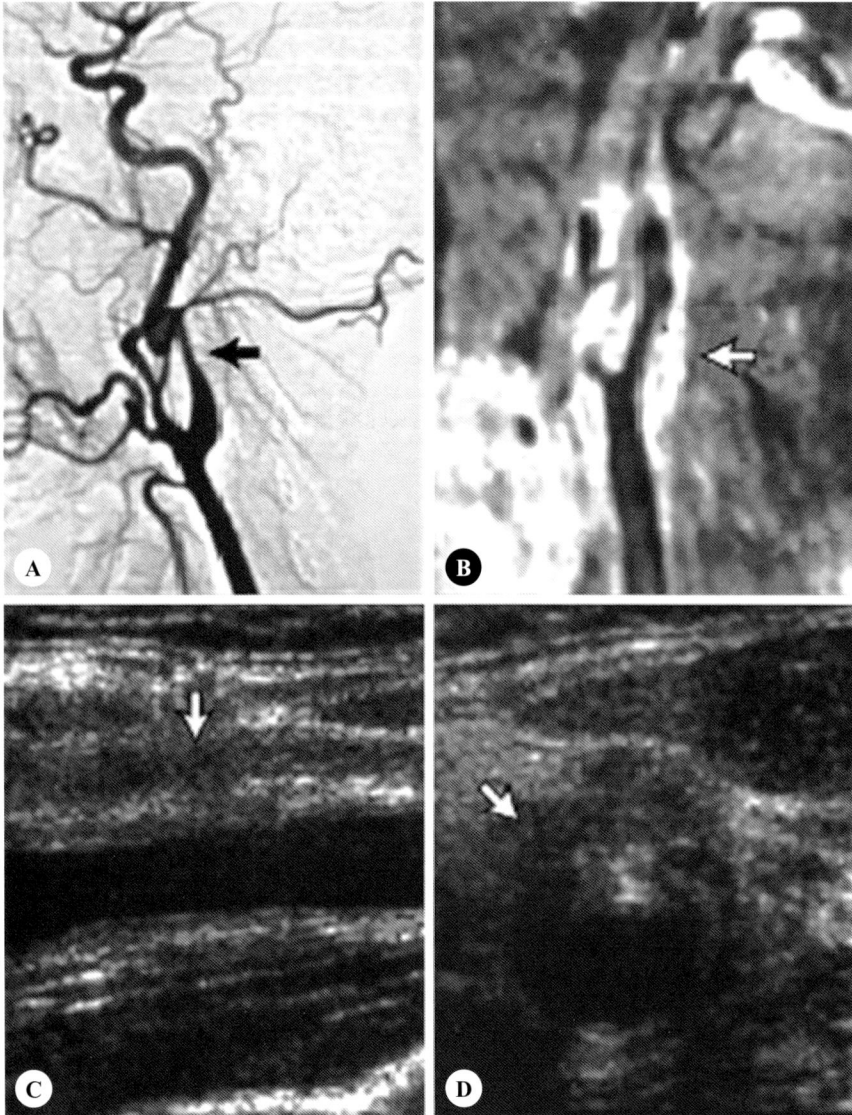

◀ 图 6-3　37 岁男性，新诊断尚未接受治疗的活动性 Wegener 肉芽肿，侵犯颈动脉分叉和颈内动脉的影像检查

左侧颈动脉 DSA 显示颈内动脉近端狭窄，动脉远端出现弯曲和卷曲（A）。左侧颈动脉分叉 MRI T_1 示血管周围浸润（B）。超声图像的纵切面（C）和横切面（D）显示动脉狭窄、高回声（明亮）管壁增厚和血管周围浸润[10]

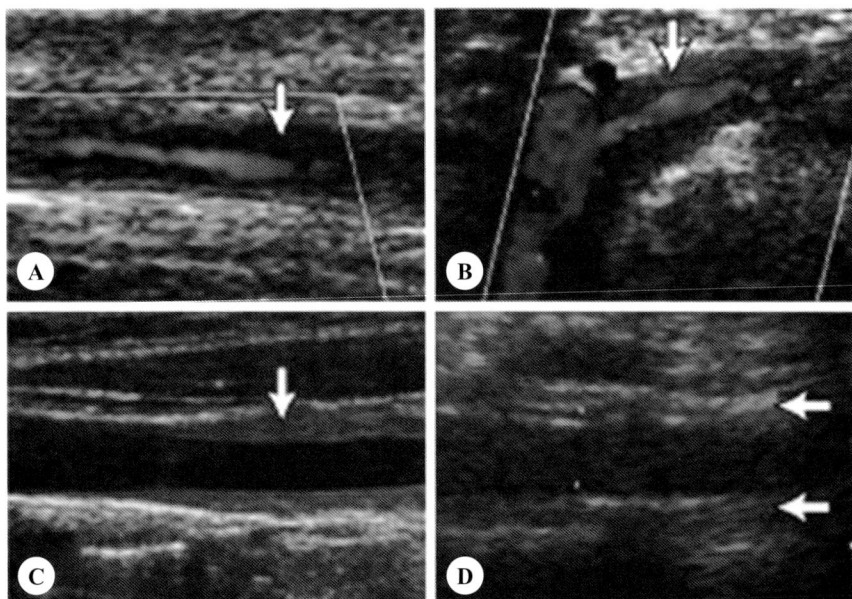

◀ 图 6-4　血管炎的超声图像

A. 急性颞动脉炎的左侧顶支。B. 急性大血管巨细胞动脉炎的左侧锁骨下动脉。C. 大动脉炎的左侧颈总动脉。图像右侧颈总动脉管壁增厚；图像左侧（颈总动脉远端）管壁正常。D. 孤立的腹主动脉炎。箭示炎性血管壁增厚，沿着血管纵向扫描

流速度增快，出现多种颜色的湍流波形；狭窄后血流速度减慢)[14]。这些现象在经过皮质类固醇激素治疗后可以得到改善，凸显了超声或经颅多普勒超声等无创技术用于实时监测治疗效果的优势。最终，随着治疗时间的推移，狭窄的改善，有助于临床预后的评估。

八、推荐的检查方案

完整的标准的 TCD 检查操作，包括颈内动脉颅外段血流速度，计算 Lindegaard 指数，以便在诊断后建立基线。每天重复 TCD，尤其在新增治疗或临床检查发生变化时复查。

九、技术注意事项

该检查通常在神经重症监护室进行，环境不够理想。狭窄血管产生的声音信号相对较弱，建议使用质量良好的耳机。所有检查应在患者静息状态下进行，包括通气设置（动脉 CO_2 含量引起

大动脉扩张和小动脉收缩），颅内压、血细胞比容、体温、血压及神经功能活动（神经血管耦合）均被保持在稳定状态。

TCD 诊断 RCVS 或血管炎的评估方法与检测脑血管痉挛的常规方法类似，经传统的声窗，用 2MHz 频率超声探头，以被推荐的深度进行检查。

我们建议尽可能使用较高的脉冲重复频率（PRF）设置，以减少 PRF 混叠的风险。远端血管中的乐性杂音和血流杂音可协助寻找血流速度最快的位置。

远端血管如大脑中动脉 M_2 段的血流速度也应检测。鉴于血流速度的波动，我们建议每天至少进行 1 次足够长时间的评估。

将尽可能接近颅底的颈内动脉处获取的颅外多普勒的血流速度作为参考值。将探头的方向向下方或稍向后指向下颌角，设置深度为 40～50mm。

参考文献

[1] Babikian VL, Feldmann E, Wechsler LR, Newell DW, Gomez CR, Bogdahn U, Caplan LR, Spencer MP, Tegeler C, Ringelstein EB, Alexandrov AV. Transcranial Doppler ultrasonography: year 2000 update. J Neuroimaging. 2000;10(2):101–15.

[2] Zanette EM, Fieschi C, Bozzao L, Roberti C, Toni D, Argentino C, Lenzi GL. Comparison of cerebral angiography and transcranial Doppler sonography in acute stroke. Stroke. 1989;20(7):899–903.

[3] Aaslid R. Transcranial Doppler assessment of cerebral vasospasm. Eur J Ultrasound. 2002;16(1–2):3–10.

[4] Sviri GE, Ghodke B, Britz GW, Douville CM, Haynor DR, Mesiwala AH, Lam AM, Newell DW. Transcranial Doppler grading criteria for basilar artery vasospasm. Neurosurgery. 2006;59(2):360–6.

[5] Lysakowski C, Walder B, Costanza MC, Tramèr MR. Transcranial Doppler versus angiography in patients with vasospasm due to a ruptured cerebral aneurysm: a systematic review. Stroke. 2001;32(10):2292–8.

[6] Sloan MA, Haley EC, Kassell NF, Henry ML, Stewart SR, Beskin RR, Sevilla EA, Tomer JC. Sensitivity and specificity of transcranial Doppler ultrasonography in the diagnosis of vasospasm following subarachnoid hemorrhage. Neurology. 1989;39(11):1514.

[7] Harders AG, Gilsbach JM. Time course of blood velocity changes related to vasospasm in the circle of Willis measured by transcranial Doppler ultrasound. J Neurosurg. 1987;66(5):718–28.

[8] Proust F, Callonec F, Clavier E, Lestrat JP, Hannequin D, Thiebot J, Freger P. Usefulness of transcranial color-coded sonography in the diag-nosis of cerebral vasospasm. Stroke. 1999;30(5):1091–8.

[9] Kubo S, Nakata H, Tatsumi T, Yoshimine T. Headache associated with postpartum cerebral angiopathy: monitoring with transcranial color-coded sonography. Headache J Head Face Pain. 2002;42(4):297–300.

[10] Schmidt WA. Use of imaging studies in the diagnosis of vasculitis. Curr Rheumatol Rep. 2004;6(3):203–11.

[11] Lindegaard KF, Nornes H, Bakke SJ, Sorteberg W, Nakstad P. Cerebral vasospasm diagnosis by means of angiography and blood velocity mea-surements. Acta Neurochir. 1989;100(1):12–24.

[12] Gosling RG, King DH. The role of measurement in peripheral vascular surgery: arterial assessment by Doppler-shift ultrasound.

[13] de Riva N, Budohoski KP, Smielewski P, Kasprowicz M, Zweifel C, Steiner LA, Reinhard M, Fábregas N, Pickard JD, Czosnyka M. Transcranial Doppler pulsatility index: what it is and what it isn't. Neurocrit Care. 2012;17(1):58–66.

[14] Schmidt WA, Gromnica-Ihle E. Incidence of temporal arteritis in patients with polymyalgia rheumatica: a prospective study using colour Doppler ultrasonography of the temporal arteries. Rheumatology. 2002;41(1):46–52.

[15] Rasulo FA, De Peri E, Lavinio A. Transcranial Doppler ultrasonography in intensive care. Eur J Anaesthesiol (EJA). 2008;25:167–73.

[16] Fullerton HJ, Adams RJ, Zhao S, Johnston SC. Declining stroke rates in Californian children with sickle cell disease. Blood. 2004;104(2):336–9.

[17] Bellner J, Romner B, Reinstrup P, Kristiansson KA, Ryding E, Brandt L. Transcranial Doppler sonography pulsatility index (PI) reflects intracranial pressure (ICP). Surg Neurol. 2004;62(1):45–51.

[18] Calabrese LH, Dodick DW, Schwedt TJ, Singhal AB. Narrative review: reversible cerebral vasoconstriction syndromes. Ann Intern Med. 2007;146(1):34–44.

[19] Call GK, Fleming MC, Sealfon S, Levine H, Kistler JP, Fisher CM. Reversible cerebral segmental vasoconstriction. Stroke. 1988;19(9):1159–70.

[20] Singhal AB, Hajj-Ali RA, Topcuoglu MA, Fok J, Bena J, Yang D, Calabrese LH. Reversible cerebral vasoconstriction syndromes: analysis of 139 cases. Arch Neurol. 2011;68(8):1005–12.

[21] Rocha EA, Topcuoglu MA, Silva GS, Singhal AB. RCVS2 score and diagnostic approach for reversible cerebral vasoconstriction syndrome. Neurology. 2019;92(7):e639–47.

[22] Ducros A, Boukobza M, Porcher R, Sarov M, Valade D, Bousser MG. The clinical and radiological spectrum of reversible cerebral vasoconstriction syndrome. A prospective series of 67 patients. Brain. 2007;130(12):3091–101.

[23] Bogousslavsky J, Despland PA, Regli F, Dubuis PY. Postpartum cerebral angiopathy: reversible vasoconstriction assessed by transcranial Doppler ultrasounds. Eur Neurol. 1989;29(2):102–5.

[24] Marsh EB, Ziai WC, Llinas RH. The need for a rational approach to vaso-constrictive syndromes: transcranial doppler and calcium channel block-ade in reversible cerebral vasoconstriction syndrome. Case Rep Neurol. 2016;8(2):161–71.

[25] Razumovsky AY, Wityk RJ, Geocadin RG, Bhardwaj A, Ulatowski JA. Cerebral vasculitis: diagnosis and follow-up with transcranial Doppler ultrasonography. J Neuroimaging. 2001;11(3):333–5.

[26] Levin JH, Benavides J, Caddick C, Laurie K, Wilterdink J, Yaghi S, Silver B, Khan M. Transcranial Doppler ultrasonography as a non-invasive tool for diagnosis and monitoring of reversible cerebral vasoconstriction syn-drome. R I Med J. 2016;99(9):38.

[27] Terasawa Y, Arai A, Sakai K, Mitsumura H, Iguchi Y. Transcranial color-coded sonography findings of patients with reversible cerebral vasocon-striction syndromes. J Clin Neurosci. 2019;61:290–2.

[28] Chen SP, Fuh JL, Chang FC, Lirng JF, Shia BC, Wang SJ. Transcranial color doppler study for reversible cerebral vasoconstriction syndromes. Ann Neurol. 2008;63(6):751–7.

[29] Topcuoglu MA, Chan ST, Silva GS, Smith EE, Kwong KK, Singhal AB. Cerebral vasomotor reactivity in reversible cerebral vasoconstriction syndrome. Cephalalgia. 2017;37(6):541–7.

[30] Singhal AB, Topcuoglu MA, Fok JW, Kursun O, Nogueira RG, Frosch MP, Caviness VS Jr. Reversible cerebral vasoconstriction syndromes and primary angiitis of the central nervous system: clinical, imaging, and angiographic comparison. Ann Neurol. 2016;79(6):882–94.

[31] Krasnianski M, Schluter A, Neudecker S, Spielmann RP, Stock K. Serial magnet resonance angiography in patients with vasculitis and vasculitis-like angiopathy of the central nervous system. Eur J Med Res. 2004;9:247–55.

[32] Hajj-Ali RA, Calabrese LH. Diagnosis and classification of central ner-vous system vasculitis. J Autoimmun. 2014;48:149–52.

[33] Calabrese LH, Mallek JA. Primary angiitis of the central nervous system. Report of 8 new cases, review of the literature, and proposal for diagnos-tic criteria. Medicine. 1988;67(1):20–39.

[34] Lowe LH, Morello FP, Jackson MA, Lasky A. Application of transcranial Doppler sonography in children with acute neurologic events due to pri-mary cerebral and West Nile vasculitis. Am J Neuroradiol. 2005;26(7):1698–701.

[35] Morgenlander JC, McCallum RM, Devlin T, Moore MS, Gray L, Alberts MJ. Transcranial doppler sonography to monitor cerebral vasculitis. J Rheumatol. 1996;23(3):561–3.

[36] Cantú C, Pineda C, Barinagarrementeria F, Salgado P, Gurza A, de Pablo P, Espinosa R, Martínez-Lavín M. Noninvasive cerebrovascular assess-ment of Takayasu arteritis. Stroke. 2000;31(9):2197–202.

[37] Ameriso S, Bernard JT, Fisher M, Weaver F. "Pulseless" transcranial Doppler findings in Takayasu's arteritis. J Clin Ultrasound. 1990;18(7):592–6.

[38] González-Suárez I, Arpa J, Ríos-Blanco JJ. Brain microvasculature involvement in ANCA positive vasculitis. Cerebrovasc Dis. 2016;41(5–6):313–21.

[39] Ritter MA, Dziewas R, Papke K, Lüdemann P. Follow-up examinations by transcranial Doppler ultrasound in primary angiitis of the central ner-vous system. Cerebrovasc Dis. 2002;14(2):139–42.

[40] Duna GF, Calabrese LH. Limitations of invasive modalities in the diagno-sis of primary angiitis of the central nervous system. J Rheumatol. 1995;22(4):662–7.

第7章　栓子检测的监测技术（无或有微泡）

Monitoring for Emboli Detection (Without and With Microbubbles)

Alexander Razumovsky　著

林惠贞　译　　周环　韩珂　校

一、栓子检测的监测技术（未注射微泡）

心源性栓塞性脑卒中（cardioembolic stroke, CES），简称心源性脑卒中，占缺血性脑卒中的14%～30% [1, 2]，心源性梗死的患者具有脑卒中发病年龄早和长期复发的特点，但通过急性期的适当治疗和随访时的严格管理，其复发是可以预防的 [3, 4]。心源性脑卒中是指心脏将无用的物质泵入脑循环，导致脑血管阻塞和脑组织梗死。TCD是唯一可用于实时检测颅内动脉血流中气态和固态微栓子的检测方法。与同时流动的红细胞相比，这些微栓子信号（MES）或高强度短暂信号（HITS）具有独特的声阻抗特性，早期试验研究表明，多普勒超声在检测动脉栓子方面具有较高的灵敏度 [5, 6]。血液中栓子对超声的回波信号优先于流动的红细胞的信号，由于这种现象，栓子的多普勒回波在多普勒频谱内具有更高强度的可见信号 [7]。在颈动脉狭窄、主动脉弓斑块、心房颤动、心肌梗死、人工心脏瓣膜、卵圆孔未闭、瓣膜狭窄等许多临床病理状态下，以及在颈动脉手术、心内直视手术、支架置入、经皮腔内血管成形术、血管造影及其他外科手术操作过程中，均可检测到栓子（表7-1）。1995年第九届国际脑血流动力学研讨会共识委员会根据栓子的特征确定了栓子信号的定义：短时程（持续0.01～0.1s），多普勒频谱内的单方向、高强度信号，在心动周期内随机出现，伴有特征性的"啾啾"或"嚓叭"声，同时排除任何可能的人为伪影来源 [8]（图7-1）。然而，应该注意的是，栓子信号偶尔会产生双向信号，特别是成分是气体或仪器设置不恰当的情况下 [9]。1998年，微栓子检测国际共识小组提出了在临床实践和科学研究中正确使用TCD识别栓子的最重要的技术参数的指南，这些参数如下。

- 相对强度增强：栓子与栓子周围血流的回声功率之比（单位dB）。

- 检测阈值：推荐采用3～9dB的分贝阈值来区分MES与背景噪声及生理性多普勒血流信号的自发波动。

- 采样容积的直径长度影响相对强度的增强，可以适当调控。大多数研究者取采样容积为≥3mm且≤10mm。

- 频率和时间分辨率：分析的数据长度通常不应超过5～10ms，以达到100～200Hz的快速傅里叶转化（FFT）的频谱分辨率（较低的FFT频谱分辨率更佳）。

- 时间重叠：至少50%的FFT重叠率对于避免遗漏单个微栓子信号很重要。

- 推荐使用低功率、低增益将背景血流信号弱化，使栓子的强信号在仪器的动态范围内完全显示。

- 超声波频率：最常用的频率是2MHz，因为频率越高，灵敏度越低。

- 高通滤波器和低通滤波器设置应保持恒定。

表 7-1　可能检测到微栓子信号的疾病

- 无症状颈内动脉重度狭窄（ACS）
- 症状性颈内动脉重度狭窄
- 人工心脏瓣膜
- 心肌梗死
- 心房颤动
- 主动脉弓动脉粥样硬化
- 脂肪栓塞综合征
- 脑血管病
- 冠状动脉导管术
- 冠状动脉血管成形术
- 心脏直流电复律
- 脑血管造影
- 颈动脉内膜剥脱术（CEA）
- 颈动脉成形术
- 心肺转流体外循环
- 脑动脉瘤
- 肺动脉栓塞综合征
- 非细菌栓塞性心内膜炎
- 深静脉血栓形成
- 二尖瓣脱垂
- 结节性多动脉炎
- 盆腔静脉血栓形成
- 静脉导管感染
- 肾静脉血栓形成
- 特发性扩张型心肌病
- 扩张型心肌病
- 腹主动脉瘤
- 心内膜炎
- 心房黏液瘤
- 室壁瘤
- 手术并发症
- 胆固醇栓塞

- 对颈动脉狭窄或心房颤动的患者，推荐记录时间应至少持续 1h，而对于机械心脏瓣膜置换术的患者，则较短的时间（30min）即可满足要求。

颈动脉狭窄是缺血性脑卒中的重要病因，动脉 - 动脉栓塞是最常见的机制。1991 年，欧洲颈动脉手术试验（european carotid surgery trial，ECST）[10] 和北美症状性颈动脉内膜剥脱试验（north american symptomatic carotid endarterectomy trial，NASCET）[11] 发现，颈动脉内膜剥脱术（CEA）使近期的症状性的颈动脉重度狭窄患者获益。在这些临床试验中，脑卒中发生风险的降低主要归功于消除了脑栓塞的来源，即大多数病例都有颈动脉粥样斑块。Stork 等证实，与无症状患者相比，症状性颈动脉重度狭窄患者更有可能检出 MES，并且症状性患者的 MES 检出量高于无症状患者[12]。大多数 MES 是无症状的，但仍被认为是脑梗死风险的标志物[13]。TCD 栓子监测有助于评估哪些无症状颈内动脉重度狭窄（ACS）患者能从内科、外科或血管内介入治疗中获益。Molloy 和 Markus 观察到，对于颈动脉狭窄程度超过 60% 的患者，无论是症状性或非症状性的，TCD 识别到无症状性的栓子事件，是未来发生脑卒中的一个独立危险因子[14]。另一项前瞻性研究提示，TCD 监测到脑血流中的微栓子可能是 ACS 的高危亚组[15]。无症状颈动脉栓塞研究是一项来自全球 26 个中心至少 70% 的 ACS 患者的前瞻性观察性研究。为了检测栓子信号的存在，取基线及 6 个月、12 个月和 18 个月时对患者同侧大脑中动脉（MCA）进行了 1h 的 TCD 监测。该研究报道，比较有栓子信号的患者和无栓子信号的患者，2 年同侧发生缺血性脑卒中或 TIA 的年绝对风险率分别为 7.13% 和 3.04%，同侧发生缺血性脑卒中的年绝对风险率分别为 3.62% 和 0.70%[16]。因此，TCD 显示无症状重度 ICA 狭窄远端存在栓子，可识别为首发缺血性脑卒中风险较高的患者[16]。有时栓子的存在可能是近端或远端动脉夹层、不完全闭塞的血栓、动脉 - 动脉栓塞或不明来源的心源性栓子的唯一标志。ACS 患者在没有被确定为高危级别的情况下，不应接受外科或血管内介入治疗，因为狭窄百分比本身可能具有误导性。TCD 栓子监测是提高干预风险获益比的一种方法[17]。最后，一项系统综述和 Meta 分析分析发现，TCD 栓子监测可为颈动脉疾病患者提供关于脑卒中风险的临床有用信息，并且在技术上对大多数患者是可行的[18]。

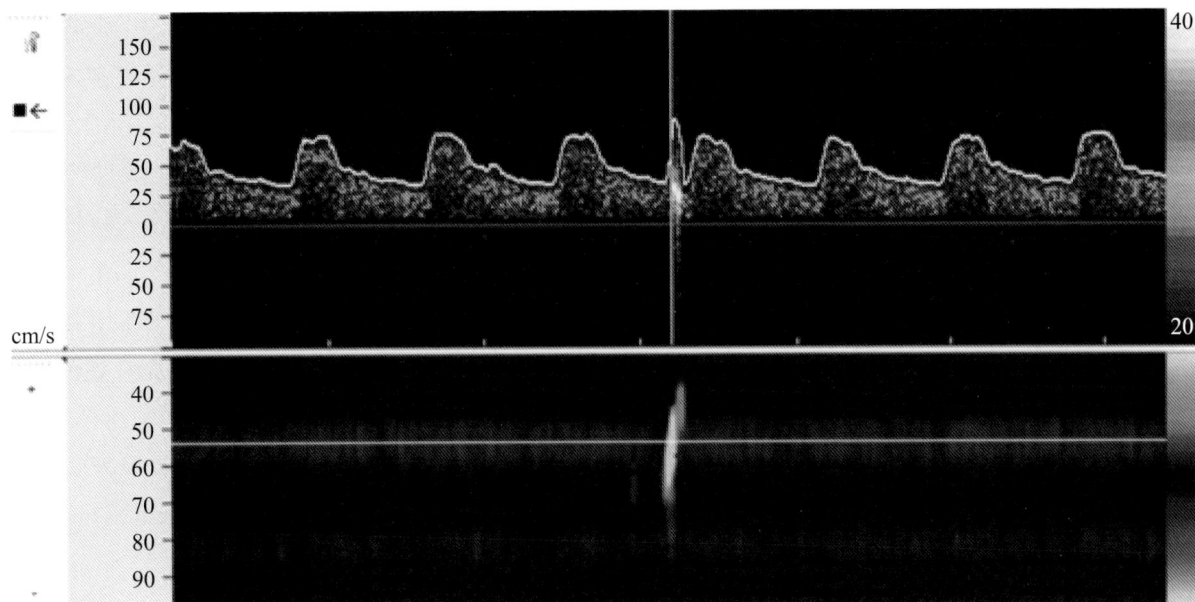

▲ 图 7-1　常规多普勒频谱模式（显示器上部）和 M 模式（显示器下部）中的单个微栓子信号（MES）回声（此图彩色版本见书末）

引自 DWL, Germany

栓子检测也可用于评估抗血栓药物的疗效，抗血栓治疗通常是在患者首次出现脑卒中症状后进行的。微栓子信号（MES）的检出率受抗血栓药物影响[19]。Goertler 等对 81 例动脉粥样硬化性心血管疾病（CVD）患者采用 TCD 栓子监测定位栓塞源，并监测抗栓治疗效果[20]。CARESS 试验是首个使用 TCD 监测检测 MES 作为替代终点来评估抗血小板疗效的多中心研究，结果表明采用 MES 的检出率作为结局参数并采取适当的质量控制措施是可行的[21]。Spence 等研究表明，采用更强化的药物治疗后，心血管事件和 TCD 上的 MES 检出率显著减少[22]，综上得出结论，只有不到 5% 的 ACS 患者可能从血供重建中获益，并且只有在 TCD 上观察到 MES 的情况下，ACS 患者才应接受强化药物治疗，并考虑血供重建[22]。随后的一篇综述阐述了 TCD 栓子监测在急性多发栓塞性脑卒中患者中的作用，结果表明，MES 的存在（尤其是多发性的颅内动脉狭窄的 MES）与症状性、复发性栓塞的风险增加相关[23]。这一发现可能证明了更积极的治疗方案（负荷剂量氯吡格雷后再用双联抗血小板或替代治疗剂量的低分子量肝素治疗）是合理的。

有几个与 TCD 栓子监测相关的技术问题值得讨论，包含栓子自动检测软件的有效性，MES 监测的总时间，以及在自然日（24h）内启动 MES 监测的最佳时机。Kouame 等提出了一种检测小 MES 的方法，称为神经模糊技术。在人工智能领域，神经模糊是指人工神经网络与模糊逻辑的结合，用单深度 TCD 仪器代替多深度 TCD 仪器进行 MES 检测[24]。另一项研究表明，与商用 TCD 栓子检测软件相比，使用加权频率傅里叶线性组合器估算基线多普勒信号功率的方法，对仅使用单通道、单频多普勒超声获取的高强度短暂信号（HITS）进行检测和特征化，可以更准确、更灵敏地检测和分割栓子特征[25]。Abbott 等证明，与 ACS 相关的栓塞存在昼夜变化，中午前 4~6h 栓塞发生率最高[26]，这与脑卒中和其他血管并发症的昼夜发病率的峰值相对应。目前的技术仍然无法准确可靠地描述栓子的大小和成分。未定义最佳的记录协议。监测时长可能需要 1h[27-29]，但这一结论尚未得到前瞻性研究的证实。对于机械心脏瓣膜的患者，30min 的记录时间可能就足够了。

急性、亚急性缺血性脑卒中和 TIA 患者也可进行 TCD 栓子监测，以检测、定位和量化脑栓塞[30]。这些信息有助于明确脑卒中的发病机制，并可能改变治疗策略，特别是如果在症状性和非症状性的颅内、外大动脉病变患者中发现提示动脉 - 动脉栓塞的栓子，或者在积极干预的情况下仍继续发生栓塞事件[31]。

TCD 栓子监测在手术期间也可能有用，如 CEA 和心胸外科手术，因为脑卒中是这类手术中发生率相对较高的一种并发症。一项研究纳入 500 例 CEA 患者，且在 CEA 的不同阶段采用 TCD 监测手术侧的大脑中动脉，结果发现栓塞（54%）是 CEA 引起脑血管并发症的主要原因[32]。CEA 期间的 TCD 监测提供了关于脑血管的栓塞现象和血流模式的临床有用信息，提示在 CEA 的几个阶段采取适当措施，可能可以降低围术期脑卒中的风险[32-34]。因此，TCD 栓子监测被认为对心脏手术可能有帮助，但仍处于研究阶段[35-39]。

二、栓子检测的监测技术（注射微泡）

卵圆孔未闭（patent foramen ovale，PFO）与隐源性脑卒中相关，导致静脉系统通过右向左分流通道（RLS）向脑内反常栓塞[40]。PFO 是通过房间隔的永久性开口或心脏上腔的孔洞，出生后无法按时闭合，通常持续到成年。根据心房之间的压力梯度，血液在缺损处往返流动。对绝大多数人来说，PFO 是可以耐受的。在人类成年后的前 3 个 10 年中 PFO 的检出率约为 34%，并逐渐下降到第 9 个和第 10 个 10 年的 20%，直径为 1～19mm[41]。

当血凝块穿过 PFO 进入脑循环引起缺血性脑卒中时，问题就出现了。这种矛盾性栓塞的发生率可能远比想象的要高。

最初，当年轻人发生脑卒中时，应考虑

PFO。一项研究报道，缺血性脑卒中患者中异常心脏 RLS（即 PFO 或房间隔缺损）的检出率为 40%，而对照组为 10%[42]。因此，心内的 RLS 被认为是隐源性脑卒中中的一个危险因素，特别是在没有其他危险因素的年轻患者中。在病因不明的脑梗死或所谓的隐源性脑梗死患者中，PFO 的检出率甚至更高（55%）[43]，尤其是在较年轻的年龄组中[44, 45]。然而，最近的一项系统综述和 Meta 分析表明，RLS 与隐源性事件的相关性在老年人群中仍然存在，并且 PFO 相关事件的总体人群负担显著增加[46]。此外，与非偏头痛组相比，先兆性偏头痛患者发生 PFO 的概率比为 3∶1[47]。鉴于静脉血栓形成和肺栓塞的情况在一般人群中也很常见，因此矛盾性栓塞的风险在所有年龄段都很普遍。

随着更安全的经导管封堵装置的量产，及与有创的对比增强经食管超声心动图（c-TEE）或对比增强经胸超声心动图（c-TTE）比较，对比增强 TCD（c-TCD）的普及，均促进了 PFO 的诊断。通过静脉注射激活的生理盐水（图 7-2），悬浮气泡从右心房穿过 PFO 到达左心房，TCD

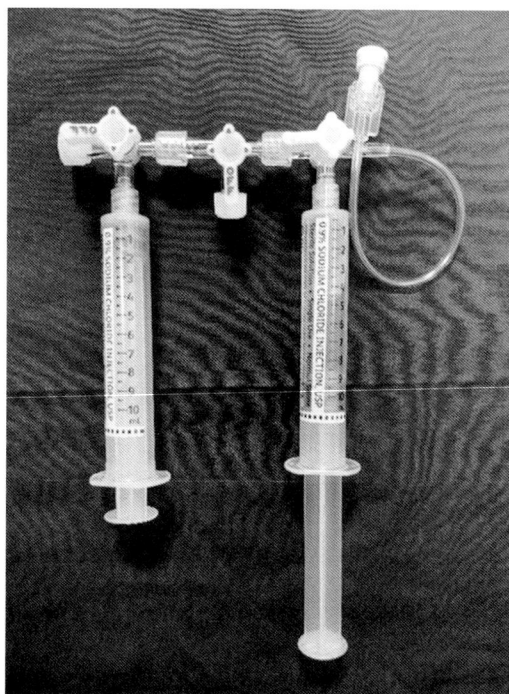

▲ 图 7-2 静脉注射激活生理盐水的装置示例

很容易在颅内动脉中听到啁啾声和见到微栓子频谱。Valsalva 动作（VM）是通过提高右心房压力，使其高于左心房的压力，来促进微泡通过 PFO（图 7-3）。振荡生理盐水造影剂在超声心动图和 TCD 中已安全使用多年。

直到最近，c-TEE 还被认为是 PFO 检测的金标准，使用造影剂可提高诊断率。然而，如果需要镇静，c-TEE 检查可能缺乏足够的灵敏度，因为接受镇静的患者通常无法充分进行 VM 或用力呼气，而这通常是引发 RLS 不可或缺的先决条件。虽然 c-TTE 可以通过彩色多普勒诊断 RLS，但可能无法检测到间歇性逆转的血流，因此 c-TTE 对诊断 RLS 可能不够敏感[48]。TCD 监测并注射造影剂是诊断 PFO 的可靠方法[49, 50]，与金标准 c-TEE 相比，在诊断和排除 PFO 方面具有较高的准确性[47, 51-54]。Belvis 等[53] 表明，c-TCD 和 c-TEE 在定量诊断 RLS 方面几乎完全一致。

此外，c-TCD 对 PFO 的检测似乎比 c-TEE 或 c-TTE 灵敏度和特异度更高[55, 56]。c-TCD 对检测 RLS 很敏感，即使是 TTE 或 TEE 阴性的患者中也是如此[58]。

2000 年国际共识会议根据 TCD 频谱中的栓子，确定了四级分类：①第 1 类，最多 10 个 MES；②第 2 类，11-20 MES；③第 3 类，20 个以上 MES；④第 4 类，"雨帘状"，无法计数，因为 MES 信号充满整个频谱[57]。此外，与 TEE 相比，c-TCD 在检测 RLS 方面的主要优势是：① TCD 检测过程中较 TEE 更容易应用 VM；② c-TCD 比 TEE 更容易评估 RLS 的大小和功能的相关性。Spencer 等[58] 还建议采用 6 级对 PFO 分级：①无 MES 为 0 级；② 1~10 个 MES 为 I 级；③ 11~30 个 MES 为 II 级；④ 31~100 个 MES 为 III 级；⑤ 101~300 个 MES 为 IV 级；⑥ 300 个 MES 以上为 V 级（表 7-2）。图 7-3 是 c-TCD 的静息状态和 VM 状态的示例。

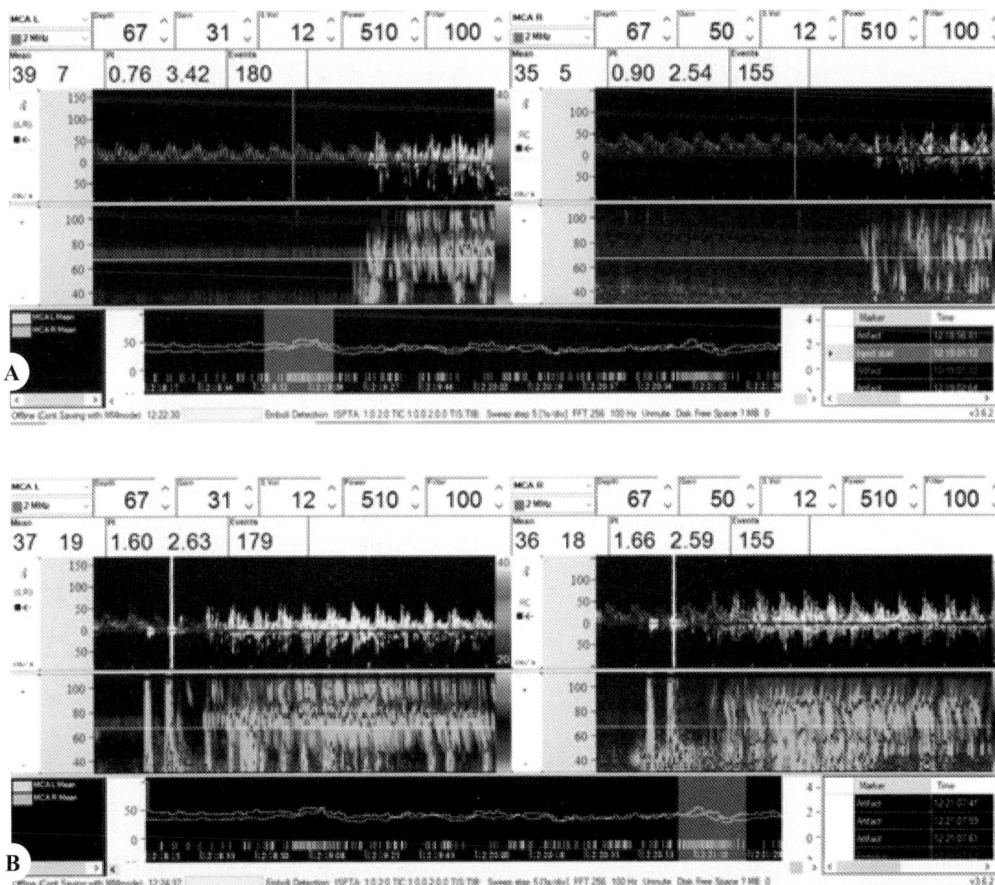

▲ 图 7-3　C-TCD 在静息状态（A）和 Valsalva 动作时（B）显示"雨帘状"栓子（此图彩色版本见书末）

表7-2 基于 c-TCD 的 M 模计数 MES* 的 Spencer 分级量表[58]

	监测单侧的试验	监测双侧的试验
0 级	0	0
1 级	1~5	1~10
2 级	6~15	11~30
3 级	16~50	31~100
4 级	51~150	101~300
5 级	>150	>300
5+ 级	无法计数，帘状	无法计数，雨帘状

*. MES 的计数包括静息状态和 Valsalva 动作

与传统单门深 TCD 相比，能量 M 模式 TCD（pmTCD）可检测到更多的气泡微栓子[59]。如果 pmTCD 是阳性，则需要进一步行 TEE 以确定分流的类型和位置，并检测其他潜在的心脏异常，包括房间隔瘤。如果 pmTCD 是阴性，则无须进一步寻找 RLS 作为隐源性脑卒中的病因。与单门深 TCD 相比，pmTCD 对声学造影剂气泡栓子的灵敏度更高，因此，pmTCD 为 PFO 的诊断和封堵效果的评估提供了一种新的无创方法[48, 60-62]。

c-TCD 的最佳受检者检测设置和操作流程仍有待完善，在进行 c-TCD 时，患者的体位是一个备受讨论的话题。一些作者建议在首次检测结果为阴性的情况下，将患者的体位从仰卧位改为坐位，以提高 c-TCD 检测 PFO 的灵敏度[63, 64]。一些文献则建议回抽少量患者自身的血液来制作激活生理盐水，以增加微泡数量及持续时间[65, 66]。其他作者讨论了肘静脉推注与 MCA 监测到首个微泡栓子之间的时间间隔的重要性，并得出结论，TCD（在 VM 动作下）在 10s 内监测到超过 10 个激活盐水产生的微泡栓子信号对 RLS 的诊断具有高度的灵敏度和特异度[67]，而且，与激活生理盐水作为声学造影剂相比，使用血容量扩充剂、氧化聚明胶会显著增加微泡数量。同样，Droste 等发现，c-TCD 对 TEE 证实的心脏 RLS 的灵敏度为 100%[51]，在该研究中，患者被要求在推注声学造影剂后 5s 进行 VM。Schwarze 等建议患者仰卧位注射造影剂 10ml，并在开始注射后 5s 进行 VM[68]。TEE 显示 PFO 的大小与 c-TCD 的 MES 数量之间存在很密切的关系（$P < 0.0001$）[69]。共识声明建立了 c-TCD 技术方案及其标准化解答[46]。这些建议包括：①一定要量化静息状态和 VM 期间的 MES，要分别报告 MES 的数量；②静息状态下行 3 次检查，然后在 VM 动作下行 3 次检查。如果在静息状态下已观察到"雨帘状"频谱图，则终止检查；③向患者解释 Valsalva 动作，并嘱其在试验开始前进行练习，并检查 VM 是否有确切的反应；④检测到至少 1 个 MES，则考虑为阳性结果。包括可视化的频谱图、M 模轨迹信号及典型的栓子声谱图均符合 MES。如果 VM 动作仅检测到 10 个以内的 MES，则认为这是不显著的阳性结果；⑤按四分法报告检查结果[57]；⑥当监测双侧血管时，记录单侧（单通道）获得的最大数量，不要将左右侧 MCA 中检测到的 MES 数量相加；⑦分别记录静息状态和 VM 状态的结果。

结论

注射激活生理盐水作为声学造影剂的 c-TCD 监测，对评估不明原因脑卒中及疑似 RLS 患者具有一定的价值。虽然 c-TCD 筛查 RLS 的灵敏度 97%，特异度 93%，Ⅱa 级推荐，但不建议单独使用[35]。对 RLS 的直接评估和解剖观察房间隔仍然很重要，尤其是考虑行 PFO 封堵术时。

参考文献

[1] Arboix A, Alio J. Acute cardioembolic cerebral infarction: answers to clinical questions. Curr Cardiol Rev. 2012;8(1):54–67.

[2] Benjamin EJ, Muntner P, Alonso A, et al. Heart disease and stroke statis-tics—2019 update: summary. A report from the American Heart Association. Circulation. 2019;139(10):e56–e528.

[3] Rabinstein AA. Treatment of acute ischemic stroke. Continuum (Minneap Minn). 2017;23(1, Cerebrovascular Disease):62–81.

[4] Easton JD, Lopes RD, Bahit MC, Wojdyla DM, Granger CB, Wallentin L, et al. Apixaban compared with warfarin in patients with atrial fibrillation and previous stroke or transient ischaemic attack: a subgroup analy-sis of the ARISTOTLE trial. Lancet Neurol. 2012;11(6):503–11.

[5] Spencer MP, Campbell SD, Sealey JL, Henry FC, Lindbergh J. Experiments on decompression bubbles in the circulation using ultrasonic and electromagnetic flowmeters. J Occup Med. 1969;11(5):238–44.

[6] Russell D, Madden KP, Clark WM, Sandset PM, Zivin JA. Detection of arterial emboli using Doppler ultrasound in rabbits. Stroke. 1991;22(2):253–8.

[7] Russel D. The detection of cerebral emboli using Doppler ultrasound. In: Newel DW, Aaslid R, editors. Transcranial Doppler. New York: Raven Press; 1992. p. 207–13.

[8] Basic identification criteria of Doppler microembolic signals. Consensus Committee of the Ninth International Cerebral Hemodynamics Symposium. Stroke. 1995;26(6):1123.

[9] Ringelstein EB, Droste DW, Babikian VL, Evans DH, Grosset DG, Kaps M, et al. Consensus on microembolus detection by TCD. International Consensus Group on Microembolus Detection. Stroke. 1998;29(3):725–9.

[10] European Carotid Surgery Trialists' (ECST) Collaborative Group. MRC European Carotid Surgery Trial: interim results for symptomatic patients with severe (70%–99%) or with mild (0%–29%) carotid stenosis. Lancet. 1991;337(8752):1235–43.

[11] Barnett HJM, Taylor DW, Haynes RB, Sackett DL, Peerless SJ, Ferguson GG, et al. North American Symptomatic Carotid Endarterectomy Trial (NASCET) Collaborators. Beneficial effect of carotid endarterectomy in symptomatic patients with high-grade carotid stenosis. N Engl J Med. 1991;325(7):445–53.

[12] Stork JL, Kimura K, Levi CR, Chambers BR, Abbott AL, Donnan GA. Source of microembolic signals in patients with high-grade carotid stenosis. Stroke. 2002;33(8):2014–8.

[13] Siebler M, Sitzer M, Steinmetz H. Detection of intracranial emboli in patients with symptomatic extracranial carotid artery disease. Stroke. 1992;23(11):1652–4.

[14] Molloy J, Markus HS. Asymptomatic embolization predicts stroke and TIA risk in patients with carotid artery stenosis. Stroke. 1999;30(7):1440–3.

[15] Siebler M, Nachtmann A, Sitzer M, Rose G, Kleinschmidt A, Rademacher J, et al. Cerebral microembolism and the risk of ischemia in asymptomatic high-grade internal carotid artery stenosis. Stroke. 1995;26(11):2184–6.

[16] Markus HS, King A, Shipley M, Topakian R, Cullinane M, Reihill S, et al. Asymptomatic embolisation for prediction of stroke in the Asymptomatic Carotid Emboli Study (ACES): a prospective observa-tional study. Lancet Neurol. 2010;9(7):663–71.

[17] Spence JD. Transcranial Doppler monitoring for microemboli: a marker of a high-risk carotid plaque. Semin Vasc Surg. 2017;30(1):62–6.

[18] Best LM, Webb AC, Gurusamy KS, Cheng SF, Richards T. Transcranial Doppler ultrasound detection of microemboli as a predictor of cerebral events in patients with symptomatic and asymptomatic carotid disease: a systematic review and meta-analysis. Eur J Vasc Endovasc Surg. 2016;52(5):565–80.

[19] Siebler M, Nachtmann A, Sitzer M, Steinmetz H. Anticoagulation moni-toring and cerebral microemboli detection. Lancet. 1994;344(8921):555.

[20] Goertler M, Blaser T, Krueger S, Hofmann K, Baeumer M, Wallesch CW. Cessation of embolic signals after antithrombotic prevention is related to reduced risk of recurrent arterioembolic transient ischaemic attack and stroke. J Neurol Neurosurg Psychiatry. 2002;72(3):338–42.

[21] Dittrich R, Ritter MA, Kaps M, Siebler M, Lees K, Larrue V, et al. The use of embolic signal detection in multicenter trials to evaluate antiplate-let efficacy: signal analysis and quality control mechanisms in the CARESS (Clopidogrel and Aspirin for Reduction of Emboli in Symptomatic carotid stenosis) trial. Stroke. 2006;37(4):1065–9.

[22] Spence DJ, Coates V, Li H, Tamayo A, Muñoz C, Hackam DG, et al. Effects of intensive medical therapy on microemboli and cardiovascular risk in asymptomatic carotid stenosis. Arch Neurol. 2010;67(2):180–6.

[23] Kargiotis O, Psychogios K, Safouris A, Magoufis G, Zervas PD, Stamboulis E, et al. The role of transcranial Doppler monitoring in patients with multi-territory acute embolic strokes: a review. J Neuroimaging. 2019;29(3):309–22.

[24] Kouamé D, Biard M, Girault JM, Bleuzen A. Adaptive AR and neurofuzzy approaches: access to cerebral particle signatures. IEEE Trans Inf Technol Biomed. 2006,10(3).559–66.

[25] Imaduddin SM, LaRovere KL, Kussman BD, Heldt T. A time-frequency approach for cerebral embolic load monitoring. IEEE Trans Biomed Eng. 2020;67(4):1007–18.

[26] Abbott AL, Merican J, Pearce DC, Juric A, Worsnop C, Foster E, et al. Asymptomatic carotid stenosis is associated with circadian and other variability in embolus detection. Front Neurol. 2019;10:322.

[27] Abbott AL, Chambers BR, Stork JL, Levi CR, Bladin CF, Donnan GA. Embolic signals and prediction of ipsilateral stroke or transient isch-emic attack in asymptomatic carotid stenosis: a multicenter prospective cohort study. Stroke. 2005;36(6):1128–33.

[28] Molloy J, Khan N, Markus HS. Temporal variability of asymptomatic embolization in carotid artery stenosis and optimal recording protocols. Stroke. 1998;29(6):1129–32.

[29] Blaser T, Glanz W, Krueger S, Wallesch CW, Kropf S, Goertler M. Time period required for transcranial Doppler monitoring of embolic signals to predict recurrent risk of embolic transient ischemic attack and stroke from arterial stenosis. Stroke. 2004;35(9):2155–9.

[30] Alexandrov AV, Sloan MA, Tegeler CH, Newell DN, Lumsden A, Garami Z, et al. Practice standards for transcranial Doppler (TCD) ultrasound. Part II. Clinical indications and expected outcomes. J Neuroimaging. 2012;22(3):215–24.

[31] King A, Markus HS. Doppler embolic signals in cerebrovascular

disease and prediction of stroke risk: a systematic review and meta-analysis. Stroke. 2009;40(12):3711–7.

[32] Spencer MP. Transcranial Doppler monitoring and causes of stroke from carotid endarterectomy. Stroke. 1997;28(4):685–91.

[33] Ackerstaff RGA, Vos JA. TCD-detected cerebral embolism in carotid endarterectomy versus angioplasty and stenting of the carotid bifurcation. Acta Chir Belg. 2004;104(1):55–9.

[34] Naylor AR, Sayers RD, McCarthy MJ, Bown MJ, Nasim A, Dennis MJ. Closing the loop: a 21–year audit of strategies for preventing stroke and death following carotid endarterectomy. Eur J Vasc Endovasc Surg. 2013;46(2):161–70.

[35] Edmonds H, Isley MR, Sloan TB, Alexandrov AV, Razumovsky A. American Society of Neurophysiologic Monitoring (ASNM) and American Society of Neuroimaging (ASN) joint guidelines for transcra-nial Doppler (TCD) ultrasonic monitoring. J Neuroimaging. 2011;21(2):177–83.

[36] Halkos ME, Anderson A, Binongo JNG, Stringer A, Lasanajak Y, Thourani VH, et al. Operative strategies to reduce cerebral embolic events during on- and off-pump coronary artery bypass surgery: a stratified, prospective randomized trial. J Thorac Cardiovasc Surg. 2017;154(4):1278–85.

[37] Sloan MA, Alexandrov AV, Tegeler CH, Spencer MP, Caplan LR, Feldmann E, et al. Assessment: transcranial Doppler ultrasonography: report of the therapeutics and technology assessment subcommittee of the American Academy of Neurology. Neurology. 2004;62(9):1468–81.

[38] Mas JL, Arquizan C, Lamy C, Zuber M, Cabanes L, Derumeaux G, et al. Recurrent cerebrovascular events associated with patent foramen ovale, atrial septal aneurysm, or both. N Engl J Med. 2001;345(24):1740–6.

[39] Hagen PT, Scholz DG, Edwards WD. Incidence and size of patent fora-men ovale during the first 10 decades of life: an autopsy study of 965 normal hearts. Mayo Clin Proc. 1984;59(1):17–20.

[40] Lechat P, Mas JL, Lascault G, Loron P, Theard M, Klimczac M, et al. Prevalence of patent foramen ovale in patients with stroke. N Engl J Med. 1988;318(8):1148–52.

[41] Adams HP, Bendixen BH, Kappelle LJ, et al. Classification of subtype of acute ischemic stroke. Definitions for use in a multicenter clinical trial. TOAST. Trial of Org 10172 in Acute Stroke Treatment. Stroke. 1993;24(1):35–41.

[42] Serena J, Segura T, Perez-Ayuso MJ, Bassaganyas J, Molins A, Davalos A. The need to quantify right-to-left shunt in acute ischemic stroke: a case-control study. Stroke. 1998;29(7):1322–8.

[43] Job FP, Ringelstein EB, Grafen Y, Flachskampf FA, Doherty C, Stockmanns A, et al. Comparison of transcranial contrast Doppler sonog-raphy and transesophageal contrast echocardiography for the detection of patent foramen ovale in young stroke patients. Am J Cardiol. 1994;74(4):381–4.

[44] Mazzucco S, Li L, Binney L, Rothwell PM. Prevalence of patent foramen ovale in cryptogenic transient ischaemic attack and non-disabling stroke at older ages: a population-based study, systematic review, and meta-analysis. Lancet Neurol. 2018;17(7):609–17.

[45] Anzola GP, Magoni M, Guindani M, Rozzini L, Dalla Volta G. Potential source of cerebral embolism in migraine with aura: a transcranial Doppler study. Neurology. 1999;52(8):1622–5.

[46] Zetola V, Lange MC, Scavasine VC, Bazan R, Braga GP, Celestino AC, et al. Latin American Consensus Statement for the use of contrast-enhanced transcranial ultrasound as a diagnostic test for detection of right-to-left shunt. Cerebrovasc

Dis. 2019;48(3–6):99–108.

[47] Klotzsch C, Janssen G, Berlit P. Transesophageal echocardiography and contrast-TCD in the detection of a patent foramen ovale: experiences with 111 patients. Neurology. 1994;44(9):1603–6.

[48] Anzola GP, Renaldini E, Magoni M, Costa A, Cobelli M, Guindani M. Validation of transcranial Doppler sonography in the assessment of patent foramen ovale. Cerebrovasc Dis. 1995;5:194–8.

[49] Teague S, Sharma MK. Detection of paradoxical cerebral echo contrast embolization by transcranial Doppler ultrasound. Stroke. 1991;22(6):7–10.

[50] Jauss M, Kaps M, Keberle M, Haberbosch W, Dorndorf W. A comparison of transesophageal echocardiography and transcranial Doppler sonography with contrast medium for detection of patent foramen ovale. Stroke. 1994;25(6):1265–7.

[51] Droste DW, Kriete JU, Stypmann J, Castrucci M, Wichter T, Tietje R, et al. Contrast transcranial Doppler ultrasound in the detection of right-to-left shunts: comparison of different procedures and different contrast agents. Stroke. 1999;30(9):1827–32.

[52] Devuyst G, Despland PA, Bogousslavsky J, Jeanrenaud X. Complementarity of contrast transcranial Doppler and contrast trans-esophageal echocardiography for the detection of patent foramen ovale in stroke patients. Eur Neurol. 1997;38(1):21–5.

[53] Belvís R, Leta RG, Martí-Fàbregas J, Cocho D, Carreras F, Pons-Lladó G, et al. Almost perfect concordance between simultaneous transcranial Doppler and transesophageal echocardiography in the quantification of right-to-left shunts. J Neuroimaging. 2006;16(2):133–8.

[54] Van H, Poommipanit P, Shalaby M, Gevorgyan R, Tseng CH, Tobis J. Sensitivity of transcranial Doppler versus intracardiac echocardiogra-phy in the detection of right-to-left shunt. JACC Cardiovasc Imaging. 2010;3(4):343–8.

[55] Komar M, Olszowska M, Przewłocki T, Podolec J, Stępniewski J, Sobień B, et al. Transcranial Doppler ultrasonography should it be the first choice for persistent foramen ovale screening? Cardiovasc Ultrasound. 2014;12:16.

[56] Maillet A, Pavero A, Salaun P, Pibourdin A, Skopinski S, Thambo JB, et al. Transcranial Doppler to detect right to left communication: evalua-tion versus transesophageal echocardiography in real life. Angiology. 2018;69(1):79–82.

[57] Jauss M, Zanette E for the Consensus Conference. Detection of right-to-left shunt with ultrasound contrast agent and transcranial Doppler sonog-raphy. Cerebrovasc Dis. 2000;10(6):490–6.

[58] Spencer MP, Moehring MA, Jesurum J, Gray WA, Olsen JV, Reisman M. Power M-mode transcranial Doppler for diagnosis of patent foramen ovale and assessing transcatheter closure. J Neuroimaging. 2004;14(4):342–9.

[59] Moehring MA, Spencer MP. Power M-Mode Doppler (PMD) for observ-ing cerebral blood flow and tracking emboli. Ultrasound Med Biol. 2002;28(1):49–57.

[60] Tobe J, Bogiatzi C, Munoz C, Tamayo A, Spence JD. Transcranial Doppler is complementary to echocardiography for detection and risk stratification of patent foramen ovale. Can J Cardiol. 2016;32(8):986.e9–16.

[61] Palazzo P, Ingrand P, Agius P, Belhadj Chaidi R, Neau JP. Transcranial Doppler to detect right-to-left shunt in cryptogenic acute ischemic stroke. Brain Behav. 2019;9(1):e01091.

[62] Mojadidi MK, Roberts SC, Winoker JS, Romero J, Goodman-Meza D, Gevorgyan R, et al. Accuracy of transcranial Doppler

for the diagnosis of intracardiac right-to-left shunt: a bivariate meta-analysis of prospective studies. JACC Cardiovasc Imaging. 2014;7(3):236–50.

[63]　Telman G, Kouperberg E, Sprecher E, Yarnitsky D. The positions of the patients in the diagnosis of patent foramen ovale by transcranial Doppler. J Neuroimaging. 2003;13(4):356–8.

[64]　Lao AY, Sharma VK, Tsivgoulis G, Malkoff MD, Alexandrov AV, Frey JL. Effect of body positioning during transcranial Doppler detection of right-to-left shunts. Eur J Neurol. 2007;14(9):1035–9.

[65]　Sastry S, Daly K, Chengodu T, McCollum C. Is transcranial Doppler for the detection of venous-to-arterial circulation shunts reproducible? Cerebrovasc Dis. 2007;23(5–6):424–9.

[66]　Lange MC, Zétola VF, Piovesan ÉJ, Werneck LC. Saline versus saline with blood as a contrast agent for right-to-left shunt diagnosis by tran-scranial Doppler: is there a significant difference? J Neuroimaging. 2012;22(1):17–20.

[67]　Albert A, Müller HR, Hetzel A. Optimized transcranial Doppler tech-nique for the diagnosis of cardiac right-to-left shunts. J Neuroimaging. 1997;7(3):159–63.

[68]　Schwarze JJ, Sander D, Kukla C, Wittich I, Babikian VL, Klingelhofer J. Methodological parameters influence the detection of right-to-left shunts by contrast transcranial Doppler ultrasonography. Stroke. 1999;30(6):1234–9.

[69]　Telman G, Yalonetsky S, Kouperberg E, Sprecher E, Lorber A, Yarnitsky D. Size of PFO and amount of microembolic signals in patients with isch-aemic stroke or TIA. Eur J Neurol. 2008;15(9):969–72.

第 8 章　脑循环停止的评估
Evaluation of Cerebral Circulatory Arrest

Armando Mario Cacciatori Castro　著

梁　洁　译　　周　环　韩　珂　校

　　TCD 已成为一种非常有价值的多模态神经功能监测（multimodal neuromonitoring，MNM）的工具，适用于 ICU 的神经重症患者的诊疗。被广泛应用于各类神经系统疾病的监测，其优点是可床旁连续操作，且成本相对低。1982 年，Aaslid 等首先报道了采用低频脉冲多普勒检测脑动脉，并展示了其探查的特殊脑血流模式 – 脑循环停止（cerebral circulatory arrest，CCA）的特征[1]。TCD 在 CCA 的诊断方面向前迈出了重要的一步。组成 Willis 环（CoW）的颅内、外动脉的正常超声图像表现为连续的血流频谱，不同的血管之间平均流速有所变化（图 8-1）。在 1 例脑损伤患者中，TCD 观察到进展为脑循环停止的变化与颅内压（ICP）增高相关[2]。1998 年，世界神经病学联合会（WFN）工作组发布了脑死亡（brain death，BD）的 TCD 诊断标准[3]。根据 WFN 诊断标准，脑循环停止的进展主要包括以下 4 个阶段。

　　• 搏动指数随舒张期减少而增加，直至舒张末期脑血流速度降为零：这种情况一般发生于颅内压力达到舒张期血压（DBP）时。在创伤性脑损伤（traumatic brain injury，TBI）患者中进行大量的 TCD 监测，为研究 ICP 和 TCD 之间的关系提供了依据。舒张期流速受脑血管阻力的影响，主要取决于颅内压和血管直径。当颅内压等于舒张期血压时，TCD 血流频谱显示舒张期流速降为零[4]。由于收缩期持续存在前向血流，此时并未达到脑循环停止的阶段。这是一个预警信号，提示此时 TCD 舒张期波形与舒张期血压相匹配（而不是收缩压或平均血压）[5]。

　　• 双向或振荡血流（图 8-2）：当 ICP 等于或高于收缩期血压时，脑灌注停止，"正向"和"反向"血流频谱几乎相同，此时净流量为零。这与脑动脉造影显示的脑循环停止相符。

　　• 收缩期钉子波（图 8-3）：这种模式是 CCA 的显著特征。随着脑血流量进一步减少，仅能检测到收缩早期的尖小收缩波血流信号。在这个阶段，我们假设反向血流因其流速过慢而被过滤进而被掩盖了。每台 TCD 机器都设置了高通滤波，去除来自血管壁振动造成的伪差。在诊断 CCA 前，机器的滤波应设置在最低水平（如 50Hz）。

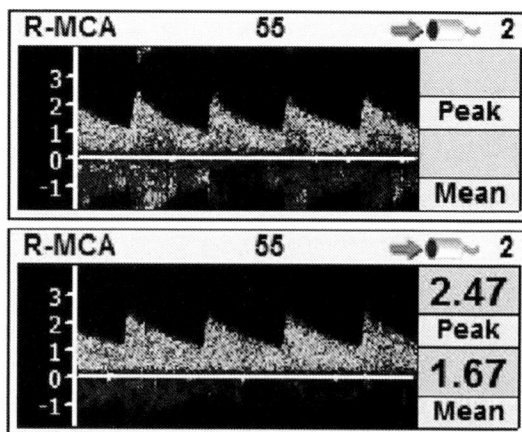

▲ 图 8-1　男性，24 岁，近颈内动脉（ICA）终末段的右侧大脑中动脉（R-MCA）的正常 TCD 频谱（此图彩色版本见书末）

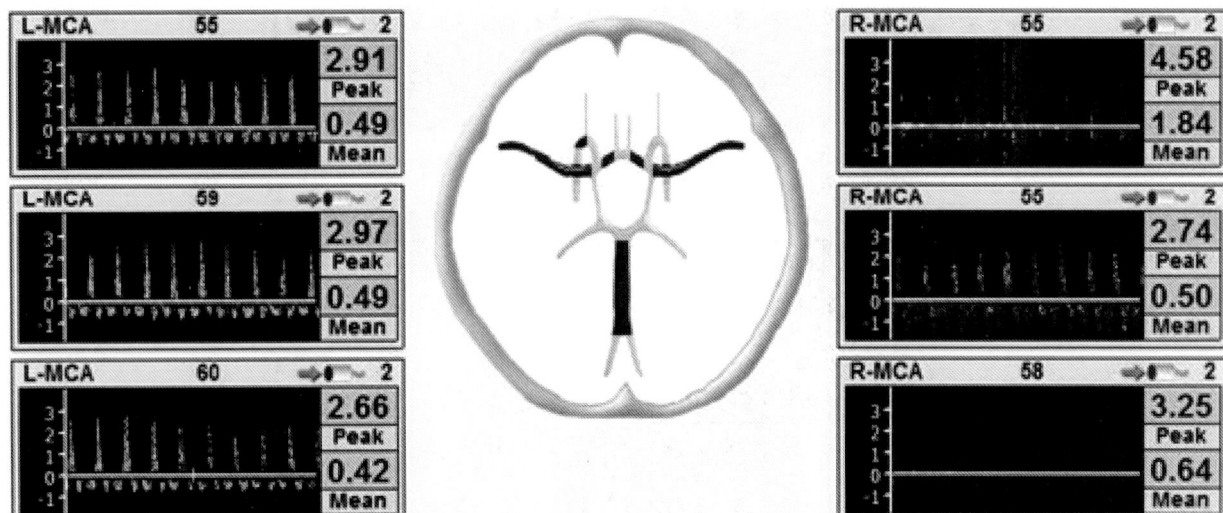

▲ 图 8-2 男性，26 岁，因枪伤导致的创伤性脑损伤（TBI），TCD 监测显示双侧大脑中动脉（MCA）的逆转 / 振荡 / 混合型的舒张期血流频谱模式（此图彩色版本见书末）

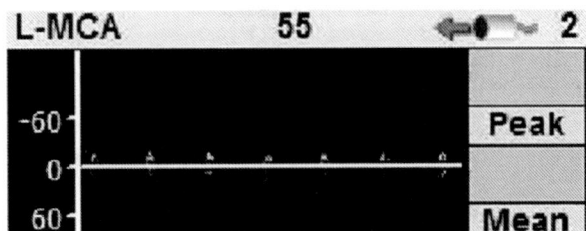

▲ 图 8-3 男性，31 岁，蛛网膜下腔出血，去骨瓣减压术（DC），最终演变为脑循环停止（CCA）。TCD 检测显示左侧大脑中动脉（L-MCA）为收缩早期的尖小收缩波血流频谱（此图彩色版本见书末）

• 血流信号消失：如果颅内压力持续升高，Willis 环近端血流逐渐被阻断，远端检测不到脑循环的血流信号。但血流信号检测不到也可能是声波传输出现问题（如声窗不良）；在这种情况下，检查颈动脉颅外段和椎动脉至关重要，这也是很重要的诊断标准[3]。一个最大的问题在于有时很难判断血流信号缺失是脑循环停止抑或声窗不良所致。为了验证该血流信号消失是否可作为CCA 的诊断标准，应该在相同的临床条件下，由曾为该患者检测到血流信号的同一位专业检查者进行 TCD 操作[6]。TCD 探头经颅骨骨质相对较薄且易于穿透的位置穿透颅骨屏障，称为声窗，其中 3 个常用的声窗为颞窗、眼窗、枕窗或枕旁窗。颈部彩色多普勒（CCD）超声检查被认为是检测 CCA 的有效且准确的诊断工具，与其他辅助检查相比，灵敏度为 78%。Pedicelli 等研究表明，在具有良好 TCD 声窗的亚组患者中，CCD 的血流频谱与 TCD 相同，灵敏度约 80%，这说明，在大多数情况下，CCD 记录的 CCA 模式可能与 TCD 相同[7]。

在某些司法管辖区（如西班牙立法、皇家法令 1723/2012）[8]，一些规定 CCA 判定标准的法律文书允许在不延长观察期的情况下确认脑死亡诊断。为了完善诊断，一般会建议辅助检查[8]。然而，基于文献，个别病例的脑血流（CBF）只是被短暂性中断［通常见于蛛网膜下腔出血（SAH）患者，是 TCD 检查与再出血导致的 ICP 急剧增高相重叠所致］，一些学会（如西班牙神经超声学会）推荐至少间隔 30min，重复血流检测，确认 CCA[9]。值得注意的是，在双相血流或振荡血流之前，可能出现收缩期 - 舒张期分离的血流模式，其典型频谱是收缩期正向血流（一些作者也称之为"收缩峰"），与之伴行在舒张期中段（舒张中期）亦可见少量正向血流、持续时间短暂；而在舒张早期（心动周期中从收缩期结束到主动脉瓣关闭标志着舒张期开始的一段时程）及舒张末期（接近心室舒张末期）血流为 0[10]。根据 Domínguez Roldán 等的说法，这种模式出现频率最低，因为存在时间相当短暂[10]。

值得注意的是，如果观察到这种血流频谱，建议12h内复查TCD，同时特别强调，需要同步完善其他神经系统检查[11]。我们的研究纳入了9例这种特征性TCD血流频谱，但其中1例22岁男性重型颅脑损伤患者却持续存在咳嗽反射及自主呼吸（图8-4）[11]。基于这些观点，提出以下问题：① CCA与BD相关吗？②脑循环中断导致了神经元死亡？

神经元是一种对缺血缺氧都非常敏感的细胞。脑组织缺血5min即可导致不可逆的损伤[12]。因此，任何改变正常脑血流循环的情况都可能引起神经元功能和结构的改变。神经元是通过舒张末期（神经递质释放的间期）获取营养物质的，这意味着如果在此阶段出现循环障碍，氧气和葡萄糖供应不足，神经元将会受到不同程度的损害。神经元细胞几乎无法进行无氧代谢。当血流量低于10ml/（100g·min）时将会发生不可逆的神经功能损害[13]。在各种不同类型的结构性颅脑损伤（SBI）（创伤性、血管性、肿瘤性、缺血缺氧性、感染性等）中，脑容积增加（脑水肿）继发的颅内高压（ICH）对脑血流量（CBF）产生了负面影响，使其下降到临界水平。TCD评估脑血流量与其他直接测量的方法（如氙气测量）的相关性好[14]。此外，随着舒张期脑血流的减少，舒张期的血流频谱早晚都将出现颅内高压的迹象[14]。颅腔内相互作用的各种压力将影响方程式：脑灌注压（CPP）= 平均血压（MBP）—颅内压（ICP），并且压力值将以血流频谱波形的

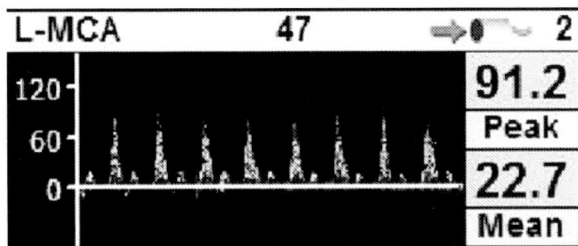

▲ 图8-4 男性，22岁，交通事故致重型创伤性脑损伤（TBI），左侧大脑中动脉（L-MCA）记录到收缩期 – 舒张期分离频谱（此图彩色版本见书末）

形式呈现。舒张期波形的衰减，是颅内压增高的早期表现，随后脑灌注量下降，神经元细胞的血液供应也相应减少。当颅内压增高依次超过舒张压、收缩压时，脑血流将逐渐下降至0，脑动脉循环里检测不到前向血流信号，此时TCD血流频谱符合CCA模式。脑疝将导致这种现象，通过阻断舒张末期神经元细胞的能量供应，导致其结构和功能性损害，并在短时间后，最终导致神经元细胞凋亡。这就是为什么CCA与神经元细胞凋亡相关，进而导致脑死亡的原因，值得强调的是，尽管这些现象并不是同步发生的，但发生的间隔时间非常短。然而，部分病例即使存在持续的脑血流仍发生了完全和不可逆的脑功能损害[15]，如心搏骤停后再灌注的病例，在这些病例中，患者的大脑由于全脑缺血而受到不可逆的损伤。尽管脑灌注被重新建立并将维持一段时间，此时能检测到脑血流，但不能排除脑死亡[16]。虽然人为地维持该患者的心肺功能，但坏死的脑细胞将引起脑水肿、颅内压增高，最终导致脑灌注压下降，脑血流消失。如果复查超声，最终将演变为CCA模式[15]。TCD作为脑死亡的辅助检查，具有较高的灵敏度和特异度，分别为89%和98%[17]。为了确诊符合脑死亡的CCA，超声必须同时检测Willis环前后循环血管，且CCA频谱必须持续30min以上。这个过程需要经颞窗检测双侧大脑中动脉，并尽可能沿着血管的走行探查全程，同样也需要经枕窗或枕旁窗探查基底动脉（BA）全程。据报道，对幕下损伤相关的CCA，通过颈内动脉系统，前循环的血流可能被保留[18]。我的研究发现，对2例脑干（BS）梗死患者，通过神经系统检查均已诊断临床脑死亡，但TCD检查双侧MCA呈连续性血流频谱，而BA呈脑血流停止频谱。基于上述原因，TCD可能并不能作为评估进展性幕下病变CCA的可靠辅助检查，因为Willis环所有血管并不能均是CCA模式[19]。在大多数情况下，临床神经系统检查仍然是诊断BD的主要方法。作为BD诊断

的辅助检查，TCD 长期以来一直吸引着研究者的关注。是否有能够准确识别 BD 的辅助检查，并作为临床检测的关键性指标，是美国神经病学学会（AAN）质控标准化分会提出的一个重要议题。已发表的推荐文件中，目前并没有充分的证据可以确认使用辅助检查能否准确地判定全脑功能丧失（U 级证据）[20]。在 AAN 循证指南中，TCD 只有在探查到可靠的异常信号时才有诊断价值，而可靠的异常频谱仅限于振荡波或收缩早期小尖收缩波。完全没有血流信号是不可靠的，可能是颞窗不良声波难以穿透所致。另一个要求是完整的超声检查必须包括双侧及前、后循环血流[20]。

在一些关于 BD 判定的临床指南中，TCD 被纳入成人 BD 判定的辅助检查。该方法适用于无法进行全面神经系统检查的情况，包括自主呼吸激发试验。这需要专业人士对结果进行解读，并且医生应该意识到假阳性结果的可能性[20]。更为重要的是，当患者在自主呼吸激发试验中失败时，辅助检查结果得出正式判定的时间即为死亡时间[20]。在一项观察 CCA 的 TCD 研究中，正如我们在系列研究文章中所阐述的那样，可能会有诸多反映相同结果的频谱模式。在第 1 个研究中，最常见的 CCA 模式如下：在 66 例（75%）中可见反向血流、振荡波、混合舒张期的血流频谱；48 例（54.5%）可见收缩早期尖小收缩波，只有 2 例（2.3%）无血流[11]。在第 2 个研究中，最常见的 CCA 模式是：反向 - 振荡舒张期血流（77%），其次是收缩早期尖小收缩波（55%）（图 8-3 和图 8-4）。这一发现反映了循序渐进发展的 CCA 模式，这与 ICP 增高有关。本研究还显示了超声检测动脉的分布，在 30% 的研究中，超声检测动脉是 MCA 和 BA[21]。TCD 评估 CCA 时，考虑假阴性和假阳性结果的可能性非常重要。举例来说，假阴性结果指临床诊断 BD 但有持续脑血流。这些可能出现在颅腔未闭合的情况下，如去骨瓣减压术（DC）、脑室造瘘术、开放性颅骨骨

折、囟门未闭（见于儿童）。去骨瓣减压术（DC）是治疗结构性颅脑损伤后颅内高压和脑水肿的一种日益普及的治疗方法，术后，颅内压降低，但同时导致了颅骨的闭合性丧失；脑血流量得以维持[22]；与术前相比，术后 TCD 显示脑血流速度显著提高，不仅在术侧，而且在非术侧大脑半球[23]。可能需要重复检查[22]。

假阳性是指 CCA 存在但自主呼吸激发试验或其他 BD 诊断结果阴性的情况。CCA 和 BD 的发生可能不同步，而假阳性可能出现在 CCA 后短暂出现脑干最小反应期间（但 BS 反射持续存在）[22]。与临床诊断 BD 一样，TCD 评估 CCA 前必须先满足一系列临床先决条件或开始检查前的相关要求。在检测过程中，患者的血流动力学和血气分析必须保持稳定，即符合以下条件：MAP≥70mmHg（SBP 和 DBP 不能小于 90/50mmHg）和 $PaCO_2$ 为 35～45mmHg[9]。因此，推荐在 TCD 评估 CCA 之前，先进行神经系统检查。最后，TCD 在确认脑死亡方面存在以下局限性。①与临床检查相比，TCD 灵敏度较低。② TCD 的灵敏度与神经损伤机制相关。③无法完全避免假阳性结果[17]。

在某些情况下，由于存在神经损伤机制，幕上受损侧的大血管显示 CCA 模式，而对侧同名血管未见类似表现[24]。据报道，1 例 20 岁的男性患者，由于颅骨穿透伤导致结构性 SBI，累及损伤大脑中动脉 M_1 段。这导致 Willis 动脉环的结构变形，无法完成关于诊断 CCA 的完整的超声检查。经临床检查诊断 BD（图 8-5）。

结论

脑循环停止（CCA）通常源于脑组织受压或脑疝形成，是 SBI 的终末阶段，并且通常同时伴随 BD，TCD 能识别其特定的血流频谱。TCD 具有便于床旁操作、经济、可连续监测的特点。考虑到可能存在假阴性和假阳性结果的情况，TCD 的灵敏度 89%，特异度 98%[15]。

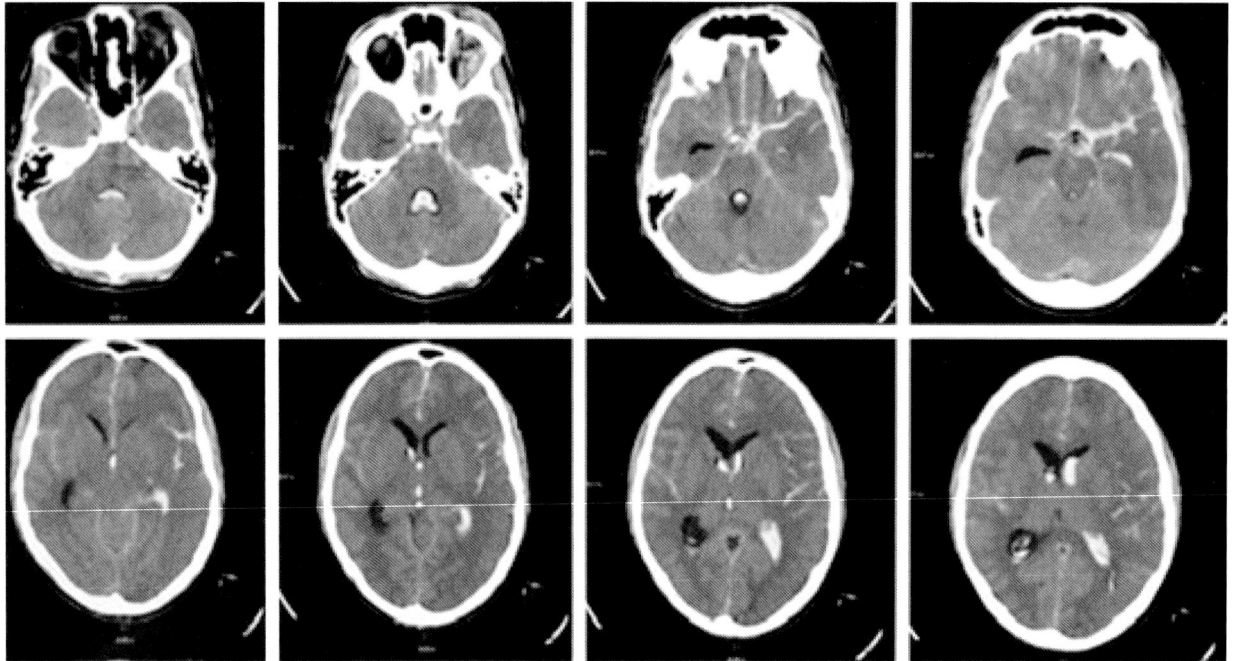

▲ 图 8-5　男性，20 岁，临床诊断 BD，CT 示穿透性颅脑损伤，损伤位于 L-MCA 的 M_1 段

　　著者观点：在许多司法管辖区，TCD 评估脑循环停止已成为一种被广泛接受的用于脑死亡诊断的辅助检查方法，特别是在无法满足符合脑死亡全面神经系统检查的临床先决条件时。在脑死亡诊断过程中引入 TCD，被视为是器官获取的一个重要里程碑，因为有它，使那些有可能失去器官捐献机会的脑死亡患者得以被招募。

参考文献

[1] Hadani M, Bruk B, Ram Z, Knoller N, Spiegelmann R, Segal E. Application of transcranial Doppler ultrasonography for the diagnosis of brain death. Intensive Care Med. 1999;25:822–8.

[2] Perez Calatayud AA, Carrillo Esper R, Díaz Carrillo A, Zepeda Mendoza AD. Doppler transcraneal y cese de la circulación cerebral en Muerte encefálica. J Mex Assoc Crit Med Intensive Care. 2016;XXX(1):59–60.

[3] Ducrocq X, Hassler W, Moritake K, Newell DW, von Reutern GM, Shiogay T, et al. Consensus opinion on diagnosis of cerebral circulatory arrest using Doppler-sonography. Task Force Group on cerebral death of the Neurosonology Research Group of the World Federation of Neurology. J Neurol Sci. 1998;159:145–50.

[4] Hassler WI, Steinmetz H, Gawlowski J. Transcranial Doppler ultrasonography in raised intracranial pressure and in intracranial circulatory arrest. J Neurosurg. 1988;68:745–51.

[5] Sidi A, Mahla M. Noninvasive monitoring of cerebral perfusion by transcranial Doppler during fulminant hepatic failure and liver transplanta-tion. Anesth Analg. 1995;80:194–200.

[6] Escudero D, Otero J, Quindós B, Viñ L. Doppler transcraneal en el diag-nóstico de la muerte encefálica. ¿Es útil o retrasa el diagnóstico? Intensive Med. 2015;39(4):244–50. https://doi.org/10.1016/j.medin.2014.11.005.

[7] Pedicelli A, Bartocci M, Lozupone E, D'Argento F, Alexandre A, Garignano G, et al. The role of cervical color Doppler ultrasound in the diagnosis of brain death. Neuroradiology. 2019;61:137–45. https://doi.org/10.1007/s00234–018–2111–4.

[8] Royal Decree 1723/2012, 28th of December, by which the activities of obtaining, clinical use and territorial coordination of human organs destined for transplantation are regulated and quality and safety requirements are established. Health, Social Services and Equality Ministry. "BOE" number 313, 29th of December of 2012. Reference: BOE-A-2012–15715.

[9] Calleja S, Tembl JL, Segura T. Recomendaciones sobre el uso del Doppler transcraneal para determinar la existencia de paro circulatorio cerebral como apoyo diagnóstico de la muerte encefálica. Neurology. 2007;22(7):441–7.

[10] Dominguez Roldán JM, Barrera Chacón JM, Rivera Fernández MV, García Alfaro C. Sonografía Doppler transcraneal: su utilidad en el diagnóstico de las parada circulatoria cerebral que acompañ a la muerte encefálica. Intensive Med. 2000;24:151–60.

[11] Cacciatori A, Godino M, Mizraji R. Systodiastolic separation expresses circulatory cerebral arrest? Transplant Proc. 2018;50:412–5.

[12] Roig C. Chap. 19: Muerte Encefálica causada por anoxia encefálica. In: López-Navidad A, Kulisovsky J, Caballero F, editors. El donante de órga-nos y tejidos. Evaluación y manejo. Barcelona: Springer –Verlag Ibérica; 1997. p. 202–9.

[13] Jimenez OC, Guerrero Peral AL. Chap. 3: Fisiología de la circulación cerebral. In: Castillo Sánchez J, Alvarez Sabín J, Martí-Vilalta JL, Martínez Vila E, et al., editors. Manual de enfermedades vasculares cere-brales. Barcelona: J. R. Prous, S.A; 1995. p. 20–5.

[14] Raghavan M, Marik P. Therapy of intracranial hypertension in patients with fulminant hepatic failure. Neurocrit Care. 2006;04:179–89.

[15] Consensus Group on Transcranial Doppler in the Diagnosis of Brain Death. Latin American Consensus on the use of transcranial Doppler in the diagnosis of brain death. Braz J Intensive Ther. 2014;26(3):240–52.

[16] Flowers WM Jr, Patel BR. Persistence of cerebral blood flow after brain death. South Med J. 2000;93(4):364–70.

[17] Chang JJ, Tsivgoulis G, Katsanos AH, Malkoff MD, Alexandrov AV. Diagnostic accuracy of transcraneal Doppler for brain death confir-mation: systematic review and meta-analysis. AJNR Am J Neuroradiol. 2016;37:408–14. www.ajnr. org.

[18] Escudero D. Diagnóstico de muerte encefálica. Intensive Med. 2009;33(4):185–95.

[19] Cacciatori A, Godino M, Mizraji R, Domínguez Roldán JM. Diagnosis of brain death in infratentorial neurological pathology how to approach it in the Intensive Care Unit? Case reports. Transplant Proc. 2020;52:1042–8.

[20] Wijdicks Eelco FM, Varelas PN, Gronseth GS, Greer DM. Evidence – based guideline update: determining brain death in adults. Report of the Quality Standards Subcommittee of the American Academy of Neurology. Neurology. 2010;74:1911–8.

[21] Cacciatori A, Godino M, Mizraji R. Utility of transcranial Doppler in the coordination of transplants. 10 years of experience. Transplant Proc. 2018;50:408–11.

[22] Correa H, Puppo C, Biestro A, Mizraji R, Cancela M, Grille P, et al. Actualización de Consenso de Muerte Encefálica en adultos. 5th edn. National Institute of Donations and Transplants of Cells, Tissues and Organs of the Republic of Uruguay. Ministry of Public Health – School of Medicine, University of the Republic; 2016. p. 1–18.

[23] Bon-Seng-Shu E, Jacobsen Teixeira M, Hirsch R, Ferreira de Andrade A, Marino R Jr. Transcranial Doppler sonography in two patients who underwent decompressive craniectomy for traumatic brain swelling: report of two cases. Neuropsychiatric Arch. 2004;62:715–21.

[24] Paolin A, Manuali A, Di Paola F, et al. Reliability in diagnosis of brain death. Intensive Care Med. 1995;21:657–62. CrossRef Medline.

第 9 章　颅内动脉狭窄
Intracranial Stenosis

Mark N. Rubin　Andrei V. Alexandrov　著

李　爽　冷昕祎　译　周　环　韩　珂　校

一、定义

"颅内动脉狭窄"是颅内动脉的病理性狭窄。

二、病因

颅内动脉狭窄的主要机制是动脉粥样硬化斑块形成，多发于亚洲人群和非洲裔美国人群，但在西班牙裔和白种人中也越来越多见。镰状细胞贫血、内皮增生、平滑肌痉挛、动脉夹层和非闭塞性血栓形成也可导致颅内动脉的病理性变窄。然而，使用"狭窄"（stenosis）这一术语通常指代动脉粥样硬化性狭窄，而非其他病因。

三、并发症

颅内动脉狭窄可通过血流动力学障碍，动脉粥样硬化血栓形成，或动脉源性栓塞引起"下游"组织的缺血性损伤。颅内血管的动脉粥样硬化性改变最常见，其发病率随着年龄的增长而增加。可控制的危险因素包括吸烟、高血压、血脂异常和高血糖。

四、鉴别诊断

颅内动脉狭窄的主要鉴别诊断是先天性生理性动脉闭锁，这是一种正常变异。Willis 环内存在多种正常和发育不全的变异，因此，"完整"且对称的 Willis 环仅见于少数患者。血管狭窄的长度（较长节段则倾向于动脉闭锁，而较短节段则倾向于病理性狭窄），及影像学上血流代偿的速度或是否存在血管结构的改变，作为线索，有助于鉴别病理性狭窄和闭锁。

五、经颅多普勒超声检查结果

经颅多普勒超声（transcranial doppler, TCD）[1]测量血液中流动的红细胞反射回声的频率变化，并根据这些变化计算出血液流动的速度。已发表的标准数据[2]表明，血流速度的正常范围在不同年龄层差异较大，而在性别间差异较小。

首先，为了更好地理解 TCD 的结果，有必要先回顾以下关键性物理原理。①假设声波入射角为 0。②血流动力学定律，即伯努利（Bernoulli）原理和哈根－泊肃叶（Hagen-Poiseuille）定律。③斯宾塞（Spencer）曲线[3]。

手持式非成像 TCD 仪通常被校准以 0° 或 180° 入射角进行测量，因此，在未知角度下取样动脉，将得出不完全"真实"的速度；由于传统的声窗和典型的血管神经解剖学特征的限制，其对实际操作的影响是，只能探测到颅底血管的最近段，对颅内动脉狭窄进行诊断。

脑血管系统的功能是在心动周期的收缩期和舒张期维持连续的血流，以确保脑血流不间断地向神经元细胞供应氧气和葡萄糖。血液流向大脑是由于脑血管系统是一个低压的"水池"，因此这是一条阻力最小的动脉路径。压力梯度（ΔP）可大致由哈根－泊肃叶公式 $8\mu LQ/\pi r^4$ 计算得出，其中 μ 为黏度，L 为血管长度，Q 为流量，r 为血管半径。该方程中的 $8\mu L/\pi r^4$ 被广泛认为是"血流阻力",并以 R 表示。因此,该公式也可以写为 $Q=\Delta P/R$;这表明,血流量与压力梯度直接相关,而与血流阻力间接相关。由这些公式可知,局部血管半径的逐渐缩小将导致血流阻力的增加,从而需要远端压力梯度相应降低来维持血流量。

伯努利原理表明,作为能量守恒的延伸,势能(静水或压力)的变化必定会引起动能(速度)的变化,以保证同一流线上所有质点的总能量相等。因此,在我们前面所举的例子中,由于局部血流阻力增加而导致远端压力梯度下降,压力(势能)的下降理论上需要动能或速度的增加,这正是我们在临床上诊断颅内动脉节段性、局限性狭窄时所观察到的情况。

根据哈根 – 泊肃叶定律和伯努利原理,Merrill

Spencer 和 John Reid 发表了一个理想的动脉狭窄(局限性、轴对称的狭窄)下流速变化的理论模型[3];该模型得到了一条复杂的曲线:在狭窄程度逐渐增加直至 80% 时,流速随血管直径的减小呈指数增长;而在超过 80% 狭窄的临界水平后,流速又开始呈指数下降,直到血管完全闭塞时流速降至 0。这一模型现在被称为"Spencer 曲线"(The Spencer Curve);虽然它是一个基于颈动脉狭窄的理想化、概念化的模型,但已被公认为是制订脑血管系统血流动力学(包括颅内血管)诊断标准的基础[4](图 9-1)。

Demchuk 等提出了脑缺血溶栓(thrombolysis in brain ischemia,TIBI)的血流分级量表,以补充观察到颅内狭窄情况下极高或极低的平均流速[5],该量表(图 9-2)基本上列举了与颅内狭窄闭塞性疾病和 Spencer 曲线各个阶段(右

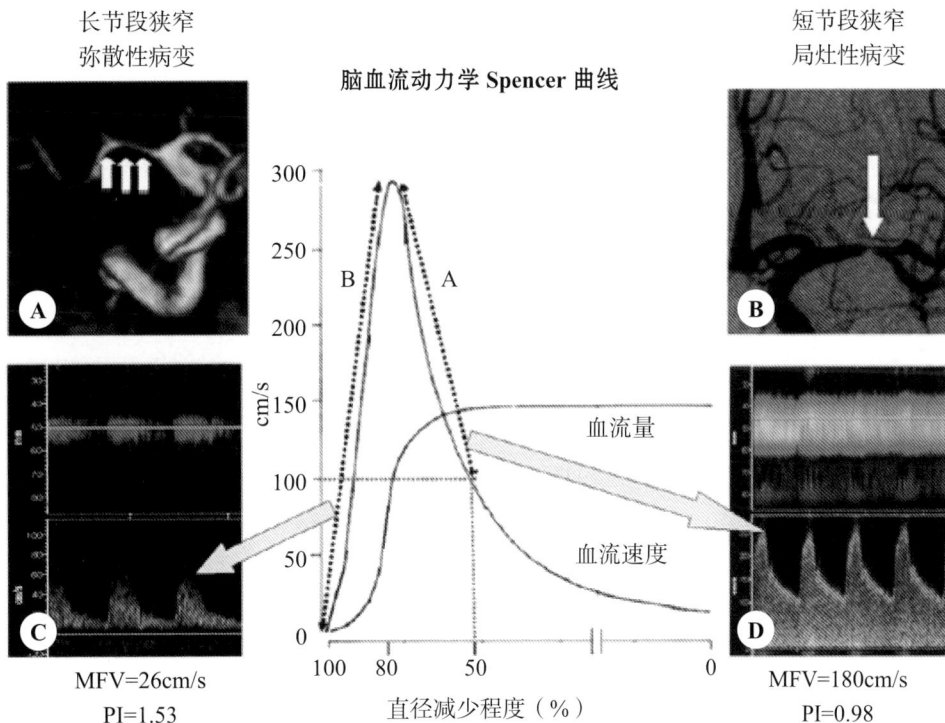

▲ 图 9-1　Spencer 脑血流动力学曲线[21]。狭窄引起的颅内动脉血流模式可通过其在 Spencer 脑血流动力学曲线上的位置来预测。虚线 A 对应于较短的、狭窄程度 ≥50% 的局部狭窄引起的血流速度升高(曲线的"上坡段"),DSA(B)可见相应狭窄,TCD(D)示血流速度升高。虚线 B 表示 Spencer 曲线的"下坡段"–当狭窄严重或病灶较长时,血流阻力增加可导致流速降低;CTA 图像(A)显示一个较长的(长度 >1cm)狭窄病灶,TCD(C)显示平均流速较低而搏动指数较高(C)(此图彩色版本见书末)

MFV. 平均血流速度;PI. 搏动指数

半部分为血流加速段，左半部分为血流减速段）相对应的频谱波形特征，并发现 TIBI 评分较低与静脉溶栓疗效较差及患者的总体预后较差相关。TIBI 评分的改善则反映了血管再通的过程，或血流情况向 Spencer 曲线良好的一侧转归（图 9-2）。

鉴于神经血管解剖的复杂性及个体差异、引起颅内动脉狭窄病变过程的典型轴不对称性、以及操作者技术和超声硬件的差异，目前尚缺乏适用于所有患者的、能够精准识别颅内狭窄的平均流速阈值。与颈动脉超声检查的最佳临床实践类似[6]，为保证诊断的准确性，TCD 的血流速度阈值及其对应的颅内动脉狭窄程度必须来源于各中心自己的数据。对于新成立的脑血管实验室（或检查中心），已发表的临床研究数据可作为合理的初步参考（表 9-1）。在遵循标准技术的前提下，TCD 对急性缺血性脑卒中患者颅内动脉狭窄或闭塞的诊断具有灵敏度、特异度和准确性[7]。

表 9-1 已发表的诊断颅内动脉狭窄的 TCD 平均血流速度阈值（供新中心参考）[13, 19, 20]

血 管	狭窄 ≥ 50%	狭窄 ≥ 80%
大脑中动脉（MCA）	100cm/s	240cm/s
颈内动脉（ICA）	90cm/s	120cm/s
大脑前动脉（ACA）	80cm/s	—
大脑后动脉（PCA）	80cm/s	—
椎动脉（VA）	90cm/s	110cm/s
基底动脉（BA）	90cm/s	130cm/s

TCD 监测技术在颅内动脉狭窄的诊断和治疗中也有一定作用。具体来说，多次的无创监测可以明确患者在控制了危险因素和接受最佳

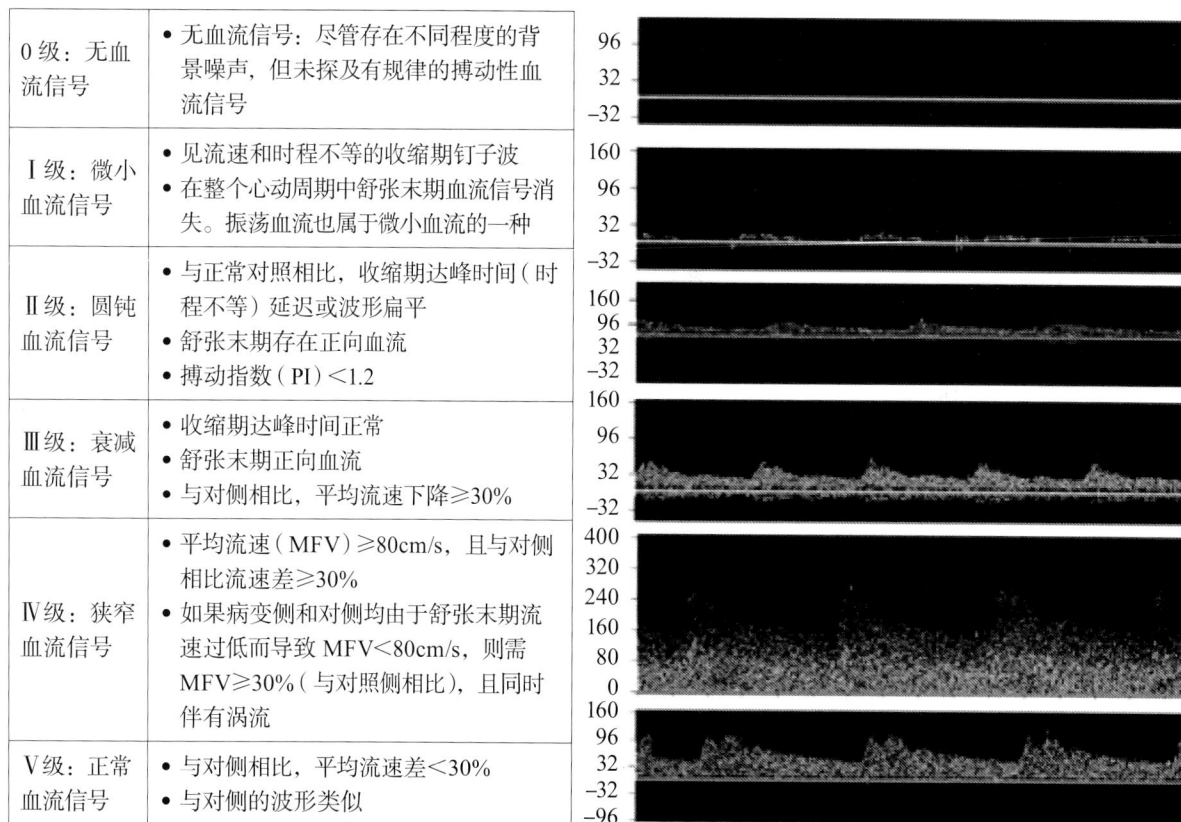

分级	特征	
0 级：无血流信号	• 无血流信号：尽管存在不同程度的背景噪声，但未探及有规律的搏动性血流信号	
I 级：微小血流信号	• 见流速和时程不等的收缩期钉子波 • 在整个心动周期中舒张末期血流信号消失。振荡血流也属于微小血流的一种	
II 级：圆钝血流信号	• 与正常对照相比，收缩期达峰时间（时程不等）延迟或波形扁平 • 舒张末期存在正向血流 • 搏动指数（PI）＜1.2	
III 级：衰减血流信号	• 收缩期达峰时间正常 • 舒张末期正向血流 • 与对侧相比，平均流速下降 ≥ 30%	
IV 级：狭窄血流信号	• 平均流速（MFV）≥ 80cm/s，且与对侧相比流速差 ≥ 30% • 如果病变侧和对侧均由于舒张末期流速过低而导致 MFV＜80cm/s，则需 MFV ≥ 30%（与对照侧相比），且同时伴有涡流	
V 级：正常血流信号	• 与对侧相比，平均流速差＜30% • 与对侧的波形类似	

▲ 图 9-2 脑缺血溶栓（TIBI）的血流分级。TIBI 分级量表。较低的评分与较差的静脉溶栓疗效和较差的临床预后相关。3-0 级反映了 Spencer 曲线"下坡段"中血流速度的逐渐下降（此图彩色版本见书末）

药物治疗的情况下，其狭窄程度是否稳定、进展或好转。TCD 还可评估脑血管舒缩反应性（vasomotor reactivity，VMR）和监测微栓子信号（microembolic signal，MES），进一步改善颅内动脉狭窄的诊断、预后和治疗。既往研究中 VMR 测试大多在颈动脉狭窄的患者中进行，但也有针对颅内动脉狭窄的研究报道了与颈动脉狭窄研究类似的发现，即与颅内动脉正常且 VMR 正常相比，颅内动脉狭窄"下游"VMR 受损与当前急性期缺血性脑卒中程度、既往脑卒中病史以及较差的预后有关[8, 9, 10]。一些对大脑中动脉狭窄进行 MES 监测的研究表明，MES 在这些患者中较常见（22%），并可独立预测 1 年内同侧脑卒中事件[11]。

六、其他检测方法

与 TCD 相比，有创和其他无创的脑血管成像方法均可获得相似或互补的信息。数字减影血管造影（digital subtraction angiography，DSA）或"传统"的血管造影，因其极高的时间和空间分辨率，是评估动脉管腔的"金标准"。常规的 CT 和磁共振血管成像（分别为 CTA 或 MRA）为无创性的颅内动脉管腔成像手段，具有较高（但次于 DSA）的空间分辨率；但其仅仅是某一瞬间的"即时快照"，因此除了动脉形态外，并不能提供客观的血流动力学数据。颅内动脉粥样硬化的脑卒中预后及神经影像学研究（stroke outcomes and neuroimaging of intracranial atherosclerosis，SONIA）研究为 WASID 试验[12]的一项子研究[13]，其前瞻性地对 DSA 和 TCD（及 MRA）进行了比较。简单来讲，SONIA 研究发现，与 DSA 相比，TCD 对狭窄程度为 50%～99% 的颅内动脉狭窄具有较高的阴性预测值（86%），但其阳性预测值较低（36%）。SONIA 研究证实，TCD 结果正常能够可靠地排除颅内动脉狭窄的存在；然而，由于 SONIA 研究未在各参与中心对 TCD 检查进行标准化，因此所得到的阳性预测值

低于最佳值。随后，一个国际性、多中心的研究团队验证了 TCD 检查方案并采用了相同的诊断标准，结果显示 WASID-SONIA 标准对诊断颅内动脉狭窄具有较高的灵敏度和特异度[14]。此外，TCD 还可提供 CTA 检查无法获得的额外信息，如栓塞、侧支循环、盗血等信息（图 9-3）[15]。

七、治疗

颅内动脉狭窄的治疗取决于其病因（最常见为动脉粥样硬化）以及患者是否出现了与狭窄相关的症状。无症状的颅内动脉粥样硬化性狭窄通常是偶然诊断出来的，在尽可能地控制常见危险因素（如高血压、血脂异常和高血糖）后，患者不一定需要特定的药物或手术治疗。症状性颅内动脉粥样硬化性狭窄（无论是表现为脑卒中还是短暂性脑缺血发作）具有较高的脑卒中复发风险，且与受累动脉数量及狭窄程度成正相关。治疗方法除了控制上述常见危险因素外，还包括使用抗血小板药物、严格控制血压（避免低血压或持续血压升高）和强化他汀治疗。发生症状性颅内动脉狭窄所致的脑缺血事件后，常采取 90 天的双联抗血小板治疗方案。TCD 对诊断颅内动脉狭窄远端的 MES 特别有帮助；MES 也是同侧脑卒中的一个预测因素[11, 16]，并可指导治疗（多为双联抗血小板治疗[17, 18]，难治性患者偶尔需要抗凝治疗）。

对于其他不太常见的病因（如镰状细胞性贫血、内皮增生、血管痉挛、夹层、动脉平滑肌痉挛或非闭塞性血栓）引起的狭窄则需要不同的评估和治疗方法。例如，大多数动脉痉挛性疾病 – 动脉瘤性蛛网膜下腔出血引起的动脉痉挛或 Call-Fleming 综合征（可逆性脑血管收缩综合征）的动脉痉挛，通常是自限性疾病，在 3 周至 3 个月内消退，需要钙通道阻滞药和支持治疗，而不需要使用抗栓药物。另外，动脉夹层和非闭塞性血栓形成需要终生服用抗血小板药物。当血管腔内出现短暂（但至少持续数周）至永久性的

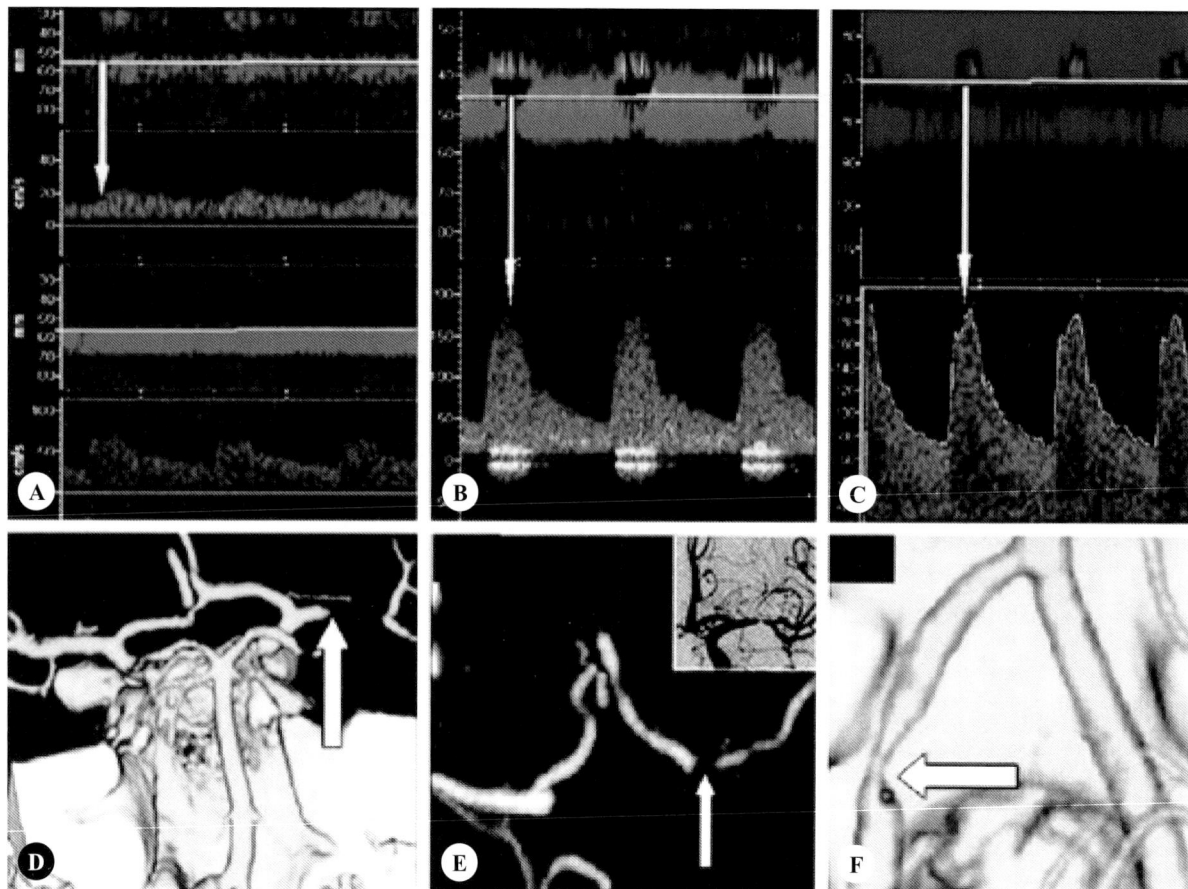

▲ 图 9-3　TCD 及相应的 CTA 检查结果[15]（此图彩色版本见书末）

A. 能量多普勒（power-motion TCD，又称 M 模式 TCD）显示左侧 M₁-MCA 闭塞（54mm 深度处信号减弱），下图显示对侧 MCA 正常；B. 左侧 M₁-MCA 狭窄（48mm 深度处血流速度增高伴收缩期杂音）；C. 右侧椎动脉末段狭窄［70mm 深度处的平均血流速度（MFV）为 113cm/s］。TCD 检查结果被 CTA 证实，A 至 C 分别对应于 D 至 F；E. 右上角的小图是急诊 DSA 的结果，提示 M₁-MCA 狭窄

改变，进而导致动脉血层流紊乱时，偶尔也需要抗凝治疗。

　　TCD 最经典和广泛的应用是筛查蛛网膜下腔出血后血管痉挛的发生并监测其动态变化。系统地进行 TCD 检查有助于指导治疗，例如，严重病例往往需要血管内再灌注治疗［如动脉成形术和（或）局部注射钙通道阻滞药］以避免缺血性损伤。弹簧圈堵塞动脉瘤所用的材料也可能引起血栓并发症；如图 9-4 所示，TCD 发现 MES 及严重的动脉痉挛（平均流速显著增高），分别提示需要进行抗血小板治疗和血管内治疗；而如果未进行 TCD 检查，则无法跟进这两种治疗。

结论

　　由各种病因引起的颅内动脉狭窄是一种多发的甚至是致命的疾病，诊断是否存在颅内动脉狭窄对脑卒中治疗以及日常健康的维持都至关重要。TCD 可以有效地排除具有显著血流动力学改变的颅内动脉狭窄；训练有素的专家可准确地诊断并定位颅内动脉狭窄（与 DSA 和无创颅内动脉成像结果一致），并可补充提供仅超声可获取的实时血流数据和栓子信息。

　　著者观点：在作者所在的中心，TCD 是脑卒中患者的必要检查手段，通过 TCD 对颅内动脉狭窄进行多次检查（如同在肺炎治疗或肺炎康复

	69		44		8		170		100	

| 298 42 | 213 22 | 0.69 1.90 | 0.50 1.00 | | | | | MCA_L ◼← 2 PW |

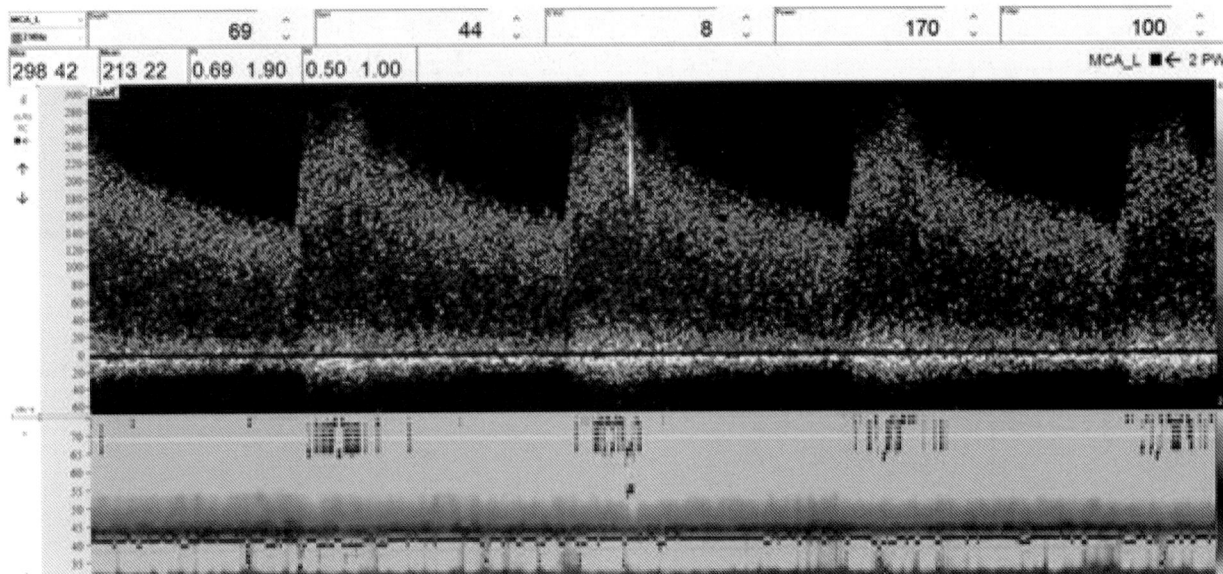

▲ 图 9-4 TCD 诊断动脉瘤性蛛网膜下腔出血并发症。图示左侧颈内动脉末端动脉瘤栓塞后左侧大脑中动脉（MCA）的床旁 TCD 结果：平均血流速度升高到中度至重度动脉痉挛的范围（此图彩色版本见书末）

期反复对患者进行肺部听诊），以确定我们的治疗是否已有效地降低狭窄程度或恢复受损大脑半球的血流灌注。TCD 具备快速、安全及无创的优势，使我们在院内能够快速、可靠地诊断或排除颅内狭窄闭塞性疾病，为快速诊断和精确管理急性神经功能恶化提供了机会。VMR 和 MES 监测可以区分无症状的和需要关注并进一步调节血压和（或）进行抗栓治疗的发生了显著血流动力学变化的颅内动脉狭窄。因此，TCD 是临床血管神经科医生可靠的床旁诊断工具。

参考文献

[1] Aaslid R, Markwalder TM, Nornes H. Noninvasive transcranial Doppler ultrasound recording of flow velocity in basal cerebral arteries. J Neurosurg. 1982;57(6):769–74.

[2] Tegeler CH, Crutchfield K, Katsnelson M, Kim J, Tang R, Passmore Griffin L, et al. Transcranial Doppler velocities in a large, healthy popula-tion. J Neuroimaging. 2013;23(3):466–72.

[3] Spencer MP, Reid JM. Quantitation of carotid stenosis with continuous-wave (C-W) Doppler ultrasound. Stroke. 1979;10(3):326–30.

[4] Alexandrov AV. The Spencer's curve: clinical implications of a classic hemodynamic model. J Neuroimaging. 2007;17(1):6–10.

[5] Demchuk AM, Burgin WS, Christou I, Felberg RA, Barber PA, Hill MD, et al. Thrombolysis in brain ischemia (TIBI) transcranial Doppler flow grades predict clinical severity, early recovery, and mortality in patients treated with intravenous tissue plasminogen activator. Stroke. 2001;32(1):89–93.

[6] Grant EG, Benson CB, Moneta GL, Alexandrov AV, Baker JD, Bluth EI, et al. Carotid artery stenosis: gray-scale and Doppler US diagnosis—Society of Radiologists in Ultrasound Consensus Conference. Radiology. 2003;229(2):340–6.

[7] Mattioni A, Cenciarelli S, Eusebi P, Brazzelli M, Mazzoli T, Del Sette M, et al. Transcranial Doppler sonography for detecting stenosis or occlusion of intracranial arteries in people with acute ischaemic stroke. Cochrane Stroke Group, editor. Cochrane Database Syst Rev [Internet]. 2020 [cited 2020 Sep 23]. Available from: http://doi.wiley.com/10.1002/14651858.CD010722.pub2.

[8] Lee J-Y, Lee Y-S. Vasomotor reactivity in middle cerebral artery stenosis. J Neurol Sci. 2011;301(1–2):35–7.

[9] Sharma VK, Tsivgoulis G, Ning C, Teoh HL, Bairaktaris C, Chong VF, et al. Role of multimodal evaluation of cerebral hemodynamics in select-ing patients with symptomatic carotid or middle cerebral artery steno-occlusive disease for revascularization. J Vasc Interv Neurol. 2008;1(4):96–101.

[10] Uzunca I, Asil T, Balci K, Utku U. Evaluation of vasomotor reactivity by transcranial Doppler sonography in patients with acute stroke who have symptomatic intracranial and extracranial stenosis. J Ultrasound Med. 2007;26(2):179–85.

[11] Gao S, Wong KS, Hansberg T, Lam WWM, Droste DW, Ringelstein EB. Microembolic signal predicts recurrent cerebral ischemic events in acute stroke patients with middle cerebral artery stenosis. Stroke. 2004;35(12):2832–6.

[12] Chimowitz MI, Lynn MJ, Howlett-Smith H, Stern BJ, Hertzberg VS, Frankel MR, et al. Comparison of warfarin and aspirin for symptomatic intracranial arterial stenosis. N Engl J Med. 2005;352(13):1305–16.

[13] Feldmann E, Wilterdink JL, Kosinski A, Lynn M, Chimowitz MI, Sarafin J, et al. The stroke outcomes and neuroimaging of intracranial atheroscle-rosis (SONIA) trial. Neurology. 2007;68(24):2099–106.

[14] Zhao L, Barlinn K, Sharma VK, Tsivgoulis G, Cava LF, Vasdekis SN, et al. Velocity criteria for intracranial stenosis revisited: an international multicenter study of transcranial Doppler and digital subtraction angiog-raphy. Stroke. 2011;42(12):3429–34.

[15] Tsivgoulis G, Sharma VK, Lao AY, Malkoff MD, Alexandrov AV. Validation of transcranial Doppler with computed tomography angiography in acute cerebral ischemia. Stroke. 2007;38(4):1245–9.

[16] Ritter MA, Dittrich R, Thoenissen N, Ringelstein EB, Nabavi DG. Prevalence and prognostic impact of microembolic signals in arterial sources of embolism: a systematic review of the literature. J Neurol. 2008;255(7):953–61.

[17] Wong KSL, Chen C, Fu J, Chang HM, Suwanwela NC, Huang YN, et al. Clopidogrel plus aspirin versus aspirin alone for reducing embolisation in patients with acute symptomatic cerebral or carotid artery stenosis (CLAIR study): a randomised, open-label, blinded-endpoint trial. Lancet Neurol. 2010;9(5):489–97.

[18] Markus HS, Droste DW, Kaps M, Larrue V, Lees KR, Siebler M, et al. Dual antiplatelet therapy with clopidogrel and aspirin in symptomatic carotid stenosis evaluated using Doppler embolic signal detection: the clopidogrel and aspirin for reduction of emboli in symptomatic carotid stenosis (CARESS) trial. Circulation. 2005;111(17):2233–40.

[19] Felberg RA, Christou I, Demchuk AM, Malkoff M, Alexandrov AV. Screening for intracranial stenosis with transcranial Doppler: the accuracy of mean flow velocity thresholds. J Neuroimaging. 2002;12(1):9–14.

[20] Lindegaard KF, Bakke SJ, Aaslid R, Nornes H. Doppler diagnosis of intracranial artery occlusive disorders. J Neurol Neurosurg Psychiatry. 1986;49(5):510–8.

[21] Alexandrov AV, editor. Cerebrovascular ultrasound in stroke prevention and treatment. 2nd ed. Chichester: Wiley-Blackwell; 2011. 280 p.

第10章 治疗性经颅多普勒超声在急性缺血性脑卒中的应用
Therapeutic TCD for Patients with Acute Cerebral Ischemia

Mark N. Rubin　Andrei V. Alexandrov　著
束礼明　译　李凡　韩珂　校

大量证据表明，超声（特别是2MHz经颅多普勒超声）通过增强急性缺血性脑卒中的溶栓效果而产生治疗作用[1, 2]。实验模型显示，增强溶栓治疗与改善药物输送、改变纤维蛋白结构和增强溶栓药物与纤维蛋白的结合相关[3-9]。一项关于溶栓治疗监测的研究[10, 11]显示，在急性缺血性脑卒中患者tPA输注期间，使用2MHz脉冲多普勒持续监测代表残留血流的MCA波形，显著提高了早期神经功能恢复的比例［美国国立卫生研究院卒中量表（NIHSS）改善＞10分占40%，改善＞4分占62.5%］，这远高于将急性缺血性脑卒中溶栓治疗确立为全球脑卒中治疗标准的关键性临床试验（改善＞10分占27%，改善＞4分占40%，见图10-1）。这项研究推进了超声增强溶栓治疗的Ⅰ期[12]和Ⅱ期试验[1]，这些试验表明，与对照组相比，在tPA输注期间进行2MHz脉冲TCD持续监测的患者在tPA输注后2h内血流更有可能完全再通或者显著改善（实验组31/63，49%；对照组19/63，30%；P=0.03），并且在3个月时有更好地恢复到改良Rankin量表（mRS）0～1分水平的趋势（超声溶栓组22/53，42%；对照组14/49，29%；P=0.2）。见图10-2。

在发现TCD可以改善溶栓治疗的基础上，研究者开始尝试利用气体微泡（通常作为超声成像研究的造影剂）助溶，进一步增强超声溶栓的治疗效果。这些微泡在超声作用下膨胀、振荡或塌陷，产生稳定的空化和强烈的回声[13]。在猪的动物模型中，通过搅拌微气泡产生的机械能极大地促进了血栓的溶解[14]，而急性缺血性脑卒中人体试验是由Molina等在2006年首次发表的[15]。在tPA、tPA/US和tPA/US/微气泡组中，2h再通情况分别为14例（39%）、25例（68%）和27例患者（71%）（P=0.004）。tPA/US/微气泡组的2h完全再通率（54.5%）高于tPA/US组（40.8%）和tPA组（23.9%），差异有统计学意义（P=0.038）。随后的一项试验[16]也取得了类似的令人鼓舞的结果：与CLOTBUST[1]的tPA（对照）组相比，完全再通率为50% vs. 18%，部分再通率为33% vs. 33%，未再通率为17% vs. 49%（P=0.028）。

在2h内，持续性完全再通率为42% vs. 13%（P=0.003），NIHSS评分0～3的比例为17% vs. 8%（P=0.456）。研究者们共同努力完成了微泡增强超声溶栓治疗的Ⅱ期（TUCSON[17]）随机试验，尽管存在研究队列规模较小，使用最低剂量微泡等不足，但是该研究进一步证明了微泡增强超声溶栓具有令人期待的治疗效果和可接受的安全性。目前，最大的微泡增强超声溶栓治疗Ⅲ期试验在挪威进行（NOR-SASS），该试验是一项"实践"研究（"practical" study），试验中所有急性缺血性脑卒中患者均接受了全身性溶栓治疗。由于当时缺乏微泡增强超声溶栓的影像学血管闭塞的数据（此为既往研究的纳入标准），该试验在未经选择的人群中证明了微泡增强超声溶栓的安全性，但没有显示出临床收益，试验最后提前终止[18]。

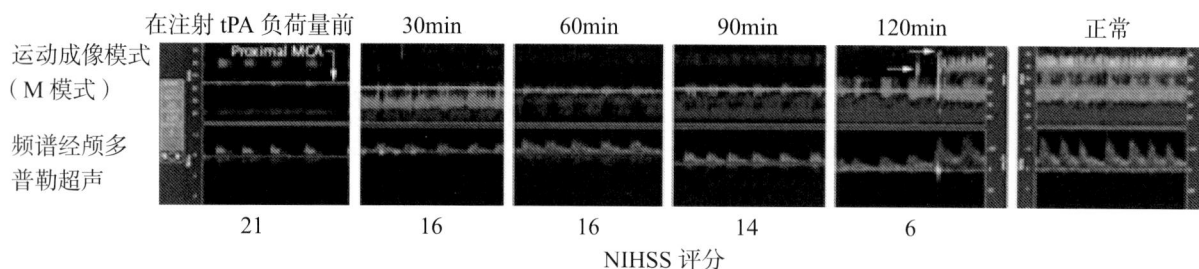

	在注射 tPA 负荷量前	30min	60min	90min	120min	正常

运动成像模式（M 模式）

频谱经颅多普勒超声

| 21 | 16 | 16 | 14 | 6 |

NIHSS 评分

使用 M 模式经颅多普勒超声检查血管的完全再通

经左侧颞窗 58～60mm 深度获得近端大脑中动脉（MCA）的频谱波形（左图，箭）。在注射 t-PA 负荷量前，M 模式（图的上半部分）和频谱经颅多普勒超声（图的下半部分）显示为溶栓脑缺血分级（TIBI）1 级信号，微小血流、无舒张期血流。给予 tPA 30min 后，TIBI 3 级微弱信号（即舒张期末期周期性正向血流）提示近端大脑中动脉开始再通。在 60min 和 90min 时 TIBI 3 级信号保持不变。在 120min 时，M 模式显示了栓子移动的轨迹（图的上半部分，箭），随后近端和远端大脑中动脉恢复了低阻力的正常血流。最右图显示了未受影响的大脑中动脉的正常血流，作为对照。图的下方标示了相应的美国国立卫生研究院卒中量表（NIHSS）评分（在发生脑卒中的一般人群中，得分为 0～34，得分越高，表示神经功能缺损越重）。在 24h 时，该患者的 NIHSS 评分为 4 分；3 个月后，无残余的神经功能缺损，mRS 为 0 分

▲ 图 10-1　通过超声溶栓助力 MCA 再通的实时监测[1]（此图彩色版本见书末）

最大规模的无微泡超声溶栓Ⅲ期试验 CLOTBUST-ER[2] 纳入了符合使用 tPA 溶栓条件的重症急性缺血性脑卒中患者（NIHSS＞10 分，有或无经血管造影证实的大血管闭塞），来测试一种新型的配备独立式 2MHz 脉冲多普勒的头架，无须操作者；该脉冲多普勒自动依次通过双侧颞窗和枕旁窗传递声波，因此可覆盖所有可能的近端颅内血管闭塞部位，但不会在时间上重叠，以避免能量的叠加。由于缺乏疗效，该研究最终被提前终止，且其同期的多项血栓机械取栓术试验于 2015 年发表的阳性结果倾向于向大血管闭塞性病变取栓术的临床治疗转变，这也进一步影响了该研究的结果[19]。在一项控制了临床倾向性变化因素的事后分析中，超声溶栓治疗组在改善 3 个月内临床预后方面显示出优于标准溶栓治疗组。

尽管大多数研究表明，微泡增强或非微泡增强超声溶栓治疗具有可接受的安全性，但仍有一些值得注意的例外情况[20-24]。其中最严峻的安全问题导致了一项Ⅱ期试验（TRUMBI）[22] 的提前终止，该试验比较了低频（300kHz）超声溶栓治疗和单纯 tPA 治疗效果。该试验仅招募了 26 例患者后即被提前终止，因为 14 例接受低频超声的 tPA 治疗患者中有 13 例出现了脑出血迹象，而未接受超声治疗的 12 例患者中只有 5 例出现了脑出血迹象，并且接受超声治疗的 14 例患者中有 5 例出现了症状性脑出血。2 项使用 2MHz 经颅多普勒超声的微泡增强声溶栓治疗试验[20, 21] 也在各自的小型队列中出现了相对较高的出血率，其中一项研究中，78% 的超声溶栓治疗患者出现无症状性脑出血（症状性出血率为 0%），另一项研究中症状性出血率为 9%。导致出血风险增加的共同原因和机制推测是，在最初的超声溶栓研究中，与标准的 2MHz 诊断多普勒超声设备相比，各自显露的区域不同。双功多普勒设备和低频超声波使更多的组织显露在超声的机械和热生物效应之下，因此，在急性缺血性脑卒中和全身溶栓治疗中，增加了梗死部位附近和远隔部位的出血风险。

即便是在机械取栓的适应证和应用范围不断扩大的时代[25, 26]，超声溶栓仍然是研究的热点[19]。表 10-1 是对超声溶栓治疗现有证据的总结。对于仍未开展取栓术的医院和地区以及可接受 tPA 溶栓但不能立即转运行取栓术的大血管闭塞（LVO）的患者，超声溶栓治疗仍可能发挥作用。医院之间的转运难以避免的将延误时间，这为超声辅助溶栓提供了契机，有助于实现早期再

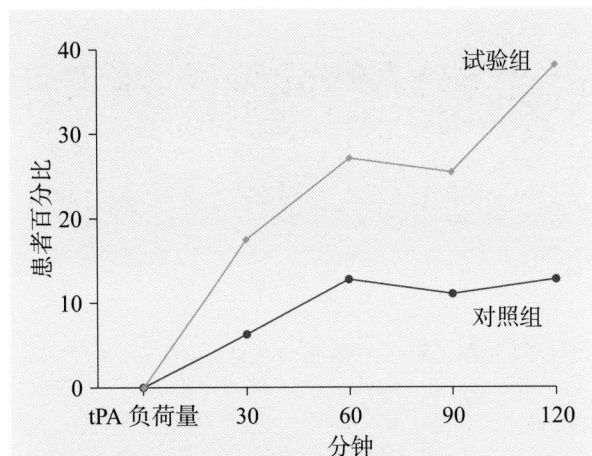

tPA 静脉注射 2h 内持续性完全再通率

随着时间的推移，经过 TCD 积极的辅助治疗，可观察到完全再通的趋势。在给予负荷量 tPA 后 30min，对照组和试验组中分别有 4 例患者（6%；95%CI 1.8～15.5）和 11 例患者（18%；95%CI 9.0～29.1）完全再通。在 60min 时，对照组和试验组分别有 8 例患者（13%；95%CI 5.6～23.5）和 17 例患者（27%；95%CI 16.6～39.7）完全再通。在 90min 时，对照组和试验组分别有 7 例患者（11%；95%CI 4.6～21.6）和 16 例患者（25%；95%CI 15.3～27.9）实现了完全再通。在 120min 时，对照组和试验组分别有 8 例患者（13%；95%CI 5.6～23.5）和 24 例患者（38%；95%CI 26.1～51.2）完全再通。两组的 63 例患者的每个时间点均被纳入统计

▲ 图 10-2 CLOTBUST 试验中大脑中动脉（MCA）的再通情况[11]

灌注，并且显示了在下一个Ⅲ期试验中验证超声溶栓治疗的可行性。虽然需要更明确的临床证据来支持超声溶栓在常规急性脑卒中中的使用，但根据诊断性数据（即血栓定位、再通、再闭塞和高灌注），仍可考虑进行常规的溶栓监测检查，这有助于改变治疗方案并为预后的评估提供信息[27]。

操作流程：溶栓监测 / 超声溶栓

目的

实时监测 tPA 的效果、有无血管狭窄或闭塞，并增强溶栓效果。

适应证

急性缺血性脑卒中，特别是疑似大动脉闭塞性病变（MCA M_1 或近端 M_2、ICA 和椎 - 基底动脉闭塞）。

局限性

需要颅骨骨窗，操作者依赖性。

设备

经颅多普勒超声仪器（标准零售），头架和 2 个 2MHz 脉冲波头架安装式探头（理想）或至少 1 个 2MHz 脉冲波手持式监测探头，及用于记录和分析监测期间信号的专用软件（依赖于供应商）。

用品

超声凝胶、床单、探头消毒物品、个人防护设备。

设备质量和质量控制

设备必须处于标准运行状态。

患者评估和沟通

与患者和（或）患者家属沟通进行该项研究的获益、风险和替代方案，以及诊断的技术性质，以便使他们了解预期结果。

技术操作

患者通常在急诊室的平车上取平卧位。操作时应保证患者的紧急需求，如气道管理、血压监测、脑卒中相关后继治疗等，不可因接受溶栓监测而受到妨碍。假设脑卒中患者正如大多数急性缺血性脑卒中患者一样不需要通气支持，那么超声仪和设备应该置于床边，最好在床头。打开超声设备，并使用手持探头，至少记录一个未受影响侧（如"健侧"）的血流波形。这是为了将受影响（患侧）血管的残留血流信号与"健侧"对比。技术娴熟和经验丰富的操作者可以考虑使用快速超声检查方案[28]，该方案可以提供诊断信息，且不会延误急性脑卒中中的紧急治疗。若骨窗清晰，有经验的超声医生通常可在 2～5min 内定位急性血管闭塞的部位。一旦确定了骨窗，尤其是颞窗（或缺少骨窗）和定位好血管阻塞的部位后，即可收起快速追踪的手持式探头，给患者安装头架探头。按照制造商的操作说明安装探头及头架，并将探头放置在先前快速检查时发现骨窗的区域。头架通常安装在颞窗，但有些头架支持安装在枕窗上。如果没有头架，具备足够耐心和

表 10-1　超声溶栓证据汇总表

参考文献	病例数	干预手段	有效性	sICH（%）
Demchuk 等[10]	1	TCD+tPA	—	0
Alexandrov 等[11]	40	TCD+tPA	完全再通 30%，部分再通 40%；24h NIHSS 改善≥4 为 62.5%	7.5
Eggers 等[23]	25	TCCD+tPA vs. tPA	给予 tPA 后 1h 完全再通：27% vs. 21%；给予 tPA 后 1h 部分再通：18% vs. 0%	18 vs. 0
Alexandrov 等[12]	55	TCD+tPA	完全再通 36%	6
Alexandrov 等[1]	126	TCD+tPA vs. tPA	完全再通 38% vs. 13%	5 vs. 5
Daffertshofer 等[22]	26	kHzUS+tPA vs. tPA	任何再通 29% vs. 50%	36 vs. 0
Molina 等[15]	111	TCD+tPA+μB vs. TCD+tPA vs. tPA	完全再通 55% vs. 40% vs. 22%	3 vs. 3 vs. 6
Larrue 等[21]	20	TCCD+tPA+μB vs. tPA	完全再通 50% vs. 50%	0 vs. 0
Eggers 等[24]	12	TCCD + tPA vs. tPA	完全再通 0% vs 0%，部分再通 57% vs. 40%	14 vs. 0
Alexandrov 等 2008[16]	15	TCD+tPA+μB vs. TCD+tPA	完全再通 50% vs 0%，部分再通 33% vs. 66%	0 vs. 0
Perren 等[20]	26	TCCD+tPA+μB vs. TCCD+tPA	完全再通 64% vs. 53%	9 vs. 7
Molina 等[17]	35	TCD+tPA+μB vs. TCD+tPA	完全再通 57% vs. 33%，部分再通 9% vs. 25%	13 vs. 0
Barreto 等[34]	20	TCD+tPA	完全再通 40%，部分再通 10%	0
Nacu 等[18]	183	TCD+tPA+μB vs. sham TCD+sham μB+tPA	早期改善或 90 天 mRS 无差异	6 vs. 9
Alexandrov 等[2]	676	TCD+tPA vs. shamTCD+tPA	90 天 mRS 无差异	3 vs. 2

TCD. 经颅多普勒超声；tPA. 组织纤溶酶原激活物；sICH. 症状性颅内出血；NIHSS. 美国国立卫生研究院卒中量表；TCCD. 经颅彩色编码多普勒；μB. 微泡

能保持手位稳定的超声医生可以尝试"固定姿势"操作。

如果使用头架，有以下几点需要注意。

• 将头架放在枕骨隆突下和脑后头发下方以便进行椎 – 基底动脉监测。

• 将头架放在颞窗上，以确保足够的探头检测范围。

• 在患侧血管上定位骨窗和探查其最差的残留血流信号。

• 旋紧固定探头位置的旋钮，使探头紧贴于颞窗并朝向目标血管。

• 以能耐受为宜，尽可能扣紧头带（在舒适与过紧的范围之间），使探头和皮肤贴紧。

• 扣紧头带后，稍微调整探头位置 / 旋钮，以确保最佳的残留血流信号。

探头固定越贴合皮肤，超声频谱的包络线越清晰（图 10-3）。从近端到远端探查责任血管以明确溶栓监测 / 超声溶栓的深度，残留血流信号完全消失前的最后一个位置对应的深度通常即为血流受影响最严重的急性血管闭塞的部位。

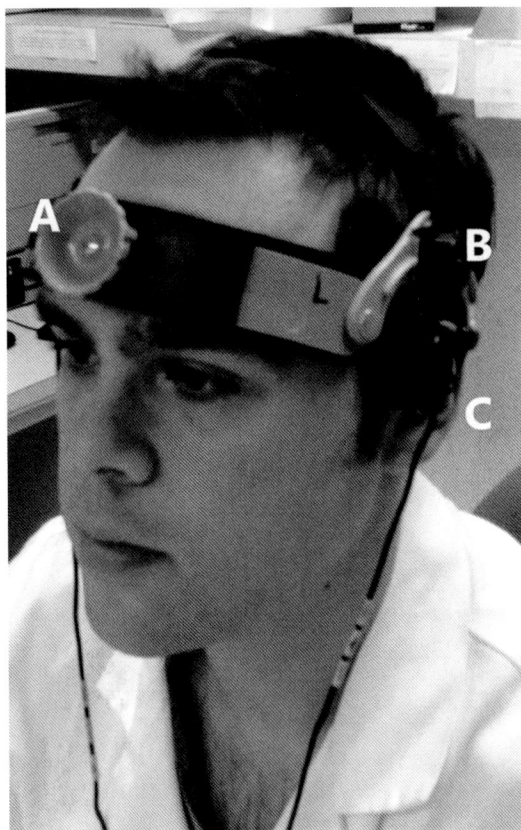

▲ 图 10-3　超声溶栓装置

一个头架和覆盖双侧颞窗的 TCD 监测探头，注意要紧固头带（A），确保充分的接触以便进行超声波传输。需要耐心和技巧来调整探头的位置（B）和角度（C），以便获得最佳的溶栓监测 / 超声溶栓疗效

　　如果使用两个探头监测相应血管，需要注意的是，在定位好第一个探头后很难在不干扰第一个探头信号的情况下调整对侧的探头，因此通常需要将两个探头进行"来来回回"地反复调节。在这种情况下，首先要将头架紧紧固定，以便调整探头时不会使头架移位。

　　一旦探头按要求被定位并根据制造商的设计"锁定位置"后，即可启用仪器软件的记录功能。溶栓监测研究应在 tPA 输注期间，监测持续至少 60min，但如是观察性研究和临床试验，持续监测 2h 更佳。tPA 输注期间可能发生血管再通，而由于 tPA 半衰期较短，在 tPA 停止后再闭塞是很常见的。实时监测获得的信息是最有价值的，超声医生应了解再通、再闭塞和高灌注的典型变化[29-33]，并立即通知临床医生。如果临床医生对超声不熟悉，应通知报告医生。理想情况下，应制订一个流程，鼓励超声医生向临床医生沟通技术发现，以便临床医生在适当情况下采取措施。在研究结束时，保存研究数据并完成报告，探头和头架应根据制造商和机构方案进行拆卸、清洁和消毒。因为该检查通常需要大量超声凝胶以获得最佳信号，所以结束时需要清洁干净患者的检查部位。

标准和参考文献

报告生成

　　所有报告应符合国际联合认证委员会（Intersocietal Accreditation Commission，IAC）血管检查标准。

　　请参阅 https://www.intersocietal.org/vascular/seeking/vascular_standards.htm

诊断性结果的审核

　　超声医生应识别并充分捕捉任何异常的平均流速、流向或高强度的瞬时信号。临床医生应与报告医生讨论这些异常发现的临床相关性，尤其是在溶栓监测时需要特别关注持续性闭塞、再通、高灌注、再闭塞、持续性栓塞或有无颅内动脉盗血。

结论

　　治疗性经颅多普勒超声（TCD），即"超声溶栓"应用于急性缺血性脑卒中，是基于机械压力波能够增强 tPA 酶活性的生物学合理性，这在初步的临床试验中取得了令人鼓舞的成果，但其能否在常规临床实践中发挥作用仍在积极研究中。超声溶栓技术的基础溶栓监测，在上述疾病的诊断和脑卒中预后评估方面是安全和有效的。

　　著者观点：急性缺血性脑卒中的超声溶栓治疗对超声入射角接近 0° 或 180° 的血管，即 MCA M₁ 段和 BA 可能最有效，并对由于临床或技术原因无法行机械取栓的患者有潜在的治疗价值。溶栓监测作为临床实践的常规组成部分，如果一个患者最初被认为不适合取栓，监测发现再闭塞，则提示可以取栓，或如果发现患者存在低灌注或过度灌注，则可调控血压管理方案，并根据血管持续闭塞或再通情况来评估预后。TCD 提供的信息使我们能够在所有人都在想"他们会没事吧？"的困难时期，向患者及其家属提供更有效的专业建议。

参 考 文 献

[1] Alexandrov AV, Molina CA, Grotta JC, Garami Z, Ford SR, Alvarez-Sabin J, et al. Ultrasound-enhanced systemic thrombolysis for acute isch-emic stroke. N Engl J Med. 2004;351(21):2170–8.

[2] Alexandrov AV, Köhrmann M, Soinne L, Tsivgoulis G, Barreto AD, Demchuk AM, et al. Safety and efficacy of sonothrombolysis for acute ischaemic stroke: a multicentre, double-blind, phase 3, randomised con-trolled trial. Lancet Neurol. 2019;18(4):338–47.

[3] Lauer CG, Burge R, Tang DB, Bass BG, Gomez ER, Alving BM. Effect of ultrasound on tissue-type plasminogen activator-induced thrombo-lysis. Circulation. 1992;86(4):1257–64.

[4] Kimura M, Iijima S, Kobayashi K, Furuhata H. Evaluation of the throm-bolytic effect of tissue-type plasminogen activator with ultrasonic irradia-tion: in vitro experiment involving assay of the fibrin degradation products from the clot. Biol Pharm Bull. 1994;17(1):126–30.

[5] Blinc A, Kennedy SD, Bryant RG, Marder VJ, Francis CW. Flow through clots determines the rate and pattern of fibrinolysis. Thromb Haemost. 1994;71(2):230–5.

[6] Trübestein G, Engel C, Etzel F, Sobbe A, Cremer H, Stumpff U. Thrombolysis by ultrasound. Clin Sci Mol Med Suppl. 1976;3:697s–8s.

[7] Tachibana S. Ultrasonic vibration for boosting fibrinolytic effect of uro-kinase. Thromb Haemost. 1981;46(1):665.

[8] Francis CW. Ultrasound-enhanced thrombolysis. Echocardiography. 2001;18(3):239–46.

[9] Francis CW, Blinc A, Lee S, Cox C. Ultrasound accelerates transport of recombinant tissue plasminogen activator into clots. Ultrasound Med Biol. 1995;21(3):419–24.

[10] Demchuk AM, Felburg RA, Alexandrov AV. Clinical recovery from acute ischemic stroke after early reperfusion of the brain with intravenous thrombolysis. N Engl J Med. 1999;340(11):894–5.

[11] Alexandrov AV, Demchuk AM, Felberg RA, Christou I, Barber PA, Burgin WS, et al. High rate of complete recanalization and dramatic clinical recovery during tPA infusion when continuously monitored with 2–MHz transcranial doppler monitoring. Stroke. 2000;31(3):610–4.

[12] Alexandrov AV, Demchuk AM, Burgin WS, Robinson DJ, Grotta JC, CLOTBUST Investigators. Ultrasound-enhanced thrombolysis for acute ischemic stroke: phase I. Findings of the CLOTBUST trial. J Neuroimaging. 2004;14(2):113–7.

[13] Meairs S. Contrast-enhanced ultrasound perfusion imaging in acute stroke patients. Eur Neurol. 2008;59(1):17–26.

[14] Culp WC, Porter TR, Lowery J, Xie F, Roberson PK, Marky L. Intracranial clot lysis with intravenous microbubbles and transcranial ultrasound in swine. Stroke. 2004;35(10):2407–11.

[15] Molina CA, Ribo M, Rubiera M, Montaner J, Santamarina E, Delgado-Mederos R, et al. Microbubble administration accelerates clot lysis dur-ing continuous 2–MHz ultrasound monitoring in stroke patients treated with intravenous tissue plasminogen activator. Stroke. 2006;37(2):425–9.

[16] Alexandrov AV, Mikulik R, Ribo M, Sharma VK, Lao AY, Tsivgoulis G, et al. A pilot randomized clinical safety study of sonothrombolysis aug-mentation with ultrasound-activated perflutren-lipid microspheres for acute ischemic stroke. Stroke. 2008;39(5):1464–9.

[17] Molina CA, Barreto AD, Tsivgoulis G, Sierzenski P, Malkoff MD, Rubiera M, et al. Transcranial ultrasound in clinical sonothrombolysis (TUCSON) trial. Ann Neurol. 2009;66(1):28–38.

[18] Nacu A, Kvistad CE, Naess H, Øygarden H, Logallo N, Assmus J, et al. NOR-SASS (Norwegian Sonothrombolysis in Acute Stroke Study): randomized controlled contrast-enhanced sonothrombolysis in an unselected acute ischemic stroke population. Stroke. 2017;48(2):335–41.

[19] Alexandrov AV, Tsivgoulis G, Köhrmann M, Katsanos AH, Soinne L, Barreto AD, et al. Endovascular equipoise shift in a phase III randomized clinical trial of sonothrombolysis for acute ischemic stroke. Ther Adv Neurol Disord. 2019;12:1756286419860652.

[20] Perren F, Loulidi J, Poglia D, Landis T, Sztajzel R. Microbubble potentiated transcranial duplex ultrasound enhances IV thrombolysis in acute stroke. J Thromb Thrombolysis. 2008;25(2):219–23.

[21] Larrue V, Viguier A, Arnaud C, et al. #82 Trancranial ultrasound com-bined with intravenous microbubbles and tissue plasminogen activator for acute ischemic stroke: a randomized controlled study. Abstracts from the 2007 International Stroke Conference. Stroke. 2007;38(2):472.

[22] Daffertshofer M, Gass A, Ringleb P, Sitzer M, Sliwka U, Els T, et al. Transcranial low-frequency ultrasound-mediated thrombolysis in brain ischemia: increased risk of hemorrhage with combined ultrasound and tissue plasminogen activator: results of a phase II clinical trial. Stroke. 2005;36(7):1441–6.

[23] Eggers J, Koch B, Meyer K, König I, Seidel G. Effect of ultrasound on thrombolysis of middle cerebral artery occlusion. Ann Neurol. 2003;53(6):797–800.

[24] Eggers J, König IR, Koch B, Händler G, Seidel G. Sonothrombolysis with transcranial color-coded sonography and recombinant tissue-type plasminogen activator in acute middle cerebral artery main stem occlu-sion: results from a randomized study. Stroke. 2008;39(5):1470–5.

[25] Alexandrov AV. ClinicalTrials.gov [Internet]. Bethesda: National Library of Medicine (US). Identifier: NCT03519737. Aureva transcranial ultra-sound device with tPA in patients with acute ischemic stroke (TRUST) [Internet]. 2018 [cited 2020 Jan 12]. Available from: https://clinicaltrials.gov/ct2/show/record/NCT03519737?view=record.

[26] Saqqur M, Tsivgoulis G, Nicoli F, Skoloudik D, Sharma VK, Larrue V, et al. The role of sonolysis and sonothrombolysis in acute ischemic stroke: a systematic review and meta-analysis of randomized controlled trials and case-control studies: a meta-analysis of the role of sonothrom-bolysis in acute ischemic

stroke. J Neuroimaging. 2014;24(3):209–20.

[27] Saqqur M, Uchino K, Demchuk AM, Molina CA, Garami Z, Calleja S, et al. Site of arterial occlusion identified by transcranial Doppler predicts the response to intravenous thrombolysis for stroke. Stroke. 2007;38(3):948–54.

[28] Alexandrov AV, Demchuk AM, Wein TH, Grotta JC. Yield of transcranial Doppler in acute cerebral ischemia. Stroke. 1999;30(8):1604–9.

[29] Demchuk AM, Christou I, Wein TH, Felberg RA, Malkoff M, Grotta JC, et al. Specific transcranial Doppler flow findings related to the presence and site of arterial occlusion. Stroke. 2000;31(1):140–6.

[30] Demchuk AM, Burgin WS, Christou I, Felberg RA, Barber PA, Hill MD, et al. Thrombolysis in brain ischemia (TIBI) transcranial Doppler flow grades predict clinical severity, early recovery, and mortality in patients treated with intravenous tissue plasminogen activator. Stroke. 2001;32(1):89–93.

[31] Tsivgoulis G, Ribo M, Rubiera M, Vasdekis SN, Barlinn K,

Athanasiadis D, et al. Real-time validation of transcranial Doppler criteria in assessing recanalization during intra-arterial procedures for acute ischemic stroke an international, multicenter study. Stroke. 2013;44(2):394–400.

[32] Baracchini C, Farina F, Palmieri A, Kulyk C, Pieroni A, Viaro F, et al. Early hemodynamic predictors of good outcome and reperfusion injury after endovascular treatment. Neurology. 2019;92(24):e2774–83.

[33] He Y-B, Su Y-Y, Rajah GB, Zhang Y-B, Fan L-L, Liu G, et al. Trans-cranial Doppler predicts early neurologic deterioration in anterior circulation ischemic stroke after successful endovascular treatment. Chin Med J (Engl) [Internet]. 2020 [cited 2020 Sep 14]; Publish Ahead of Print. Available from: https://journals.lww.com/10.1097/CM9.0000000000000881.

[34] Barreto AD, Alexandrov AV, Shen L, Sisson A, Bursaw AW, Sahota P, et al. CLOTBUST-hands free: pilot safety study of a novel operator-independent ultrasound device in patients with acute ischemic stroke. Stroke. 2013;44(12):3376–81.

第 11 章　脑血管生理学的临床应用
Clinical Application of Cerebrovascular Physiology

William K. Cornwell III　著

游　咏　译　李　凡　韩　珂　校

正常的脑功能依赖于脑血管系统调节脑血流量（CBF）的能力。在正常情况下，尽管静息或活动状态下（比如，运动或从仰卧位到站立位的体位改变时）血压和动脉灌注压存在剧烈波动，但 CBF 仍能保持相对稳定。维持 CBF 稳定的机制是复杂且多因素的。诸多的临床病变过程（如创伤性脑损伤、脑出血或蛛网膜下腔出血等）可能会破坏这些机制，而这种稳定性的被破坏通常与神经功能预后不良有关[1-8]。

本章概述了脑血管解剖学和临床相关生理学，并对健康和疾病时调节 CBF 的因素进行了综述，描述了血压和二氧化碳分压（CO₂）对脑血管自我调节过程的影响，并强调了治疗神经损伤时需要考虑的临床相关因素。

一、脑血管解剖学与生理学

脑动脉灌注由前、后循环系统提供；前循环由颈内动脉系统组成，后循环由椎基底动脉系统组成，前、后循环通过 Willis 环相交通。Willis 环独特的血管解剖结构对于急性或慢性缺血性疾病都具有特殊的益处，因为多处吻合连接提供了丰富的侧支血流，可以防止或至少减轻区域缺血。虽然大多数个体的 Willis 环是完整的，但在群体水平上存在着脑血管解剖学上的变异，并且在高达 20%～50% 的个体中，Willis 环是不完整的。最常见的变异之一是胚胎型大脑后动脉，表现为大脑后动脉近端存在发育不良或未发育的部分，导致同侧的后交通动脉扩张。

在正常静息状态下，CBF 约占 15% 的总心输出量，流速约为 50ml/(100g·min)。因此，尽管脑重量仅占总体重的 2%，但身体向大脑提供了不成比例的大量含氧血流以支持其非常高的代谢需求。

二、脑血流与脑血流自动调节

脑血流自动调节是确保脑血流在脑动脉灌注压波动的情况下维持在正常水平的过程[9-13]。自动调节的概念最早是由 Lassen 于 1959 年提出的[14]，并被广泛用于指导各种临床背景下的血压管理。脑血流自动调节功能通常通过绘制脑血流量（CBF）与平均动脉压（mean arterial pressure，MAP）或脑灌注压的关系来描述（图 11-1A）。脑血流自动调节曲线中有 3 个关键概念需要强调，即下限、自动调节平台期、上限。下限和上限代表了自动调节平台的界限，如果在界限之外，自动调节功能将会受损，脑血流的变化很大程度上将被动依赖于动脉血压的波动。也就是说，自动调节过程仍然存在，但对 CBF 的影响会随着压力离下限和上限距离增大而减弱[15]。在极端情况下，血压和脑血流之间的关系将变成线性关系[15]。在自动调节平台期内，自动调节过程确保 CBF 对动脉血压波动相对不敏感，并将 CBF 保持在维持正常脑功能的范围内。然而，需要注意的是，平台不是完全"水平"的；更确切地说，是一个平缓的斜坡[9, 12, 15, 16]。对于平台期的范围，最常采用的下限和上限的 CPP 值为 60mmHg 及 150mmHg[17, 18]。同样，在自动调节平台期内，CBF 稳定在 50ml/（100g·min）[17, 18]。然而，必须指出的是，这些数值是来自于不同疾病人群的均值，对于任一个体，其实际数值都可能会被低估或高估[19]。

自动调节机制受多因素影响，包括血管源性和神经源性成分[20]。脑血流自动调节的血管源性方面主要表现为血管平滑肌细胞对管腔内压力改变的反应，包括血管收缩和舒张[21]。此外，血管活性物质（一氧化氮、内皮素 −1）从内皮细胞释放，起到缓冲动脉压变化的作用[20]。神经源性成分涉及分布广泛的交感神经纤维，其支配着脑血管系统并通过改变血管直径作为对脑灌注压变化的反应[9]。

脑血流自动调节可以用"静态"或"动态"反应来表示[22]。静态脑血流自动调节功能的测量确定了自动调节过程的整体效率，即 MAP 的变化引起脑血管阻力变化从而调节 CBF 的能力。然而，静态测量不能提供有关时间关系的信息，即为响应 MAP 变化时脑血管阻力发生变化所需的时间。动物模型[10] 和人类研究[11, 12] 都表明，自动调节过程在几秒钟内快速完成。动态测量反映

这一时间过程，或者说是脑血管阻力响应 MAP 变化的"潜伏期"，最终将 CBF 维持在正常范围[22]。

（一）血压对自动调节的影响

无论是急性的还是慢性的动脉灌注压变化都会对自动调节曲线产生深远的影响（图 11-1B）。例如，慢性高血压会导致自动调节曲线出现两个主要变化。首先，自动调节平台发生右移，曲线的低点右移多达 30mmHg，曲线的高点右移多达 50mmHg[9, 23]，这种转变是由于管腔内压力缓慢增高导致的小动脉收缩和管壁增厚（根据 Laplace 定律）引起的[23]。平台右移对血脑屏障有保护作用，可防止血压升高时脑血管过度扩张[23, 24]。因此，尽管血压升高，CBF 仍能保持稳定，否则可能会导致血管扩张[25]。在自动调节的下限，由于脑血管壁增厚导致舒张功能受损，动脉压升高时，脑血流减少[23, 25]。高血压对脑血流自动调节第二个主要影响是脑血管最大扩张能力的降低[23, 26]。动物模型证实，在医源性癫痫发作期间，与血压正常的动物相比，伴有血压升高的动物其脑血管阻力更大，导致血管最大限度地扩张，这种改变导致了 CBF 的增加[25, 26]。脑血管阻力增加的机制至少在一定程度上与脑血管壁增厚有关[25, 27]。

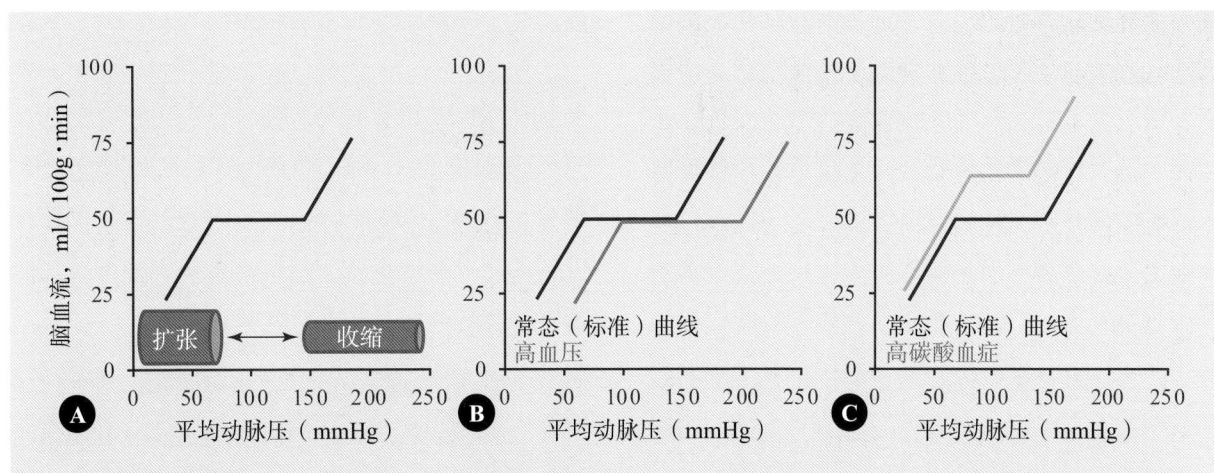

▲ 图 11-1　A. 正常情况下，脑血流自动调节显示自动调节曲线的低点血管扩张，高点血管收缩；B. 在高血压的情况下，自动调节平台的低点和高点可能分别向右移动 30mmHg 和 50mmHg；C. 高碳酸血症导致自动调节曲线平台的下限向上和向右移动，曲线的上限向左移动，最终的结果是自动调节的平台变窄

（二）二氧化碳与脑血流自动调节

CO_2 水平对脑血管结构和 CBF 均有显著的影响（图 11-1C）。高碳酸血症引起脑血管舒张反应，从而导致 CBF 增加[17]。动物模型提示，在急性高碳酸血症的情况下，自动调节曲线平台下限向右向上移动，并最终以剂量反应的方式随着 CO_2 分压增加而增高直至 MAP 和 CBF 之间呈近似线性关系[28-30]。在自动调节曲线平台的上限处，高碳酸血症可能导致曲线的转折点向左移动[17, 31, 32]。高碳酸血症对自动调节曲线的净影响是自动调节平台上移且平台变窄。高碳酸血症越严重，平台上移及变窄程度越高。在严重高碳酸血症的情况下，由于脑血管最大限度地扩张，自动调节功能丧失，血压及脑血流之间呈线性关系。

（三）急性脑卒中的脑血流自动调节

当脑灌注压力不足的时间长到足以引起脑细胞死亡时，就会发生缺血性脑卒中[13]。在急性脑卒中情况下，脑血流自动调节的完整性是至关重要的，因为保持流向缺血区域及其周围区域的血流决定了脑组织的存活[13]。虽然推测急性缺血可能导致局部或整体脑血流自动调节功能损伤[13, 33-35]，但其规律尚不清楚。例如，采用单光子发射计算机断层技术扫描发现缺血性脑卒中患者的 CBF 并未随药物诱导下的 MAP 下降而减少；经颅多普勒超声监测也未发现颈内动脉和大脑中动脉的血流速度随血压下降而下降[36, 37]。其他研究采用正电子发射断层扫描测量 CBF 也发现，在同侧大脑半球的梗死核心区、半暗带区和其他区域脑血流自动调节功能得以保留[38, 39]。然而，在大脑中动脉流域大面积梗死患者中，经颅多普勒超声研究证实，当存在无效再灌注时，即使血压

波动很小，也会损伤脑血流自动调节功能[40]。

（四）蛛网膜下腔出血与脑血流自动调节

脑血流自动调节功能受损经常发生在蛛网膜下腔出血后的前几天[4-8]。重要的是，自动调节功能受损可能早于临床和（或）影像学显示的神经系统恶化[41]。在蛛网膜下腔出血的早期，自动调节功能的损坏意味着对 MAP 波动的抑制作用极小，而 MAP 波动可能迅速导致 CBF 的巨大变化[41]。因此，自动调节功能受损易导致包括血管痉挛，迟发性脑缺血和总体临床结局不良等后果[5, 6, 41]。事实上，已经证明脑血流自动调节功能受损是血管痉挛的前兆[7]。但是，蛛网膜下腔出血后自动调节功能的保留与血管痉挛和迟发性脑缺血风险显著降低相关，而与脑血流速度的绝对值无关[6, 41-43]。

结论

正常的脑功能依赖于 CBF 的严格调节。脑血流的自动调节负责将 CBF 维持在一个健康的范围内，这些自动调节能力在几秒钟内迅速起作用，以缓冲血压波动和调控 CBF。MAP 和 CO_2 等因素对自动调节曲线产生了深远的影响，在为神经损伤患者提供临床方案时应予以考虑。自动调节功能受损时，如蛛网膜下腔出血，预后较差，且总体预后可能受到影响。

资金来源和披露：Cornwell 博士获得了来自 NIH/NHLBI 指导患者导向研究职业发展基金（#1K23HL132048-01）和 NIH/NCATS（#UL1TR002535）基金；Susie 和 Kurt Lochmiller 获得杰出心脏移植基金、科罗拉多大学安舒茨医学院临床转化科学研究所和美敦力公司的资助。

参考文献

[1] Hlatky MA, Furuya Y, Valadka AB, Gonzalez J, Chacko A, Mizutani Y, et al. Dynamic autoregulatory response after severe head injury. J Neurosurg. 2002;97(5):1054–61.

[2] Jaeger M, Schuhmann MU, Soehle M, Meixensberger J.

Continuous assessment of cerebrovascular autoregulation after traumatic brain injury using brain tissue oxygen pressure reactivity. Crit Care Med. 2006;34:1783–8.

[3] Dohmen C, Bosche B, Graf R, Reithmeier T, Ernestus RI,

Brinker G, et al. Identification and clinical impact of impaired cerebrovascular auto-regulation in patients with malignant middle cerebral artery infarction. Stroke. 2007;38(1):56–61.

[4] Fontana J, Moratin J, Ehrlich G, Scharf J, Weiss C, Schmieder K, et al. Dynamic autoregulatory response after aneurysmal subarachnoid hemor-rhage and its relation to angiographic vasospasm and clinical outcome. Neurocrit Care. 2015;23(3):355–63.

[5] Jaeger M, Schuhmann MU, Soehle M, Nagel C, Meixensberger J. Continuous monitoring of cerebrovascular autoregulation after sub-arachnoid hemorrhage by brain tissue oxygen pressure reactivity and its relation to delayed cerebral infarction. Stroke. 2007;38(3):981–6.

[6] Lam JMK, Smielewski P, Czosnyka M, Pickard JD, Kirkpatrick PJ. Predicting delayed Ishcemic deficits after aneurysmal subarachnoid hemorrhage using a transient hyperemic response test of cerebral auro-regulation. Neurosurgery. 2000;47(4):819–26.

[7] Lang EW, DIehl RR, Mehdorn M. Cerebral autoregulation testing after aneurysmal subarachnoid hemorrhage: the phase relationship between arterial blood pressure and cerebral blood flow velocity. Crit Care Med. 2001;2001(29):1.

[8] Budohoski KP, Czosnyka M, Smielewski P, Varsos GV, Kasprowicz M, Brady KM, et al. Cerebral autoregulation after subarachnoid hemorrhage: comparison of three methods. J Cereb Blood Flow Metab. 2013;33(3):449–56.

[9] Cornwell WK III, Ambardekar AV, Tran T, Pal J, Cava L, Lawley J, et al. Stroke incidence and impact of continuous-flow left ventricular assist devices on cerebrovascular physiology. Stroke. 2019;50:542–8.

[10] Symon L, Held K, Dorsch NWC. A study of regional autoregulation in the cerebra circulation to increased perfusion pressure in normocapnia and hypercapnia. Stroke. 1973;4:139–47.

[11] Aaslid R, Lindegaard KF, Sorteberg W, Nornes H. Cerebral autoregula-tion dynamics in humans. Hypertension. 1989;20:45–52.

[12] Cornwell WK 3rd, Tarumi T, Aengevaeren VL, Ayers C, Divanji P, Fu Q, et al. Effect of pulsatile and nonpulsatile flow on cerebral perfusion in patients with left ventricular assist devices. J Heart Lung Transplant. 2014;33(12):1295–303.

[13] Jordan JD, Powers WJ. Cerebral autoregulation and acute ischemic stroke. Am J Hypertens. 2012;25(9):946–50.

[14] Lassen N. Cerebral blood flow and oxygen consumption in man. Physiol Rev. 1959;39(2):183–238.

[15] Rosenblum W. Cerebral dynamics of autoregulation and hypoperfusion. Stroke. 2000;31(3):791–9.

[16] Zaharchuk G, Mandeville JB, Bogdanov AA, Weissleder R, Rosen BR, Marota JJA. Cerebrovascular dynamics of autoregulation and hypoperfusion. An MRI study of CBF and changes in total and microvascular cere-bral blood volume during hemorrhagic hypotension. Stroke. 1999;30:2197–205.

[17] Meng L, Gelb AW. Regulation of cerebral autoregulation by carbon diox-ide. Anesthesiology. 2015;122(1):196–205.

[18] Paulson OB, Strandgaard S, Edvinsson L. Cerebral autoregulation. Cerebrovasc Brain Metab Rev. 1990;2(2):161–92.

[19] Drummond JC. The lower limit of autoregulation: time to revise our thinking? Anesthesiology. 1997;86:1431–3.

[20] Edvinsson L, Krause DN. Cerebral blood flow and metabolism. 2nd ed. Lippincott Williams & Wilkins; 2002.

[21] Folkow B. Description of the myogenic hypothesis. Circ Res. 1964;15:279–87.

[22] Tiecks FP, Lam AM, Aaslid R, Newell DW. Comparison of static and dynamic cerebral autoregulation measurements. Stroke. 1995;26:1014–9.

[23] Harper SL, Bohlen HG. Microvascular adaptation in the cerebral cortex of adult spontaneously hypertensive rats. Hypertension. 1984;6:408–19.

[24] Hart MN, Heistad DD, Brody MJ. Effect of chronic hypertension and sympathetic denervation on wall:lumen ratio of cerebral vessels. Hypertension. 1980;2:419–23.

[25] Faraci FM, Baumbach GL, DD. H. Cerebral circulation: humoral regula-tion and effects of chronic hypertension. J Am Soc Nephrol. 1990;1:53–7.

[26] Sadoshima S, Bisija DW, Heistad DD. Mechanisms of protection against stroke in stroke-prone spontaneously hypertensive rats. Am J Physiol. 1983;244(3):H406–H12.

[27] Johansson BB, Nilsson B. Cerebral vasomotor reactivity in normotensive and spontaneously hypertensive rats. Stroke. 1979;10(5):572–6.

[28] harper AM. Autoregulation of cerebral blood flow – influence of the arte-rial blood pressure on the blood flow through the cerebral cortex. J Neurol Neurosurg Psychiatry. 1966;29:398–403.

[29] Haggendal E, Johansson B. Effects of arterial carbon dioxide tension and oxygen saturation on cerebral blood flow autoregulation in dogs. Acta Physiol Scand Suppl. 1965;258:27–53.

[30] Raichle ME, Stone HL. Cerebral blood flow autoregulation and graded hypercapnia. Eur Neurol. 1971;6:1–5.

[31] Ekstrom-jodal B, Haggendal E, Linder LE, Nilsson NJ. Cerebral blood flow autoregulation at high arterial pressures and different levels of car-bon dioxide tension in dogs. Eur Neurol. 1971;6:6–10.

[32] McCulloch TJ, Visco E, Lam AM. Graded hypercapnia and cerebral auto-regulation during sevoflurane or propofol anesthesia. Anesthesiology. 2000;93:1205–9.

[33] Cupini LM, Diomedi M, Placidi F, Silvestrini M, Giacomini P. Cerebrovascular reactivity and subcortical infarctions. Arch Neurol. 2001;58(4):577–81.

[34] Dawson SL, Blake MJ, Panerai RB, Potter JF. Dynamic but not static cerebral autoregulation is impaired in acute ischaemic stroke. Cerebrovasc Dis. 2000;10(2):126–32.

[35] Dawson SL, Panerai RB, Potter JF. Serial changes in static and dynamic cerebral autoregulation after acute ischaemic stroke. Cerebrovasc Dis. 2003;16:69–75.

[36] Nazir F, Overell J, Bolster A, Hilditch T, Reid JL, Lees K. The effect of losartan on global and focal cerebral perfusion and on renal func-tion in hypertensives in mild early ischaemic stroke. J Hypertens. 2004;22(5):989–95.

[37] Nazir FS, Overell JR, Bolster A, Hilditch TE, Lees KR. Effect of per-indopril on cerebral and renal perfusion in normotensives in mild early ischaemic stroke: a randomized controlled trial. Cerebrovasc Dis. 2005;19:77–83.

[38] Hakim AM, Evans AC, Berger L, Kuwaabara H, Worsley K, Marchal G, et al. The effect of Nimodipine on the evolution of human cerebral infarc-tion studied by PET. J Cereb Blood Flow Metab. 1989;9:523–34.

[39] Powers WJ, Videen TO, Diringer MN, Aiyagari V, Zazulia A. Autoregulation after ischaemic stroke. J Hypertens. 2009;22(11):2218–22.

[40] Reinhard MCW, Roth M, Harloff A, Niesen WD, Timmer J, et al. Cerebral autoregulation dynamics in acute ischemic stroke after rtPA thromboly-sis. Cerebrovasc Dis. 2008;26:147–55.

[41] Otite F, Mink S, Tan CO, Puri A, Zamani AA, Mehregan A, et al. Impaired cerebral autoregulation is associated with

vasospasm and delayed cere-bral ischemia in subarachnoid hemorrhage. Stroke. 2014;45(3):677–82.

[42] Ratsep T, Asser T. Cerebral hemodynamic impairment after aneurysmal subarachnoid hemorrhage as evaluated using transcranial Doppler ultra-sonography: relationship to delayed cerebral ischemia and clinical out-come. J Neurosurg. 2001;95(3):393–401.

[43] Soehle M, Czosnyka M, Pickard JD, Kirkpatrick PJ. Continuous assess-ment of cerebral autoregulation in subarachnoid hemorrhage. Anesth Analg. 2004;98(4):1133–9. table of contents.

第 12 章　成人创伤性脑损伤
Adult Traumatic Brain Injury

Creagh Boulger　Varun Shah　著
张 欢 译　李 凡 韩 珂 校

一、背景

（一）流行病学

创伤性脑损伤（traumatic brain injury，TBI）被美国疾病控制中心（Center for Disease Control，CDC）定义为改变头部正常功能的剪切性、钝性或穿透性损伤[1, 2]。根据 CDC 的数据，2006—2014 年，TBI 患者的就诊人数和死亡人数增加了53%，其中 2014 年就有 287 万人患病[1, 3]。但这个数据可能被低估了，因为人群中近 25% 自我报告曾有头部外伤，但许多人未就医[4]。TBI 通常按由轻到重进行分级。所有级别的 TBI 都可能对患者及其家庭产生持久的影响。长期的后果包括记忆丧失、慢性头痛、神经功能缺损、焦虑、抑郁、创伤后应激障碍和认知功能减退[5-9]。2005年，317 万美国人患有 TBI 相关的残疾[10]，而且，患者和家庭也会因 TBI 而带来重大的经济和社会负担。不幸的是，统计数据显示，TBI 的发病率及其死亡率呈现上升趋势。与 TBI 相关的死亡人数达每天 155 人[1]。最容易遭受致命性 TBI 的人群是 75 岁及以上人群[1]。

TBI 有多种病因，而最常见的病因因年龄不同而呈现差异。然而，跌倒占 TBI 相关急诊就医病因的 48%，其次为被物体击中或与物体相撞，约占 17%[1]。与其他病因相比，由远距离机动车碰撞所致的跌倒更容易导致患者住院治疗[1]。自残相关 TBI 占 TBI 死因的近 1/3，尽管其并不属于 TBI 的前三大病因，这可能是继发于伤害的致死性和相关的自伤意图。不幸的是，2006—2014年，这一人群增幅最大，增长率达 60%[1]。

（二）病理生理学

创伤性脑损伤可分为原发性和继发性脑损伤两类，原发性脑损伤是直接外力与加速和减速作用的结果[10-13]。创伤之后多会发生继发性脑损伤，这是一个更复杂和难以理解的过程，被认为导致了许多长期并发症，并使患者的症状和预后变得复杂多变[10-14]。继发性脑损伤包括炎症级联反应的激活、代谢需求的增加、缺血和水肿。继发性脑损伤是创伤性脑损伤患者发病和死亡的常见原因。Fatima 等描述了继发性损伤期间脑血流的改变，脑损伤当天患者出现脑低灌注，第 1～3 天出现充血，在随后的 2 周内，有发生脑血管痉挛的风险，同时颅内压（ICP）增高的风险也最常见[11, 12]。

二、疾病定义

格拉斯哥昏迷量表（glasgow coma scale，GCS）是脑创伤患者常用的神经系统评估方法，被护理人员、院前急救人员和医生用于评估患者的整体神经系统状态。

GCS 包括运动、语言和睁眼，具体评分见表 12–1。最低 3 分，最高 15 分。传统意义上，GCS 的分级被用于对创伤性脑损伤进行分级[13, 14]。

表 12-1 格拉斯哥昏迷量表

睁 眼	语 言	运 动
1= 无睁眼	1= 没有语言反应	1= 不能活动
2= 疼痛刺激睁眼	2= 难以理解的声音	2= 有过伸反应, 呈"去大脑强直"
3= 言语刺激睁眼	3= 不恰当的词语	3= 有屈曲反应。呈"去皮质强直"
4= 自动睁眼	4= 语言混乱	4= 疼痛刺激时有逃避反应
	5= 回答正确	5= 疼痛可定位
		6= 能执行指令

然而，最新的文献认为，只有这些可能还不够[15-21]。

三、轻度和中度创伤性脑损伤

轻度和中度创伤性脑损伤至少占急诊创伤的 80%[1, 22, 23]。轻度创伤性脑损伤患者 GCS 为 14～15 分。中度创伤性脑损伤患者 GCS 为 9～13 分[18, 24, 25]。

四、重度创伤性脑损伤

GCS<9 分诊断重度创伤性脑损伤[18, 24-26]。

五、症状和体征

创伤性脑损伤的症状和体征因损伤的严重程度而有很大的不同，轻度创伤性脑损伤患者可出现头痛、精神错乱、恶心和呕吐；更严重的创伤性脑损伤患者可能有局灶性神经功能缺损和意识水平下降；最严重的创伤性脑损伤患者会表现为无反应，甚至可能表现出脑疝的迹象，如瞳孔散大、潮式呼吸、去皮层或去大脑强直。

六、并发症

由于创伤性脑损伤的严重程度不同，其并发症也存在很大差异。创伤性脑损伤的短期并发症包括注意力难集中、误吸、神经功能缺损、气道损害、颅内压增高、大脑疝和小脑疝等；长期并发症包括短时和长时记忆丧失、情绪障碍、认知功能减退、慢性头痛、垂体功能障碍、睡眠功能障碍、永久性神经功能缺损和死亡[5, 27-30]。

七、鉴别诊断

意识水平的改变和头痛是创伤性脑损伤的常见表现，但对于这两种症状需要进行详细的鉴别诊断。

八、经颅多普勒超声检查结果

TCD 能对 TBI 患者的颅内压（ICP）和脑灌注压（CPP）进行在体监测，这些患者往往病情危重，不适合转运完成其他的影像学检查[12, 31]。TCD 通过大脑中动脉和其他颅内血管的平均血流速度（MFV）监测脑血流，通过大脑中动脉和其他颅内血管的搏动指数监测颅内压，还可以监测脑血管痉挛。TCD 可以通过连续检查获取上述参数，并且是一种无创、低成本、低风险、可床边操作的实时的评估成像方法[31]。

TCD 已被认为是一种可以预测 TBI 所有级别的神经系统预后的有用工具（表 12-2）[23, 32-34]。TBI 后相关的神经系统功能预后取决于许多变量，包括初始损伤的严重程度、是否伴发其他损伤、并发症、相关器官功能障碍和继发性脑损伤程度[22, 23, 34]。

TCD 已被证明是预测初次头颅 CT 未显示严重损伤迹象的 TBI 患者继发性神经功能恶化的很好的筛查工具[22]。

Bouzat 等的研究发现，继发性神经功能恶化（SND）的最具预测性的 2 个参数是 MCA 的舒张期血流速度的均值<25cm/s 和搏动指数≥1.25[22, 23]。

在轻度 TBI 中，上述参数对神经功能减退的灵敏度 91%，特异度 80%，阴性预测值 100%，

表 12-2　创伤性脑损伤分级

创伤性脑损伤分级	格拉斯哥昏迷量表	意识丧失持续时间	创伤后失忆症	死亡率
轻度	13～15	<30min	<24h	0.1%
中度	9～12	30min 至 24h	1～7 天	10%
重度	<9	>24h	>7 天	40%

阳性预测值 15.6%。在中度 TBI 中，上述参数对神经功能减退的灵敏度 67%，特异度 74%，阴性预测值 94%，阳性预测值 26%[23]。这些数据表明，TCD 的正常结果对神经功能稳定的预测是可靠的，而 TCD 的异常结果对预测轻度 TBI 患者的神经功能损害更有用[23]。

Fatima 等的另一项研究发现了几个与神经系统预后不良相关的指标，包括头部损伤后 72h 内的 MCA 的 MFV<35cm/s、中度基底动脉血管痉挛（MFV>60cm/s）和重度基底动脉血管痉挛（MFV>85cm/s），这些都提示神经功能预后不良。此外，本研究还发现，6 个月时 MCA 的 PI≥1.56 与 83% 的神经功能预后不良有关，而 PI≤1 与 71% 的神经系统良好预后有关[12]。

TCD 在重度 TBI 患者病情监测及预后中也发挥一定的作用，在最初 24h 内，低 CBF（MFV<40cm/s）可作为缺血的替代标志物，并用于指导临床以减少继发性脑损伤。这种测量方法在 24h 后就变得不那么可靠了[35]。Ract 等评价了 TCD 引导下 TBI 患者的复苏，早期 TCD 筛查对有 CPP 降低或 ICP 增高迹象的严重 TBI 患者是有益的。研究发现，对这些 TCD 提示异常的患者早期给予治疗，可以增加脑血流量；但在压力监测期间，ICP 虽然仍旧较高，但 CPP 和颈静脉血氧饱和度与 TCD 正常组是相同的。综上，研究者得出结论，在继发性脑损伤患者中，CPP 降低的患者进行早期 TCD 监测可能会减少继发性脑损伤[36]。本研究发现，Vd<20cm/s 和 PI>1.4 是 CPP 下降的最佳预测因子。

在重度 TBI 患者中，连续 TCD 监测 FVd、MFV 和 PI 联合 ICP 监测，对于监测 TBI 患者去骨瓣减压术后的 CPP 降低或 ICP 增高是非常有用的。在定期监测和早期发现上述指标变化的患者中，联合监测组的 6 个月的神经功能预后较只进行 ICP 监测的患者更好[37]。

重度 TBI 通常伴随着高发病率和高死亡率。然而，一项研究显示，80%TCD 测量正常的患者可能预后良好，而低灌注的患者存在较高的脑死亡率及总死亡率（分别为 90%、98.6%）。然而，TCD 正常的患者中有 14% 在出院前死亡，其中 4 例死于脑死亡[38]。这项单中心的研究显示，TCD 监测正常可能提示更好的预后，但其预后价值仍应谨慎，因为初始 TCD 监测正常的患者中也有很大一部分患者发生了死亡。

表 12-3 总结了上述研究中与不良神经功能预后相关的各种测量结果。

表 12-3　与不良的神经功能预后相关 TCD 指标

- Vd<20cm/s
- PI>1.4
- MFV<40cm/s@24h
- 大脑中动脉 MFV<35cm/s@72h
- 基底动脉 MFV>60cm/s
- 大脑中动脉 PI>1.56

九、其他影像学检查

如本章前面提到的，与 GCS 评估工具一样，不能仅使用 TCD 进行 TBI 患者的诊断、管理和预后评估。对于这些患者的病情监测、诊疗指导，CT、MRI 和脑电图均发挥重要的作用。

（一）计算机断层扫描（CT）

在发达国家，CT 通常作为中度和重度创伤性脑损伤的初步影像学检查手段，简便易行，而且比 MRI 更便宜。然而，CT 确实存在风险，如放射性及通常需要转运患者出重症监护室。根据 CDC 指南，CT 成像适用于：GCS＜15、多发性创伤、神经功能缺损、凝血功能障碍、严重头痛、年龄＞65 岁、高风险因素或颅底骨折征象[39-44]。

（二）磁共振成像（MRI）

MRI 诊断颅内损伤的灵敏度接近 100%[44]；且 MRI 不同于 CT，没有放射性。然而，MRI 的价格更高，适用性也有限。此外，MRI 比 CT 需要更多的时间，患者离开重症监护室存在潜在风险，且在检查期间无法接受特定治疗和严密监测[44]。MRI 能更好地评估颅底和脑干损伤。此外，MRI 具有评估脑灌注、弥散和质子波谱的能力，这些进一步提高了其灵敏度。

（三）正电子发射断层扫描（PET）

PET 扫描是一种适用性更加有限的成像方式，可以评估组织代谢。PET 可以发现 CT、MRI 或 EEG 上未检测到的非解剖性病变和潜在的可逆性损伤区域[44]。

（四）脑电图（EEG）

脑电图是用于监测创伤性脑损伤患者的最古老的方法之一，但在过去的 20 年里，已经被其他方式所超越。然而，新的研究正在发掘脑电图在 TBI 患者预后判断中的价值。

十、治疗

随着继发性脑损伤的病理生理学的揭示，创伤性脑损伤的治疗也在不断发展。一些治疗方法具有不同级别的证据，其中包括去骨瓣减压术 / 颅骨切除术、目标温度管理、皮质类固醇激素、葡萄糖、高渗盐水、安非他明、骨髓移植和甘露醇等。

结论

创伤性脑损伤是美国和全世界范围内的一种常见疾病。即使是轻微的创伤性脑损伤患者也容易出现长期后遗症，包括认知功能减退、情绪障碍、人际关系交往和职业工作能力障碍等。重度 TBI 除了出现上述后遗症外，还可能伴有神经功能缺损症状。TCD 在创伤性脑损伤患者筛查和协助管理和预后评估方面具有重要作用。在这些患者中，TCD 最好能够与其他检查方法如侵入性监测、体格检查、脑电图和神经影像等联合应用。

参考文献

[1] of Health D, Services H, for Disease Control C. Centers for Disease Control and Prevention Prevention and Control SURVEILLANCE REPORT Surveillance Report of Traumatic Brain Injury-related Emergency Department Visits, Hospitalizations, and Deaths TBI: SURVEILLANCE REPORT ACKNOWLEDGEMENTS [Internet]. [cited 2020 Jan 18]. Available from: www.cdc.gov/TraumaticBrainInjury.

[2] Menon DK, Schwab K, Wright DW, Maas AI. Position statement: definition of traumatic brain injury. Arch Phys Med Rehabil. 2010;91:1637.

[3] Summers CR, Ivins B, Schwab KA. Traumatic brain injury in the United States: an epidemiologic overview. Mount Sinai J Med J Transl Personal Med [Internet]. 2009 Apr [cited 2020 Jan 18];76(2):105–10. Available from: http://doi.wiley.com/10.1002/msj.20100.

[4] Corrigan JD, Selassie AW, Orman JA. The epidemiology of traumatic brain injury. J Head Trauma Rehabil. 2010;25:72–80.

[5] Mollayeva T, Kendzerska T, Colantonio A. Self-report instruments for assessing sleep dysfunction in an adult traumatic brain injury population: a systematic review. Sleep Med Rev. 2013;17:411.

[6] Williams BR, Lazic SE, Ogilvie RD. Polysomnographic and quantitative EEG analysis of subjects with long-term insomnia complaints associated with mild traumatic brain injury. Clin Neurophysiol. 2008;119(2):429–38.

[7] Bushnik T, Englander J, Katznelson L. Fatigue after TBI: association with neuroendocrine abnormalities. Brain Inj. 2007;21(6):559–66.

[8] Tulsky DS, Kisala PA. An overview of the Traumatic Brain Injury-Quality of Life (TBI-QOL) measurement system. J Head Trauma Rehabil Lippincott Williams and Wilkins. 2019;34:281–8.

[9] Ashman TA, Cantor JB, Gordon WA, Sacks A, Spielman L, Egan M, et al. A comparison of cognitive functioning in older adults with and without traumatic brain injury. J Head Trauma

Rehabil [Internet]. 2008 May [cited 2020 Jan 18];23(3):139–48. Available from: https://insights.ovid.com/crossref?an=00001199–200805000–00002.

[10] Huebner RA, Johnson K, Bennett CM, Schneck C. Community participa-tion and quality of life outcomes after adult traumatic brain injury. Am J Occup Ther. 2003;57(2):177–85.

[11] Kramer DR, Winer JL, Pease BAM, Amar AP, Mack WJ. Cerebral vaso-spasm in traumatic brain injury. Neurol Res Int [Internet]. 2013 [cited 2020 Jan 18];2013. Available from: http://dx.

[12] Fatima N, Shuaib A, Chughtai T, Ayyad A, Saqqur M. The role of tran-scranial doppler in traumatic brain injury: a systematic review and meta-analysis. Asian J Neurosurg. 2019;14(3):626.

[13] Teasdale G, Jennett B. Assessment of coma and impaired consciousness. A practical scale. Lancet. 1974;304(7872):81–4.

[14] Jennett B, Teasdale G, Braakman R, Minderhoud J, Knill-Jones R. Predicting outcome in individual patients after severe head injury. Lancet. 1976;307(7968):1031–4.

[15] Grote S, Böcker W, Mutschler W, Bouillon B, Lefering R. Diagnostic value of the Glasgow coma scale for traumatic brain injury in 18,002 patients with severe multiple injuries. J Neurotrauma. 2011;28(4):527–34.

[16] Stahel PF. Pupil evaluation in addition to Glasgow Coma Scale compo-nents in prediction of traumatic brain injury and mortality (Br J Surg 2012; 99(Suppl 1): 122–130). Br J Surg. 2012;99:131.

[17] Majdan M, Steyerberg EW, Nieboer D, Mauritz W, Rusnak M, Lingsma HF. Glasgow coma scale motor score and pupillary reaction to predict six-month mortality in patients with traumatic brain injury: comparison of field and admission assessment. J Neurotrauma. 2015;32(2):101–8.

[18] Chieregato A, Martino C, Pransani V, Nori G, Russo E, Noto A, et al. Classification of a traumatic brain injury: the Glasgow Coma scale is not enough. Acta Anaesthesiologica Scandinavica [Internet] 2010 [cited 2020 Jan 18];54(6):696–702. Available from: http://doi.wiley.com/10.1111/j.1399–6576.2010.02234.x.

[19] Emami P, Czorlich P, Fritzsche FS, Westphal M, Rueger JM, Lefering R, et al. Impact of Glasgow coma scale score and pupil parameters on mor-tality rate and outcome in pediatric and adult severe traumatic brain injury: a retrospective, multicenter cohort study. J Neurosurg. 2017;126(3):760–7.

[20] Marmarou A, Lu J, Butcher I, McHugh GS, Murray GD, Steyerberg EW, et al. Prognostic value of the Glasgow Coma Scale and pupil reactivity in traumatic brain injury assessed pre-hospital and on enrollment: an IMPACT analysis. J Neurotrauma. 2007;24(2):270–80.

[21] Hudak AM, Caesar RR, Frol AB, Krueger K, Harper CR, Temkin NR, et al. Functional outcome scales in traumatic brain injury: a comparison of the Glasgow Outcome Scale (extended) and the functional status examination. J Neurotrauma. 2005;22(11):1319–26.

[22] Bouzat P, Francony G, Declety P, Genty C, Kaddour A, Bessou P, et al. Transcranial doppler to screen on admission patients with mild to moder-ate traumatic brain injury. Neurosurgery. 2011;68(6):1603–9.

[23] Bouzat P, Almeras L, Manhes P, Sanders L, Levrat A, David JS, et al. Transcranial doppler to predict neurologic outcome after mild to moder-ate traumatic brain injury. Anesthesiology. 2016;125(2):346–54.

[24] Scale TGJB. Assessment of coma and impaired consciousness. A practi-cal scale. Lancet II. 1974;1974:81–4.

[25] Maas AIR, Marmarou A, Murray GD, Teasdale GM, Steyerberg EW. Prognosis and clinical trial design in traumatic brain injury: the IMPACT study. J Neurotrauma. 2007;24:232–8.

[26] Saatman KE, Duhaime AC, Bullock R, Maas AIR, Valadka A, Manley GT, et al. Classification of traumatic brain injury for targeted therapies. J Neurotrauma. 2008;25:719–38.

[27] Self-report instruments for assessing sleep dysfunction in an adult traumatic brain injury population: a systematic review-ScienceDirect [Internet]. [cited 2020 Jan 18]. Available from: https://www.sciencedi-rect.com/science/article/pii/S1087079213000245.

[28] Jullienne A, Obenaus A, Ichkova A, Savona-Baron C, Pearce WJ, Badaut J. Chronic cerebrovascular dysfunction after traumatic brain injury. J Neurosci Res. John Wiley and Sons Inc. 2016;94:609–22.

[29] Schneider HJ, Kreitschmann-Andermahr I, Ghigo E, Stalla GK, Agha A. Hypothalamopituitary dysfunction following traumatic brain injury and aneurysmal subarachnoid hemorrhage: a systematic review. J Am Med Assoc. 2007;298:1429–38.

[30] Kelly DF, Chaloner C, Evans D, Mathews A, Cohan P, Wang C, et al. Prevalence of pituitary hormone dysfunction, metabolic syndrome, and impaired quality of life in retired professional football players: a prospec-tive study. J Neurotrauma Mary Ann Liebert Inc. 2014;31:1161–71.

[31] D'andrea A, Conte M, Scarafile R, Riegler L, Cocchia R, Pezzullo E, et al. Transcranial Doppler ultrasound: physical principles and principal applications in Neurocritical care unit. J Cardiovasc Echograph Medknow Publications. 2016;26:28–41.

[32] Bouzat P, Almeras L, Manhes P, Sanders L, Levrat A, David JS, et al. Transcranial doppler to predict neurologic outcome after mild to moderate traumatic brain injury. Anesthesiology. 2016;125(2):346–54.

[33] Chastain CA, Oyoyo UE, Zipperman M, Joo E, Ashwal S, Shutter LA, et al. Predicting outcomes of traumatic brain injury by imaging modality and injury distribution. J Neurotrauma. 2009;26(8):1183–96.

[34] Baum J, Entezami P, Shah K, Medhkour A. Predictors of outcomes in traumatic brain injury. World Neurosurg. 2016;90:525.

[35] Sokoloff C, Williamson D, Serri K, Albert M, Odier C, Charbonney E, et al. Clinical usefulness of transcranial Doppler as a screening tool for early cerebral hypoxic episodes in patients with moderate and severe traumatic brain injury. Neurocrit Care. 2019;32:486.

[36] Ract C, le Moigno S, Bruder N, Vigué B. Transcranial Doppler ultra-sound goal-directed therapy for the early management of severe traumatic brain injury. Intensive Care Med. 2007;33(4):645–51.

[37] Chang T, Li L, Yang Y, Li M, Qu Y, Gao L. Transcranial Doppler ultraso-nography for the management of severe traumatic brain injury after decompressive craniectomy. World Neurosurg. 2019;126:e116.

[38] Ziegler D, Cravens G, Poche G, Gandhi R, Tellez M. Use of transcranial Doppler in patients with severe traumatic brain injuries. J Neurotrauma [Internet]. 2017 [cited 2020 Jan 19];34(1):121–7. Available from: http://www.liebertpub.com/doi/10.1089/neu.2015.3967.

[39] CDC, Acep. Updated mild traumatic brain injury guideline for adults [Internet]. [cited 2020 Jan 19]. Available from: www.cdc.gov/TraumaticBrainInjury.

[40] McAllister TW, Sparling MB, Flashman LA, al. et. Neuroimaging findings in mild traumatic brain injury. J Clin

Exp Neuropsychol. 2001;23:775–91.

[41] Vos PE, de la Plata CM, Diaz-Arrastia R. Neuroimaging in traumatic brain injury. In: Traumatic brain injury [Internet]. Chichester, UK: Wiley; 2014. [cited 2020 Jan 18]. p. 13–42. Available from: http://doi.wiley.com/10.1002/9781118656303.ch2.

[42] Wintermark M, Sanelli PC, Anzai Y, Tsiouris AJ, Whitlow CT. Imaging evidence and recommendations for traumatic brain injury: conventional neuroimaging techniques. J Am Coll Radiol. 2015;12(2):e1–14.

[43] Amyot F, Arciniegas DB, Brazaitis MP, et al. A review of the effectiveness of neuroimaging modalities for the detection of traumatic brain injury. J Neurotrauma [Internet]. 2015;32(22):1693–721. Available from: https://www.ncbi.nlm.nih.gov/pmc/articles/PMC4651019/.

[44] Lee B, Newberg A. Neuroimaging in traumatic brain imaging. NeuroRx. 2005;2(2):372–83.

第 13 章　儿童创伤性脑损伤
Traumatic Brain Injury-Pediatric

Francisco Abecasis　著

欧阳福　译　李凡韩珂　校

创伤性脑损伤（traumatic brain injury，TBI）是导致儿童创伤相关的死亡和终身残疾的主要原因，全球每年有 300 万以上的儿童受其影响[1]，仅在美国，TBI 每年导致 1000 多例儿童死亡[2]。

在儿童因中度或重度 TBI 就医时，治疗的目标是避免对受伤的大脑造成二次损害。为实现这一目标，维持足够的脑血流（CBF）至关重要。指南传统上采用颅内压（ICP）监测和治疗颅内压增高作为改善 TBI 预后的主要目标。然而，在儿童中，目前还没有足够的随机对照研究来评估 ICP 监测和治疗的作用，因此，最新指南对 ICP 监测和 ICP 治疗阈值的推荐级别较低（Ⅲ级）[3]。

脑灌注压（CPP）是指平均动脉血压（ABP）和平均颅内压（ICP）之间的差值，是驱动脑血流的压力梯度。正常情况下，在 CPP 的生理范围内，通过自动调节来维持 CBF，从而保证脑部充足的氧和葡萄糖供应。TBI 发生后，脑血流自动调节功能可能受损，CPP 降低可能导致脑缺血。近期已经发表了关于儿童 TBI 的年龄相当的 CPP 阈值：6 岁以下儿童高于 40mmHg，6—17 岁儿童高于 50mmHg[4]。如果 CPP 是 CBF 的驱动力，治疗方案理应着眼于 CPP，而非 ICP。根据定义，CPP 的调控可以通过改变 ICP 或 ABP 来实现。

ICP 螺栓和动脉导管用于传统意义上的有创监测 ICP 和 CPP。在儿童患者中，只有在病情严重需要 ICP-CPP 指导治疗的情况下才会使用有创 ICP-CPP 监测。否则，与有创神经监测相关的风险，如出血和感染，可能会抵消干预所带来的收益。对这些情况，无创的检测方法如经颅多普勒超声（TCD）获得的监测参数，为确定是否进行有创监测，提供了一种替代治疗或筛查工具。

经颅多普勒超声在儿童 TBI 中的作用见下文。

一、无创评估颅内压

TCD 在 TBI 应用中研究最多的作用之一是无创评估或预测 ICP 的能力。TCD 常用两种指标来评估 ICP。

- 阻力指数（即 Pourcelot 指数）[5]
- （收缩期峰值速度−舒张末期速度）/收缩期峰值速度
- 搏动指数（即 Gosling 指数）[6]
- （收缩期峰值速度−舒张末期速度）/平均速度

尽管经过多年的研究，TCD 在评估成人 TBI 患者 ICP 的准确性方面取得了较好的结论，但其在儿童中应用的证据较少且结论不一[7]。研究者对 34 例患儿的 275 次检查的数据分析后发现，经颅多普勒超声搏动指数不是严重颅脑损伤儿童的颅内压评估的可靠指标[8]。使用搏动指数等于 1 作为阈值来检测 20mmHg 或更高的 ICP 时，其灵敏度和特异度分别为 25% 和 88%。但是，如果将搏动指数阈值增加到 1.2，则特异度将提高到 100%。这与我们的经验一致，即在动脉压力和 PCO_2 正常的情况下，高搏动指数意味着高 ICP。

也有一些针对儿童的研究取得了不错的结果[9-11]，其中规模最大的一项研究纳入了117例严重TBI且搏动指数>1.31的患儿，其识别ICP>20mmHg患儿的灵敏度为94%，特异度为41%。因此，作者得出结论，TCD检查是用于评估儿童严重TBI后脑出血风险增加和CPP下降的一种安全、可重复、可靠的方法，值得在儿科重症监护室（PICU）中推广使用[11]。我们自己的经验显示，用TCD和有创ICP评估了18例严重TBI的儿童，结果显示16例患儿的ICP>20mmHg，最高值平均为（35.7±11.2）mmHg，首次测量的搏动指数平均值为1.12±0.33，首次搏动指数与相应的ICP值之间存在显著相关性（Pearson相关系数$r=0.755$，$P<0.0001$）[10]。

基于同步获取的全身动脉血压和TCD血流速度波形进行连续无创ICP预测的数学模型的研究表明，TCD能更好地评估和追踪ICP变化[12-14]。

综上所述，TCD技术可以准确预测儿童TBI患者的颅内压增高，尤其是提高PI临界值的情况下。在我们的临床实践中，将Gosling PI阈值取1.4，但必须结合动脉血压和PCO_2等参数，因其对PI的影响，可能导致高血压患者出现假阴性结果，而低血压或过度换气者则可能出现假阳性结果。入院后TCD作为一项无创检查技术，非常有助于确定TBI儿童的护理级别，及优先考虑应采取哪些治疗措施[15]，相应的最好的例证是，PICU的患者在入院时TCD发现PI极高，提示需

紧急手术，而不是有创颅内压监测（图13-1）。

二、无创评估脑灌注压

在已被报道的几种无创评估CPP（nCPP）的方法中[7, 16, 17]，基于超声的方法，因其成本低且便于在神经危重症管理中广泛使用，被广泛关注。TCD是测定TBI中nCPP最常用的方法之一[7]，一些研究已经证实了在儿童中应用TCD的可行性[8, 11, 18]。虽然Figaji等认为搏动指数（PI）并不是反映颅内压（ICP）的可靠指标，但他们发现PI与CPP之间具有显著相关性（$P=0.001$）。这些数据在更近期的研究中已得到进一步证实，该研究发现PI对于检测低于50mmHg的CPP具有80%的灵敏度[11]，而且在另一项研究中，使用TCD谱算法计算了一种新的CPP估计值，显示出nCPP与CPP之间具有良好的相关性〔Spearman相关系数，$R=0.67$（$P<0.0001$）〕，nCPP能够很好地预测低于70mmHg的CPP值，其曲线下面积为0.91（95%CI 0.83～0.98）[18]。

PI与CPP之间的相关性优于PI与ICP之间的相关性，并不令人意外。De Riva等研究表明，PI不仅仅取决于脑血管阻力，而且受到CPP、动脉压的波幅、脑血管阻力和脑动脉的顺应性及心率等因素的影响。因此，比较而言，PI不是准确评估ICP的指标，而是能更准确评估CPP的指标[19]。这与我们实践经验相一致，我们在低血压的TBI患儿中发现了PI高而ICP正常的病例[15]（图13-2）。

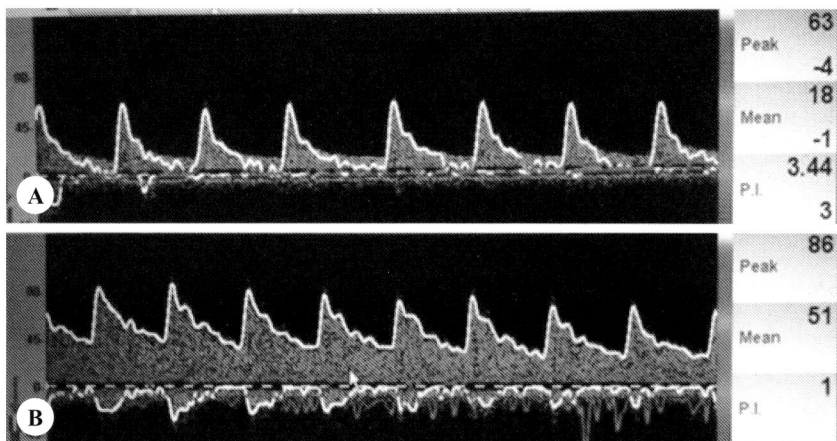

◀ 图13-1 严重创伤性脑损伤（TBI）的17岁女孩，经颅多普勒超声（TCD）显示左侧大脑中动脉血流严重受损（A）；行硬膜下血肿引流术后，TCD显示左侧大脑中动脉恢复正常的速度和PI（B）

三、经颅多普勒超声的脑血流自动调节与持续监测

脑血流自动调节是一种在 CPP 变化时维持脑血流量保持恒定的血流动力学机制，是保护大脑免受不合适的脑血流影响的基础。如果脑血流自动调节受损，CBF 将依赖于 CPP，则动脉压的任何变化都将直接影响脑血流。研究表明，TBI 后，自动调节受损与不良预后和死亡率独立相关[20-22]。

长期动态自动调节的测量和监测要求如下。

- 连续动脉血压监测（有创或无创）。
- CBF 监测的替代指标。
- 无创技术（TCD，近红外光谱技术 –NIRS）。
- 有创技术（PbtO$_2$、ICP、激光多普勒血流监测）。
- 量化 ABP 和 CBF 之间关系的数学模型。
- 时域分析（PRx、COx、Mx、Lx、ORx）。
- 频域分析（相干性、传输增益、相位差）。

对于 TCD，自动调节监测是利用 ABP、ICP 和脑血流速度的信号计算自动调节指数[23]。

- Mx 指数是平均血流速度与 CPP 之间的相关系数。
- Sx 指数是收缩期脑血流速度与 CPP 之间的相关系数。

如果 Mx 和 Sx 为正数时，则意味着自动调节功能受损，这与 TBI 的不良预后相关。下面的病例中，自动调节功能良好且 Mx 为负数（图 13-3）。

基于 TCD 流速评估自动调节功能时，面临的主要挑战之一是需要长时间记录血流速度。虽然可以通过固定探头实时监测去获取，但是患者的位置变化或自发活动可能会导致流速信号丢失。对于儿童而言，还会有一些额外的困难，由于头围大小的不同，对年龄较小的孩子可能很难固定探头。最近，使用机器人探头的新设备能够在至少 4h 的监测期间进行连续监测，且效果良好[24]。

综上所述，虽然基于 TCD 可以实现无创监测进而评估动态脑血流自动调节，但是由于需要获取长程 TCD 信号，使得这一技术的实现困难重重。技术的进步将使其在临床实践中更实用。

四、检测脑血流动力学的局部变化

在关于脑部损伤的研究中，面临的挑战之一是许多设备仅允许对脑部的特定区域进行测量，比如 ICP 螺栓或 PbtO$_2$ 探头。TCD 的主要优势是可以采集来自不同部位的超声信号。这对可能存在局部病变的 TBI，尤为重要。尽管颅内压增高时，特别是严重的高颅压，最终会传导到整个大脑，但我们发现一些病例在初始阶段存在着重要的不对称性（图 13-4）。

五、脑死亡的诊断

本章未讨论将 TCD 用作脑死亡诊断的辅助工具。但是，TBI 是器官捐赠的主要适应证之一，而 TCD 可以帮助识别脑循环停止，因此，在特

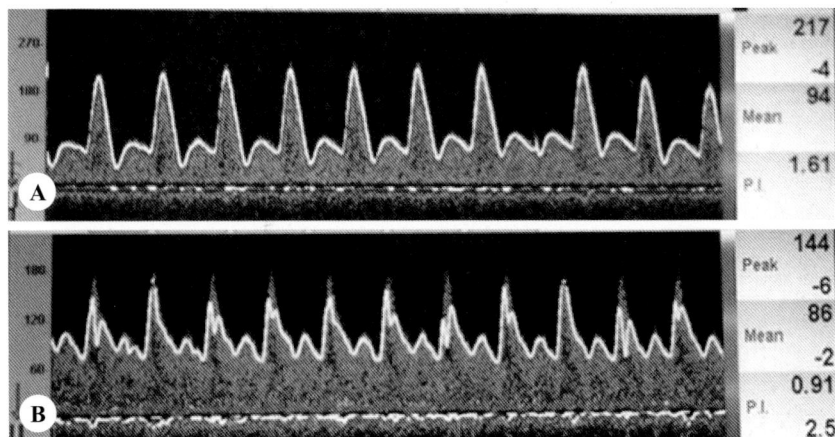

◀ 图 13-2　严重创伤性脑损伤（TBI）但颅内压（ICP）正常的 16 岁女患儿的经颅多普勒超声（TCD），由于低血容量性休克和脑灌注压（CPP）降低导致搏动指数（PI）升高（A）。为了优化脑血流量进行补液后，PI 和 CPP 都得到了改善（B）

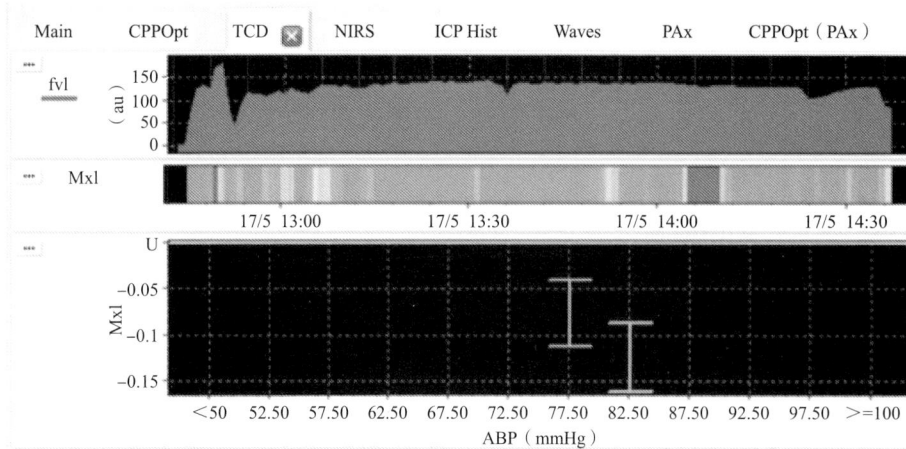

◀ 图 13-3 经颅多普勒超声（TCD）监测左侧大脑动脉的平均血流速度 2h，Mx 几乎总是负值，说明脑血管自动调节功能存在（此图彩色版本见书末）

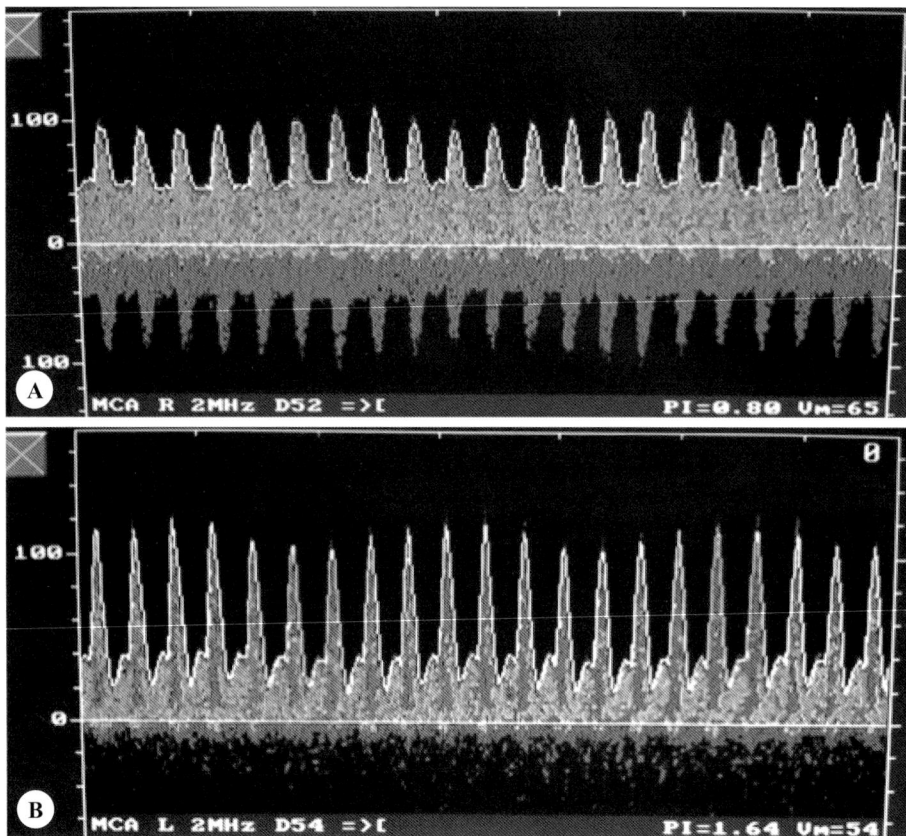

◀ 图 13-4 一例交通事故后发生严重创伤性脑损伤（TBI）的 8 岁男孩在入院时的经颅多普勒超声（TCD）。右侧大脑中动脉血流速度正常，PI 为 0.80（A）。左侧大脑中动脉舒张期血流速度低，搏动指数（PI）为 1.64（B），与高颅内压（ICP）/低脑灌注压（CPP）相符

定的情况下，TCD 非常有用。然而，并不是所有国家都接受使用 TCD 辅助诊断脑死亡，只在部分国家通用。确认无脑血流的辅助试验的适应证如下。

- 无法完成完整的检查或呼吸暂停测试。
- 对神经系统检查结果存在不确定性。

- 可能存在药物效果。
- 为了缩短两次检查之间的时间（对于儿童，如果不使用辅助检查，则需要间隔 12h）。

在我们的实践中，我们会对每位潜在的器官捐赠者行 TCD 检查，这使其家人和工作人员都更加放心。

结论

有经验的 TCD 操作者只需要数分钟即可判断 CBF 是正常还是受损。PI 值是即时自动计算得到的，如前所述，当 CPP 下降时，PI 将增高，这对于儿科 TBI 病例的床边即时决策是非常有帮助的。

虽然 TCD 可以并已经被用于脑血流自动调节功能的监测，但在临床实践中，其应用非常困难，更多的是被用于临床研究中。新技术的进步将推进 TCD 的临床应用，并有助于指导患者的管理。

参考文献

[1] Dewan MC, Mummareddy N, Wellons JC, Bonfield CM. Epidemiology of global pediatric traumatic brain injury: qualitative review. World Neurosurg. 2016;91:497–509.e1. https://doi.org/10.1016/j.wneu.2016.03.045.

[2] Taylor CA, Bell JM, Breiding MJ, Xu L. Traumatic brain injury–related emergency department visits, hospitalizations, and deaths—United States, 2007 and 2013. MMWR Surveill Summ. 2017;66:1–16. https://doi.org/10.15585/mmwr.ss6609a1.

[3] Kochanek PM, Tasker RC, Carney N, et al. Guidelines for the management of pediatric severe traumatic brain injury, third edition. Pediatr Crit Care Med. 2019;20:S1–S82. https://doi.org/10.1097/PCC.0000000000001735.

[4] Allen BB, Chiu Y, Gerber LM, et al. Age-specific cerebral perfusion pressure thresholds and survival in children and adolescents with severe trau-matic brain injury. Pediatr Crit Care Med. 2014;15:62–70. https://doi.org/10.1097/PCC.0b013e3182a556ea.

[5] Planiol T, Pourcelot L, Pottier JM, Degiovanni E. [Study of carotid circulation by means of ultrasonic methods and thermography]. Rev Neurol (Paris). 1972;126:127–41.

[6] Gosling R, King D. Arterial assessment by Doppler-shift ultrasound. Proc Roy Soc Med. 1974;67:447–9.

[7] Cardim D, Robba C, Bohdanowicz M, et al. Non-invasive monitoring of intracranial pressure using transcranial Doppler ultrasonography: is it possible? Neurocrit Care. 2016;25:473–91. https://doi.org/10.1007/s12028-016-0258-6.

[8] Figaji AA, Zwane E, Fieggen AG, et al. Transcranial Doppler pulsatility index is not a reliable indicator of intracranial pressure in children with severe traumatic brain injury. Surg Neurol. 2009;72:389–94. https://doi.org/10.1016/j.surneu.2009.02.012.

[9] O'Brien NF, Maa T, Reuter-Rice K. Noninvasive screening for intracranial hypertension in children with acute, severe traumatic brain injury. J Neurosurg Pediatr. 2015;16:420–5. https://doi.org/10.3171/2015.3.PEDS14521.

[10] Vieira F, Cardoso K, Abecasis F, et al. Doppler transcraniano na monitor-ização do traumatismo craniencefálico grave em pediatria. Acta Pediátrica Port. 2012;43:239–45.

[11] Melo JRT, Di Rocco F, Blanot S, et al. Transcranial Doppler can predict intracranial hypertension in children with severe traumatic brain injuries. Childs Nerv Syst. 2011;27:979–84. https://doi.org/10.1007/s00381-010-1367-8.

[12] Schmidt B, Czosnyka M, Raabe A, et al. Adaptive noninvasive assess-ment of intracranial pressure and cerebral autoregulation. Stroke. 2003;34:84–9. https://doi.org/10.1161/01.STR.0000047849.01376.AE.

[13] Kashif FM, Verghese GC, Novak V, et al. Model-based noninvasive esti-mation of intracranial pressure from cerebral blood flow velocity and arterial pressure. Sci Transl Med. 2012;4:129ra44–129ra44. https://doi.org/10.1126/scitranslmed.3003249.

[14] Cardim D, Schmidt B, Robba C, et al. Transcranial Doppler monitoring of intracranial pressure plateau waves. Neurocrit Care. 2016;1–9 https://doi.org/10.1007/s12028-016-0356-5.

[15] Abecasis F, Oliveira V, Robba C, Czosnyka M. Transcranial Doppler in pediatric emergency and intensive care unit: a case series and literature review. Childs Nerv Syst. 2018;34:1465–70. https://doi.org/10.1007/s00381-018-3877-8.

[16] Robba C, Bacigaluppi S, Cardim D, et al. Non-invasive assessment of intracranial pressure. Acta Neurol Scand. 2015; https://doi.org/10.1111/ane.12527.

[17] Zhang X, Medow JE, Iskandar BJ, et al. Invasive and noninvasive means of measuring intracranial pressure: a review. Physiol Meas. 2017;38:R143–82.

[18] Abecasis F, Cardim D, Czosnyka M, et al. Transcranial Doppler as a non-invasive method to estimate cerebral perfusion pressure in children with severe traumatic brain injury. Childs Nerv Syst. 2020;36:125–31. https://doi.org/10.1007/s00381-019-04273-2.

[19] de Riva N, Budohoski KP, Smielewski P, et al. Transcranial Doppler pul-satility index: what it is and what it isn't. Neurocrit Care. 2012;17:58–66. https://doi.org/10.1007/s12028-012-9672-6.

[20] Jaeger M, Schuhmann MU, Soehle M, Meixensberger J. Continuous assessment of cerebrovascular autoregulation after traumatic brain injury using brain tissue oxygen pressure reactivity. Crit Care Med. 2006;34:1783–8. https://doi.org/10.1097/01.CCM.0000218413.51546.9E.

[21] Radolovich DK, Aries MJH, Castellani G, et al. Pulsatile intracranial pressure and cerebral autoregulation after traumatic brain injury. Neurocrit Care. 2011;15:379–86. https://doi.org/10.1007/s12028-011-9553-4.

[22] Chaiwat O, Sharma D, Udomphorn Y, et al. Cerebral hemodynamic pre-dictors of poor 6-month Glasgow outcome score in severe pediatric trau-matic brain injury. J Neurotrauma. 2009;26:657–63. https://doi.org/10.1089/neu.2008.0770.

[23] Czosnyka M, Smielewski P, Kirkpatrick P, et al. Monitoring of cerebral autoregulation in head-injured patients. Stroke. 1996;27:1829–34. https://doi.org/10.1161/01.STR.27.10.1829.

[24] Zeiler FA, Smielewski P. Application of robotic transcranial Doppler for extended duration recording in moderate/severe traumatic brain injury: first experiences. Crit Ultrasound J. 2018;10:16. https://doi.org/10.1186/s13089-018-0097-0.

第 14 章 创伤性脑损伤的脑血管反应性评估
Cerebrovascular Reactivity Assessments in Traumatic Brain Injury

Alwyn Gomez　Frederick A. Zeiler　著

孟丽君 译　李 凡 韩 珂 校

一、背景

脑血流自动调节（cerebral autoregulation，CA）是指当平均动脉压（MAP）或脑灌注压（CPP）波动时，脑血管维持脑血流（CBF）相对恒定的固有能力[1, 2]。脑血流量的调节主要是通过中、小血管实现的，其直径可达几百微米[3-6]。迄今为止，尚缺乏持续有效的监测人体脑血流自动调节功能的手段。"脑血管反应性"这个概念，有时用于脑血流自动调节领域，来描述通过动态或静态方法测量的脑血管反应。脑结构完整时，当脑灌注压（CPP）在一定范围内波动时，大脑能够维持持续足够的脑血流。这是在脑灌注压（CPP）不稳定的情况下，大脑自我保护的主要机制之一[7]。静态的 CA 描述了脑血管系统能够适应CPP 变化的程度，而动态的 CA 描述了 CPP 变化瞬间脑血流量的变化速度。众所周知，CA 在许多情况下会受损，包括慢性高血压[8]、缺血性脑卒中[9]、蛛网膜下腔出血[10, 11]、感染[12]和创伤性脑损伤（TBI）[13-15]。

在过去的 20 年，创伤性脑损伤后脑血管反应性的监测技术取得了很大的发展。这源于床边生物医学信号采集和处理技术的进步，旨在提供来自各种多模式的脑生理监测设备的连续不间断的脑血管反应性参数。大量的文献提示了受损的脑血管反应性与成人 TBI 的不良结局之间的强相关性[16-19]。此外，近期多中心前瞻性研究数据表明，脑血管反应性监测独立预测 TBI 预后的意义远高于 ICP 监测[20-22]。

二、脑损伤后脑血管反应性的监测现状

基于不同的有创 / 无创脑生理监测设备，已经衍生了连续监测脑血管反应性状态的各种指数，这些指数是通过评估脉动式脑血容量 /CBF 的替代指标的血管源性慢波样波动与血流驱动压力如 MAP 或 CPP 之间的相关性推导出来的[23, 24]。压力反应指数（PRx）是目前最受关注的连续指数，是颅内压（ICP）监测中的血管源性慢波波动与平均动脉压（MAP）之间的关联系数[25]。PRx 需要插入有创 ICP 监测仪和连续血压监测。其计算方法是取 5min 时间窗内，多个 ICP 和 MAP 10s 内平均值之间的 Pearson 相关系数。PRx 已经被广泛研究，并证明与 TBI 患者预后密切相关，负值提示脑血管反应性"完好"，而正值提示脑血管反应性"受损"[26]。PRx 作为衡量自动调节下限的标准，在低血压和颅内压增高的动物模型中，已经得到了验证[27-29]。最近也有研究确定了 TBI 后 6 个月的发病率和死亡率的临床相关阈值[19]。此外，有证据支持 PRx 衍生的个体化 CPP 目标（称为最佳 CPP 或 CPPopt）[30]和 ICP 目标［称为个体化 ICP 阈值（iICP）］[31]与总体预后之间具有相关性。未来，这可能会推动 TBI 的目标靶向性治疗，然而，这需要进一步的前瞻性研究证实。

虽然以 PRx 为导向的治疗有很大的前景，但其侵入性和对颅内放置监测装置的要求限制了其在需要颅内压监测的危重场景下检查脑血管反应性的实用性。此外，PRx 利用 ICP 的波动作为脑总血容量波动的替代，而颅骨切除术后，压力 – 容量关系改变，故此时 PRx 的可靠性值得怀疑[32]。这些局限性推动了对 TBI 患者脑血管反应性监测的替代方法的探索。对组织氧合与 MAP 相关的指标进行有创或无创检测的研究已经开展，但是会受到可以改变组织氧合的全身因素（FiO_2、心血管系统状态、肺气体交换功能、血红蛋白水平等）的干扰[17, 33, 34]。

三、经颅多普勒超声在创伤性脑损伤脑血管反应性监测中的应用

经颅多普勒超声（TCD）超声检查是相对经济并且无创的脑血流监测手段。来自多普勒探头的超声波透过颅骨，被脑血管内移动的红细胞反射回来，所得到的从发射信号到反射信号的频移差值与血流速度成正比。在基于假设 MCA 内径保持相对恒定的前提下，这种无创的监测脑血流速度的检测方法通常通过监测大脑中动脉（MCA）的血流速度（FV）来替代脑血流，用于监测脑血管反应性[35]。通过比较 FV 在血压波动时血管源性慢波的波动，可以收集到关于脑血管反应性状态的信息。

TBI 中基于 TCD 的脑血管反应性评估分为间歇性和连续性两种方式。虽然两者都是利用 TCD 的时间分辨率来提供关于动态血管反应性的信息，但是它们收集这些信息的方法是不同的。间歇性 TCD 技术通常需要在短时间内观察血压初始扰动之后脑血管反应性的动态变化，并且给予单个"快照"式测量。连续性方法可以评估全身血压自发变化后的自动调节，并提供一个定期更新的脑血管反应性状态的指数，是一种更有吸引力的 TBI 床旁监测方法。以下部分将简要概述间歇性和连续性脑血管反应性监测技术，重点介绍连续性方法。

（一）间歇性方法

基于 TCD 评估脑血管反应性的各种间歇性技术包括调节率（RoR）、大腿袖带放气法（TCDT）、短暂充血反应试验（THRT）、立位反应试验（ORT）和自动调节指数（ARI）。我们在下文中仅对经典技术加以阐述，更多细节请读者参阅最近发表的该专业领域的相关文献[36]。表 14-1 列举了基于 TCD 的间歇性技术及其优缺点。

最早基于 TCD 评估 CA 的间歇性方法之一是大腿袖带放气法（TCDT），于 1989 年被首次描述[38]。该方法使用双侧大腿袖带，在收缩压（SBP）以上维持充气 2～3min，在心脏前负荷减少的情况下，导致血管处于舒张状态。袖带的快速放气导致 MAP 急剧下降。通常持续长达 30s 的时间，压力从基线至少下降 15～20mmHg。血压的突然下降随后伴随着反射性的脑血管反应，以代偿血压的变化。通过 TCD 测量大脑中动脉（MCA）的脑血流速度（CBFV），然后用 ABP 除以 CBFV 计算出脑血管阻力指数（CVRes）（公式①）。

$$CVRes = \frac{ABP}{CBFV} \qquad ①$$

$$RoR = \frac{\blacklozenge CVRes}{\blacklozenge T} \div \blacklozenge ABP \qquad ②$$

从大腿袖带放气法（TCDT）得出 2 个用于描述 CA 状态的指数。第 1 个指数是调节率（RoR），可以把它理解为 ABP 变化时脑血管阻力（CVRes）随时间（T）的变化（公式②），RoR 正常值是 0.2/s[38]。第 2 个指数是自动调节指数（ARI），由 Tiecks 等在 1995 年提出。ARI 是基于 CA 的二阶微分模型以构建自动调节的总体水平的分级，从 0（自动调节功能完全丧失）到 9（过度活跃的自动调节功能），其中正常 CA 定义为 ARI=4～7，异常 CA 定义为 ARI≤3。ARI 通过

表 14-1　基于 TCD 的间歇性脑血管反应性测量技术

技 术	优 点	缺 点
基于自动调节指数的大腿袖带放气技术（TCDT-ARI）	预先定义的正常 / 异常范围	不适合有心脏前负荷依赖者 需要专门的袖带设置和二阶微分方程建模
短暂充血反应试验（THRT）	有完整的自动调节的验证阈值	大多数文献仅评估其与其他自动调节指标的一致性
立位反应测试（ORT）		在 ICU 中难以实施执行，需要专门的设备评价其准确性的文献较少
基于 TCD 的平均血流指数（Mx）	已经确立了死亡率增加和不良结局的阈值（+0.05 和 +0.30）[37] 文献显示与患者预后密切相关	需要有创 ICP 监测；数据主要来自单个机构
传递函数自动调节指数（TF-ARI）	TBI 后 6～12 个月 GOS 与 TF-ARI 相关	技术复杂，专业知识 数据主要来自单个机构

ARI. 传递函数自动调节指数；ICP. 颅内压；ICU. 重症监护病房；GOS. 格拉斯哥预后量表；Mx. 平均血流指数［即 TCD 慢波样的平均血流速度（FVm）与脑灌注压（CPP）的相关性，考虑到与技术限制相关的典型短持续时间记录，将其视为"半间歇性"技术］；ORT. 立位反应试验；TCD. 经颅多普勒超声；TCDT. 大腿袖带放气法；THRT. 短暂充血反应试验

在血压阶跃变化期间记录的基于 TCD 的 CBFV 变化标准化来获得，然后将结果图与对应于模型构建的 10 个等级的反应进行比对，其中代表最佳拟合的模型即为 ARI。这个复杂指数背后的数学原理远远超出了本章的范围，但建议感兴趣的读者到原文去了解这种计算的全部细节[39]。

（二）连续性方法

通过评价基于 TCD 脑血流速度（CBFV）的自发性血管源性慢波样波动与 MAP 或 CPP 之间的关系，可以连续评估脑血管反应性。利用 CBFV 波形的不同组成部分，例如，平均 FV（FVm）、收缩期 FV（FVs）或舒张期 FV（FVd），可得出不同的脑血管反应性指标。表 14-2 提供了 TCD 衍生的脑血管反应性指数的总结。

TBI 中最常用的基于 TCD 的脑血管反应性指数是平均血流指数（mean flow index，Mx），是慢波样波动的 FVm 与 CPP 之间的相关系数。从概念上讲，脉动式脑血流的替代指标的 FVm，对慢波样驱动血流的压力的 CPP 的反应，被认为是由脑血管反应能力决定的。像 PRx 一样，CPP 的测定也需要连续记录的 MAP 和 ICP（基于公式：

CPP=MAP-ICP）。此外，TCD 用于获取大脑中动脉（MCA）血流速度。记录和存储信号，以便进行离线或者实时数据计算。

具体而言，基于 TCD 的 Mx 的计算方法是，先将原始 FVm 和 CPP 替换为非重叠的 10s 平均值组成的时间序列（即 FVm 和 CPP 通过 10s 移动平均滤波器处理，采样频率被衰减到 0.1Hz），然后将得到的 30 个连续的 10s 平均值（即 5min 内）用于计算 Mx 的相关系数，根据记录持续时间，每 10 秒或每 60 秒得到一个更新值，理想情况下，通常取至少 30min 内的均值计算 Mx，以减小自身的变异性。同样，负值被认为代表"完整"的反应性，而正值代表"受损"的反应性。值得注意的是，到目前为止，还没有实验研究将这些指标作为监测 CA 能力的方法进行验证。

一些基于 TCD 衍生的 CA 指数的某些变化前文已有介绍，包括 Sx 和 Dx，与 Mx 类似，除了分别用 FVs 或 FVd 替代 FVm。这些指标的另一个特点是用 CPP 代替 MAP，从而避免了监测 ICP 的需要。而 Mx-a、Sx-a 或 Dx-a，同样是分别基于 TCD 得到的 FVm、FVs 或 FVd。最近半自

表 14-2　基于连续性床旁监测 TCD 测量的脑血管反应性

指　数	相关变量	优　点	缺　点
Mx	FVm，CPP	• 相关研究最多的指数 • 确立了发病率和死亡率阈值[37] • 提供皮层脑血管反应性的替代评估[40]	• 需要有创 ICP 监测
Sx	FVs，CPP	• 与预后强相关[41, 42] • 与 PRx 强相关[34, 41-44] • 确立了发病率和死亡率的阈值[42]	• 需要有创 ICP 监测
Dx	FVd，CPP		• 需要有创 ICP 监测 • 与总体预后以及其他 TCD 和非 TCD 连续指标的相关性较差 • 阈值定义不佳 • 在 ICP 升高期间表现不佳
Mx-a	FVm，MAP	• 不需要有创 ICP 监测 • 确立了发病率和死亡率阈值[37]	• 与 Mx 相比，预后关联性更弱
Sx-a	FVs，MAP	• 不需要有创 ICP 监测 • 与预后密切相关 • 与 PRx 强相关[43, 44] • 确立了发病率和死亡率的阈值[42]	• 与 Sx 相比，预后相关性较弱
Dx-a	FVd，MAP	• 不需要有创 ICP 监测	• 预后相关性较弱 • 发病率和死亡率阈值定义不明确 • 在 ICP 升高期间表现不佳

CPP. 脑灌注压；MAP. 平均动脉压；FVm. 平均流速；FVs. 收缩期流速；FVd. 舒张期流速

动机器学习的方法似乎表明，这些指数提供了有关创伤性脑损伤的脑血管反应性的不同信息。基于 FVm 的指数似乎更能代表皮层微循环的脑血管反应性和基于 CBF 的监测[40]。基于收缩压和舒张压的 FVs/FVd 的指数似乎与有创监测及基于近红外的监测更密切相关，提示它们代表基于脑容量 CBV 的反应性[34, 40, 42]。基于舒张和收缩指数的推导方法以及基于 MAP 的替代方法概述于表 14-2 中。最后，如果监测双侧 MCA，则可以得到基于大脑半球的脑血管反应性[45, 46]。图 14-1 提供了一个利用床边第三方软件记录原始生理指数的示例。

四、连续脑血管反应性监测的新进展

TCD 在连续脑血管反应性中应用的局限性在于床边操作技术的劳动密集性需求［译者注：劳力密集技术是相对于"资本（资金）密集技术"，指投资少、技术装备程度低、容纳劳动力较多的技术］。在产品成本中，活劳动消耗所占比重较大，物化劳动所占比重较小。这里的物化劳动，主要指固定资产转移的部分，活劳动不仅指简单的体力劳动，而且包括复杂的、高级的体力劳动，其中包含消耗较多脑力的劳动和脑血流速度信号采集的间断性。对操作人员最典型的要求是需要通过调整设备以维持脑血流信号的质量。这实际上将当前方法的记录周期限制在 60min 以内，因此在 TBI 监测中更像是"半间歇"技术。基于机器人技术的机器人 TCD（rTCD）设备，延长了脑血流持续监测的时间，并且被用于监测危重 TBI 患者的脑血管反应性[43, 47, 48]。图 14-2 展示了当前可用的 rTCD 设备之一，机器人驱动的 TCD 探头与 MCA CBFV 检测的自动算法以及血流信号的优化记录已经实现了整合。最新研究表明，

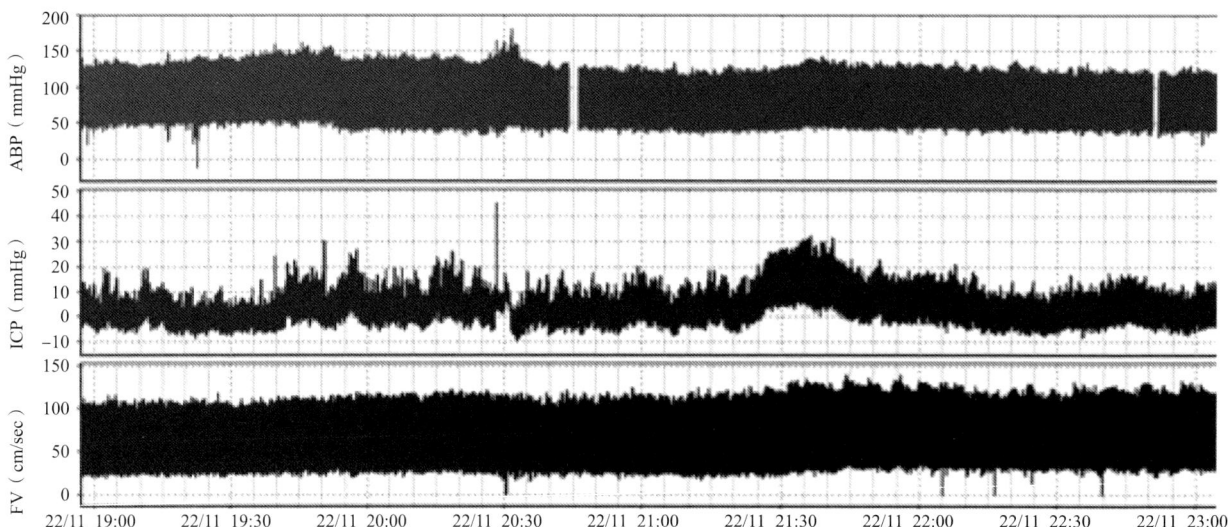

▲ 图 14-1 原始 ABP、ICP 和 TCD 血流速信号

ABP. 动脉血压；ICP. 颅内压；FV. 血流速；TCD. 经颅多普勒超声。改编自 Zeiler et al（经通讯作者许可）[47]

使用 rTCD 可以进行超过 4h 的连续信号采集[48]。后续工作已经证实了 rTCD 在个性化脑血流自动调节参数监测中的应用，如利用 rTCD 获取最佳 CPP（CPPopt）[47]。

五、经颅多普勒超声衍生指数在成人创伤性脑损伤中的应用

（一）与总体预后的相关性

在基于 TCD 的所有评价指标中，Mx 的研究最为广泛，最近一项研究综述通过纳入 17 项研究 50 多例患者，阐述了 Mx 与患者预后的关系[26]。Mx 与 6 个月后的死亡率和发病率呈负相关（$r=-0.34$，$P<0.0025$；$r=0.41$，$P<0.0002$）[49]。从临床角度来看，Mx 阈值 +0.05 和 +0.3 被发现分别与发病率和死亡率相关[37]。如前所述，Mx 需要测量 CPP，而 CPP 被定义为 ABP 与 ICP 之差。临床上，ICP 是利用侵入性颅内探头或导管测量的。近年来，人们对 Mx-a 越来越感兴趣，因为 Mx-a 基于 MAP 而不是 CPP，故不需要侵入性颅内监测。Lang 等在 2003 年的一项 37 例 TBI 患者的研究中显示，Mx 和 Mx-a 预示的 CA 受损与不良预后相关（$r=-0.56$，$P<0.01$；$r=-0.42$，$P<0.05$）[50]。Lui 等在 2014 年对 288

例 TBI 患者进行的更大规模的研究进一步支持了此发现，结果显示 Mx 和 Mx-a 与患者预后显著相关（$r=-0.404$，$P<0.01$；$r=-0.38$，$P<0.01$）。然而，值得注意的是，研究发现 Mx 与预后的关联性更强[51]。

（二）哪个经颅多普勒超声血流速度最好

如前所述，一些团队认为从 FV 波形的分析中可以收集更多关于 CA 状态的信息，特别是在评估 FVs 或 FVd 与 CPP 或 MAP 之间的相关性方面。2012 年，Budohoski 等发表了一项关于 300 例 TBI 患者的研究，调查了基于 TCD 的多个指标（Mx、Mx-a、Sx、Sx-a、Dx 和 Dx-a）与 6 个月二分类结局之间的关联性。令人惊讶的是，和平均血流指数（Mx 和 Mx-a）相比，收缩期血流指数（Sx 和 Sx-a）与预后关联性更强。这与是否使用 CPP 或 MAP 计算无关[41]。本章的资深作者在 2018 年发表的后续工作分析了来自 347 例 TBI 患者的记录，以探索基于 TCD 的 CA 指数与基于 ICP 的 CA 指数之间的关系。他们能够确认 Sx/Sx-a 与 PRx 的协方差。此外，他们能够协助确定 Sx 和 Sx-a 不良预后和死亡率的阈值。最有趣的是，他们发现与 TCD 舒张指数和平均指数相比，TCD 收缩指数（Sx 和 Sx-a）与 ICP 指数

的关系最密切，可能更好地接近 ICP 指数。这项工作确定 TCD 收缩指数有望成为临床上最有前途的基于 TCD 的指数[42]。

六、无创连续脑血管反应性监测方法的未来

鉴于大量研究表明，基于 TCD 的指数与发病率和死亡率的关系，以及它们与金标准 PRx 指数的协方差，现在正着手进行基于 TCD 的指数作为 PRx 的非侵入性替代方案的研究工作。在 2019 年，本章的资深作者在一个由 10 例患者组成的小型队列中证明，使用无创 TCD 测量，也就是说，没有任何侵入性颅内监测，也可以预测 PRx。通过使用 rTCD 获得 MCA FV 的持续长时

间监测，使之成为可能[43]。考虑到连续无创血压监测的进展例如 Finapres NOVA，以及越来越多的证据支持基于 TCD 的 CA 指数的应用，完全无创的 CA 监测在不久之后或许成为可能。图 14-3 显示了这种无创连续全波形 ABP 装置。

虽然患者安全性的益处是显而易见的，但更吸引人的前景在于，完全无创监测技术使得对全程监测 CA 功能障碍的进展，从 TBI 急性期到亚急性期和慢性期的全过程，成为可能。虽然仍然有许多工作需要去做，但是对脑血流自动调节的深入了解可能会影响 TBI 的管理方式。

结论

越来越多的证据支持在严重脑外伤患者中监测脑血管反应性的临床价值。基于 TCD 的衍生指数，作为脑血流自动调节功能评估的替代方法，由于其相对无创，可进行长时间的评估和越来越多的证据表明它们与预后的相关性，得到了更多的青睐。未来我们可能会以基于 TCD 的完全无创的脑血流自动调节作为衡量标准，指导 TBI 患者的目标治疗。

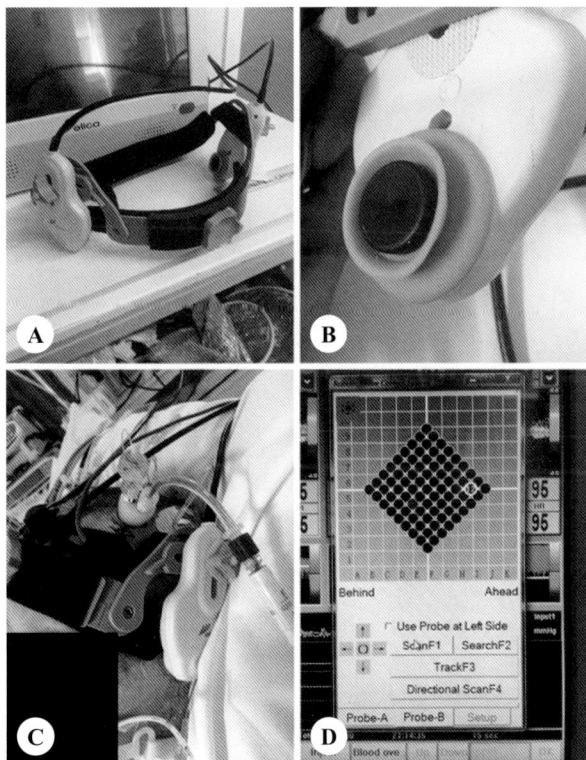

▲ 图 14-2　机器人经颅多普勒超声（TCD）装置（此图彩色版本见书末）

A. 机器人 TCD 头架 - 配备 2 个机器人驱动器的（防倒转的）棘轮头带系统；B. 机器人驱动器中的 TCD 探头的特写；C. 用三螺栓固定在左前额进行多模态监测的示例；D. Delica EMS 9D TCD 显示界面，显示出自动流速采样算法，动态显示采样位置的方形网格。该系统在多点进行声波探测，直到找到信号质量较好的区域。改编自 Zeiler et al（经通讯作者许可）[47]

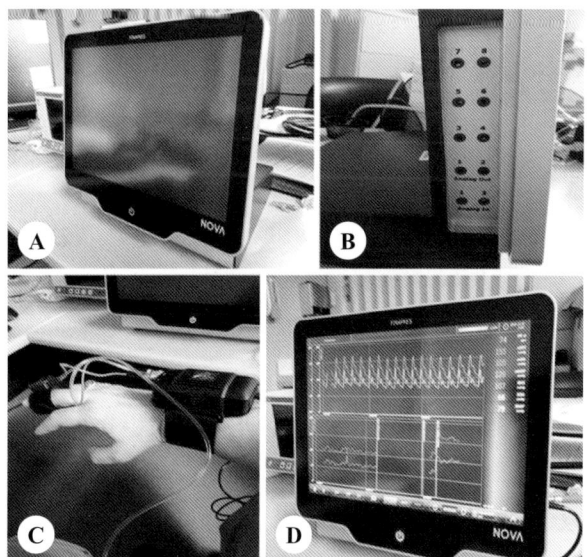

▲ 图 14-3　无创连续全波形 ABP 监测装置

A. Finapres NOVA 无创 ABP 监测仪的照片；B. Finapres NOVA 系统的模拟输出端口，可以与其他床旁监测和数据采集平台完全集成；C. 基于腕式和远端手指安装的动脉血压（ABP）监测系统的示例；D. 无创连续全波形 ABP 监测的示例

参考文献

[1] Lassen NA. Cerebral blood flow and oxygen consumption in man. Physiol Rev. 1959;39(2):183–238.

[2] Fog M. The relationship between the blood pressure and the tonic regulation of the PIAL arteries. J Neurol Psychiatry. 1938;1(3):187–97.

[3] Mchedlishvili G. Physiological mechanisms controlling cerebral blood flow. Stroke. 1980;11(3):240–8.

[4] Hundley WG, Renaldo GJ, Levasseur JE, Kontos HA. Vasomotion in cerebral microcirculation of awake rabbits. Am J Phys. 1988;254(1 Pt 2):H67–71.

[5] Halpern W, Osol G. Influence of transmural pressure of myogenic responses of isolated cerebral arteries of the rat. Ann Biomed Eng. 1985;13(3–4):287–93.

[6] Auer LM, Ishiyama N, Pucher R. Cerebrovascular response to intracranial hypertension. Acta Neurochir. 1987;84(3–4):124–8.

[7] Paulson OB, Strandgaard S, Edvinsson L. Cerebral autoregulation. Cerebrovasc Brain Metab Rev. 1990;2(2):161–92.

[8] Shekhar S, Liu R, Travis OK, Roman RJ, Fan F. Cerebral autoregulation in hypertension and ischemic stroke: a mini review. J Pharm Sci Exp Pharmacol. 2017/10/27 ed. 2017, 2017;(1):21–7.

[9] Aries MJH, Elting JW, De Keyser J, Kremer BPH, Vroomen PCAJ. Cerebral autoregulation in stroke: a review of transcranial Doppler studies. Stroke. 2010;41(11):2697–704.

[10] Lam JM, Smielewski P, Czosnyka M, Pickard JD, Kirkpatrick PJ. Predicting delayed ischemic deficits after aneurysmal subarachnoid hemorrhage using a transient hyperemic response test of cerebral auto-regulation. Neurosurgery. 2000;47(4):816–9.

[11] Jaeger M, Soehle M, Schuhmann MU, Meixensberger J. Clinical significance of impaired cerebrovascular autoregulation after severe aneurysmal subarachnoid hemorrhage. Stroke. 2012;43(8):2097–101.

[12] Schramm P, Klein KU, Falkenberg L, Berres M, Closhen D, Werhahn KJ, et al. Impaired cerebrovascular autoregulation in patients with severe sep-sis and sepsis-associated delirium. Crit Care (London, England). 2012;16(5):R181.

[13] Cold GE, Jensen FT. Cerebral blood flow in the acute phase after head injury. Part 1: correlation to age of the patients, clinical outcome and localisation of the injured region. Acta Anaesthesiol Scand. 1980;24(3):245–51.

[14] Cold GE, Jensen FT. Cerebral autoregulation in unconscious patients with brain injury. Acta Anaesthesiol Scand. 1978; 22(3):270–80.

[15] Bruce DA, Langfitt TW, Miller JD, Schutz H, Vapalahti MP, Stanek A, et al. Regional cerebral blood flow, intracranial pressure, and brain metabolism in comatose patients. J Neurosurg. 1973;38(2):131–44.

[16] Lam JM, Hsiang JN, Poon WS. Monitoring of autoregulation using laser Doppler flowmetry in patients with head injury. J Neurosurg. 1997;86(3):438–45.

[17] Jaeger M, Schuhmann MU, Soehle M, Meixensberger J. Continuous assessment of cerebrovascular autoregulation after traumatic brain injury using brain tissue oxygen pressure reactivity. Crit Care Med. 2006;34(6):1783–8.

[18] Radolovich DK, Aries MJH, Castellani G, Corona A, Lavinio A, Smielewski P, et al. Pulsatile intracranial pressure and cerebral autoregu-lation after traumatic brain injury. Neurocrit Care. 2011;15(3):379–86.

[19] Sorrentino E, Diedler J, Kasprowicz M, Budohoski KP, Haubrich C, Smielewski P, et al. Critical thresholds for cerebrovascular reactivity after traumatic brain injury. Neurocrit Care. 2012;16(2):258–66.

[20] Czosnyka M, Miller C. Monitoring of cerebral autoregulation. Neurocrit Care. 2014;21 Suppl 2:S95–102.

[21] Zeiler FA, Ercole A, Beqiri E, Cabeleira M, Thelin EP, Stocchetti N, et al. Association between cerebrovascular reactivity monitoring and mortality is preserved when adjusting for baseline admission characteristics in adult TBI: a CENTER-TBI study. J Neurotrauma. 2019;

[22] Zeiler FA, Ercole A, Cabeleira M, Zoerle T, Stocchetti N, Menon DK, et al. Univariate comparison of performance of different cerebrovascular reactivity indices for outcome association in adult TBI: a CENTER-TBI study. Acta Neurochir. 2019;161(6):1217–27.

[23] Fraser CD, Brady KM, Rhee CJ, Easley RB, Kibler K, Smielewski P, et al. The frequency response of cerebral autoregulation. J Appl Physiol. 2013;115(1):52–6.

[24] Howells T, Johnson U, McKelvey T, Enblad P. An optimal frequency range for assessing the pressure reactivity index in patients with traumatic brain injury. J Clin Monit Comput. 2015;29(1):97–105.

[25] Czosnyka M, Smielewski P, Kirkpatrick P, Laing RJ, Menon D, Pickard JD. Continuous assessment of the cerebral vasomotor reactivity in head injury. Neurosurgery. 1997;41(1):11–9.

[26] Calviello LA, Donnelly J, Zeiler FA, Thelin EP, Smielewski P, Czosnyka M. Cerebral autoregulation monitoring in acute traumatic brain injury: what's the evidence? Minerva Anestesiol. 2017;83(8):844–57.

[27] Zeiler FA, Lee JK, Smielewski P, Czosnyka M, Brady K. Validation of intracranial pressure-derived cerebrovascular reactivity indices against the lower limit of autoregulation, part II: experimental model of arterial hypotension. J Neurotrauma. 2018;35(23):2812–9.

[28] Zeiler FA, Donnelly J, Calviello L, Lee JK, Smielewski P, Brady K, et al. Validation of pressure reactivity and pulse amplitude indices against the lower limit of autoregulation, part I: experimental intracranial hyperten-sion. J Neurotrauma. 2018;35(23):2803–11.

[29] Brady KM, Lee JK, Kibler KK, Easley RB, Koehler RC, Shaffner DH. Continuous measurement of autoregulation by spontaneous fluctua-tions in cerebral perfusion pressure: comparison of 3 methods. Stroke. 2008;39(9):2531–7.

[30] Needham E, McFadyen C, Newcombe V, Synnot AJ, Czosnyka M, Menon D. Cerebral perfusion pressure targets individualized to pressure-reactivity index in moderate to severe traumatic brain injury: a systematic review. J Neurotrauma. 2017;34(5):963–70.

[31] Lazaridis C, DeSantis SM, Smielewski P, Menon DK, Hutchinson P, Pickard JD, et al. Patient-specific thresholds of intracranial pressure in severe traumatic brain injury. J Neurosurg. 2014;120(4):893–900.

[32] Timofeev I, Czosnyka M, Nortje J, Smielewski P, Kirkpatrick P, Gupta A, et al. Effect of decompressive craniectomy on intracranial pressure and cerebrospinal compensation following traumatic brain injury. J Neurosurg. 2008;108(1):66–73.

[33] Zweifel C, Castellani G, Czosnyka M, Carrera E, Brady KM, Kirkpatrick PJ, et al. Continuous assessment of cerebral autoregulation with near-infrared spectroscopy in adults after subarachnoid hemorrhage. Stroke. 2010;41(9):1963–8.

[34] Zeiler FA, Donnelly J, Menon DK, Smielewski P, Zweifel C, Brady K, et al. Continuous autoregulatory indices derived from multimodal monitoring: each one is not like the other. J Neurotrauma. 2017;34(22):3070–80.

[35] Lindegaard KF, Lundar T, Wiberg J, Sjoberg D, Aaslid R, Nornes H. Variations in middle cerebral artery blood flow investigated with non-invasive transcranial blood velocity measurements. Stroke. 1987;18(6):1025–30.

[36] Zeiler FA, Donnelly J, Calviello L, Menon DK, Smielewski P, Czosnyka M. Pressure autoregulation measurement techniques in adult traumatic brain injury, part I: a scoping review of intermittent/semi-intermittent methods. J Neurotrauma. 2017;34(23):3207–23.

[37] Sorrentino E, Budohoski KP, Kasprowicz M, Smielewski P, Matta B, Pickard JD, et al. Critical thresholds for transcranial Doppler indices of cerebral autoregulation in traumatic brain injury. Neurocrit Care. 2011;14(2):188–93.

[38] Aaslid R, Lindegaard KF, Sorteberg W, Nornes H. Cerebral autoregula-tion dynamics in humans. Stroke. 1989;20(1):45–52.

[39] Tiecks FP, Lam AM, Aaslid R, Newell DW. Comparison of static and dynamic cerebral autoregulation measurements. Stroke. 1995;26(6):1014–9.

[40] Zeiler FA, Donnelly J, Cardim D, Menon DK, Smielewski P, Czosnyka M. ICP versus laser Doppler cerebrovascular reactivity indices to assess brain autoregulatory capacity. Neurocrit Care. 2018;28(2):194–202.

[41] Budohoski KP, Reinhard M, Aries MJH, Czosnyka Z, Smielewski P, Pickard JD, et al. Monitoring cerebral autoregulation after head injury. Which component of transcranial Doppler flow velocity is optimal? Neurocrit Care. 2012;17(2):211–8.

[42] Zeiler FA, Cardim D, Donnelly J, Menon DK, Czosnyka M, Smielewski P. Transcranial doppler systolic flow index and ICP-derived cerebrovas-cular reactivity indices in traumatic brain injury. J Neurotrauma. 2018;35(2):314–22.

[43] Zeiler FA, Smielewski P, Stevens A, Czosnyka M, Menon DK, Ercole A. Non-invasive pressure reactivity index using doppler systolic flow parameters: a pilot analysis. J Neurotrauma. 2019;36(5):713–20.

[44] Zeiler FA, Smielewski P, Donnelly J, Czosnyka M, Menon DK, Ercole A. Estimating pressure reactivity using noninvasive doppler-based sys-tolic flow index. J Neurotrauma. 2018;35(14):1559–68.

[45] Schmidt EA, Czosnyka M, Steiner LA, Balestreri M, Smielewski P, Piechnik SK, et al. Asymmetry of pressure autoregulation after traumatic brain injury. J Neurosurg. 2003;99(6):991–8.

[46] Kumar A, Schmidt EA, Hiler M, Smielewski P, Pickard JD, Czosnyka M. Asymmetry of critical closing pressure following head injury. J Neurol Neurosurg Psychiatry. 2005;76(11):1570–3.

[47] Zeiler FA, Czosnyka M, Smielewski P. Optimal cerebral perfusion pres-sure via transcranial Doppler in TBI: application of robotic technology. Acta Neurochir. 2018;160(11):2149–57.

[48] Zeiler FA, Smielewski P. Application of robotic transcranial Doppler for extended duration recording in moderate/severe traumatic brain injury: first experiences. Crit Ultrasound J. 2018;10(1):16.

[49] Czosnyka M, Smielewski P, Kirkpatrick P, Menon DK, Pickard JD. Monitoring of cerebral autoregulation in head-injured patients. Stroke. 1996;27(10):1829–34.

[50] Lang EW, Lagopoulos J, Griffith J, Yip K, Mudaliar Y, Mehdorn HM, et al. Noninvasive cerebrovascular autoregulation assessment in trau-matic brain injury: validation and utility. J Neurotrauma. 2003;20(1):69–75.

[51] Liu X, Czosnyka M, Donnelly J, Budohoski KP, Varsos GV, Nasr N, et al. Comparison of frequency and time domain methods of assessment of cerebral autoregulation in traumatic brain injury. J Cerebral Blood Flow Metabol. 2015;35(2):248–56.

第 15 章　经颅多普勒超声在脑血管反应性评估中的检查方案和操作流程
Transcranial Doppler Protocols and Procedures: Vasomotor Reactivity

Brenda Rinsky　著

丁晓君　译　　李　凡　韩　珂　校

应用 TCD 评估血管运动反应性（vasomotor reactivity，VMR）可提供脑血管容量的信息，对脑卒中风险的评估具有实用价值，具有相对容易操作、可靠、安全、经济、耐受性好等特点。当 PCO_2 升高时，大血管直径无明显变化，但小动脉会根据需要进行扩张或收缩，以维持脑血流量的恒定。CO_2 吸入或屏气用于评估小动脉功能，为颈动脉重度狭窄或闭塞时的侧支循环提供"压力"测试。利用血管反应性监测颅内血流动力学的方法有很多。本章将介绍目前应用最广泛的两种 VMR 测量技术。

- 二氧化碳激发试验——要求医用 $5\%CO_2$ 与 $95\%O_2$ 混合气体吸入并使用专用气体输送系统。

- 屏气试验——要求患者屏住呼吸 30s。

一、血管反应性和屏气试验的适应证 [1, 2, 3]

1. 评估颈动脉重度狭窄或闭塞时侧支循环通路的充分性。

2. 评估可能从脑血管重建术中获益的血流动力学不足的状况。

3. 术前评估颈动脉狭窄或闭塞的血流动力学风险。

(1) 颈动脉内膜剥脱术（CEA）。

(2) 冠状动脉旁路移植术（CABG）。

(3) 心胸外科手术，如胸主动脉腔内修复术

（TEVAR）、循环停止、颈动脉搭桥、主动脉置换术 / 修复术。

二氧化碳吸入方法采用具有双通道功能的专用非成像 TCD 设备。目前许多设备制造商都有血管反应性评估软件程序，包括 CO_2 和屏气的计算包。该程序显示血流速度和搏动指数的趋势，并可以提供 PCO_2 和血压读数，以证明其随时间的变化。CO_2 监测将在整个过程中显示呼气末 PCO_2 的变化。

设备要求提供医用的 $5\%CO_2$ 与 $95\%O_2$ 混合气体[1]，储气罐和专用输送系统，对患者有效且使用方便。与屏气法相比，组装初始系统需要成本。储气罐可以租用或者自有。小型的便携式 E 罐可以反复灌装，一次灌装可供 5~10 次试验消耗的气体。大容量的 H 罐需要固定在墙上，不可移动。气体再灌装相对便宜，大多数医院可以通过"钢瓶管理"获得气体、罐体和调节器。像美国西部航空（Air West, Inc.）和普莱克斯（Praxair, Inc.）等独立公司遍布美国各地，可以提供气体、罐体、调节器和流量表。输送系统是半一次性的，每次使用后需要废弃口鼻部件。使用输送系统的优势在于能提供一个不依赖于患者屏气能力的可量化结果。高碳酸血症和低碳酸血症被证实可以在同一程序中显示趋势，从而可以对高碳酸血症和低碳酸血症进行可视化记录。在呼吸治疗的辅助下，即便是使用机械通气的患者也可以安

全地接受检测。CO_2 吸入法证实了血流速度随时间的变化趋势，并生成可靠、可重复的结果。患者可以呼吸并参与到整个检查过程中。

二、CO_2 输送系统设置（西达 – 赛奈医疗中心免费提供）

- 通用或多气道适配器（小型和大型）。
- 公母头单向阀或内置单向阀的气溶胶"三通"（TEE）。
- 气溶胶 TEE 适配器（顶载式或侧载式，取决于呼气末 CO_2 监测仪的位置）。
- 一次性咬嘴和鼻夹，或全面罩（如果允许）。
- 螺纹管 ≤1 英尺（0.3048m）。
- 带有 Y 形适配器的大混气袋。
- 装有流量表和 Y 形适配器的小口径氧气管。
- 螺纹接头 – 连接氧气管与混气袋。
- 22μm 过滤器。
- 流量表。
- 圣诞树适配器 – 连接从罐体到螺纹接头的

小口径氧气管（氧气连接头）。

- 调节器 – 针对于 CO_2 与 O_2 的混合气体。

从罐体开始：将调节器和流量表安装在罐体上。将小口径管的一端与流量表上的圣诞树适配器连接，另一端与气囊中 Y 形接头一侧连接。将螺纹管连接到 Y 形的另一个端口。该系统由小部件组成，可以通过医院采购部门、呼吸治疗组购买，也可以直接通过供应商购买。袋内有一个过滤器，允许室内空气与 CO_2 和 O_2 的混合气体混合。现将螺纹管连接到单向阀公头，然后将公头连接到气溶胶 TEE 适配器的一端。单向阀母头连接到气溶胶 TEE 适配器打开的顶部。这样可以防止患者重复呼吸。可以购买一个内置公母阀的 TEE 适配器，以便于使用和降低成本。如果使用顶载式二氧化碳分压测压计，请将其连接到患者口腔一侧气溶胶 TEE 适配器的末端。如果 TEE 适配器、微米过滤器或咬嘴的直径不同，可以使用通用适配器。如果使用侧载式二氧化碳分压测压计，则选择侧装式 TEE 适配器。将咬嘴连接到 TEE 适配器的开口端。输送系统就这样组装完成了（图 15-1）。

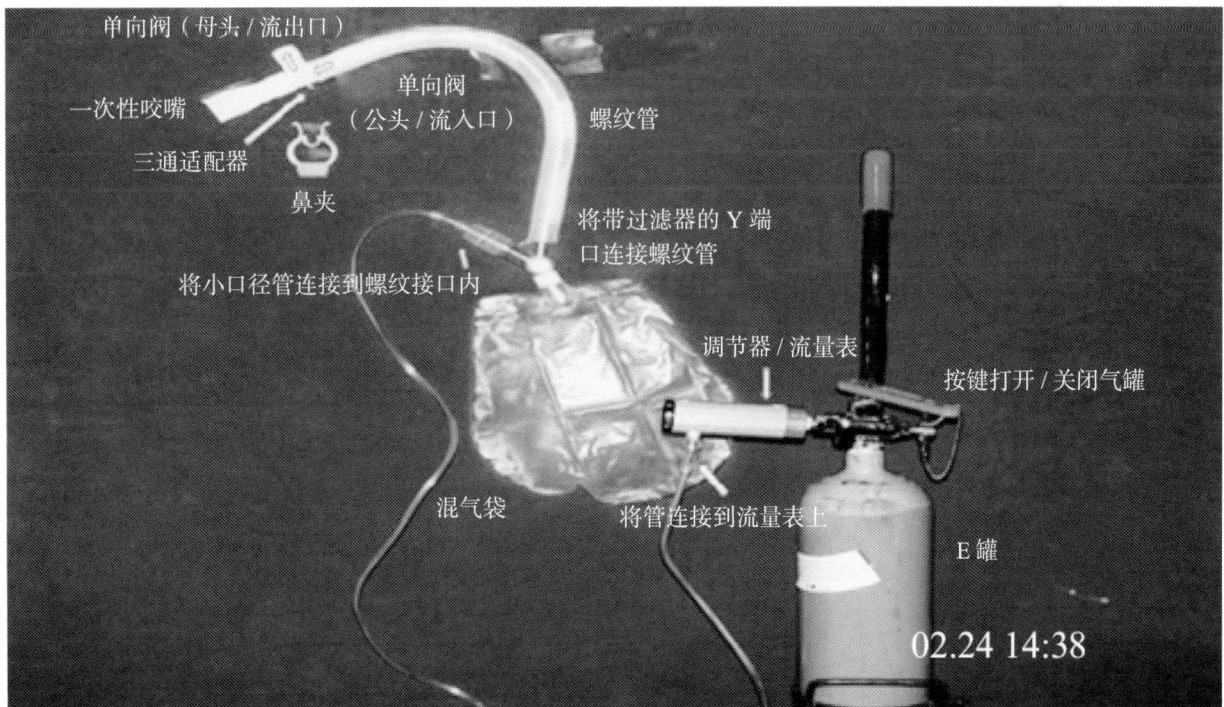

▲ 图 15-1　未安装呼气末二氧化碳监测的 CO_2 输送系统——这是 **Brenda Rinsky**、**RDMS**、**RVT**、**NVS** 最初开发的输送系统

三、操作流程

在 VMR 测量之前，进行完整 TCD 检查是识别侧支循环通路，判断声窗是否良好的重要方法。将固定头带套在患者头上，并确保头带的背部下绕至后颈部，收紧头带，使其贴紧，但不引起疼痛，加入适量的凝胶并连接每侧探头。将双侧大脑中动脉（MCA）M_1 段的深度设置在 45～55mm，避开分叉处的双向血流。调整功率和增益设置，获得高质量的多普勒信号，并保持血流频谱包络线合适。调整探头角度获得最高流速。如监测到的波形很微弱，可在操作过程中调整探头的角度。调整纵坐标血流速度刻度尺比例，使收缩期峰值不要显示在屏幕的顶部。高碳酸血症时，可以通过降低基线或加大纵坐标血流速度刻度尺来避免收缩期峰值速度的混叠。要确保双侧纵坐标血流速度刻度尺比例和采样深度的选择是对称的，以便进行真正的左右侧对比。

开始测量，请接通电源并校准二氧化碳浓度监测仪。将一次性咬嘴放入患者口中，将鼻夹置于鼻孔上方，以避免鼻呼吸。将二氧化碳浓度监测仪连接到咬嘴的侧端口或顶部端口。保持患者放松平静，待血流速度趋于稳定，动态监测血流速度 1～3min。在保存了基线波形或标记了趋势后，才可以连接输送系统（图 15-2）。呼气末 CO_2 正常值为 35～40mmHg。注意患者呼气末 CO_2 的基线。此时，将事先用单向阀和螺纹管连接的气溶胶 TEE 适配器组成的鼻夹和输送系统连接到患者的咬嘴上（图 15-3）。

基线流速确定后，打开 CO_2 罐体上的阀门，并将流量表设置为 8～12L，患者开始吸入 CO_2。流量表可以根据患者的吸气幅度进行调节，混合气袋在吸气时将完全塌陷，呼气时再次充满。让患者通过咬嘴进行缓慢的胸式深呼吸，CO_2 气体将开始在肺部积聚，正常情况下，随着小动脉开始扩张，脑血流量增加，血流速度会增快。随着搏动指数的降低，波形的舒张期血流速度也会增加。整个过程需要 3min，期间让患者保持平静，尽量放慢呼吸。随着 CO_2 的增加，患者呼吸驱动将启动，迫使患者快速呼吸以排出多余的 CO_2。当血流速度趋于稳定且不再增加时，即为最大血流速度。保存波形或标记事件，并记录呼气末 CO_2（图 15-4）。目标是使 PCO_2 从基线压力增加约 20%。在调节器和罐体处关闭 CO_2 气体。拆除气体输送装置，使 CO_2 水平恢复正常，同时

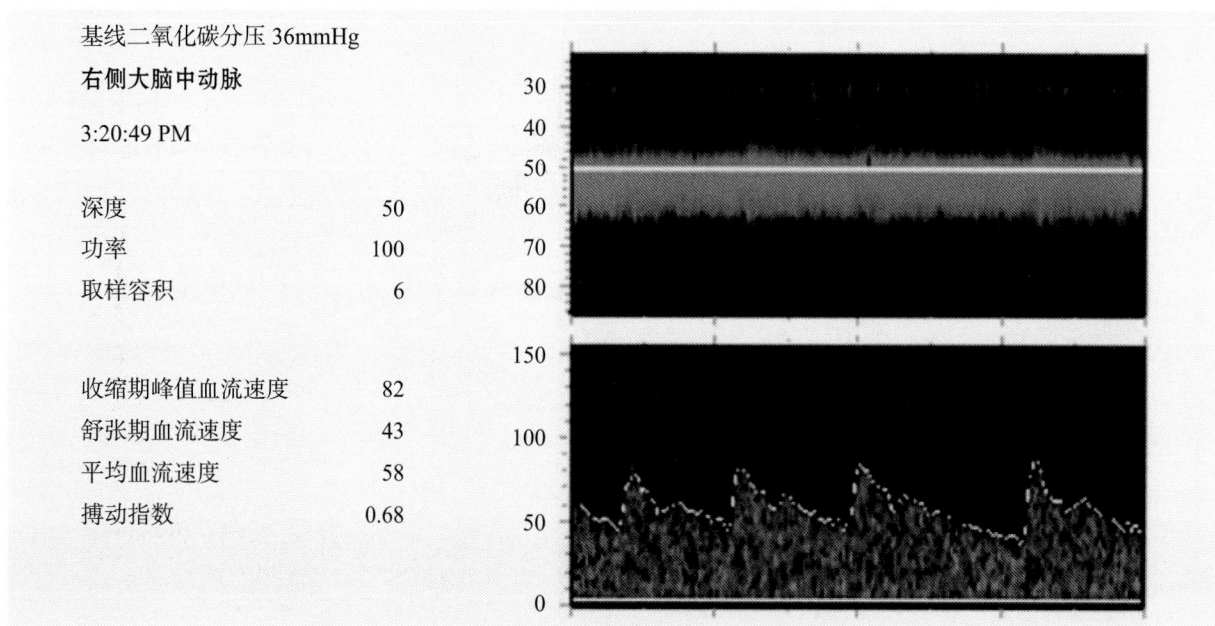

基线二氧化碳分压 36mmHg

右侧大脑中动脉

3:20:49 PM

深度	50
功率	100
取样容积	6
收缩期峰值血流速度	82
舒张期血流速度	43
平均血流速度	58
搏动指数	0.68

▲ 图 15-2　基线血流速度和呼气末 PCO_2（此图彩色版本见书末）

让患者呼吸室内空气。鼻夹可以留在原处。确保二氧化碳分压测压计的呼气末读数至少返回到基线 30s 后再进行下一步操作。

低碳酸血症始于患者快速而持续的经口呼吸。示范如何以可控的方式进行过度换气，将提高患者配合完成这部分测试的能力。让患者有节律地呼吸，目标是将呼气末 CO_2 降低到基线的 20% 左右。随着小动脉收缩，血流速度会下降，脑血流量减少。搏动指数会显著增加。再次保存波形并记录最终的呼气末 CO_2（图 15-5）。取下鼻夹。待呼气末 CO_2 再次回到基线之后，再让患者坐起来，检查完成。

四、无呼气末 CO_2 监测的替代方法

给患者 1~3min 的时间放松并平静下来。获取 MCA 的血流速度，并维持持续包络，以监测流速和搏动指数。调整纵坐标血流速度刻度尺和采样深度以避免混叠。保存基线血流速度。按照上述 CO_2 吸入和过度通气的指示进行操作。在没有呼气末 CO_2 监测仪测量呼气末 PCO_2 是否有效地增加或减少的情况下，密切监测波形是非常重要的。待流速稳定且不再变化后，再保存高碳酸血症状态的最大流速，及低碳酸血症状态的最小流速。

尽管可能性很小，但如果患者出现神经系统变化或呼吸困难，应立即关闭气体，取下咬嘴和鼻夹，让患者呼吸室内空气。当患者 CO_2 水平恢复到基线时，对其进行评估。气体很快就能从肺部排出，患者应该可以恢复到正常状态。但如果症状持续存在，请立即就医。

一些 TCD 设备制造商现在有自动化的 VMR 和计算屏气的程序软件，虽然操作流程是一样的，但这些设备将自动计算出 VMR。

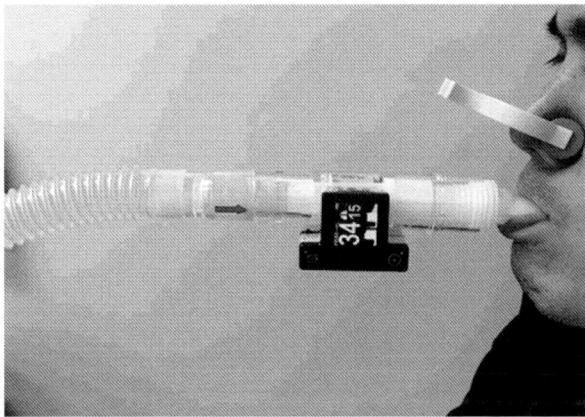

▲ 图 15-3　气溶胶 TEE 连接螺纹管和呼气末 CO_2 监测仪，单向阀母头不在图中显示

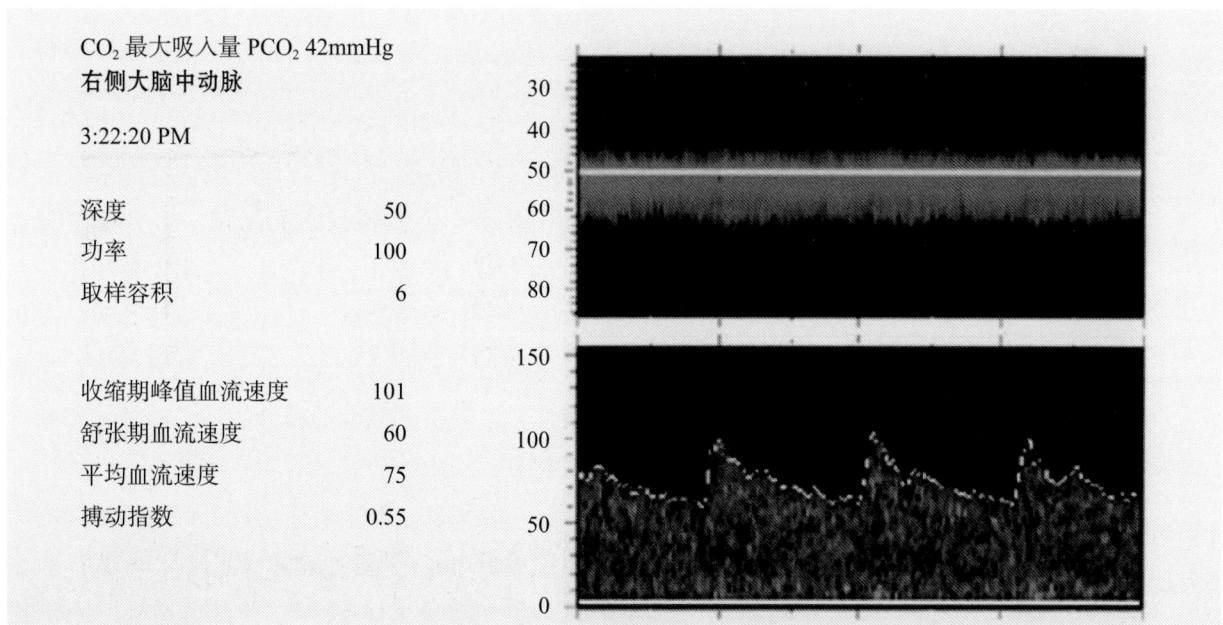

CO_2 最大吸入量 PCO_2 42mmHg
右侧大脑中动脉

3:22:20 PM

深度	50
功率	100
取样容积	6

收缩期峰值血流速度	101
舒张期血流速度	60
平均血流速度	75
搏动指数	0.55

▲ 图 15-4　吸入 CO_2 引起小动脉扩张，血流速度增快，搏动指数降低（此图彩色版本见书末）

过度通气试验 PCO$_2$ 最小 19mmHg

右侧大脑中动脉

3:24:47 PM

深度	50
功率	100
取样容积	6
收缩期峰值血流速度	69
舒张期血流速度	21
平均血流速度	35
搏动指数	1.36

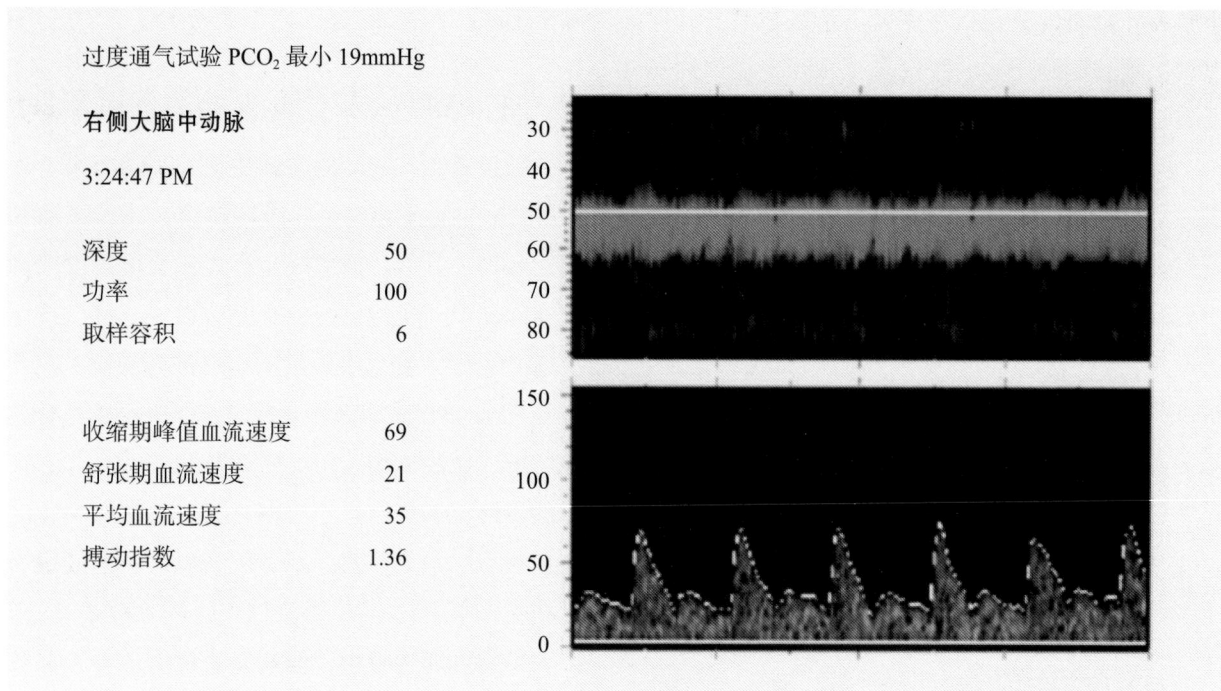

▲ 图 15-5 过度通气使小动脉收缩导致流速降低和搏动指数增加（此图彩色版本见书末）

计算方法[3]

$$1. \text{PCO}_2 \text{变化百分率} = \frac{\text{CO}_2 \text{吸入量最大时 PCO}_2}{\text{基线 PCO}_2} \times 100$$

过度换气时 PCO$_2$ 最小值（HVT）

$$2. \text{VMR 变化百分率} = \frac{\text{CO}_2 \text{吸入量最大血流速度}}{\text{基线血流速度}} \times 100$$

最低血流速度（HVT）

结果

≤15%	VMR 耗竭
16%~38%	VMR 重度降低
39%~69%	VMR 轻至中度降低
>70%	VMR 正常
矛盾效应	高碳酸血症时血流速度降低，过度通气时血流速度增快。这符合 VMR 耗竭的表现，而且这种盗血效应在前文已经阐述过

五、屏气法

屏气用于建立高碳酸血症状态。与 CO$_2$ 激发一样，被用来评估颈动脉狭窄或闭塞对脑循环的影响。通过让患者自己屏住呼吸，肺部 CO$_2$ 的自然积聚取代了吸入额外 CO$_2$ 的需求。不需要储存 CO$_2$ 气体，降低了总体成本，也不需要气体输送系统。令人遗憾的是，这种技术也非常依赖于患者遵循指令和充分配合的能力。结果可能存在局限性，这取决于患者的精神状态、呼吸状态和屏气能力。

一般来说，屏气是使用具有双通道功能的专用非成像 TCD 设备进行的。完成常规 TCD 检查后，参照前文 CO$_2$ 吸入试验部分所述，固定探头装置，并设置为单侧或双侧监测。因为这项检查需要精确计时，所以一定要备秒表或带秒针的时钟。

六、操作流程 [2]

1. 患者应在正常呼吸的状态下开始检查，待大脑中动脉的基线血流速度稳定后进行记录或保存。

2. 开始过度通气并持续 2min，记录或保存 2min 时大脑中动脉的血流速度。

3. 让患者恢复正常呼吸 4min。

4. 正常呼吸后开始屏气。患者在屏气之前应避免深呼吸。规定的屏气时间是 30s。30s 后让患者呼吸，然后观察 4s，保存最终的血流速度（s）。

5. 检查完成，患者恢复正常呼吸。

6. 记录屏气的时间并计算结果。

计算方法 [2]

1. 屏气指数 $= \dfrac{\text{屏气后大脑中动脉平均血流速度} - \text{基线大脑中动脉平均血流速度}}{\text{基线大脑中动脉平均血流速度}} \times \dfrac{100}{\text{屏气时间}}$

2. 大脑中动脉血流速度变化量 Δ= 大脑中动脉血流速度在屏气时的增加量屏气时间

结果

＞0.6	VMR 正常
0.02～0.6	VMR 受损
＜0.02	VMR 严重受损

参考文献

[1] Kleiser B, Widder B. Course of carotid artery occlusions with impaired cerebrovascular reactivity. Stroke. 1992;23(2):171–4. https://doi.org/10.1161/01.str.23.2.171.

[2] Markus HS, Harrison MJ. Estimation of cerebrovascular reactivity using transcranial Doppler, including the use of breath-holding as the vasodilatory stimulus. Stroke. 1992;23(5):668–73.

https://doi.org/10.1161/01.str.23.5.668.

[3] Ringelstein EB, Sievers C, Ecker S, Schneider PA. Noninvasive assess-ment of CO2–induced cerebral vasomotor response in normal individuals and patients with internal carotid artery occlusions. Stroke. 1988;19(8):963–9. https://doi.org/10.1161/01.str.19.8.963.

第 16 章　TCD 连续监测脑血流自动调节
Continuous Cerebral Autoregulation Monitoring Using TCD

Lucia Rivera-Lara　Frederick A. Zeiler　著

张馨月　译　李　凡　韩　珂　校

一、背景

经颅多普勒超声（transcranial doppler，TCD）监测脑血流速度被用于测量脑血管反应性。脑血流自动调节（cerebral autoregulation，CA）是指脑血管收缩或扩张以适应平均动脉压（MAP）的变化，从而维持脑灌注压稳定的能力。

TCD 被广泛用于监测脑血流速度和脑血流自动调节，前提是假设监测期间被监测血管的直径保持不变（稳态）。如果该假设成立，基于容量流速（the volumetric flow rate）的定义，可以认为脑血流量等于脑血流速度。TCD 能探查颅内的大动脉及 Willis 环。CA 监测最常用的动脉是大脑中动脉。

与静态测量相比，基于 TCD 的连续监测 CA 有更多优势，不需要通过任何干预改变 MAP，可依靠慢波的自发变化来测量 CA。健康成人的脑血容量、脑血流量和组织氧合在 $0.004 \sim 0.05 Hz$ 频率下会出现慢波振荡，这些慢波发生在正常的生理功能情况下，如呼吸、神经及脑血管张力的变化等[1]，可用 TCD 进行记录。

TCD 监测脑血流自动调节有助于预测患者的不良临床结局和死亡率[2]，包括动脉瘤性蛛网膜下腔出血（aneurysmal subarachnoid hemorrhage，aSAH）[3]、创伤性脑损伤（traumatic brain injury，TBI）[4, 5]、大血管闭塞[6]、脑出血（intracerebral hemorrhage，ICH）[7] 和心脏搭桥的患者[8]。

脑血流自动调节也可以通过描绘脑血流自动调节曲线和最佳 MAP，来优化血压管理。我们可以针对 MAP 或脑灌注压，通过界定 CA 的下限和上限，防止低灌注导致脑缺血和高灌注导致脑水肿和颅内压进行性增高。这种个性化的血压控制目标可以促进精准医疗，以期预防继发性损伤，降低死亡率和致残率[9-11]。在一项巢式随机对照试验中，对心脏搭桥患者采用 TCD 监测以确定 CA 的下限。在心脏搭桥期间，将 MAP 保持在 TCD 确定的 CA 下限之上的组，其术后谵妄[12] 发生率较低。在一项随机临床试验[13] 中，心脏搭桥期间的个体化血压管理也被证明可以改善认知功能和取得更好的记忆测试结果。这些试验的目的是制订个体化的血压控制目标以预防低灌注导致肾脏疾病、认知障碍和脑卒中风险的增加[8, 11, 14, 15]。

二、模拟血流动力学监测入门指导（图 16-1）

1. 设备

- 模拟血流动力学监测仪。
- ADC 转换器（将模拟信号转换为数字信号）。
- 头戴式 TCD 机。
- 笔记本电脑。
- 自动调节软件。
- 连接血流动力学监测仪到 ADC 转换器的电缆。

2. 要求

- 可持续监测 MAP 的动脉导管。

3. 步骤

(1) 将 ADC 转换器连接到血流动力学监测仪。

(2) 通过 USB 线将 ADC 转换器连接到笔记本电脑。

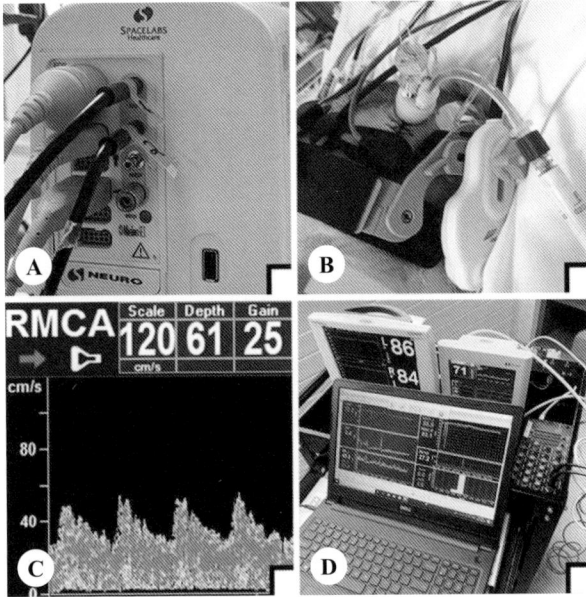

▲ 图 16-1　用于多模式监测的机器人经颅多普勒超声（rTCD）床边设置示例（此图彩色版本见书末）

A. 高电平模拟输出（HLO）端口，用于将数据从患者监护仪流式传输到模数转换器（ADC）；B. 创伤性脑损伤患者的多模态监测，包括 rTCD 探头和头带；C. 右侧大脑中动脉（MCA）的典型 rTCD 监测；D. 笔记本电脑收集和记录同步时间的多模态数据流
改编自 Zeiler et al. Acta Neurochir (Wien). 2018; 160 (11): 2149–57（通讯作者授权）

(3) 通过 USB 线连接 TCD 机和笔记本电脑。

(4) 打开 TCD 监测仪，使用头戴式设备找到被监测患者双侧 MCA 信号。

(5) 打开笔记本电脑。

(6) 打开自动调节软件（运行计算 MAP 和脑血流速度相关性的自动软件）。

　a. 输入患者标识符。

　b. 选择自动调节配置文件。

　c. 测试连接，确保来自血流动力学监测仪的模拟信号连接到 ADC 转换器的正确通道上。

　d. 单击"开始"，开始记录。

(7) 完成后，点击"停止"，然后点击"保存"，退出程序。

(8) 打开该文件并开始分析。如图 16-2 所示为监测期间根据脑血流速度与 MAP 的相关性得出的 CA 指数平均血流指数（mean flow index，Mx）。当该指数趋近于 0 且 < 0.45 时，提示自动调节功能完好；当该指数趋近于 1 且 ≥ 0.45 时，提示自动调节功能受损。

三、数字血流动力学监测仪入门指导

1. 设备

● 数字血流动力学监测仪。

● 头戴式 TCD 机。

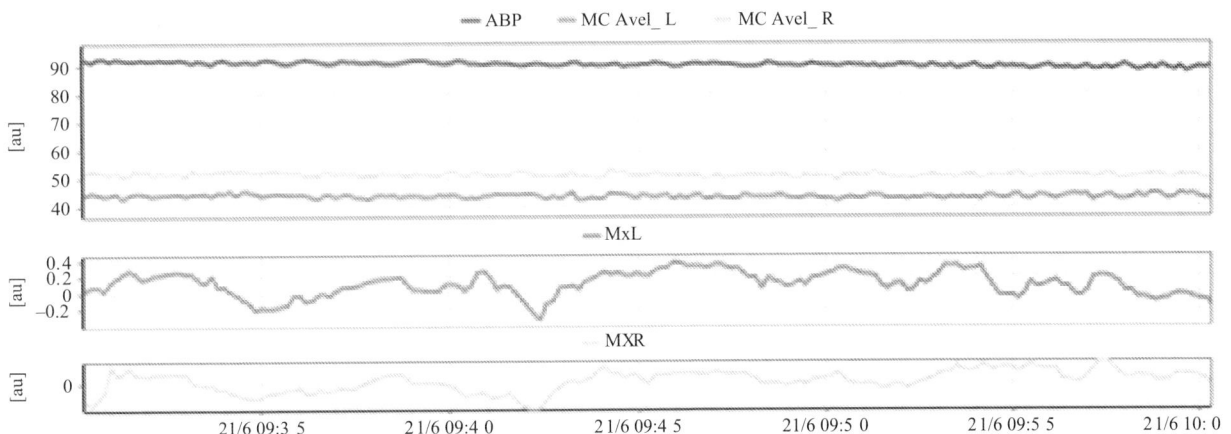

▲ 图 16-2　经颅多普勒超声（TCD）连续监测脑血流自动调节 30min 记录示例（此图彩色版本见书末）
患者 51 岁，重度动脉瘤性蛛网膜下腔出血，入院进入神经危重症监护病房时接受 TCD CA 监测。最上方的传出通道显示了 ABP（平均动脉血压）和左（L）、右（R）大脑中动脉的血流速度（MCAvel）。在底部的 2 个传出通道中显示了由 TCD 得出的 CA 指数 Mx（平均速度指数）。监测期间 Mx < 0.45，提示大脑自动调节功能完好

- 笔记本电脑。

- 自动调节软件。

- 连接血流动力学监测仪和 TCD 监测仪到笔记本电脑的线缆。

2. 要求

- 可持续监测 MAP 的动脉导管。

3. 步骤

(1) 打开 TCD 监视器，使用头戴式设备找到被监测患者双侧 MCA 信号。

(2) 通过 USB 接口连接 TCD 显示器到笔记本电脑。

(3) 通过 USB 端口将血流动力学监视器连接到笔记本电脑。

(4) 打开笔记本电脑。

(5) 打开自动调节软件（运行计算 MAP 和脑血流速度之间的自动相关性的软件）。

a. 输入患者信息。

b. 选择监控配置文件。

c. 测试连接。

d. 点击"开始"，开始录制。

(6) 完成后，点击"停止"，然后点击"保存"退出程序。

(7) 打开文件开始分析。

4. 局限性

主要的局限性是假设监测期间的血管内径不变，如果血管内径发生收缩或扩张的瞬时变化，那么流速将随之发生显著变化，而这种变化可能与脑血流量的变化不成比例。其次，经颞窗 2MHz 超声波连续监测（用于超声诊断的能量）目前已知足以增强溶栓效应[16]，因此应谨慎用于监测颅内出血或颅内出血风险的患者。最后，活动伪影是一个常见的问题，尤其是在未予镇静的患者中。

参考文献

[1] Lee JK, Kibler KK, Benni PB, Easley RB, Czosnyka M, Smielewski P, et al. Cerebrovascular reactivity measured by near-infrared spectroscopy. Stroke. 2009;40(5):1820–6.

[2] Rivera-Lara L, Zorrilla-Vaca A, Geocadin R, Ziai W, Healy R, Thompson R, et al. Predictors of outcome with cerebral autoregulation monitoring: a systematic review and meta-analysis. Crit Care Med. 2017;45(4):695–704.

[3] Barth M, Woitzik J, Weiss C, Muench E, Diepers M, Schmiedek P, et al. Correlation of clinical outcome with pressure-, oxygen-, and flow-related indices of cerebrovascular reactivity in patients following aneurysmal SAH. Neurocrit Care. 2010;12(2):234–43.

[4] Czosnyka M, Smielewski P, Kirkpatrick P, Menon DK, Pickard JD. Monitoring of cerebral autoregulation in head-injured patients. Stroke. 1996;27(10):1829–34.

[5] Czosnyka M, Smielewski P, Piechnik S, Schmidt EA, Seeley H, al-Rawi P, et al. Continuous assessment of cerebral autoregulation–clinical verifi-cation of the method in head injured patients. Acta Neurochir Suppl. 2000;76:483–4.

[6] Reinhard M, Rutsch S, Lambeck J, Wihler C, Czosnyka M, Weiller C, et al. Dynamic cerebral autoregulation associates with infarct size and outcome after ischemic stroke. Acta Neurol Scand. 2012;125(3):156–62.

[7] Reinhard M, Neunhoeffer F, Gerds TA, Niesen WD, Buttler KJ, Timmer J, et al. Secondary decline of cerebral autoregulation is associated with worse outcome after intracerebral hemorrhage. Intensive Care Med. 2010;36(2):264–71.

[8] Ono M, Joshi B, Brady K, Easley RB, Zheng Y, Brown C, et al. Risks for impaired cerebral autoregulation during cardiopulmonary bypass and postoperative stroke. Br J Anaesth. 2012;109(3):391–8.

[9] Rivera-Lara L, Zorrilla-Vaca A, Geocadin RG, Healy RJ, Ziai W, Mirski MA. Cerebral autoregulation-oriented therapy at the bedside: a compre-hensive review. Anesthesiology. 2017;126(6):1187–99.

[10] Aries MJ, Czosnyka M, Budohoski KP, Steiner LA, Lavinio A, Kolias AG, et al. Continuous determination of optimal cerebral perfusion pres-sure in traumatic brain injury. Crit Care Med. 2012;40(8):2456–63.

[11] Ono M, Brady K, Easley RB, Brown C, Kraut M, Gottesman RF, et al. Duration and magnitude of blood pressure below cerebral autoregulation threshold during cardiopulmonary bypass is associated with major mor-bidity and operative mortality. J Thorac Cardiovasc Surg. 2014;147(1):483–9.

[12] Brown CH, Neufeld KJ, Tian J, Probert J, LaFlam A, Max L, et al. Effect of targeting mean arterial pressure during cardiopulmonary bypass by monitoring cerebral autoregulation on postsurgical delirium among older patients: a nested randomized clinical trial. JAMA Surg. 2019;154(9):819–26.

[13] Hogue CW, Brown CH, Hori D, Ono M, Nomura Y, Balmert LC, et al. Personalized blood pressure management during cardiac surgery with cerebral autoregulation monitoring: a randomized trial. Semin Thorac Cardiovasc Surg. 2021;33(2):429–38.

[14] Ono M, Arnaoutakis GJ, Fine DM, Brady K, Easley RB, Zheng Y, et al. Blood pressure excursions below the cerebral autoregulation threshold during cardiac surgery are associated

with acute kidney injury. Crit Care Med. 2013;41(2):464–71.

[15] Ono M, Arnaoutakis G, Fine D, Brady K, Easley R, Zheng Y, et al. Blood pressure excursions below the cerebral autoregulation threshold during cardiac surgery are associated with acute kidney injury. Crit Care Med. 2012;41(2):464–71.

[16] Alexandrov AV, Molina CA, Grotta JC, Garami Z, Ford SR, Alvarez-Sabin J, et al. Ultrasound-enhanced systemic thrombolysis for acute ischemic stroke. N Engl J Med. 2004;351(21):2170–8.

第 17 章　视神经鞘直径评估颅内高压
Optic Nerve Sheath Diameter for Increased Intracranial Pressure

Becky J. Riggs　Megan F. Hunt　著

池　枫　译　韩　珂　校

一、背景

快速评估颅内高压（intracranial hypertension，ICH）是诊断和治疗急性颅内损伤的关键。对于严重创伤性脑损伤（traumatic brain injury，TBI），诊断和监测 ICH 的金标准是侵入性方法。然而，侵入性颅内压（intracranial pressure，ICP）监护仪的常规应用通常受限于合并症、并发症、可用性及预测结果[1-6]。最近的文献综述表明，经临床实践证实，视神经鞘直径（optic nerve sheath diameter，ONSD）和经颅多普勒超声（TCD）是检测颅内高压的最佳的无创工具[14]。

理想的无创颅内压监测仪应具备安全、可靠、低成本、高效益且可用性好的特点[7]。床旁超声测量 ONSD 是一种准确、无创、无辐射且广泛可用的检测 ICH 的方法，有助于对 ICH 患者快速制订个体化治疗方案[8-13]。通过结合超声无创测量 ONSD 技术，有助于确定意识状态发生改变的 ICH 症状的患者，进而规范有创监护仪的使用。同时，ONSD 的测量有助于进一步确认，意识状态发生改变但未出现 ICH 症状的患者，无须使用有创监护仪。最近的文献综述表明，基于超声的 ONSD 技术和 TCD 检查优于目前用于预测早期 ICH 的所有其他无创方法[14]。

虽然头部计算机断层扫描（CT）和脑部核磁共振成像（MRI）已被证实可识别 ICH，但在应用这些技术前，需先将危重患者运送至检查场所，这既耗时，还存在风险[15-18]。通过 CT 和MRI 解读和测量 ONSD 通常由神经放射科医生完成，这可能进一步延迟了获取结果所需的时间[15-18, 117, 118]。TCD 检查或眼部超声作为即时超声检测技术，是一种可即刻获得检测结果的替代方法。虽然实用性良好，但在应用 TCD 时，需给予培训，才能得到可靠、一致的结果。超声测量 ONSD 的可靠性和可重复性已得到了论证，且具备较高的评分者间信度，可用于检测和监测 ONSD 对颅内压变化的反应[8, 9, 12, 14, 19-21]。当 ICP 发生变化时，ONSD 能立即出现反应，而视盘水肿的反应在成人通常需要数小时或数天，在儿童则可能长达数周至数月[22-25]。超声测量 ONSD 适用于重症监护室、手术室和急救室等需要大量使用医疗器械的场所。

虽然有必要进行更多的研究来进一步阐明该项技术的细节和应用情况，但对可疑颅内病变的患儿和成人患者，尤其是在紧急情况下，临床医生可用超声测量 ONSD 技术进行诊断。

二、支持视神经鞘直径技术的生理学论据

ICP 波动驱动 ONSD 变化的机制源于两者解剖上的连续性，及脑脊液能在颅内和眼眶蛛网膜下腔之间自由流动[26, 27]。随着 ICP 的增高，脑脊液被沿着阻力最小的路径向下推入眼眶蛛网膜下腔，使视神经鞘扩张，进而增大其直径[9]。当 ICP 降低时，眼眶脑脊液返回至颅内蛛网膜下

腔，致使视神经鞘减压[28]。眼眶蛛网膜下腔和颅内蛛网膜下腔之间的脑脊液会在 ICP 急性增高的数秒钟内产生波动[7, 30-32]。不同于需要数日至数月进展和消退的视盘水肿，ONSD 的变化能更即时地反映 ICH[22-25, 29]。然而，某些研究表明，在生长缓慢的脑部肿瘤或假性脑瘤引起的长期 ICH 的影响下，视神经鞘的柔韧性及反应性可能降低。因此，与 ICP 的长期缓慢变化相比，对于检测 ICP 的急性快速变化，即时超声测量 ONSD 技术在准确度和适用性上可能更可取；然而，据我们所知，相关文献尚未就这一点展开具体研究和报告。

三、视神经鞘直径测量的临床应用

作为一种无创床旁方式，超声测量 ONSD 可用于检测和监测 ICH 的变化。当患者的临床检查或病理表明可能存在颅内高压的症状时，可进行床旁测量 ONSD。在急诊科，ONSD 测量可即时地应用于无反应或反应度降至最低的患者，以确定其意识状态的改变是由 ICH 还是中毒引起的。在重症监护室（ICU）内，超声测量 ONSD 技术已应用于以下临床病理检测：头部创伤[8, 33-35]、颅内出血[35, 36]、脑卒中[37-39]、静脉窦血栓形成[40]、颅缝早闭[41, 42]、脑膜炎 / 脑炎[43, 44]、可逆性后部脑病[45-47] 和脑积水[10, 48, 49]。结合患者的临床检查和病史，ONSD 的显著增大可能有必要应用有创 ICP 监护仪[8, 25, 50]，但常规的 ONSD 测量则可替代此类 ICP 监护仪的使用。对于同时患有严重合并症，需服用抗凝药物且免疫受损，或患有出血性疾病的 ICH 患者，有创 ICP 监护仪并不适用[1-4]；对此，通过 ONSD 的连续测量来监测 ICH 或许更有益。例如，研究表明，目前，超声测量 ONSD 技术在因肝功能衰竭[51-53]、糖尿病酮症酸中毒[54-57]、代谢危象和艾滋病（HIV）[58] 引起的 ICH 患者的护理中得到了新的应用。

除 ICH 的识别和监测外，还建议在重症监护

室（ICU）内应用超声测量 ONSD 技术。ONSD 测量目前已用于预测脑卒中患者[38, 39] 和自发性颅内出血患者[119] 的预后状况。Gokcen 等认为，ONSD 测量有助于预测哪类脑卒中患者存在恶性大脑中动脉综合征的风险[37]。在心搏骤停复苏后患者中，ONSD 测量已被用作缺氧性脑病的预后指标[59]，用于预测死亡率，以及预测良好及不良的临床预后[60-62]。相关人员已经通过 ONSD 测量来确定去骨瓣减压术在相关患者中的有效性[63]。

为更好地检测颅内压的波动，手术室内普遍采用即时超声检测技术来监测 ONSD 的变化。例如，超声测量 ONSD 技术已被用于评估丙泊酚与七氟醚在手术期间对 ICP 的不同影响[64]。在以头低足高卧位进行腹腔镜腹部手术期间，同时诱导气腹时，患者将面临 ICP 增高的风险[65, 66]；因此，多项研究已用 ONSD 超声技术最大限度地减少此类病例 ICH 的症状[67-71]。此外，可通过 ONSD 值来量化右美托咪定对手术期间处于头低足高卧位的患者 ICP 的影响[72]。为避免颅缝早闭术中出现 ICH 状况，根据 ONSD 值调整颈的姿势[73]。肝移植手术[33, 74-76, 116] 期间，ONSD 值常用于监测 ICP 的变化。鉴于大多数麻醉师普遍使用的超声医疗设备的可用性和对此类设备的了解，作者预测，未来 ONSD 超声技术将在手术监测中得到更广泛的应用。

截至目前，某些研究已将 ONSD 超声技术的应用范围拓展至急诊科、重症监护室和手术室之外。产科医生已经用 ONSD 值来预测和监测先兆子痫和子痫的进展[77, 78]。神经眼科医生在其诊所中将 ONSD 超声技术用于特发性颅内高压（即假性脑瘤综合征）[79-81]。此外，ONSD 测量技术已用于诊断腰椎穿刺后的症状性颅内低压[82]，同时评估给予腰椎硬膜外血液修补术的疗效[83]。军事和院前转运部门已经评估了手持式超声测量 ONSD 对创伤性脑损伤患者的可行性和应用情况[84-86]。最后，鉴于零重力可导致 ICH，宇航员

将 ONSD 超声技术应用到了太空当中[87, 88]。

四、获取视神经鞘直径所需的设备及用品

任何配有"眼科安全"模式的即时超声医疗设备均可在安全的前提下，进行眼科超声诊断，或者，可手动将此类设备的参数降低至安全阈值以下，如功率（＜30%）、机械指数（＜0.23）和热指数（＜1）[89-92]。高频（10～22MHz）线阵探头可作为眼部超声诊断的首选设备；然而，鉴于更优的可用性，低频（6～13MHz）线阵探头（通常被称为"血管探头"）更常用[93]。联系超声设备供应商，向其了解如何手动将相关设备的功率降至 30% 以下、机械指数降至 0.23 以下及热指数降至 1 以下。如需设置"眼科安全模式"，请按下检查按钮并滚动浏览可用的检查选项。"眼科安全模式"通常嵌于"小部件""ED"或"其他"检查模式中。如存在穿透性或直接眼部外伤的情况，切勿进行眼科超声诊断。进行床旁眼科超声检查期间，眼睑应始终保持闭合。切勿让超声波探头与睁开的眼部接触，因为这会导致角膜擦伤，并使患者面临眼部感染的风险。为了保护患者的眼睛，可在超声探头上涂抹大量用于确保眼用安全的眼用凝胶（而非超声凝胶），或者，可在闭合的眼部上方覆盖 Tegaderm™ 透明敷料，再在该透明敷料上用超声凝胶。较为常用

的两种非处方眼用安全凝胶分别为 GenTeal® 眼用润滑剂（Novartis Pharmaceuticals Corporation，East Hanover，NJ）和 Systane® 眼用润滑剂（Alcon laboratories，Inc.，Fort Worth，TX）。检查进行期间，用拇指和食指夹住探头置于闭合的眼睑上，同时握住超声探头的手应始终牢牢地置于患者的脸部（前额、脸颊、鼻部或眶脊），以最大限度地减少作用在眼部的压力。如无法将手置于患者的脸部，请在面部侧方放一个枕头或卷好的毛巾卷，以稳定握持探头的手，防止闭合的眼部受压。有关如何获取和测量 ONSD 的即时超声图像的详细说明，请参阅本书第 31 章。

五、成人患者视神经鞘直径测量结果的解读

在解读 ONSD 值之前，需确保 ONSD 图像的准确性。经过眼睛和视神经的准确的横切面，应显示对称的直的纵向排列的视神经和视神经鞘（图 17-1）。对于配合度欠佳的患儿，通常需要获取精确的视神经横切面，以了解视神经和视神经鞘的双圆形或"靶眼"外观与对称的直的视神经之间的关联（图 17-2）。错误的视神经超声图像如图 17-3 所示。如果视神经鞘超声图像失真，那么测量结果也不准确。关于如何准确测量 ONSD 的详细说明，请参阅本书第 31 章。

如何运用床旁眼部超声测量成人和儿童的视

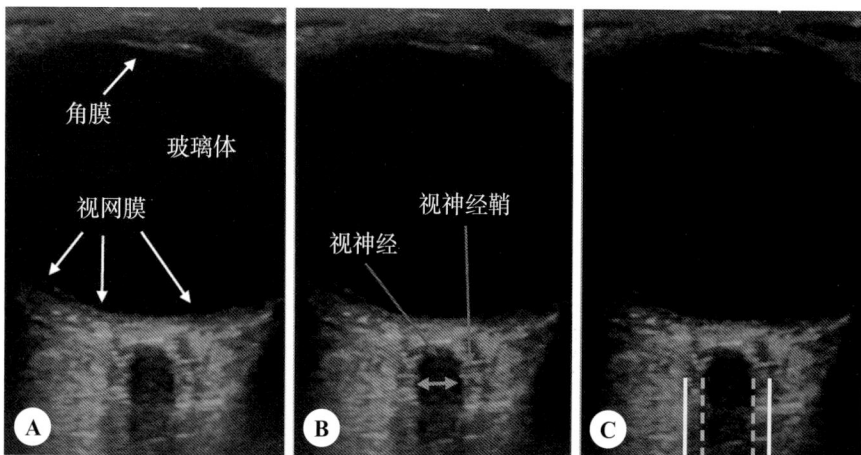

◀ 图 17-1 排列对称的眼部超声图

A. 采用横切面获得的正常的眼部超声图像，其中，眼球的前部朝上，视神经附着其后部；B 同一超声图像，显示了纵切面的对称的、直的视神经，周围包裹着对称的、直的高回声视神经鞘；C.同一图像，沿着视神经鞘内缘的虚线和位于视神经鞘外缘的直线，强调了视神经和视神经鞘均是直的和对称排列的

神经鞘直径获取图像并确定测量值后，作为一种补充技术，解读 ONSD 测量时，需与临床检查和标准神经成像结果相结合，为患者的诊治提供指导。2011 年，Dubourg 等对成年患者进行了系统回顾和 Meta 分析，各项指标总结如下：加权灵敏度为 0.90（95%CI 0.8～0.95），特异度为 0.85（95%CI 0.73～0.93），诊断优势比为 51（95%CI 22～121），综合接受者工作特征（SROC）曲线下面积为 0.94（95%CI 0.91～0.96）[98]。然而，本综述纳入识别 ICH 的 ONSD 的最佳临界阈值的标准是 5.0～5.9mm。

8 年后，Koziarz 等提供了一份最新的系统综述和 Meta 分析，与 Dubourge 等相比，该研究的样本量增加了 10 倍，研究对象包括儿童和成人。Koziarz 等还区分了创伤性脑损伤和非创伤

性脑损伤的数据，发现超声检查 ONSD 在创伤性脑损伤患者中识别 ICH 的灵敏度和特异度分别为 97%（95%CI 92%～99%）和 86%（95%CI 74%～93%）[8]。对于非创伤性脑损伤患者，加权灵敏度为 92%（95%CI 86%～96%），特异度为 86%（95%CI 77%～92%）。所有患者的综合接受者工作特征（SROC）曲线下面积显示，加权灵敏度和特异度分别为 94%（95%CI 91%～96%）和 87%（95%CI 82%～91%）[8]。Koziarz 等首次就临界值的比较和计算方法提供了系统综述和 Meta 分析，并将诊断成人患者 ICH 症状的最佳临界值定为 5.0mm[8]。然而，其他研究表明，在成人群体中，ONSD 5.5mm 可能尚在正常数值范围，并提出预测 ICH 更可靠的临界值为 5.7～6.0mm（灵敏度为 87%～95%，特异度为

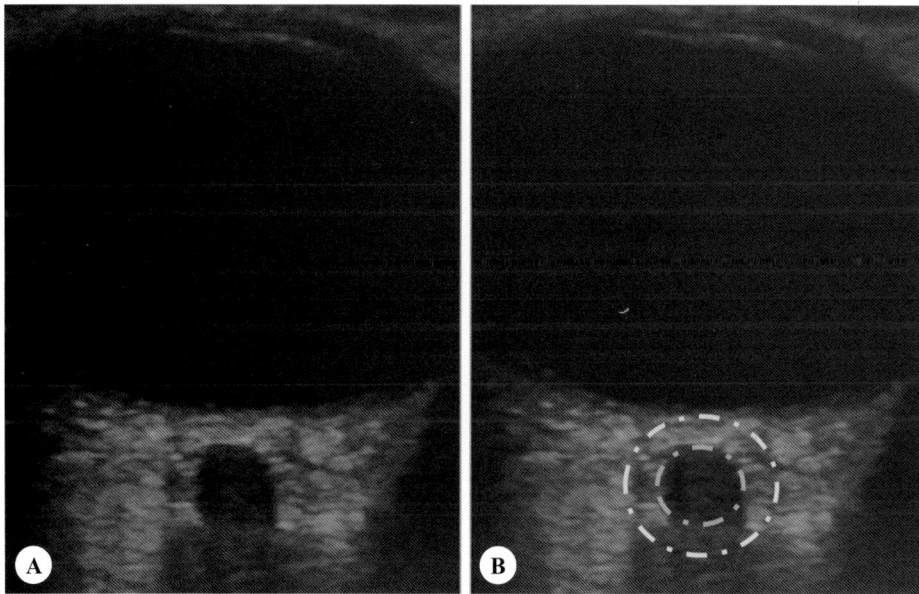

◀ 图 17-2　正确的视神经横切面的"靶眼"

A. 横切视图中获得的正常眼超声图显示，横剖面圆形的视神经（暗色圆圈）被视神经鞘包围，形似靶眼。B. 同一图中，内虚线勾勒出视神经的外缘，外虚线勾勒出视神经鞘的外缘，强调了排列对称的靶眼形外观

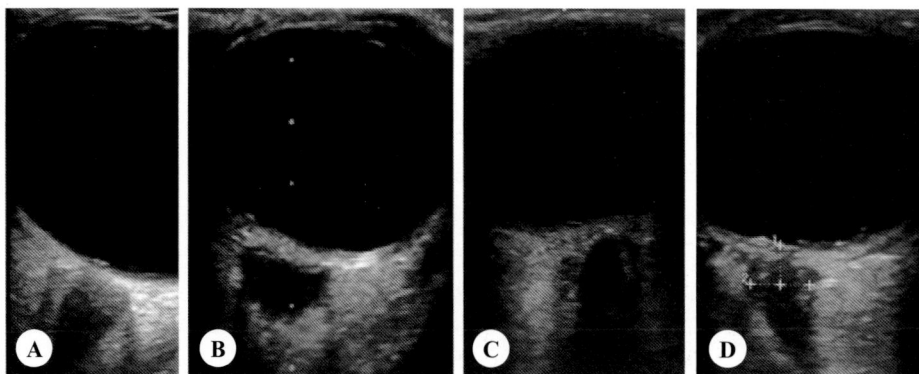

◀ 图 17-3　视神经未对称

A 至 D. 被高回声（亮）视神经鞘包围的低回声（暗）视神经的图显示排列不良、不对称且弯曲，视神经鞘最外层的边缘回声较低（较暗），此处脑脊液流经蛛网膜下腔。D 图中在眶后方 3mm 处测量的视神经鞘直径测量不准确（由于对准不良）

79%～100%）)[92, 99–102]。

ONSD 值的临床价值有待进一步论证。个体的动态趋势比 ONSD 的绝对数值更可信。我们建议，至少进行 3 次测量，并取平均值，因为平均值能够最大限度地忽略技术、图像异常和解剖方面的差异。ONSD 测量在预测颅内压急性与慢性变化方面的有效性同样需要进一步确定，大多数研究发现了 ONSD 在预测颅内压急性变化方面的有效性，但也有研究显示，ICP 的慢性增高可能会减弱视神经鞘的膨胀性，因此，仅凭测量结果无法准确反映临床情况。综上，解读 ONSD 时，须考虑颅内病理的持续时间。

六、患儿视神经鞘直径测量结果的解读

与成人研究相比，关于 ONSD 超声技术检测颅内高压有效性的儿童研究的数量是有限的，但早在 25 年前，有研究发表了适用于儿童的首个推荐的临界值，对 39 例 4 岁以上儿童进行研究后，得出临界值为 5.0mm 的结论[30, 94]。3 年后，Ballantyne 等基于 102 例 0—15 岁儿童的视神经生长曲线，在广义层面规范了儿童的 ONSD 的临界值，提出了 <1 岁婴儿为 4mm 和 >1 岁儿童为 4.5mm[20]。在接下来的 10 年里，上述临界值被反复验证[10, 11, 29, 120, 121]。此外，Moretti 和 Pizzi 认为，<1 岁的儿童的临界值为 4.0mm，1—4 岁儿童为 4.5mm，4 岁以上儿童为 5.0mm[119]。然而，Le 等分别计算了 4mm 和 4.5mm 临界值的准确性，在 64 例儿童患者中，灵敏度为 83%，特异度为 38%[103]。Beare 等发表了一项以 51 例 1 岁以上儿童患者为对象的研究，发现临界值取 4.2mm 时，ONSD 诊断 ICH 的灵敏度和特异度分别为 100% 和 86%[12]。

Young 等对于建立一个可以直接应用于儿童队列的临界值并不积极，相反，他们指出，ONSD<4.9mm 不太可能与 ICP 增高相关，建议最佳临界值取 6.1mm，其灵敏度为 77%，特异度

为 91%，综合接受者工作特征（ROC）曲线下面积为 0.85[104]；然而，这个结论的得出仅基于 36 例平均年龄为 8 岁的患儿。Padayachy 等对 174 例患儿调查后发现，<1 岁儿童的临界值为 5.16mm，>1 岁儿童为 5.75mm，全部调查对象的总的临界值为 5.5mm[13, 19]。另外，Steinborn 等建议，在儿童中应提高检查儿童 ICH 的 ONSD 临界值[105]。

在过去的几年里，有学者认为，在建立与儿童相关的 ONSD 临界值时，不应忽视视神经生长曲线，因为视觉通路是在孩童时期发育形成的[106]。初期，神经系统和视觉通路的发育处于一个快速的初始生长阶段，到 4 岁时显著减慢，该阶段将持续至 8—10 岁[106, 107]。因此，在解读儿童 ONSD 时，有必要对年龄进行分层。Fontanel 等对 165 例儿童进行了调查，绘制了一条 4—18 岁正常儿童的视神经生长曲线，该曲线显示，视神经长度约在 10 岁时逐渐增加；除此之外，他们又分别调查了 29 例 ICH 患儿和 165 例健康儿童，并进行了分组和对比，以此计算了 4—10 岁和 11—18 岁儿童的 ONSD 临界值[22]。最后的报告显示，4—10 岁亚组的最佳临界值为 4.1mm，11—18 岁亚组为 4.4mm，灵敏度 100%，特异度 83.9%～98.8%。Fontanel 等还对 29 例 ICH 患儿进行了单独评估，得到了 5.0mm 的临界值，灵敏度 28.6%，特异度 100%[22]，这个临界值的标准更低了，以往从未有学者提出过如此低的临界阈值。Fontanel 及其同事的研究可能存在局限性，即所有患者均为非创伤性慢性 ICH 症状（包括假性肿瘤 52%，脑肿瘤 38%，脑静脉窦血栓形成 10%），同时，该研究将 ICH 症状定义为腰椎穿刺（LP）压力（开放压）>28cmH$_2$O，但并未报告压力的绝对值或平均值。

据我们所知，目前还没有儿科研究确定新生儿、婴儿和 <4 岁儿童的视神经生长曲线，或将 ONSD 值进行更精确的年龄分层。由于视神经在婴儿出生后的第 1 年内是迅速生长的，也有学者认为，开放的囟门可能会影响 ONSD 值的准确

性[19, 108]。研究表明，可根据前囟门的通畅性为患儿划分不同的 ICP 临界值[19]。由于婴儿出生的第 1 年内会经历意义重大的视神经的生长和囟门闭合，有必要制订更精细的年龄分层（例如，0—6 月龄、6—12 月龄、12—24 月龄、2—3 岁、3—4 岁），以及制订相应的 ONSD 标准值和临界值。

特别是，对儿童群体，最近研究报告的临界值区间的可变性并未达成共识，因此，在解读儿童 ONSD 结果时应持谨慎态度。在进行临床决策时，需要结合 ONSD 值与查体及其他成像方式。ONSD 技术在儿童群体中的应用更多倾向于研究领域，而非临床实践。

七、局限性

ONSD 超声技术存在局限性。例如，由眼部晶状体和视盘或缺乏经验的操作人员引起的伪影可能会很大程度改变 ONSD 的测量结果，进而影响其准确度[109]。眼部外伤或青光眼患者无法进行眼超声检查。先天性或后天性视神经萎缩患者的 ONSD 值的准确度将大幅降低。有学者认为，由于"高光溢出效应"，B 超扫描技术的可靠性不如 A 超扫描技术；在未优化增益设置的情况下，小物体（＜0.5mm）的边缘可能会变得模糊。在视神经鞘的边缘模糊的情况下，高光溢出效应可能使准确放置测量尺变得更有难度[110-112]。增益函数经过优化后，可消除高光溢出效应，并且随着 B 超扫描技术的不断发展，出现高光溢出效应的概率将大幅减少。有学者建议，在测量 ONSD 时，可用 A 超扫描技术取代 B 超扫描技术，以消除高光溢出效应[106, 113]。然而，鉴于 A 超扫描技术仅限于眼科，而且应用该技术需进行额外的培训，我们对该建议不予支持。相较于改用 A 超技术，优化及标准化增益设置及高频探头的应用似乎更可行。

以往大多数研究发表的用于诊断 ICH 症状的 ONSD 临界值的测量方法是测量视神经鞘外缘之间的距离，视神经鞘的外缘是低回声硬脑膜下内缘（亮）或高回声蛛网膜下腔边界外缘（暗）[21, 92, 95, 96]。如图 17-4 所示，应依据硬脑膜下内缘距离（而非硬脑膜外缘距离）来正确测量 ONSD。某些研究发表的数据错误地测量了视神经鞘的内缘或软脑膜外缘之间的距离。神经鞘直径（ONSD）基于测量内缘之间距离的结果将小于外缘之间距离的结果，而这可能导致数据的差异[21, 96]。另外的数项研究表明，如通过测量硬脑膜低回声外缘之间的距离来间接测量 ONSD，将

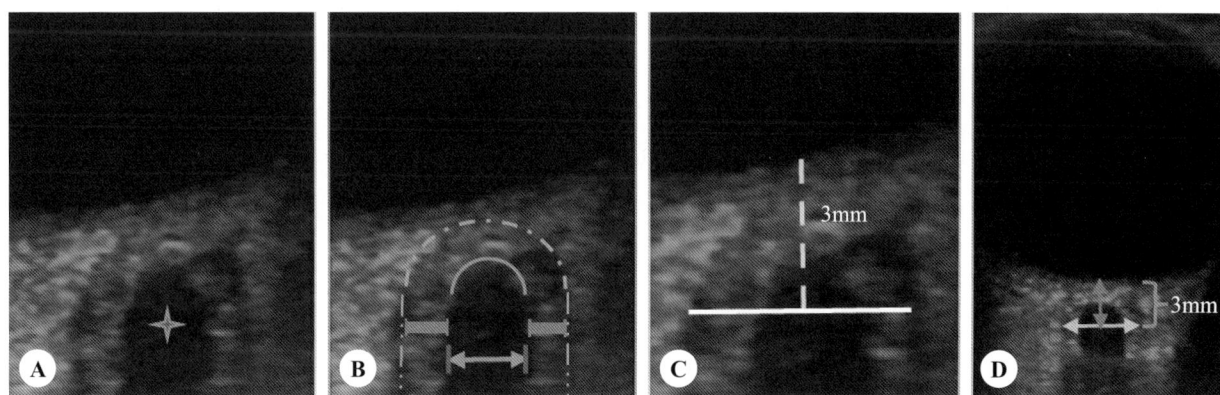

▲ 图 17-4 视神经鞘的测量

A. 正常眼部超声图，放大并聚焦于眼后视神经（星号）与眼眶相交处（通常称为视盘）。B. 同一超声图，箭代表视神经的横切面。沿着软脑膜的实线强调了视神经（低回声）与视神经鞘（高回声）内缘的分离。粗实线代表视神经鞘的内侧缘和外侧缘之间的距离。虚线沿着视神经鞘外缘，或低回声硬脑膜下内缘（亮）或高回声蛛网膜下腔的外侧缘（暗）。C. 同一图中，虚线位于视盘后方 3mm 处，穿过此点的实线横切视神经，测量蛛网膜下腔的外缘之间的距离。D. 灰箭位于视盘下方，与视神经相距 3mm，白箭则代表蛛网膜下腔外缘之间距离的视神经鞘直径

得到增大的错误的 ONSD 值[96, 97]。因此，在解读文献时，需明确 ONSD 是如何测量的。更重要的是，在临床实践中，ONSD 的准确测量对相关技术的应用至关重要。

某些研究表明，即使对于年龄、性别及病理相同的个体，ONSD 的膨胀性也是可变的；因此，在 ONSD 临界值的标准化方面，仍存在某些担忧。许多研究认为，根据趋势分析单个个体 ONSD 的变化，或许比以单一的临界值应用于所有个体更具临床相关性[91, 114, 115]。不同年龄的健康儿童的 ONSD 值差异显著，因此，有必要进一步研究为正常和异常 ONSD 值建立更严格的年龄分层。

其他可能使测量结果产生偏差的因素包括放大倍数、线阵探头的频率、患者的体位以及是否获得单眼或双眼测量结果。目前，本研究的最大局限性在于，健康个体和神经病变患者的研究显示其 ONSD 值的差异性显著；因此，需进一步科学可靠的研究来更好地评估 ONSD 超声技术的有用性和局限性。

结论

由于 ONSD 超声技术床旁操作，可以快速、安全、实时评估颅内压增高，建议将其常规纳入成人和儿童神经重症监护患者的多模式监测中。对于存在 ICH 风险的神经系统疾病患者，ONSD 超声技术应与有创 ICP 监测技术结合使用。ONSD 超声技术应作为识别和监测 ICH 的补充技术，但不应取代目前测量 ICP 的标准技术。此外，通过连续监测，可以追踪 ICP 对治疗的反应或追踪疾病进展。但应用 ONSD 临界值来确定 ICH 时应持谨慎态度。尽管未来的研究应着重于确定更准确的临界值和改善相关技术，但 ONSD 已被证明是临床医生用于诊断疑似颅内病变的儿童和成人患者的颅内高压的有效方式，可被广泛应用于各种临床情况。

参考文献

[1] Karvellas CJ, Fix OK, Battenhouse H, Durkalski V, Sanders C, Lee WM, Group USALFS. Outcomes and complications of intracranial pressure monitoring in acute liver failure: a retrospective cohort study. Crit Care Med. 2014;42:1157–67.

[2] Peck M, Wendon J, Sizer E, Auzinger G, Bernal W. Intracranial pressure monitoring in acute liver failure: a review of 10 years experience. Crit Care. 2010;14:P542.

[3] Vaquero J, et al. Complications and use of intracranial pressure monitor-ing in patients with acute liver failure and severe encephalopathy. Liver Transpl. 2005;11:1581–9.

[4] Chau CYC, Craven CL, Rubiano AM, Adams H, Tulu S, Czosnyka M, Servadei F, Ercole A, Hutchinson PJ, Kolias AG. The evolution of the role of external ventricular drainage in traumatic brain injury. J Clin Med. 2019;8(9). Pii: E1422.

[5] Alkhoury F, Kyriakides TC. Intracranial pressure monitoring in children with severe traumatic brain injury: National Trauma Data Bank-Based Review of outcomes. JAMA Surg. 2014;149(6):544–8.

[6] Roumeliotis N, Pettersen G, Crevier L, Emeriaud G. ICP monitoring in children: why are we not adhering to guidelines? Childs Nerv Syst. 2015;31:2011–4.

[7] Khan M, Shallwani H, Khan M, Shamim M. Noninvasive monitoring intracranial pressure? A review of available modalities. Surg Neurol Int. 2017;8(1):51.

[8] Koziarz A, Sne N, Kegel F, Nath S, Badhiwala JH, Nassiri F, Mansouri A, Yang K, Zhou Q, Rice T, Faidi S, Passos E, Healey A, Banfield L, Mensour M, Kirkpatrick AW, Nassar A, Fehlings MG, Hawryluk GWJ, Almenawer SA. Bedside optic nerve ultrasonography for diagnosing increased intracranial pressure: a systematic review and meta-analysis. Ann Intern Med. 2019;171(12):896–905.

[9] Lochner P, Czosnyka M, Naldi A, Lyros E, Pelosi P, Mathur S, Fassbender K, Robba C. Optic nerve sheath diameter: present and future perspectives for neurologists and critical care physicians. Neurol Sci. 2019;40(12):2447–57.

[10] Newman WD, Hollman AS, Dutton GN, et al. Measurement of optic nerve sheath diameter by ultrasound: a means of detecting acute raised intracranial pressure in hydrocephalus. Br J Ophthalmol. 2002;86:1109–13.

[11] Malayeri AA, Bavarian S, Mehdizadeh M. Sonographic evaluation of optic nerve diameter in children with raised intracranial pressure. J Ultrasound Med. 2005;24:143–7.

[12] Beare NA, Kampodeni S, Glover SJ, Molyneux E, Taylor TE, Harding SP, Molyneux ME. Detection of raised intracranial pressure by ultra-sound measurement of optic nerve sheath diameter in African children. Tropical Med Int Health. 2008;13(11):1400–4.

[13] Padayachy LC, Padayachy V, Galal U, Gray R, Fieggen AG. The rela-tionship between transorbital ultrasound measurement of the optic nerve sheath diameter (ONSD) and invasively measured ICP in children: part I: repeatability, observer variability and general analysis. Childs Nerv Syst. 2016;32(10):1769–78.

[14] Narayan V, Mohammed N, Savardekar AR, Patra DP, Notarianni C, Nanda A. Non-invasive intracranial pressure monitoring for severe trau-matic brain injury in children: a concise update on current methods. World Neurosurg. 2018;114:293–300.

[15] Raval R, Shen J, Lau D, Ferguson N, Kelly T, Daniels J, Dorotta I, Ramsingh D. Comparison of three point-of-care ultrasound views and MRI measurements for optic nerve sheath diameter: a prospective valid-ity study. Neurocrit Care. 2020;33(1):173–81.

[16] Liu M, Yang ZK, Yan YF, Shen X, Yao HB, Fei L, Wang ES. Optic nerve sheath measurements by computed tomography to predict intracranial pressure and guide surgery in patients with traumatic brain injury. World Neurosurg. 2020;134:e317–24.

[17] Kang C, Min JH, Park JS, You Y, Yoo I, Cho YC, Jeong W, Ahn HJ, Ryu S, Lee J, Kim SW, Cho SU, Oh SK, Lee IH, Lee B, Lee D, Chae MK. Relationship between optic nerve sheath diameter measured by magnetic resonance imaging, intracranial pressure, and neurological outcome in cardiac arrest survivors who underwent targeted temperature management. Resuscitation. 2019;145:43–9.

[18] Gospe SM 3rd, Amrhein TJ, Malinzak MD, Bhatti MT, Mettu P, El-Dairi MA. Magnetic resonance imaging abnormalities of the optic nerve sheath and intracranial internal carotid artery in giant cell arteritis. J Neuroophthalmol. 2020;41(1):54–9.

[19] Padayachy LC, Padayachy V, Galal U, Pollock T, Fieggen AG. The rela-tionship between transorbital ultrasound measurement of the optic nerve sheath diameter (ONSD) and invasively measured ICP in children. Part II: age-related ONSD cut-off values and patency of the anterior fonta-nelle. Childs Nerv Syst. 2016;32(10):1779–85.

[20] Ballantyne J, Hollman AS, Hamilton R, Bradnam MS, Carachi R, Young DG, Dutton GN. Transorbital optic nerve sheath ultrasonography in nor-mal children. Clin Radiol. 1999;54(11):740–2.

[21] Bauerle J, Schuchardt F, Schroeder L, et al. Reproducibility and accu-racy of optic nerve sheath diameter assessment using ultrasound com-pared to magnetic resonance imaging. BMC Neurol. 2013;13:187.

[22] Fontanel L, Pensiero S, Ronfani L, Rosolen V, Barbi E. Optic nerve sheath diameter ultrasound: optic nerve growth curve and its application to detect intracranial hypertension in children. Am J Ophthalmol. 2019;208:439.

[23] Cleves-Bayon C. Idiopathic intracranial hypertension in children and adolescents: an update. Headache. 2018;58:485–93.

[24] Maissan IM, Dirven PJAC, Haitsma IK, et al. Ultrasonographic mea-sured optic nerve sheath diameter as an accurate and quick monitor for changes in intracranial pressure. J Neuro-Oncol. 2015;123:743–7.

[25] Soliman I, Johnson GGRJ, Gillman LM, et al. New optic nerve sonog-raphy quality criteria in the diagnostic evaluation of traumatic brain injury. Crit Care Res Pract. 2018;2018:3589762.

[26] Hansen HC, Helmke K. The subarachnoid space surrounding the optic nerves: an ultrasound study of the optic nerve sheath. Surg Radiol Anat. 1996;18(4):323–8.

[27] Hayreh SS. Pathogenesis of oedema of the optic disc. Doc Ophthalmol. 1968;24(2):289–411.

[28] Wilson MH, Wright A, Imray CH. Intracranial pressure at altitude. High Alt Med Biol. 2014;15:123–32.

[29] Hansen HC, Helmke K. Validation of the optic nerve sheath response to changing cerebrospinal fluid pressure: ultrasound findings during intra-thecal infusion tests. J Neurosurg. 1997;87:34–40.

[30] Helmke K, Hansen HC. Fundamentals of transorbital sonographic eval-uation of optic nerve sheath expansion under intracranial hypertension II. Patient study. Pediatr Radiol. 1996;26:706–10.

[31] Liu D, Li Z, Zhang X, Zhao L, Jia J, Sun F, Wang Y, Ma D, Wei W. Assessment of intracranial pressure with ultrasonographic retrobul-bar optic nerve sheath diameter measurement. BMC Neurol. 2017;17:188.

[32] Lee SH, Kim HS, Yun SJ. Optic nerve sheath diameter measurement for predicting raised intracranial pressure in adult patients with severe trau-matic brain injury: a meta-analysis. J Crit Care. 2020;56:182–7.

[33] Du J, Deng Y, Li H, Qiao S, Yu M, Xu Q, Wang C. Ratio of optic nerve sheath diameter to eyeball transverse diameter by ultrasound can predict intracranial hypertension in traumatic brain injury patients: a prospec-tive study. Neurocrit Care. 2019;31(3):594–5.

[34] Rehman Siddiqui NU, Haque A, Abbas Q, Jurair H, Salam B, Sayani R. Ultrasonographic optic nerve sheath diameter measurement for raised intracranial pressure in a Tertiary care centre of a developing country. J Ayub Med Coll Abbottabad. 2018;30(4):495–500.

[35] Naldi A, et al. Ultrasonography monitoring of optic nerve sheath diam-eter and retinal vessels in patients with cerebral hemorrhage. J Neuroimaging. 2019;29(3):394–9.

[36] Skoloudik D, et al. Distal enlargement of the optic nerve sheath in the hyperacute stage of intracerebral haemorrhage. Br J Ophthalmol. 2011;95:217–21.

[37] Gokcen E, Caltekin I, Savrun A, Korkmaz H, Savrun ST, Yildirim G. Alterations in optic nerve sheath diameter according to cerebrovascu-lar disease sub-groups. Am J Emerg Med. 2017;35:1607–11. https://doi.org/10.1016/j.ajem.2017.04.073.

[38] Zhao L, Huang Q, Huang P, Zhao Q, Xie H, Wang R. Optic nerve sheath diameter and eyeball transverse diameter as a useful tool for the clinical prognosis in patients with stroke during hospitalization. Zhonghua Wei Zhong Bing Ji Jiu Yi Xue. 2019;31(10):1242–6.

[39] Seyedhosseini J, Aghili M, Vahidi E, Shirani F. Association of optic nerve sheath diameter in ocular ultrasound with prognosis in patients presenting with acute stroke symptoms. Turk J Emerg Med. 2019;19(4):132–5.

[40] Arthur J, Duran-Gehring P, Kumetz C, Chadwick S, McIntosh M. Cerebral venous thrombosis: an uncommon cause of papilledema on bedside ocular ultrasound. J Emerg Med. 2019;56(3):288–93.

[41] Nischal KK, Smith DM, Losee JE. Discussion: nocturnal ultrasound measurements of optic nerve sheath diameter correlate with intracranial pressure in children with craniosynostosis. Plast Reconstr Surg. 2012;130(3):452e–4e.

[42] Driessen C, Bannink N, Lequin M, van Veelen ML, Naus NC, Joosten KF, Mathijssen IM. Are ultrasonography measurements of optic nerve sheath diameter an alternative to funduscopy in children with syndromic craniosynostosis? J Neurosurg Pediatr. 2011;8(3):329–34.

[43] Nabeta HW, Bahr NC, Rhein J, Fossland N, Kiragga AN, Meya DB, Dunlop SJ, Boulware DR. Accuracy of noninvasive intraocular pressure or optic nerve sheath diameter measurements for predicting elevated intracranial pressure in cryptococcal meningitis. Open Forum Infect Dis. 2014;1(3):ofu093.

[44] Sangani SV, Parikh S. Can sonographic measurement of optic nerve sheath diameter be used to detect raised intracranial

pressure in patients with tuberculous meningitis? A prospective observational study. Indian J Radiol Imaging. 2015;25(2):173–6.

[45] Caputo ND, Fraser RM, Abdulkarim J. Posterior reversible encepha-lopathy syndrome presenting as papilledema. Am J Emerg Med. 2012;30(5):835.e5–7.

[46] Lochner P, Mader C, Nardone R, Cantello R, Orioli A. Brigo F useful-ness of ultrasonography in posterior reversible encephalopathy syn-drome. Neurol Sci. 2014 Mar;35(3):475–7.

[47] Lochner P, Nardone R, Brigo F, Tamber MS, Zuccoli G. The diagnosis of posterior reversible encephalopathy syndrome. Lancet Neurol. 2015;14(11):1074–5.

[48] Brzezinska R, Schumacher R. Diagnosis of elevated intracranial pres-sure in children with shunt under special consideration of transglobe sonography of the optic nerve. Ultraschall Med. 2002;23(5):325–32.

[49] Ertl M, Aigner R, Krost M, Karnasova Z, Muller K, Naumann M, Schlachetzki F. Measuring changes in the optic nerve sheath diameter in patients with idiopathic normal-pressure hydrocephalus: a useful diag-nostic supplement to spinal tap tests. Eur J Neurol. 2017;24(3):461–7.

[50] Nag DS, Sahu S, Swain A, Kant S. Intracranial pressure monitoring: Gold standard and recent innovations. World J Clin Cases. 2019;7(13):1535–53.

[51] Das MC, Srivastava A, Yadav RK, Yachha SK, Poddar U. Optic nerve sheath diameter in children with acute liver failure: a prospective obser-vational pilot study. Liver Int. 2020;40(2):428–36.

[52] Rajajee V, Williamson CA, Fontana RJ, Courey AJ, Patil PG. Noninvasive intracranial pressure assessment in acute liver fail-ure. Neurocrit Care. 2018;29(2):280–90. 76.

[53] Ganschow R, Nolkemper D, Helmke K, Harps E, Commentz JC, Broering DC, Pothmann W, Rogiers X, Hellwege HH, Burdelski M. Intensive care management after pediatric liver transplantation: a single-center experience. Pediatr Transplant. 2000;4(4):273–9.

[54] Cornetta P, Vitiello L, De Bernardo M, Rosa N. Optic nerve sheath diameter appraisal in children affected by diabetic ketoacidosis. J Pediatr Endocrinol Metab. 2019;32(11):1203–4.

[55] Kendir OT, Yilmaz HL, Ozkaya AK, Turan I, Gokay SS, Bilen S, Yildizdas RD, Yuksel B. Determination of cerebral edema with serial measurement of optic nerve sheath diameter during treatment in children with diabetic ketoacidosis: a longitudinal study. J Pediatr Endocrinol Metab. 2019;32(9):943–9.

[56] Jeziorny K, Waszczykowska A, Barańska D, Szadkowska A, Młynarski W, Zmysłowska A. Can we effectively predict the occurrence of cerebral edema in children with ketoacidosis in the course of type 1 diabetes? –case report and literature review. J Pediatr Endocrinol Metab. 2020;33(2):319–22.

[57] Jeziorny K, Niwald A, Moll A, Piasecka K, Pyziak-Skupien A, Waszczykowska A, Baranska D, Malachowska B, Szadkowska A, Mlynarski W, Zmyslowska A. Measurement of corneal thickness, optic nerve sheath diameter and retinal nerve fiber layer as potential new non-invasive methods in assessing a risk of cerebral edema in type 1 diabetes in children. Acta Diabetol. 2018;55(12):1295–301.

[58] Ebisike PI, Habib SG, Hassan S, Suwaid MA, Hikima MS, Saleh MK, Jibo U, Yusuf L. Transorbital sonographic measurement of optic nerve sheath diameter among HIV-Positive patients in Northwestern Nigeria. Niger J Clin Pract. 2019;22(11):1570–5.

[59] Chelly J, Deye N, Guichard JP, Vodovar D, Vong L, Jochmans S, Thieulot-Rolin N, Sy O, Serbource-Goguel J, Vinsonneau C, Megarbane B, Vivien B, Tazarourte K, Monchi M. The optic nerve sheath diameter as a useful tool for early prediction of outcome after cardiac arrest: a prospective pilot study. Resuscitation. 2016;103:7–13.

[60] Chae MK, Ko E, Lee JH, Lee TR, Yoon H, Hwang SY, Cha WC, Shin TG, Sim MS, Jo IJ, Song KJ, Rhee JE, Jeong YK. Better prognostic value with combined optic nerve sheath diameter and grey-to-white matter ratio on initial brain computed tomography in post-cardiac arrest patients. Resuscitation. 2016;104:40–5.

[61] Ueda T, Ishida E, Kojima Y, Yoshikawa S, Yonemoto H. Sonographic optic nerve sheath diameter: a simple and rapid tool to assess the neuro-logic prognosis after cardiac arrest. J Neuroimaging. 2015;25(6):927–30.

[62] Ertl M, Weber S, Hammel G, Schroeder C, Krogias C. Transorbital sonography for early prognostication of hypoxic-ischemic encephalopa-thy after cardiac arrest. J Neuroimaging. 2018;28:542–8.

[63] Wang J, Li K, Li H, Ji C, Wu Z, Chen H, Chen B. Ultrasonographic optic nerve sheath diameter correlation with ICP and accuracy as a tool for noninvasive surrogate ICP measurement in patients with decompressive craniotomy. J Neurosurg. 2019:1–7.

[64] Kim Y, Choi S, Kang S, Park B. Propofol affects optic nerve sheath diameter less than sevoflurane during robotic surgery in the steep tren-delenburg position. Biomed Res Int. 2019;2019:5617815.

[65] Citerio G, Vascotto E, Villa F, Celotti S, Pesenti A. Induced abdominal compartment syndrome increases intracranial pressure in neurotrauma patients: a prospective study. Crit Care Med. 2001;29(7):1466–71.

[66] Cooke SJ, Paterson-Brown S. Association between laparoscopic abdominal surgery and postoperative symptoms of raised intracranial pressure. Surg Endosc. 2001;15(7):723–5.

[67] Kim MS, Bai SJ, Lee JR, Choi YD, Kim YJ, Choi SH. Increase in intra-cranial pressure during carbon dioxide pneumoperitoneum with steep trendelenburg positioning proven by ultrasonographic measurement of optic nerve sheath diameter. J Endourol. 2014;28(7):801–6.

[68] Robba C, Cardim D, Donnelly J, Bertuccio A, Bacigaluppi S, Bragazzi N, Cabella B, Liu X, Matta B, Lattuada M, Czosnyka M. Effects of pneumoperitoneum and Trendelenburg position on intracranial pressure assessed using different non-invasive methods. Br J Anaesth. 2016;117(6):783–91.

[69] Kim EJ, Koo BN, Choi SH, Park K, Kim MS. Ultrasonographic optic nerve sheath diameter for predicting elevated intracranial pressure dur-ing laparoscopic surgery: a systematic review and meta-analysis. Surg Endosc. 2018;32(1):175–82.

[70] Ertl M, Schierling W, Kasprzak P, Schomig B, Bruckl C, Schlachetzki F, Pfister K. Optic nerve sheath diameter measurement to identify high-risk patients for spinal ischemia after endovascular thoracoabdominal aortic aneurysm repair. J Neuroimaging. 2015;25(6):910–5.

[71] Dip F, Nguyen D, Rosales A, Sasson M, Lo Menzo E, Szomstein S, Rosenthal R. Impact of controlled intraabdominal pressure on the optic nerve sheath diameter during laparoscopic procedures. Surg Endosc. 2016;30(1):44–9.

[72] Yu J, Park JY, Kim DH, Koh GH, Jeong W, Kim E, Hong JH, Hwang JH, Kim YK. Dexmedetomidine attenuates the increase of ultrasonographic optic nerve sheath diameter as a surrogate for intracranial pressure in patients undergoing robot-assisted

laparoscopic prostatectomy: a randomized double-blind controlled trial. Medicine (Baltimore). 2019;98(33):e16772.

[73] Yoon SB, Ji SH, Jang YE, Lee JH, Kim EH, Kim JT, Kim HS. Effects of prone positioning with neck extension on intracranial pressure according to optic nerve sheath diameter measured using ultrasound in children. Childs Nerv Syst. 2020;36(5):1001–7.

[74] Singh S, Nasa V, Tandon M. Perioperative monitoring in liver transplant patients. J Clin Exp Hepatol. 2012;2(3):271–8.

[75] Pal A, Dhar P, Goyal N. Perioperative monitoring of intracranial pres-sure using optic nerve sheath diameter in paediatric liver transplanta-tion. Indian J Anaesth. 2018;62(11):892–5.

[76] Seo H, Kim YK, Shin WJ, Hwang GS. Ultrasonographic optic nerve sheath diameter is correlated with arterial carbon dioxide concentration during reperfusion in liver transplant recipients. Transplant Proc. 2013;45(6):2272–6.

[77] Dubost C, Le Gouez A, Jouffroy V, Roger-Christoph S, Benhamou D, Mercier FJ, Geeraerts T. Optic nerve sheath diameter used as ultrasonographic assessment of the incidence of raised intracranial pressure in preeclampsia: a pilot study. Anesthesiology. 2012;116(5):1066–71.

[78] Brzan Simenc G, Ambrozic J, Prokselj K, Tul N, Cvijic M, Mirkovic T, Lucovnik M. Ocular ultrasonography for diagnosing increased intracranial pressure in patients with severe preeclampsia. Int J Obstet Anesth. 2018;36:49–55.

[79] Lochner P, Nardone R, Tezzon F, Coppo L, Brigo F. Optic nerve sonography to monitor treatment efficacy in idiopathic intracranial hypertension: a case report. J Neuroimaging. 2013;23(4):533–4.

[80] Lochner P, Brigo F, Zedde ML, Sanguigni S, Coppo L, Nardone R, Naldi A, Sola D, Stolz E. Feasibility and usefulness of ultrasonography in idiopathic intracranial hypertension or secondary intracranial hyper-tension. BMC Neurol. 2016;16:85.

[81] Lochner P, et al. B-mode transorbital ultrasonography for the diagnosis of idiopathic intracranial hypertension: a systematic review and meta-analysis. Ultraschall Med. 2019;40(2):247–52.

[82] Fichtner J, Ulrich CT, Fung C, Knüppel C, Veitweber M, Jilch A, Schucht P, Ertl M, Schöig B, Gralla J, Z'Graggen WJ, Bernasconi C, Mattle HP, Schlachetzki F, Raabe A, Beck J. Management of spontaneous intracranial hypotension—transorbital ultrasound as discriminator. J Neurol Neurosurg Psychiatry. 2016;87(6):650–5.

[83] Dubost C, Le Gouez A, Zetlaoui PJ, Benhamou D, Mercier FJ, Geeraerts T. Increase in optic nerve sheath diameter induced by epidural blood patch: a preliminary report. Br J Anaesth. 2011;107(4):627–30.

[84] Betcher J, Becker TK, Stoyanoff P, Cranford J, Theyyunni N. Military trainees can accurately measure optic nerve sheath diameter after a brief training session. Mil Med Res. 2018;5(1):42.

[85] Maissan IM, Verbaan LA, van den Berg M, Houmes RJ, Stolker RJ, den Hartog D. Helicopter transportation increases intracranial pressure: a proof-of-principle study. Air Med J. 2018;37(4):249–52.

[86] Houzé-Cerfon CH, Bounes V, Guemon J, Le Gourrierec T, Geeraerts T. Quality and feasibility of sonographic measurement of the optic nerve sheath diameter to estimate the risk of raised intracranial pressure after traumatic brain injury in prehospital setting. Prehosp Emerg Care. 2019;23(2):277–83.

[87] Martin DS, Caine TL, Matz T, Lee SM, Stenger MB, Sargsyan AE, Platts SH. Virtual guidance as a tool to obtain diagnostic ultrasound for spaceflight and remote environments. Aviat Space Environ Med. 2012;83(10):995–1000.

[88] Chiao L, Sharipov S, Sargsyan AE, Melton S, Hamilton DR, McFarlin K, Dulchavsky SA. Ocular examination for trauma; clinical ultrasound aboard the International Space Station. J Trauma. 2005;58(5):885–9.

[89] Lizzi FL, Coleman DJ, Driller J, et al. Effects of pulsed ultrasound on ocular tissue. Ultrasound Med Biol. 1981;7:245–52.

[90] Food and Drug Administration: Information for Manufacturers Seeking Clearance of Diagnostic Ultrasound Systems and Transducers; 2008. Available from: http://www.fda.gov/medicaldevices/deviceregulation-andguidance/guidancedocuments/ucm070856.htm.

[91] Section 7–discussion of the mechanical index and other exposure parameters. American Institute of Ultrasound in Medicine. J Ultrasound Med. 2000;19:143–148, 54–68.

[92] Ertl M, Barinka F, Torka E, Altmann M, Pfister K, Helbig H, Bogdahn U, Gamulescu MA, Schlachetzki F. Ocular color-coded sonography-a promising tool for neurologists and intensive care physicians. Ultraschall Med. 2014;35(5):422–31.

[93] Shah S, Kimberly H, Marill K, Noble V. Ultrasound techniques to mea-sure the optic nerve sheath: is a specialized probe necessary? Med Sci Monit. 2009;15:63–8.

[94] Helmke K, Hansen HC. Fundamentals of transorbital sonographic evaluation of optic nerve sheath expansion under intracranial hypertension. I Experimental study. Pediatr Radiol. 1996;26:701–5.

[95] Aspide R, Bertolini G, Albini Riccioli L, Mazzatenta D, Palandri G, Biasucci DG. A proposal for a new protocol for sonographic assessment of the optic nerve sheath diameter: the CLOSED protocol. Neurocrit Care. 2020;32(1):327–32.

[96] Topcuoglu M, Arsava EM, Bas DF, Kozak HH. Transorbital ultrasono-graphic measurement of optic nerve sheath diameter in brain death. J Neuroimaging. 2015;25(6):906–9.

[97] Krogias C, Ayzenberg I, Schroeder C, Gruter T, Gold R, Yoon MS. Transorbital sonography in CIDP patients: no evidence for optic nerve hypertrophy. J Neurol Sci. 2016;362:206–8.

[98] Dubourg J, Javouhey E, Geeraerts T, Messerer M, Kassai B. Ultrasonography of optic nerve sheath diameter for detection of raised intracranial pressure: a systematic review and meta-analysis. Intensive Care Med. 2011;37(7):1059–68.

[99] Soldatos T, Karakitsos D, Chatzimichail K, et al. Optic nerve sonogra-phy in the diagnostic evaluation of adult brain injury. Crit Care. 2008;12:R67.

[100] Geeraerts T, Launey Y, Martin L, et al. Ultrasonography of the optic nerve sheath may be useful for detecting raised intracranial pressure after severe brain injury. Intensive Care Med. 2007;33:1704–11.

[101] Watanabe A, Kinouchi H, Horikoshi T, et al. Effect of intracranial pres-sure on the diameter of the optic nerve sheath. J Neurosurg. 2008;109:255–8.

[102] Geeraerts T, Merceron S, Benhamou D, et al. Non-invasive assessment of intracranial pressure using ocular sonography in neurocritical care patients. Intensive Care Med. 2008;34:2062–7.

[103] Le A, Hoehn ME, Smith ME, Spentzas T, Schlappy D, Pershad J. Bedside sonographic measurement of opticnerve sheath diameter as a predictor of increased intracranial pressure in children. Ann Emerg Med. 2009;53:785–91.58.

[104] Young AMH, Guilfoyle MR, Donnelly J, Scoffings D, Fernandes H, Garnett M, et al. Correlating optic nerve sheath diameter with opening intracranial pressure in pediatric traumatic brain injury. Pediatr Res. 2017;81(3):443–7.

[105] Steinborn M, Friedmann M, Makowski C, Hahn H, Hapfelmeier A, Juenger H. High resolution transbulbar sonography in children with suspicion of increased intracranial pressure. Childs Nerv Syst. 2016;32:655–60.

[106] De Bernardo M, Vitiello L, Rosa N. Optic nerve sheath diameter ultrasound: optic nerve growth curve and its application to detect intracranial hypertension in children. Am J Ophthalmol. 2019;208:438.

[107] Yu DY, Cringle SJ, Balaratnasingam C, Morgan WH, Yu PK, Su EN. Retinal ganglion cells: energetics, compartmentation, axonal trans-port, cytoskeletons and vulnerability. Prog Retin Eye Res. 2013;36:217–46.

[108] Kerscher SR, Schöni D, Hurth H, Neunhoeffer F, Haas-Lude K, Wolff M, Schuhmann MU. The relation of optic nerve sheath diameter (ONSD) and intracranial pressure (ICP) in pediatric neurosurgery prac-tice – Part I: correlations, age-dependency and cut-off values. Childs Nerv Syst. 2020;36(1):99–106.

[109] Copetti R, Cattarossi L. Optic nerve ultrasound: artifacts and real images. Intensive Care Med. 2009;35:1488–9; author reply 1490–1481.

[110] Rosa N, De Bernardo M. Ultrasound assessment of optic nerve sheath diameter in healthy volunteers. J Crit Care. 2017;40:279.

[111] De Bernardo M, Rosa N. Clarification on using ultrasonography to detect intracranial pressure. JAMA Ophthalmol. 2017;135:1004–5. 4.

[112] Rosa N, Vitiello L, De Bernardo M. Optic nerve sheath diameter mea-surement in hypoxic ischaemic brain injury after cardiac arrest. Resuscitation. 2019;138:310–1.

[113] De Bernardo M, Vitiello L, Capone M, Rosa N. A-scan ultrasonography and optic nerve sheath diameter evaluation in children with acute liver failure. Liver Int. 2020;40(6):1504.

[114] Robba C, Santori G, Czosnyka M, Corradi F, Citerio G. Optic nerve sheath diameter: the next steps. Intensive Care Med. 2019;45(12):1842–3.

[115] Hansen HC, Helmke K. Optic nerve sheath responses to pressure varia-tions. Intensive Care Med. 2019;45(12):1840–1.

[116] Krishnamoorth V, Beckmann K, Mueller M, Sharma D, Vavilala M. Perioperative estimation of the intracranial pressure using the optic nerve sheath diameter during liver transplantation. Liver Transplant. 2013;19:246–9.

[117] Shofty B, Ben-Sira L, Constantini S, Freedman S. Optic nerve sheath diameter on MR imaging: establishment of norms and comparison of pediatric patients with idiopathic intracranial hypertension with healthy controls. Am J Neuroradiol. 2012;33:366–9.

[118] Legrand A, et al. Estimation of optic nerve sheath diameter on an initial brain computed tomography scan can contribute prognostic information in traumatic brain injury patients. Crit Care. 2013;17:R61.

[119] Moretti R, Pizzi B, Cassini F, Vivaldi N. Reliability of optic nerve ultra-sound for the evaluation of patients with spontaneous intracranial hem-orrhage. Neurocrit Care. 2009;11:406.

[120] Körber F, Scharf M, Moritz J, Dralle D. Sonography of the optical nerve – experience in 483 children. Rofo. 2005;177(2):229–35.

[121] McAuley D, Paterson A, Sweeney L. Optic nerve sheath ultrasound in the assessment of paediatric hydrocephalus. Childs Nerv Syst. 2009;25(1):87–90.

第18章 颅脑超声

Cranial Ultrasound

Aarti Sarwal 著

张 恒 译 周 环 韩 珂 校

B 型超声的颅脑解剖学

经颅（骨）超声可以探查脑实质的二维成像，颅内血管的 B 模式成像，Willis 环的彩色多普勒成像，及单个颅内血管的不同节段的脉冲多普勒成像[1-5]。经颅超声成像包括：经颅多普勒超声（TCD）即非成像多普勒、经颅彩色编码超声（TCCS）即双功超声（或成像多普勒），及颅脑超声。先通过 B 模式成像识别中脑，是所有经颅超声进行血管超声检查的第一步[6]。由于 TCD 或 TCCS 均包括血管多普勒超声，而脑实质的评估仅观察 B 模式成像（以下简称 B 型超声），因此引入了"颅脑超声"或"脑实质超声"这一术语以区分检查方法。

在过去的 50 年中，人们通过开放的囟门对儿童进行颅脑超声检查以检测生发基质出血（译者注：生发基质出血和脑室出血是早产儿最常见和最重要的神经损伤）[7]。随着年龄的增长、颞骨厚度的增加，成人的经颅超声检测变得困难。80%～90% 的人群具有足够薄的颞骨（声窗），可穿透颞骨对脑实质结构进行高分辨率的 B 型超声，而 10%～20% 的患者因具有厚的颅骨，超声穿透被阻碍而无法超声成像[5, 8-11]。尽管成人颅脑超声的应用出现在 20 世纪 70 年代，但 24h 计算机断层扫描（computed tomography, CT）和磁共振成像（magnetic resonance imaging, MRI）的迅速普及，及颅脑超声在检测缺血性脑卒中（大多数脑卒中表现）方面缺乏灵敏度和特异度，阻碍了颅脑超声作为诊断工具的广泛应用。最近，随着高分辨率床旁超声设备的可及性的增加，以及院内急诊和重症医学科医生越来越广泛地应用这些设备，推动了超声技术（包括颅脑超声）的复苏[12-17]。床旁超声筛查颅内出血和中线移位可能是具有现代应用价值的 2 个床旁应用。本章详细介绍了颅脑超声技术及其在无法立即进行颅脑 CT 检查的患者中的床旁应用。

（一）技术

颅脑超声可以用 1～2MHz 探头（回波探头或相控阵探头）来获取大脑的 B 模式或灰阶超声图像。将探头放置在颞窗，其标记点朝向眼睛，获取中脑层面的大脑中轴图像。组织回声特征：如果组织反射大量的超声波，其呈现明亮和白色特征的强回声；相比之下，超声波反射较少且能吸收超声波的组织则呈现灰色或低回声。正常脑实质呈现低回声的灰色外观，因为它可以传导超声波。设置适当的深度以确保对侧颅骨凸面在屏幕底部呈现高回声凸面。按照惯例，前头部或眼睛位于屏幕的左侧，即探头标记点所指的方向。因为脑组织内不同结构的质地所产生的超声波反射和散射的程度不同，所以以超声可以清晰地显示中脑（蝴蝶状）和侧脑室。探头沿中脑上方和下方扫查，以显示幕上脑池。脑干上部在超声上可清晰显示，但脑干下部和颅后窝有骨质包绕而影响脑干和小脑实质的超声检查。在经颅多普勒超声预设模式下可以清晰显示大脑结构，当机械指数和热指数足够高时，可以区分大多数患者的大脑镰和中脑；在没有多普勒预设模式时，可以使用腹部超声模式，通过消除组织谐波的方式成像来获取满意的超声图像。单侧颅骨去骨瓣减压术的患者中，颅骨骨瓣的缺失有助于成像，组织分辨率更高，可见的细节程度显著增加[14, 18]（图 18-1 和图 18-2）。

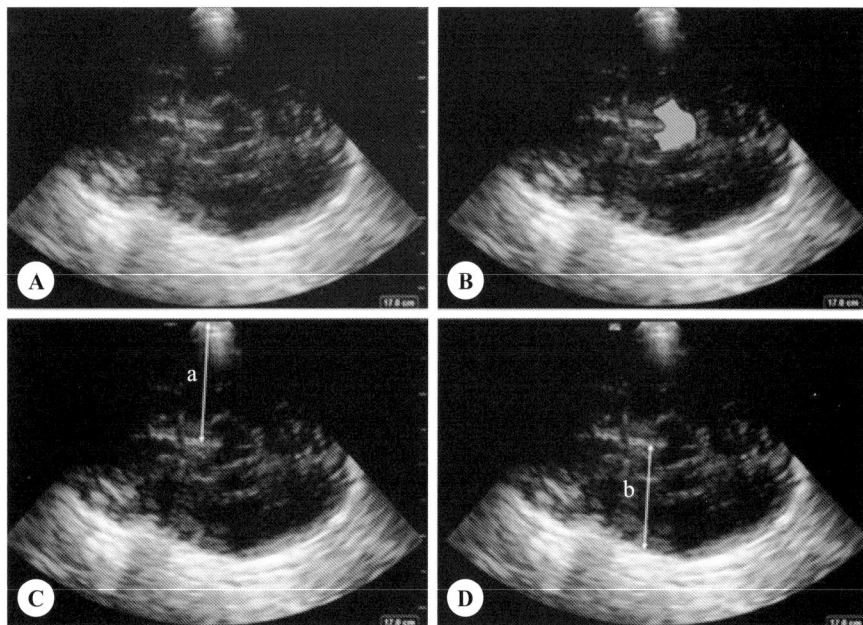

◀ 图 18-1　颅脑超声经颞窗显示了中脑层面的脑的轴切面，像"蝴蝶"。第三脑室常作为计算中线移位的中线标志，通过计算从任意一侧第三脑室到两侧颅骨的距离来确定中线移位（A 和 B）。显示从同一颞窗测量中线移位的方法（C 和 D）（此图彩色版本见书末）

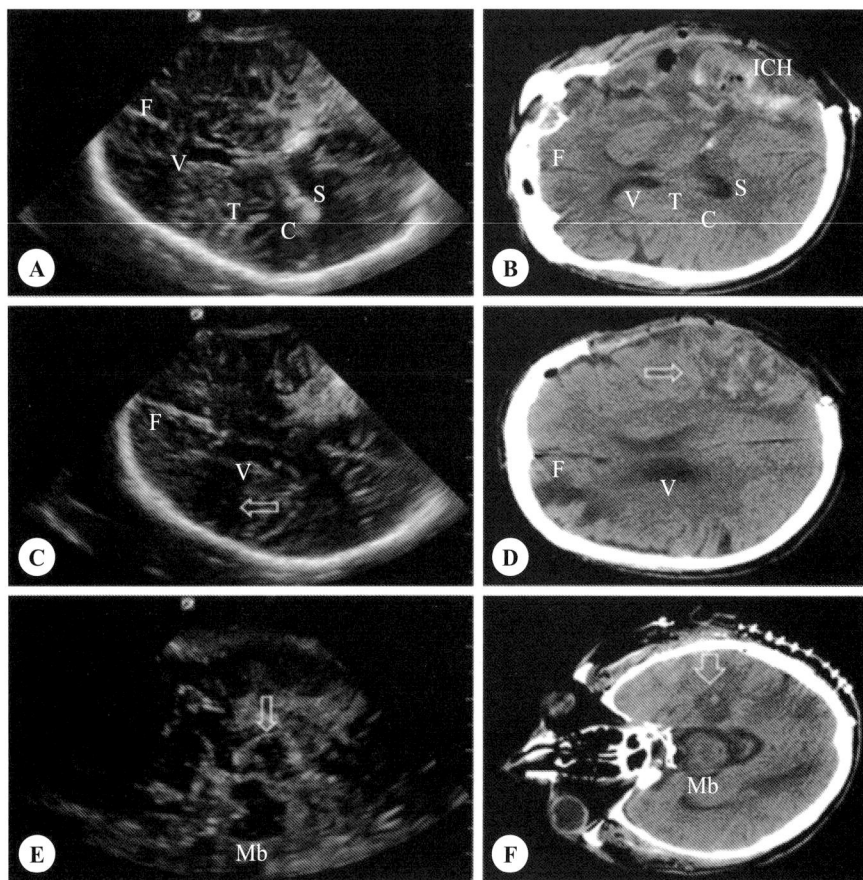

◀ 图 18-2　1 例 74 岁老年男性患者，行左侧去骨瓣减压术后，经左侧颞窗颅脑超声图像（左侧纵列 A、C、E）与对应层面的颅脑 CT 平扫图像（右侧纵列 B、D、F）。白箭处为颅内出血（ICH）和低密度缺血区。F. 大脑镰；V. 侧脑室；Mb. 中脑；C. 脉络丛；S. 胼胝体压部；T. 丘脑

（二）颅脑超声解剖学

B 模式下可以将中脑在轴面上显示为由大脑脚和上丘、下丘组成的"蝴蝶形"图像。图 18-2A 显示了 1 例患者因颅内出血行左侧去骨瓣减压术，术后无骨侧的颅脑超声图像。大多数具有完整颅骨和良好颞窗的患者可清晰显示高回声的中脑和大脑镰结构，但侧脑室很难清晰显示。在中脑平面以上，可见丘脑前第三脑室的搏动性结构。而当 B 超于中脑前方见到 Willis 环血管的搏动时，则接近基底池层面。经颞窗超声检查发现，在 B 模式下，相对于同侧脑实质容易被骨的伪影所掩盖，探查对侧脑实质更准确。

（三）颅内病理学

始于 20 世纪 90 年代的研究表明，颅脑超声可以显示成人颅脑中的主要脑实质结构和脑部病变，包括肿瘤，及从下脑干到顶叶的脑出血[10, 19-22]。而对大脑深层结构和脑室系统的高分辨率成像的进一步研究，引发了在成人中应用颅脑超声的一系列的研究热潮[1, 2, 5, 9, 10, 23-32]。但其中的大部分已经被高分辨率的计算机断层扫描和磁共振成像所取代，可能不再值得深入研究。

尽管颅脑超声在单侧去骨瓣减压术患者中可以观察到孤立的缺血性低回声区，但颅脑超声不具备检测缺血性脑卒中的诊断能力（图 18-2E 和 F 和图 18-3F）。由于某些原因，颅脑超声在检测幕上出血（包括颅内、硬膜外或硬膜下出血）方面的应用再次兴起[33]。在恶劣环境和偏远地区，由于紧急转运会延误诊疗，床边超声将是唯一可用的诊断方法。在无法使用移动 CT 扫描仪的亚专科重症监护室中，颅脑超声可以提供一种无辐射，可连续监测的方法，以筛查脑出血高危患者（表 18-1）。颅脑超声能准确鉴别急性幕上脑出血（横径＞1cm）与缺血性脑卒中，灵敏度为 78%～95%，特异度为 95%～97.4%[3, 9, 10, 14, 20, 34-40]。与正常或者缺血的低回声（灰色）信号相比，脑出血呈现高回声（白亮）信号，超声诊断脑出血

符合生物学合理性（biological plausibility，译者注：生物学合理性是流行病学判断因果联系的标准之一，生物学合理性越高，因果关系的可能就越大）。尽管肿瘤也可能产生类似的外观（图 18-3 和图 18-4）。超声动态扫描比静态的二维图像能更好区分出血边缘。在急性期，ICH 表现为均匀、边界清晰的高回声，与周围低回声或相对灰色的脑实质相比，有明亮的白色信号。5～10 天后血肿变为低回声，周围可见高回声晕[28]。对于颅骨完整的脑损伤患者和行单侧去骨瓣的脑损伤患者，超声检测硬膜外和硬膜下出血的灵敏度相同[32, 33, 41]。

表 18-1 颅脑超声作为颅内出血筛查工具的潜在临床应用场景

抗凝治疗中的明显凝血功能障碍 / 血小板减少患者
• 脑静脉窦血栓形成
• 肝性脑病
• 化疗药物引起的神经毒性

转运困难的患者
• 呼吸支持参数过高而不适合使用转运呼吸机
• 由于高度需要血管升压药而导致全身状态不稳定
• 体外膜肺氧合（ECMO）
• 高频振荡机械通气（HFO）
• 主动脉内球囊反搏（IABP）
• 持续性肾脏替代治疗（CRRT）

Becker 等将颅脑 CT 诊断为缺血性脑卒中的超声表现为低回声者与脑 CT 诊断为 ICH 的超声表现为高回声者进行了比较，研究了颅脑超声诊断 ICH 的可行性[34, 36]。Seidel 等复制了该研究结果，并对 23 例中的 18 例（78%）的脑出血进行了超声定位，并首次描述了脑内血肿的超声表现随时间而变化的特征，其中回声强度从病灶中心开始逐渐降低[10]。Mäurer 等发表了规模最大的经颅 B 模式下超声研究，旨在通过分析 151 例脑卒中患者来区分缺血性和出血性脑卒中，其中 60 例为 ICH，67 例为缺血性脑卒中，24 例 CT 表现为无出血也无缺血性脑卒中。在本研究中，18 例

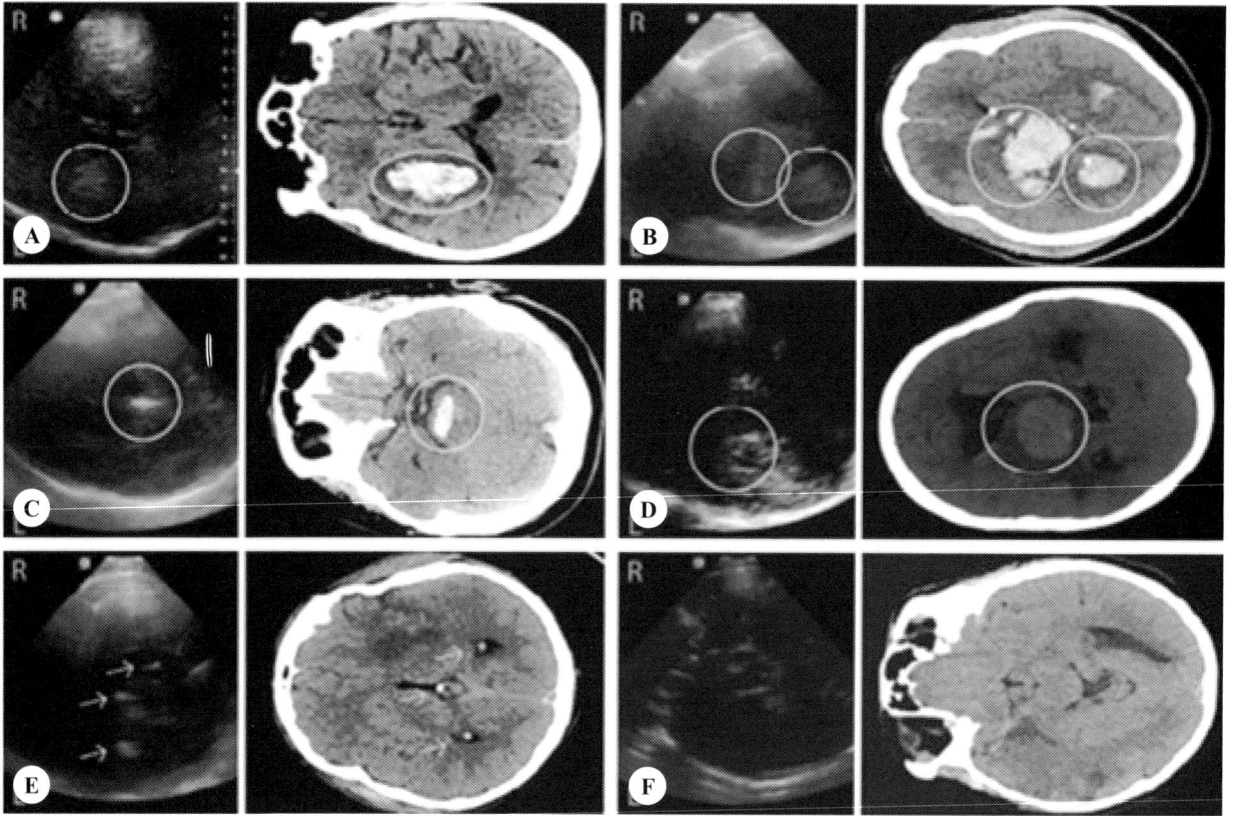

▲ 图 18-3　A 至 E. 超声上标记的区域（每组图的左侧）与计算机断层扫描上的病灶（每组图的右侧）是相对应的。
D. 显示了声影——位于肿瘤下方的超声伪像。F. 显示超声难以区分急性缺血性脑卒中病灶与正常脑组织

（译者注：原文疑有误，已修改）（12%）颞窗穿透不良，其余 133 例中的 126 例（95%）超声检查结果与 CT 结果一致，而超声漏诊的 7 例中 3 例是不典型出血（其中 2 例病灶位于顶叶上部），4 例是无出血，但因微血管病变导致脑白质回声密度增高，颅脑超声诊断为可疑脑出血[3]。高分辨率 CT 的快速准确诊断使其成为目前最有竞争力的神经影像学检测方法，尽管已经发表了 10 余项研究共 350 余例患者应用颅脑超声诊断了脑出血，但由于超声诊断存在较高的假阳性，因此阻碍了颅脑超声的广泛应用（表 18-2）。生理性颅脑结构中的高回声区与出血的超声表现类似，脉络丛钙化和中脑的声影是准确识别的关键点，未经训练者可能会将其误判为出血。图 18-5 详细说明了正常和异常的解剖结构，若未正确识别这些结构，则可能出现颅内出血的假阳性结果。

颅脑超声检测也可用于脑积水的诊断，具体详见本书其他章。

表 18-2　导致颅脑超声误诊颅内出血的临床情况

假阳性	假阴性
• 肿瘤或转移瘤出血	• 幕下出血或下脑干出血
• 中脑和脉络丛产生的声影	• 顶叶或额叶出血
• 脉络丛钙化	• <1cm 的出血灶
• 广泛性脑白质疏松	• 发病后数天出血

（四）中线移位评估

CT 一直是紧急评估中线移位的标准的神经影像学检查，而中线移位常被用作脑水肿或占位效应的替代指标。当危重患者不适宜行 CT 检查时（表 18-1），颅脑超声评估中线移位可用于单侧病变的危重患者的动态监测，以评估脑水肿的演变情况或检测新诊断中线移位者存在单侧局灶性病变的高可能性。中线移位通常是通过测量第三脑室高回声信号（如果未扩大）、透明隔或钙化的松果体的位移来进行评估。2006 年脑创伤基金会指南提出了一种标准化测量中线移位的方

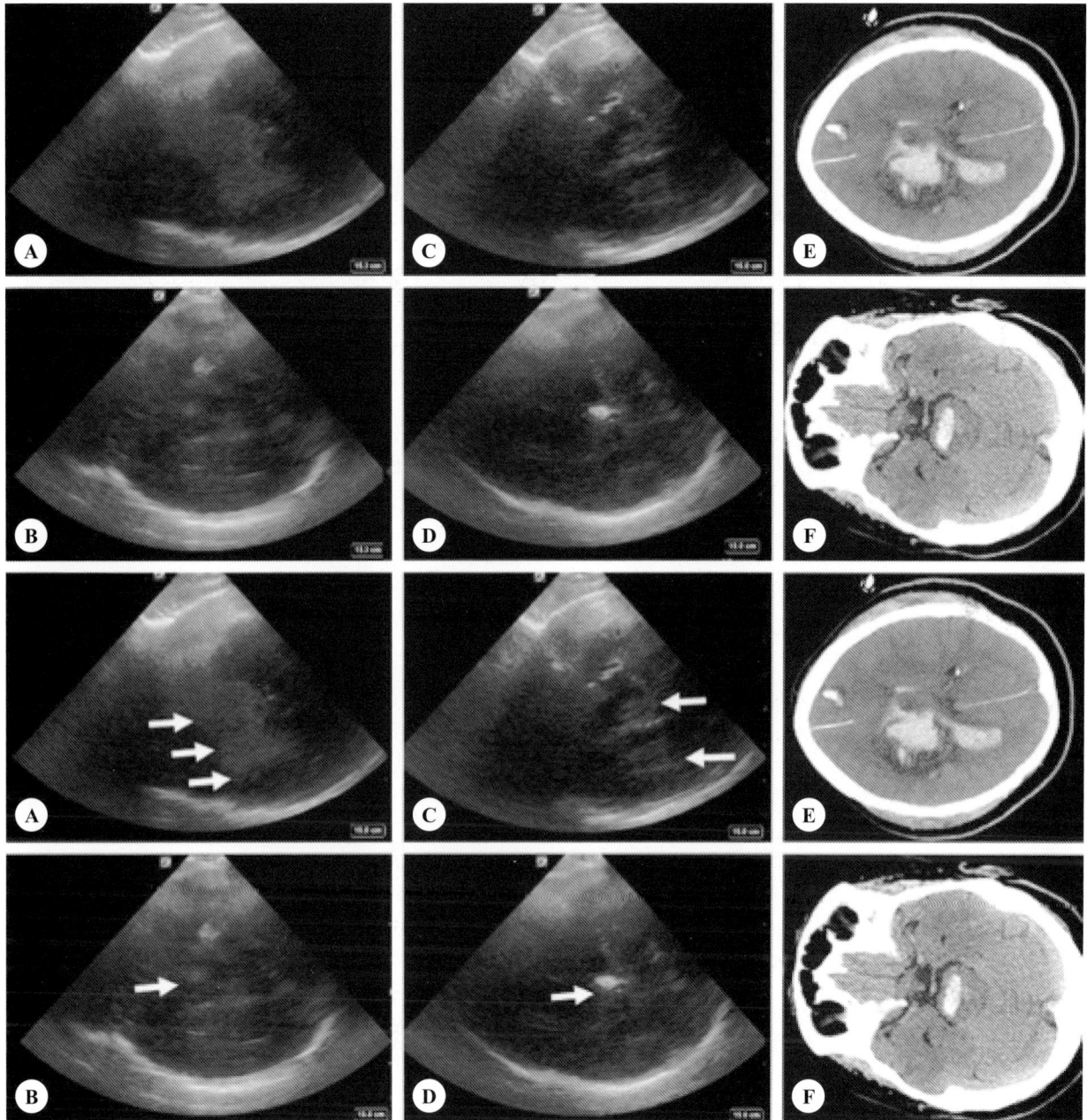

▲ 图 18-4　两组图分别是两个脑出血病例，超声显示的脑出血量与计算机断层扫描在解剖学上有很好的相关性。脑实质出血（**A**）和侧脑室出血（**C**），对应于计算机断层扫描的丘脑出血和脑室内出血（**E**）。大脑的轴切面，中脑层面无异常（**B**），但在低于中脑层面有高回声区（**D**），对应于计算机断层扫描的中脑脑桥交界处出血，中脑上部未累及（**F**）

法，即测量室间孔水平（第三脑室最高点）[42]，指南推荐以该层面的颅内间距与距透明隔较短距离的差值来计算移位（图 18-6）。第三脑室是超声重复性最好的解剖标志，通常被推荐用于测量中线移位[43]。因分别经双侧声窗进行超声测量难以再现完全相同的层面，故建议采用经单侧声窗测量同一位置的中线移位。患侧超声探头与第三

脑室的距离（d1）和第三脑室与对侧颅骨的距离（d2）用于计算中线移位（d1–d2）/2（图 18-6）。

尽管大多数研究使用透明隔而非第三脑室作为中线移位的标志，但已发表的文献显示以第三脑室为标志的超声测量中线移位方法与头颅 CT 测量的中线移位具有良好的相关性。95% 置信区间为 ±1.78mm，相关系数介于 0.88～0.93[44-48]。

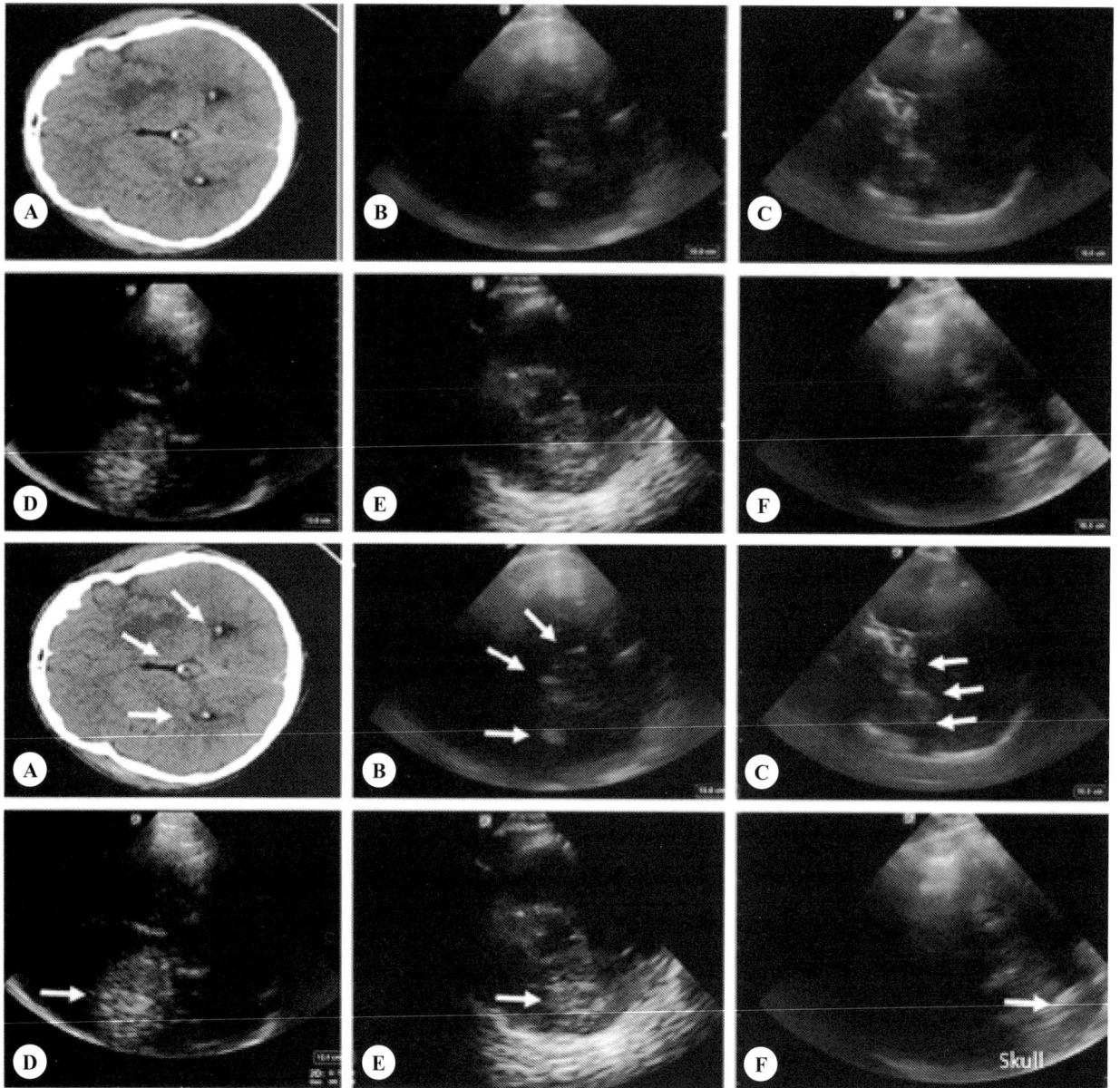

▲ 图 18–5　比较脉络丛钙化在颅脑 CT（**A**）与颅脑超声（**B**）的表现。颞骨岩部与蝶骨小翼形成的前颅窝与中颅窝的骨性分隔表现为高回声区（**C**）。颅内出血的超声表现（**D**）容易与中脑的声影（**E**）混淆。最后，颅骨后壁可能表现为图像右下部的线状阴影（**F**），该特征可作为横窦多普勒成像的有用的定位标志，但也可能产生类似颅内出血的假阳性信号

一项研究表明，即使对 CT 和超声统一以第三脑室为标记对中线移位测量进行标准化，其相关性虽然会下降但仍属良好[44]。采用标准化超声测量方法，对中线移位进行连续评估更有意义。

在评估急性颅内病变中，虽然颅脑超声不能取代颅脑 CT，但床旁超声可以用来检测病情不稳定患者的颅内出血情况和局灶性病变引起的明显中线移位。对危重患者中少数的特定的亚组人群，当与经颅多普勒超声技术联合应用时，B 型颅脑超声将是评估神经功能的有价值且无创的替代工具。

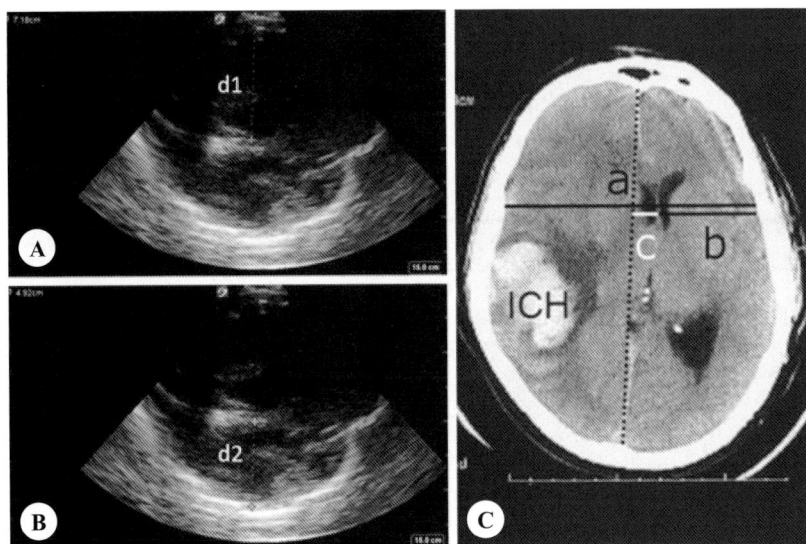

参考文献

[1] Walter U. Transcranial sonography of the cerebral parenchyma: update on clinically relevant applications. Pers Med. 2012;1(1):334–43.

[2] Caricato A, Pitoni S, Montini L, Bocci MG, Annetta P, Antonelli M. Echography in brain imaging in intensive care unit: state of the art. World J Radiol. 2014;6(9):636–42.

[3] Becker MM, Shambal S, Berg D, Woydt M, Hofmann E, Georgiadis D, et al. Differentiation between intracerebral hemorrhage and ischemic stroke by transcranial color-coded duplex-sonography. Stoke. 1998;29(12):2563–7.

[4] Robba C, Goffi A, Geeraerts T, Cardim D, Via G, Czosnyka M, et al. Brain ultrasonography: methodology, basic and advanced principles and clinical applications. A narrative review. Intensive Care Med. 2019;45(7):913–27.

[5] Seidel G, Cangür H, Albers T, Meyer W. Transcranial sonographic monitoring of hemorrhagic transformation in patients with acute middle cere-bral artery infarction. J Neuroimaging. 2020;15(4):326–30.

[6] Kaps MN, Erwin S, Tibo G, Ralf WB, Giovanni M, Guenter S, et al. Consensus recommendations for transcranial color-coded duplex sonog-raphy for the assessment of intracranial arteries in clinical trials on acute stroke. Stroke. 2009;40(10):3238–44.

[7] Parodi A, Govaert P, Horsch S, Bravo MC, Ramenghi LA. Cranial ultra-sound findings in preterm germinal matrix haemorrhage, sequelae and outcome. Pediatr Res. 2020;87(Suppl 1):13–24.

[8] Marinoni M, Ginanneschi A, Forleo P, Amaducci L. Technical limits in transcranial Doppler recording: inadequate acoustic windows. Ultrasound Med Biol. 1997;23(8):1275–7.

[9] Seidel G, Cangür H, Albers T, Burgemeister A, Meyer-Wiethe K, et al. Stroke. 2009;40(1):119–23.

[10] Dorndorf GS, Kaps M. Transcranial color-coded duplex sonography of intracerebral hematomas in adults. Stroke. 1993;24(10):1519–27.

[11] Lin Y-P, Fu M-H, Tan T-Y. Factors associated with no or insufficient tem-poral bone window using transcranial color-coded sonography. J Med Ultrasound. 2015;23(3):129–32.

[12] Robba C, Citerio G, editors. Echography and doppler of the brain. Springer; 2020.

[13] A S. Neurocritical Care Ultrasound. Comprehensive critical care ultra-sound. 2nd ed. Society of Critical Care Medicine; 2020.

[14] Sarwal A, Elder NM. Point-of-care cranial ultrasound in a hemicraniec-tomy patient. Clin Pract Cases Emerg Med. 2018;2(4):375–7.

[15] Frankel HL, Kirkpatrick AW, Elbarbary M, Blaivas M, Desai H, Evans D, et al. Guidelines for the appropriate use of bedside general and cardiac ultrasonography in the evaluation of critically ill patients-part I: general ultrasonography. Crit Care Med. 2015;43(11):2479–502.

[16] Mayo PH, Beaulieu Y, Doelken P, Feller-Kopman D, Harrod C, Kaplan A, et al. American College of Chest Physicians/La Société de Réanimation de Langue Française statement on competence in critical care ultrasonog-raphy. Chest. 2009;135(4):1050–60.

[17] Emergency ultrasound guidelines. Ann Emerg Med. 2009; 53(4):550–70.

[18] Srinivasan V, Smith M, Bonomo J. Bedside cranial ultrasonography in patients with hemicraniectomies: a novel window into pathology. Neurocrit Care. 2019;31(2):432–3.

[19] Seidel G, Gerriets T, Kaps M, Hutzelmann A. Evaluation of the ventricu-lar system in adults by transcranial duplex sonography. J Neuroimaging. 1995;5(2):105–8.

[20] Woydt M, Greiner K, Perez J, Becker G, Krone A, Roosen K. Transcranial duplex-sonography in intracranial hemorrhage. Evaluation of transcranial duplex-sonography in the diagnosis of spontaneous and traumatic intra-cranial nemorrhage. Zentralblatt fur Neurochirurgie. 1996;57(3):129–35.

[21] Märer M, Becker G, Wagner R, Woydt M, Hofmann E, Puls I, et al. Early postoperative transcranial sonography (TCS), CT, and MRI after resection of high grade glioma: evaluation of residual tumour and its influence on prognosis. Acta Neurochir. 2000;142(10):1089–97.

[22] Becker G, Krone A, Koulis D, Lindner A, Hofmann E, Roggendorf W, Bogdahn U, et al. Reliability of transcranial

colour-coded real-time sonography in assessment of brain tumours: correlation of ultrasound, computed tomography and biopsy findings. Neuroradiology. 1994;36(8):585–90.

[23] Berg D, Godau J, Walter U. Transcranial sonography in movement disor-ders. Lancet Neurol. 2008;7(11):1044–55.

[24] Kern R, Perren F, Kreisel S, Szabo K, Hennerici M, Meairs S. Multiplanar transcranial ultrasound imaging: standards, landmarks and correlation with magnetic resonance imaging. Ultrasound Med Biol. 2005;31(3):311–5.

[25] Walter U, Kanowski M, Kaufmann J, Grossmann A, Benecke R, Niehaus L. Contemporary ultrasound systems allow high-resolution transcranial imaging of small echogenic deep intracranial structures similarly as MRI: a phantom study. NeuroImage. 2008;40(2):551–8.

[26] Hambardzumyan A. Transcranial ultrasound imaging of brain tumors. Endosc Surg Armenia. 2006;2:18–23.

[27] Blanco P, Abdo-Cuza A. Transcranial Doppler ultrasound in neurocritical care. J Ultrasound. 2018;21(1):1–16.

[28] Blanco P, Blaivas M. Applications of transcranial color-coded sonog-raphy in the emergency department. J Ultrasound Med. 2017;36(6):1251–66.

[29] Abadal JM, Llompart-Pou JA, Homar J, Pérez-Bárcena J, Ibáñz J. Applications of transcranial color-coded duplex sonography in moni-toring neurocritical patients. Med Intensiva. 2007;31(9):510–7.

[30] Zipper SG, Stolz E. Clinical application of transcranial colour-coded duplex sonography—a review. Eur J Neurol. 2002;9(1):1–8.

[31] Becker G, Krone A, Koulis D, Lindner A, Hofmann E, Roggendorf W, et al. Reliability of transcranial colour-coded real-time sonography in assessment of brain tumours: correlation of ultrasound, computed tomog-raphy and biopsy findings. Neuroradiology. 1994;36(8):585–90.

[32] Niesen WD, Rosenkranz M, Weiller C. Bedsided transcranial sono-graphic monitoring for expansion and progression of subdural hematoma compared to computed tomography. Front Neurol. 2018;9:374.

[33] Lacerda FH, Rahhal H, Soares LJ, Ureñ FDRM, Park M. Intracranial epidural hematoma follow-up using bidimensional ultrasound. Rev Bras Ter Intensiva. 2017;29(2):259–60.

[34] Becker G, Winkler J, Bogdahn U. Transcranial color-coded real time sonography in adults. Part 2: cerebral hemorrhage and tumors. Ultraschall Med. 1991;12(5):211–7.

[35] Puls I, Berg D, Märer M, Schliesser M, Hetzel G, Becker G. Transcranial sonography of the brain parenchyma: comparison of B-mode imaging and tissue harmonic imaging. Ultrasound Med Biol. 2000;26(2):189–94.

[36] Becker G, Winkler J, Hofmann E, Bogdahn U. Differentiation between ischemic and hemorrhagic stroke by transcranial color-coded real-time sonography. J Neuroimaging. 1993;3(1):41–7.

[37] Matsumoto N, Kimura K, Iguchi Y, Aoki J. Evaluation of cerebral hemor-rhage volume using transcranial color-coded duplex sonography. J Neuroimaging. 2011;21(4):355–8.

[38] Meyer-Wiethe K, Sallustio F, Kern R. Diagnosis of intracerebral hemor-rhage with transcranial ultrasound. Cerebrovasc Dis. 2009;27(Suppl):2.

[39] Olatunji RB, Ogbole GI, Atalabi OM, Adeyinka AO, Lagunju I, Oyinlade A, et al. Role of transcranial colour-coded duplex sonography in stroke management – review article. West Afr J Ultrasound. 2015;16(1):33–42.

[40] Seidel G, Albers T, Meyer-Wiethe K. Transcranial sonographic monitor-ing of hemorrhagic transformation in patients with acute middle cerebral artery infarction. J Neuroimaging. 2005;15(4):326–30.

[41] Caricato A, Mignani V, Sandroni C, Pietrini D. Bedside detection of acute epidural hematoma by transcranial sonography in a head-injured patient. Intensive Care Med. 2010;36(6):1091–2.

[42] The Brain Trauma Foundation. The American Association of Neurological Surgeons. The Joint Section on Neurotrauma and Critical Care. Computed tomography scan features. J Neurotrauma. 2000;17(6–7):597–627.

[43] Liao C-C, Chen Y-F, Xiao F. Brain midline shift measurement and its automation: a review of techniques and algorithms. Int J Biomed Imaging. 2018;2018:4303161.

[44] Motuel J, Biette I, Srairi M, Mrozek S, Kurrek MM, Chaynes P, et al. Assessment of brain midline shift using sonography in neurosurgical ICU patients. Crit Care. 2014;18(6):676.

[45] Stolz E, Gerriets T, Fiss I, Babacan SS, Seidel G, Kaps M. Comparison of transcranial color-coded duplex sonography and cranial CT measure-ments for determining third ventricle midline shift in space-occupying stroke. AJNR Am J Neuroradiol. 1999;20(8):1567–71.

[46] Llompart Pou JA, Abadal Centellas JM, Palmer Sans M, Pérez Bárcena J, Casares Vivas M, Homar Ramírez J, et al. Monitoring midline shift by transcranial color-coded sonography in traumatic brain injury. A com-parison with cranial computerized tomography. Intensive Care Med. 2004;30(8):1672–5.

[47] Tang SC, Huang SJ, Jeng JS, Yip PK. Third ventricle midline shift due to spontaneous supratentorial intracerebral hemorrhage evaluated by tran-scranial color-coded sonography. J Ultrasound Med. 2006;25(2):203–9.

[48] Gerriets T, Stolz E, Köig S, Babacan S, Fiss I, Jauss M, et al. Sonographic monitoring of midline shift in space-occupying stroke: an early outcome predictor. Stroke. 2001;32(2):442–7.

第 19 章　经颅多普勒超声在儿童镰状细胞病、脑卒中和危重症中的应用

Applications of Transcranial Doppler Ultrasonography in Sickle Cell Disease, Stroke, and Critical Illness in Children

Kerri L. LaRovere　Nicole F. O'Brien　著

冉令媛　译　　周　环　韩　珂　校

一、背景

自 20 世纪 80 年代以来，经颅多普勒超声（transcranial doppler ultrasonography，TCD）一直是预测镰状细胞病（sickle cell disease，SCD）儿童脑卒中风险的金标准，并可识别能从输血治疗中获益的患儿[1-5]。在其他儿科人群中，先前这项研究的严谨性以及 TCD 对于 SCD 儿童健康评估的重要作用至今无法比拟。虽然主要是单中心、小规模的儿科研究，但是结合成人神经重症治疗领域的先例，在危重患儿中使用 TCD 评估可能具有潜在的优势。根据美国儿科神经危重症（pediatric neurocritical care，PNCC）专家对 27 家中心的调查，TCD 已被广泛应用于 PICU 中多种疾病的诊疗，包括创伤性脑损伤（TBI）、心搏骤停后缺氧缺血性脑病（HIE）、动脉缺血性脑卒中、蛛网膜下腔出血、脑血管畸形、肝性脑病、败血症和糖尿病酮症酸中毒（DKA）。重要的是，在本次调查中，75% 的 PICU 在临床诊疗过程当中都有 TCD 的参与指导[6]。在 PICU 和小儿急诊科（emergency department，ED）等急重症监护场景中，TCD 有多种潜在的作用，即作为即时超声（point of care ultrasound，POCUS），可以快速诊断脑灌注障碍，并将其检测结果作为临床决策依据以改善治疗效果和预后；作为一种连续的无创神经功能监测工具，可以单独或与多模态监测系统联合应用。

然而，为了在小儿急症护理中安全、有意义且有效地应用 TCD 技术，需要克服许多障碍。首先，需要制订正常值范围，并充分考虑因年龄、性别、危重疾病类型和相关治疗而产生的变异性[7, 8]。尽管已经建立了基于健康儿童以及镇静和机械通气的儿童的正常值，但既往研究的主要局限性是每个年龄组的样本量较小[8, 9]。健康儿童的正常值见表 19-1[8]。在缺乏可靠的正常数据的情况下，危重儿童的 TCD 结果异常只能被视为"产生假设"的数据。其次，需要通过大型队列研究验证儿童 TCD 的结果，并与可接受的金标准［如影像学检查、有创颅内压监测的颅内压（ICP）绝对值］进行比较，以确定 TCD 检测的临床适应证，并量化 TCD 检测结果对临床治疗和预后的影响。最后，为了在儿童中取得稳定的结果，需要克服几个技术难题，包括合适、安全、舒适的头架进行不间断的信号采集；确保 TCD 检查在 PICU 中具有可重复性和可验证的频谱波形的标准化操作；并且需要具备专业知识的检查者对频谱波形进行适当解读，并将其整合到临床决策中。

表 19-1 不同年龄组的经颅多普勒超声正常值［均值（标准差）］[8]

年　龄	MCA	ICA	ACA	PCA	BA
收缩期峰值速度					
0~10 天	46（10）	47（9）	35（8）	—	—
11~90 天	75（15）	77（19）	58（15）	—	—
3~11.9 个月	114（20）	104（12）	77（15）	—	—
1~2.9 年	124（10）	118（24）	81（19）	69（9）	71（6）
3~5.9 年	147（17）	144（19）	104（22）	81（16）	88（9）
6~9.9 年	143（13）	140（14）	100（20）	75（10）	85（17）
10~18 年	129（17）	125（18）	92（19）	66（10）	68（11）
均值血流速度 a					
0~10 天	24（7）	25（6）	19（6）	—	—
11~90 天	42（10）	43（12）	33（11）	—	—
3~11.9 个月	74（14）	67（10）	50（11）	—	—
1~2.9 年	85（10）	81（8）	55（13）	50（12）	51（6）
3~5.9 年	94（10）	93（9）	71（15）	48（11）	58（6）
6~9.9 年	97（9）	93（9）	65（13）	51（9）	58（9）
10~18 年	81（11）	79（12）	56（14）	45（9）	46（8）
舒张末期峰值速度					
0~10 天	12（7）	12（6）	10（6）	—	—
11~90 天	24（8）	24（8）	19（9）	—	—
3~11.9 个月	46（9）	40（8）	33（7）	—	—
1~2.9 年	65（11）	58（5）	40（11）	35（7）	35（6）
3~5.9 年	65（9）	66（8）	48（9）	35（9）	41（5）
6~9.9 年	72（9）	68（10）	51（10）	38（7）	44（8）
10~18 年	60（8）	59（9）	46（11）	33（7）	36（7）

MCA. 大脑中动脉；ICA. 颈内动脉；ACA. 大脑前动脉；PCA. 大脑后动脉；BA. 基底动脉
a. 均值血流速度 = 最大速度包络曲线的时间平均值

　　本章将回顾 TCD 在儿童临床应用中的潜在价值，并强调在 TCD 临床实践之前，必须先解决其局限性。我们将重点关注：①儿童脑卒中和动脉疾病；②适用于儿童重症监护的场景，包括创伤性脑损伤（traumatic brain injury，TBI）、脑血管痉挛、体外膜肺氧合（extracorporeal membrane oxygenation，ECMO）期间的监测和脑死亡。本章的内容不仅适用于 PNCC 的医务人员（如重症医生、神经科医生、麻醉师），同样也适用于必须特别关注非镰状细胞人群的放射科医生。

二、儿童脑卒中和动脉病

（一）儿童镰状细胞病（SCD）

SCD 是一组遗传性疾病，其导致血红蛋白 S 的生成。在细胞应激条件下，血红蛋白 S 会聚合并扭曲红细胞形态，从而引起不可逆的镰状变化。镰状细胞寿命缩短，导致血管内溶血性贫血和微血管闭塞，是引起各种临床症状的主要根源。最大规模的初始队列研究表明，到 18 岁时，这些患者的脑卒中发生率惊人，高达 12%[10]。儿童 SCD 的脑卒中机制可能涉及多种因素，包括微血管阻塞、内皮损伤和（或）血小板和（或）单核细胞功能障碍引起的炎症性血管病变以及慢性溶血和过量游离血红蛋白导致一氧化氮生物利用度降低（一氧化氮具有抗炎症和抗血栓形成的特性）[11, 12]。血管造影和病理学研究支持大动脉闭塞性血管病变是导致 SCD 儿童缺血性脑卒中的主要诱因的理论[13-17]。

在 20 世纪 80 年代，Robert J Adams 博士采用了基于血管的 TCD 方法对 SCD 儿童进行分级，以评估其脑卒中风险，其系列研究得出了以下主要结论：① TCD 可以鉴别 SCD 患儿与非 SCD 患儿[18]；② TCD 可以检测到已被血管造影证实的狭窄性病变，因此能够区分 SCD 患儿中有无血管狭窄情况[19]；③脑卒中风险可根据大脑中动脉（MCA）或颈内动脉（ICA）的时间平均最大血流速度（TAMMX）进行分级。即，对于上述任意一条动脉而言，若其 TAMMX≥200cm/s，则该儿童在 3 年内发生首次脑卒中的风险为 40%[1, 20]。

在镰状细胞病脑卒中预防试验（stroke prevention trial in sickle cell anemia，STOP）的研究中，美国 14 个诊所对 1934 例年龄在 2—16 岁的 SCD 儿童进行了 TCD 筛查。MCA 或 ICA 中平均血流速度≥200cm/s 的儿童被随机分为两组。63 例儿童每 3～4 周接受一次常规输血，以维持其血红蛋白 S 水平≤30%（干预组）。67 例儿童接受了定期输血的标准治疗（对照组）。结果显示对照组的年脑卒中率为 10%，而干预组的年脑卒中率小于 1%，表明首次脑卒中的相对风险降低了 92%（P＜0.001）[2]。基于本研究的结果，目前的指南建议 2—16 岁镰状细胞病的儿童，如果 MCA 或 ICA 的 TAMMX＜170cm/s，建议每年 TCD 筛查；如果 TAMMX 170～199cm/s，有条件的话，建议每季度筛查；对于 TCD 异常（至少 1 条动脉的 TAMMX≥200cm/s），则应开始定期输血[21]。

（二）其他儿童动脉疾病

儿童烟雾综合征是由前循环动脉慢性进行性狭窄所致的缺血性脑卒中或短暂性脑缺血发作。基于成人数据，TCD 可作为儿童烟雾综合征血管造影的辅助手段[22]。然而，对儿童烟雾患者的脑血流速度（cerebral blood fow velocity，CBFV）阈值的验证表明，临床相关的狭窄并不存在。相反，对于血管造影证实有脑血管狭窄或闭塞的儿童，应进一步获得其 CBFV 的基线数据，并对 CBFV 进行长期追踪随访，以监测疾病的恶化情况。

儿童局灶性脑动脉病（focal cerebral arteriopathy，FCA）与烟雾症或脑血管炎的区别是，会随着病程的演变而改善或稳定，偶尔会恶化。由细菌感染和疱疹病毒引起的急性中枢神经系统（central nervous system，CNS）感染可能与儿童 FCA 和动脉缺血性脑卒中的发生有关[23-25]。虽然 FCA 的脑卒中机制尚不清楚，但可能与渗出物与血管壁接触导致的血管内径缩窄［狭窄和（或）血管痉挛］所产生的作用有关。虽然血管造影最能反映血管的变化，但这种疾病的诊断性检查通常需要在急性期后数周甚至数月反复进行复查，而且需要反复对幼儿进行镇静和（或）气管插管。如果 TCD 与血管造影的相关性被进一步证实，TCD 将可能成为长期监测该疾病的最优工具。

三、儿科重症监护应用

（一）中至重度创伤性脑损伤

TCD 评估标准已被应用于指导重度创伤性

颅脑损伤（TBI）的早期复苏[26, 27]。然而，适用于儿童的类似的 TCD 标准仍不明确。Trabold 等对 36 例中至重度 TBI 患儿进行了一项研究，发现急诊第 1 次复苏后的舒张末期脑血流速度（Vd）<25cm/s，搏动指数（PI）>1.31 与出院时格拉斯哥预后评分 3～5 分的不良预后相关（舒张期流速：曲线下面积 0.91±0.02，P=0.03；PI：曲线下面积 0.89±0.02，P=0.04）[28]。值得注意的是，在本研究中，死亡率高达 11%，且本研究的统计学功效不足以对 TCD 测量值之外的变量进行多元分析，如格拉斯哥昏迷量表和其他损伤严重程度评分，而这些可能是导致不良预后的独立因素。其他研究者试图探寻 CBFV 与预后之间的关系，但这些研究受到以下因素的限制：样本量小、回顾性研究设计、缺乏严谨性、系列研究方案驱动下的 TCD 测量[29-31]。需要更多个体化层面的严谨的数据采集和分析。

对于中至重度创伤性脑损伤的儿童，也有一些关于使用 TCD 评估无创颅内压和脑灌注压（cerebral perfusion pressure，CPP）的研究。在儿童中，TCD 是一种值得关注的替代有创监测的方法，原因有 2 个：① 2019 年更新的儿童严重创伤性脑损伤管理指南中的建议仅支持 TCD 的 ICP 监测为Ⅲ类证据[32, 33]；② 作为 ICP 监测金标准的有创 ICP 监测在儿童中的使用率较低[34-39]。与成人文献相似，与金标准有创 ICP 测量值相比，Vd 和 PI 并不是儿童颅内压增高的可靠指标[28, 40-42]。这些研究的主要局限性在于，PI 是基于小样本儿童受伤后的某个时间点的测量值。最近，基于同步的体循环动脉血压和 MCA 波形的数据，一种连续的、全自动的、实时的工程方法已被证明可以评估 ICP，其准确性和精度与常规使用的有创 ICP 监测仪相似[43]。但需要更大型的队列研究来验证。关于使用 TCD 评估严重创伤性脑损伤儿童的 CPP（CPPe），使用了公式 CPPe=［ABPmean*FVd（舒张期血流速度）］/FVm（平均血流速度）+14，作为回归方程，其

一致性评价的界限是 –17～+25mmHg，但临床并不接受[44]。

（二）脑血管痉挛

脑血管痉挛是蛛网膜下腔内动脉内径的可逆性的收缩。随着痉挛程度的加重，动脉狭窄在 TCD 上表现为 CBFV 增高，PI 降低。如果病情进一步加重，血管痉挛将导致脑血流减少至临界值及脑缺血。有报道，儿童脑肿瘤切除术后、脑动脉瘤破裂、动静脉畸形、中枢神经系统感染和中至重度创伤性脑损伤，均可导致脑血管痉挛[29, 45-51]。将成人标准应用于儿童时，TCD 对血管造影证实的血管痉挛的诊断准确性较低，阳性似然比仅为 2.0[52]。在儿科使用成人标准的阳性似然比很低，因为在所有年龄组中，儿童组的 CBFV 均高于成人组[53]。迄今为止，关于该主题的儿科文献存在局限，使用成人标准、缺乏 CBFV 和 Lindegaard 指数增高的影像学证据，及样本量较小。因此，目前尚不存在针对儿童的已被验证的血管痉挛的 TCD 阈值。有必要在症状性血管痉挛儿童中开展年龄相关的 CBFV 测量值和 Lindegaard 指数与血管造影数据相关性的前瞻性研究。在缺乏可靠儿科数据的情况下，当怀疑存在血管痉挛时（如 CBFV 随时间持续增加或每天显著变化），应将 TCD 改变作为进一步明确影像学检查的预警。图 19-1 是应用 TCD 辅助诊断和治疗脑血管痉挛患儿的典型病例。

（三）使用 ECMO 期间的监测

对于 ECMO 治疗中的镇静和（或）瘫痪儿童，很难检测出处于临床或亚临床阶段的急性脑损伤。迄今为止，据我们所知，关于儿童 CBFV 测量值的相关性与成人相似，无急性脑损伤的接受 ECMO 支持治疗前 5 天的儿童的 CBFV 和 PI 较低[54]。然而，连续的 TCD 监测并没有提示脑血流速度变化与脑缺血或出血之间的可靠相关性[54, 55]。需要在这一人群中进行更大规模的研究。目前，在 ECMO 期间检测急性脑损伤的唯

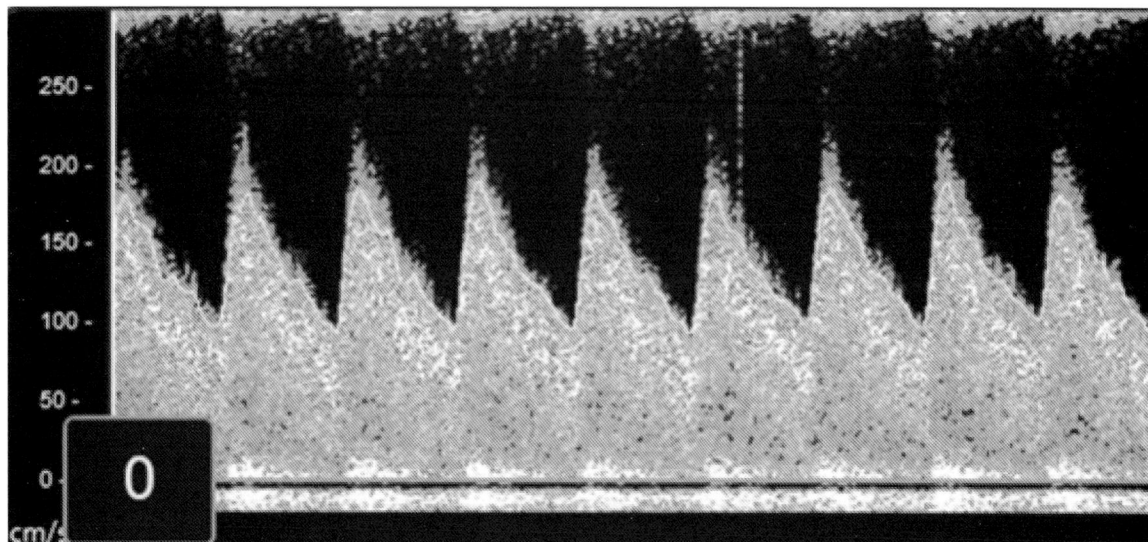

▲ 图 19-1　女婴，24 个月，车祸外伤。TCD 在受伤后第 1～3 天正常，但受伤后第 4 天，右侧大脑中动脉血流速度增快至 220cm/s，LR 为 6.9。神经系统状态恶化，伴新发左侧偏瘫。根据 TCD 检查结果，行脑血管造影检查，确诊为脑血管痉挛。采取了治疗性干预措施，患儿神经系统检查呈现改善迹象。每日进行 TCD 复查，受伤后第 7 天血管痉挛未出现进一步恶化，血流恢复正常。根据 TCD 监测，患者的血流速度未出现恶化迹象遂停止治疗（此图彩色版本见书末）

一可靠方法是"事后"通过一系列神经学检查及神经影像学确认局灶性神经功能损伤。

ECMO 是心脏和（或）肺衰竭的抢救性治疗手段，可作为移植前的桥梁，也可作为院内心搏骤停时进行心肺复苏的辅助措施。在过去的 15 年里，ECMO 在儿童中的使用增加了 2 倍，在 2016 年超过 2500 例[56]。随着 ECMO 技术的不断进步，避免 ECMO 过程中的急性脑损伤是目前保证患儿生存和长期良好预后的关键[57-61]。急性脑损伤主要表现为缺氧缺血性脑损伤、颅内出血和动脉缺血性脑卒中。目前对于 ECMO 神经功能监测方法在急性脑损伤检测方面的支持数据尚显不足。使用神经影像学、脑电图（electroencephalography，EEG）、脑血氧测定仪、血清生物标志物和多普勒超声进行监测的主要推荐级别仅限于 3B 级（病例对照）和 4 级（病例系列）。

脑栓塞（气体或固体物质）是 ECMO 期间发生急性脑损伤的潜在原因之一。栓塞的发生可能是由于低心排血量，或者栓子从 ECMO 回路或左心腔直接进入体循环[62-64]。TCD 能够根据多普勒频谱中明显的高强度瞬时信号（HITS）或微栓子信号（MES），发现栓子。尽管对栓子在多普勒频谱中的特征已有共识[65]，但基于以下原因，栓子监测尚未成为儿童常规临床监测的一部分：①儿科文献匮乏；②商业 TCD 软件似乎存在过多的假阳性事件，需要更精准地区分事件[66]；③手动检查耗时费力；④由于缺乏适合婴幼儿使用的大小合适的头架，连续信号采集仍然是一项挑战。我们需要进一步改进技术，以便准确区分栓子的数量、大小和成分。作为获取进一步数据的起点，栓子监测可能适用于接受心脏手术的婴幼儿和小儿体外循环[67]。图 19-2 为 1 例先天性心脏病患儿行体外循环下修复术时 TCD 监测到栓子现象。

（四）脑死亡

与成人不同，目前尚无针对儿童的脑循环停止的 TCD 诊断标准和指南。文献报道 10 例出生至 11 个月的患儿符合临床（脑干反射消失）和脑电图（EEG）脑死亡标准，但血管造影和（或）TCD 尚可见脑血流的情况[68, 69]。原因可能是，婴

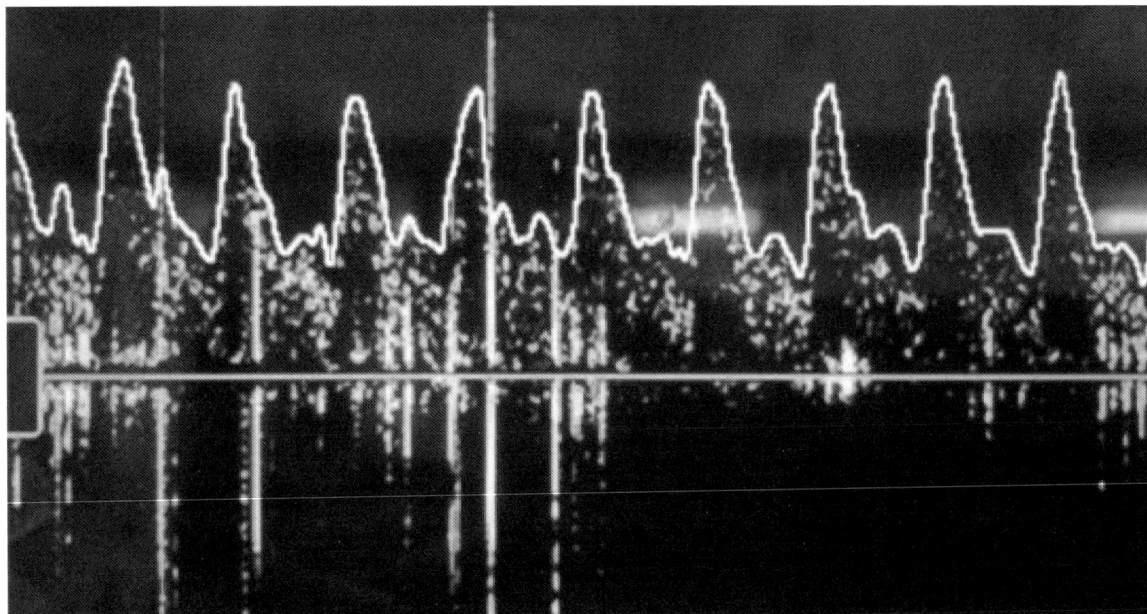

▲ 图 19-2　男婴，7 个月，在体外循环下复杂先天性心脏病矫治手术时进行 TCD 监测。在整个术程中观察到多个高强度信号。这些栓子事件的临床意义尚不明确，因为患儿出院时未表现出任何明显的神经功能缺损（此图彩色版本见书末）

儿前囟开放时颅骨具有弹性，从而能够避免颅内压增高，并显著增加颅腔容量，同时不会降低 CPP（即假阴性风险）。另外，由于操作者经验不足和对婴儿舒张期低流速 [（12±7）cm/s] 为"断流"的错误解读，从而导致假阳性结果。因此，目前不推荐将 TCD 用于 18 岁以下儿童的脑死亡判定的辅助检查。然而，若脑死亡的临床诊断存在不确定性，TCD 可以用于提示进行灌注检查的最佳时机[70]。图 19-3 是对创伤性脑损伤儿童进行 TCD 检测，以指导启动脑死亡判定的时间。

（五）其他情况

作为最后一个潜在的独特应用，TCD 可能是低收入国家儿童脑型疟疾（CM）的筛查工具，有助于临床决策和指导治疗。疟疾是一个全球性的健康问题，每年高于 40 万人死亡，其中 2/3 发生在 5 岁以下儿童中[71]。CM 是疟疾的一种严重表现，当儿童因疟原虫血症出现昏迷，并且没有其他可识别的昏迷原因（如低血糖、癫痫或脑膜炎）时，可以诊断为 CM。约有 50% 的幸存者遗留有严重的神经功能障碍，包括无力 / 偏瘫、肌张力降低、痉挛状态、言语和语言障碍、运动和步态障碍、视力损害、癫痫以及行为问题[72]。即使在积极的临床治疗条件下，CM 的死亡率高达 15%[73]。

2015—2017 年，在刚果民主共和国的 3 个临床中心进行的一项前瞻性观察性研究中，O'Brien 等在 160 例 CM 患儿入院后的前 8 天发现了 5 种不同的 TCD "表型"。令人关注的是，在 151/160 例患者恢复正常或死亡之前，均表现出以下表型类别：42 例（占 26%）出现充血，46 例（占 28%）出现低血流状态，35 例（占 22%）发生微血管阻塞，21 例（占 13%）出现脑血管痉挛[50]。验证与每种 TCD 表型相关的病理生理机制，有助于开发个体化的靶向辅助治疗，从而可能改善 CM 儿童的预后。

结论

TCD 通过识别 SCD 高危人群和输血获益人群，有效降低了 SCD 患儿首次脑卒中的发生风险，具有明确的临床价值。除了镰状细胞病，

68.5	130	44.1	1.24	0.65	2.95	161
Mean	Peak	EDV	PI	RI	S/D	HR

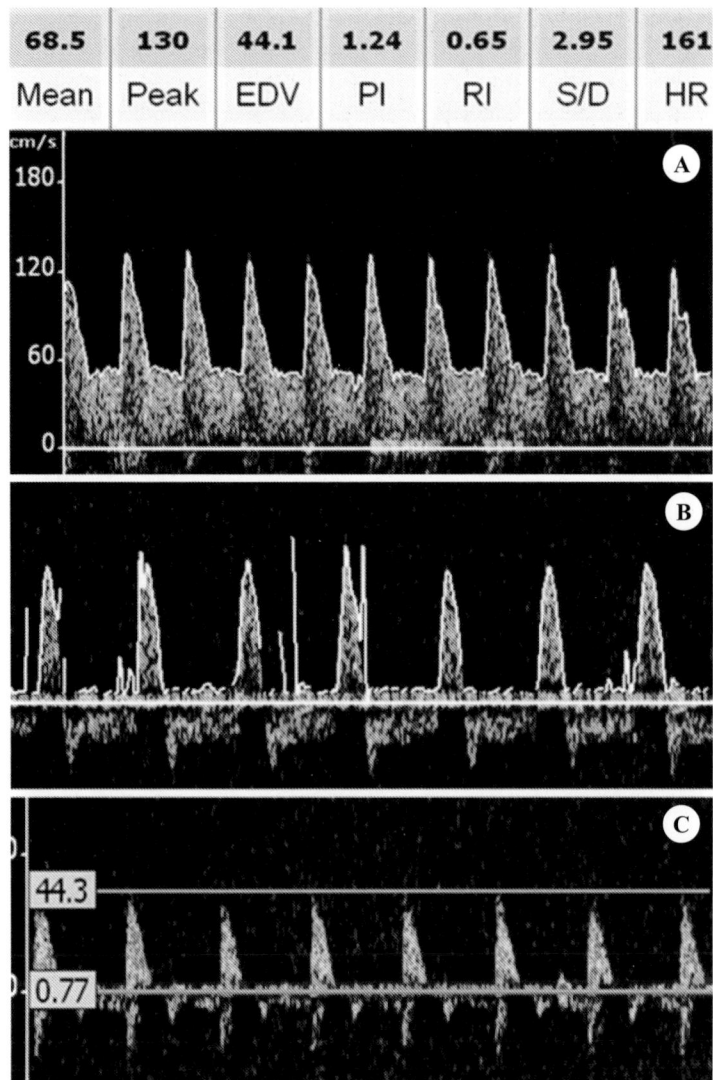

◀ 图 19-3　男性，8 岁，车祸伤导致严重的创伤性脑损伤（此图彩色版本见书末）

A. 入院经颅多普勒超声（TCD），收缩期流速接近正常峰值，但舒张期流速平缓，搏动指数略高。TCD 检查时颅内压（ICP）为 29mmHg。尽管已经给予了一切可能的药物和手术治疗，患者入院后第 3 天的颅内压持续升高，高达 60mmHg。临床检查考虑脑死亡，但由于双侧肺挫伤和撕裂伤继发缺氧而无法进行呼吸暂停测试。B. 入院后第 3 天的 TCD，显示大脑中动脉舒张期血流信号微弱。因此，考虑到当时对临床情况不稳定的患儿进行验证性灌注检查的依据不够，因此推迟了这项研究。C. 入院第 4 天 TCD，显示大脑中动脉舒张期血流完全消失，收缩期尖小收缩波频谱，经灌注检查证实脑死亡

TCD 还扮演着其他潜在的角色，如作为 PICU 床旁即时超声或者行神经监测。危重症患儿的 TCD 数据应作为"产生假设"依据的数据来处理，TCD 可作为进一步明确影像学检查或有创检查的前驱或辅助手段，对于儿科 TCD 领域的发展而言，合作与研究是不可或缺的。

参考文献

[1] Adams R, McKie V, Nichols F, Carl E, Zhang DL, McKie K, et al. The use of transcranial ultrasonography to predict stroke in sickle cell disease. N Engl J Med. 1992;326(9):605–10.

[2] Adams RJ, McKie VC, Hsu L, Files B, Vichinsky E, Pegelow C, et al. Prevention of a first stroke by transfusions in children with sickle cell anemia and abnormal results on transcranial doppler ultrasonography. N Engl J Med. 1998;339(1):5–11.

[3] Adams RJ, McKie VC, Brambilla D, Carl E, Gallagher D, Nichols FT, et al. Stroke prevention trial in sickle cell anemia. Control Clin Trials. 1998;19(1):110–29.

[4] Adams RJ, Brambilla DJ, Granger S, Gallagher D, Vichinsky E, Abboud MR, et al. Stroke and conversion to high risk in children screened with transcranial doppler ultrasound during the STOP study. Blood. 2004;103(10):3689–94.

[5] Adams RJ, Brambilla D. Optimizing primary stroke prevention in sickle cell anemia trial I: discontinuing prophylactic transfusions used to pre-vent stroke in sickle cell disease. N Engl J Med. 2005;353(26):2769–78.

[6] LaRovere KL, Tasker RC, Wainright M, Reuter-Rice K, Appavu B, Miles D, et al. Transcranial doppler ultrasound during critical illness in children: survey of practices in pediatric neurocritical care centers. PCCM. 2020;21(1):67–74.

[7] Tegeler CH, Crutchfield K, Katsnelson M, Kim J, Tang R, Passmore Griffin L, et al. Transcranial doppler velocities in a large, healthy popula-tion. J Neuroimaging. 2013;23(3):466–72.

[8] O'Brien NF. Reference values for cerebral blood flow

velocities in critically ill sedated children. Childs Nerv Syst. 2015;31(12):2269–76.

[9] Bode H, Wais U. Age dependence of flow velocities in basal cerebral arteries. Arch Dis Child. 1988;63(6):606–11.

[10] Quinn CT, Rogers ZR, Buchanan GR. Survival of children with sickle cell disease. Blood. 2004;103(11):4023–7.

[11] Rothman SM, Fulling KH, Nelson JS. Sickle cell anemia and central nervous system infarction: a neuropathological study. Ann Neurol. 1986;20(6):684–90.

[12] Kaul DK, Fabry ME, Nagel RL. Microvascular sites and characteristics of sickle cell adhesion to vascular endothelium in shear flow conditions: pathophysiological implications. Proc Natl Acad Sci U S A. 1989;86(9):3356–60.

[13] Merkel KH, Ginsberg PL, Parker JC Jr, Post MJ. Cerebrovascular disease in sickle cell anemia: a clinical, pathological and radiological correlation. Stroke. 1978;9(1):45–52.

[14] Thust SC, Burke C, Siddiqui A. Neuroimaging findings in sickle cell disease. Br J Radiol. 2014;87(1040):20130699.

[15] Stockman JA, Nigro MA, Mishkin MM, Oski FA. Occlusion of large cerebral vessels in sickle-cell anemia. NEJM. 1972;287(17):846–9.

[16] Powars D, Wilson B, Imbus C, Pegelow C, Allen J. The natural history of stroke in sickle cell disease. Am J Med. 1978;65(3):461–71.

[17] Russell MO, Goldberg HI, Hodson A, Kim HC, Halus J, Reivich M, et al. Effect of transfusion therapy on arteriographic abnormalities and on recurrence of stroke in sickle cell disease. Blood. 1984;63(1):162–9.

[18] Brass LM, Pavlakis SG, DeVivo D, Piomelli S, Mohr JP. Transcranial doppler measurements of the middle cerebral artery. Effect of hematocrit. Stroke. 1988;19(12):1466–9.

[19] Adams RJ, Nichols FT, Figueroa R, McKie V, Lott T. Transcranial dop-pler correlation with cerebral angiography in sickle cell disease. Stroke. 1992;23(8):1073–7.

[20] Adams RJ, McKie VC, Carl EM, Nichols FT, Perry R, Brock K, et al. Longterm stroke risk in children with sickle cell disease screened with transcranial doppler. Ann Neurol. 1997;42(5):699–704.

[21] Nichols FT, Jones AM, Adams RJ. Stroke prevention in sickle cell disease (STOP) study guidelines for transcranial doppler testing. J Neuroimaging. 2001;11(4):354–62.

[22] Lee YS, Jung KH, Roh JK. Diagnosis of moyamoya disease with transcranial doppler sonography: correlation study with magnetic resonance angiography. J Neuroimaging. 2004;14(4):319–23.

[23] Fullerton HJ, Elkind MS, Barkovich AJ, Glaser C, Glidden D, Hills NK, et al. The vascular effects of infection in pediatric stroke (VIPS) study. J Child Neurol. 2011;26(9):1101–10.

[24] Wintermark M, Hills NK, deVeber GA, Barkovich AJ, Elkind MS, Sear K, et al. Arteriopathy diagnosis in childhood arterial ischemic stroke: results of the vascular effects of infection in pediatric stroke study. Stroke. 2014;45(12):3597–605.

[25] Elkind MS, Hills NK, Glaser CA, Lo WD, Amlie-Lefond C, Dlamini N, et al. Herpesvirus infections and childhood arterial ischemic stroke: results of the VIPS study. Circulation. 2016;133(8):732–41.

[26] van Santbrink H, Schouten JW, Steyerberg EW, Avezaat CJ, Maas AI. Serial transcranial doppler measurements in traumatic brain injury with special focus on the early posttraumatic period. Acta Neurochir. 2002;144(11):1141–9.

[27] Ract C, Le Moigno S, Bruder N, Vigue B. Transcranial doppler ultra-sound goal-directed therapy for the early management of severe traumatic brain injury. Int Care Med. 2007;33(4):645–51.

[28] Trabold F, Meyer PG, Blanot S, Carli PA, Orliaguet GA. The prognostic value of transcranial doppler studies in children with moderate and severe head injury. Int Care Med. 2004;30(1):108–12.

[29] Chaiwat O, Sharma D, Udomphorn Y, Armstead WM, Vavilala MS. Cerebral hemodynamic predictors of poor 6–month Glasgow out-come score in severe pediatric traumatic brain injury. J Neurotrauma. 2009;26(5):657–63.

[30] Visocchi M, Chiaretti A, Genovese O, Di Rocco F. Haemodynamic patterns in children with posttraumatic diffuse brain swelling. A preliminary study in 6 cases with neuroradiological features consistent with diffuse axonal injury. Acta Neurochir. 2007;149(4):347–56.

[31] O'Brien NF, Maa T, Moore-Clingenpeel M, Rosenberg N, Yeates KO. Relationships between cerebral flow velocities and neurodevelopmental outcomes in children with moderate to severe traumatic brain injury. Childs Nerv Syst. 2018;34(4):663–72.

[32] Kochanek PM, Tasker RC, Carney N, Totten AM, Adelson PD, Selden NR, et al. Guidelines for the management of pediatric severe traumatic brain injury, third edition: update of the brain trauma foundation guide-lines. PCCM. 2019;20(3S Suppl 1):S1–S82.

[33] Kochanek PM, Tasker RC, Carney N, Totten AM, Adelson PD, Selden NR, et al. Guidelines for the management of pediatric severe traumatic brain injury, third edition: update of the brain trauma foundation guidelines, executive summary. Neurosurgery. 2019;84(6):1169–78.

[34] Alkhoury F, Kyriakides TC. Intracranial pressure monitoring in children with severe traumatic brain injury: National Trauma Data Bank-Based Review of outcomes. JAMA Surg. 2014, Jun;149(6):544–8.

[35] Alali AS, Gomez D, Sathya C, Burd RS, Mainprize TG, Moulton R, et al. Intracranial pressure monitoring among children with severe traumatic brain injury. J Neurosurg Pediatr. 2015;16(5):523–32.

[36] Morris KP, Forsyth RJ, Parslow RC, Tasker RC, Hawley CA, Group UKPTBIS, Paediatric Intensive Care Society Study G. Intracranial pressure complicating severe traumatic brain injury in children: monitoring and management. Int Care Med. 2006;32(10):1606–12.

[37] Bennett TD, Riva-Cambrin J, Keenan HT, Korgenski EK, Bratton SL. Variation in intracranial pressure monitoring and outcomes in pediatric traumatic brain injury. Arch Pediatr Adolesc Med. 2012;166(7):641–7.

[38] Dixon RR, Nocera M, Zolotor AJ, Keenan HT. Intracranial pressure mon-itoring in infants and young children with traumatic brain injury. PCCM. 2016;17(11):1064–72.

[39] Van Cleve W, Kernic MA, Ellenbogen RG, Wang J, Zatzick DF, Bell MJ, et al. National variability in intracranial pressure monitoring and craniotomy for children with moderate to severe traumatic brain injury. Neurosurgery. 2013;73(5):746–52.

[40] Figaji AA, Zwane E, Fieggen AG, Siesjo P, Peter JC. Transcranial doppler pulsatility index is not a reliable indicator of intracranial pressure in children with severe traumatic brain injury. Surg Neurol. 2009;72(4):389–94.

[41] Melo JR, Di Rocco F, Blanot S, Cuttaree H, Sainte-Rose C, Oliveira-Filho J, et al. Transcranial doppler can predict intracranial hypertension in children with severe traumatic

brain injuries. Childs Nerv Syst. 2011;27(6):979–84.

[42] O'Brien NF, Maa T, Reuter-Rice K. Noninvasive screening for intracra-nial hypertension in children with acute, severe traumatic brain injury. J Neurosurg Pediatr. 2015;16(4):420–5.

[43] Fanelli A, Vonberg FW, LaRovere KL, Walsh BK, Smith ER, Robinson S, et al. Fully automated, real-time, calibration-free, continuous noninvasive estimation of intracranial pressure in children. J Neurosurg Pediatr. 2019;24(5):509–19.

[44] O'Brien NF, Lovett ME, Chung M, Maa T. Non-invasive estimation of cerebral perfusion pressure using transcranial doppler ultrasonography in children with severe traumatic brain injury. Childs Nerv Syst. 2020;36(9):2063–71.

[45] Rao VK, Haridas A, Nguyen TT, Lulla R, Wainwright MS, Goldstein JL. Symptomatic cerebral vasospasm following resection of a medullo-blastoma in a child. Neurocrit Care. 2013;18(1):84–8.

[46] Pendharkar AV, Guzman R, Dodd R, Cornfield D, Edwards MS. Successful treatment of severe cerebral vasospasm following hem-orrhage of an arteriovenous malformation. Case report. J Neurosurg Pediatr. 2009;4(3):266–9.

[47] O'Brien NF, Reuter-Rice KE, Khanna S, Peterson BM, Quinto KB. Vasospasm in children with traumatic brain injury. Int Care Med. 2010;36(4):680–7.

[48] O'Brien NF, Maa T, Yeates KO. The epidemiology of vasospasm in children with moderate-to-severe traumatic brain injury. CCM. 2014;43(3):674–85.

[49] Philip S, Chaiwat O, Udomphorn Y, Moore A, Zimmerman JJ, Armstead W, et al. Variation in cerebral blood flow velocity with cerebral perfusion pressure >40 mm Hg in 42 children with severe traumatic brain injury. CCM. 2009;37(11):2973–8.

[50] O'Brien NF, Mutatshi Taty T, Moore-Clingenpeel M, Bodi Mabiala J, Mbaka Pongo J, Ambitapio Musungufu D, et al. Transcranial doppler ultrasonography provides insights into neurovascular changes in children with cerebral malaria. Pediatrics. 2018;203(116–24):e113.

[51] Garg K, Singh PK, Sharma BS, Chandra PS, Suri A, Singh M, et al. Pediatric intracranial aneurysms—our experience and review of literature. Childs Nerv Syst. 2014;30(5):873–83.

[52] Moftakhar P, Cooke DL, Fullerton HJ, Ko NU, Amans MR, Narvid JA, et al. Extent of collateralization predicting symptomatic cerebral vaso-spasm among pediatric patients: correlations among angiography, tran-scranial doppler ultrasonography, and clinical findings. J Neurosurg Pediatr. 2015;15(3):282–90.

[53] Udomphorn Y, Armstead WM, Vavilala MS. Cerebral blood flow and autoregulation after pediatric traumatic brain injury. Pediatr Neurol. 2008;38(4):225–34.

[54] O'Brien NF, Buttram SDW, Maa T, Lovett ME, Reuter-Rice K, LaRovere KL. Cerebrovascular physiology during pediatric extracorporeal mem-brane oxygenation: a multicenter study using transcranial doppler ultra-sonography. PCCM. 2019;20(2):178–86.

[55] Rilinger JF, Smith CM, deRegnier RAO, Goldstein JL, Mills MG, Reynolds M, et al. Transcranial doppler identification of neurologic injury during pediatric extracorporeal membrane oxygenation therapy. J Stroke Cerebrovasc Dis. 2017;26(10):2336–45.

[56] Thiagarajan RR, Barbaro RP, Rycus PT, McMullan DM, Conrad SA, Fortenberry JD, et al. Extracorporeal life support organization registry international report 2016. ASAIO. 2017;63(1):60–7.

[57] Bembea MM, Felling RJ, Caprarola SD, Ng DK, Tekes A, Boyle K, et al. Neurologic outcomes in a two-center cohort of neonatal and pediatric patients supported on extracorporeal membrane oxygenation. ASAIO. 2020;66(1):79–88.

[58] Barrett CS, Bratton SL, Salvin JW, Laussen PC, Rycus PT, Thiagarajan RR. Neurological injury after extracorporeal membrane oxygenation use to aid pediatric cardiopulmonary resuscitation. PCCM. 2009;10(4):445–51.

[59] Waitzer E, Riley SP, Perreault T, Shevell MI. Neurologic outcome at school entry for newborns treated with extracorporeal membrane oxygen-ation for noncardiac indications. J Child Neurol. 2009;24(7):801–6.

[60] Schiller RM, Madderom MJ, Reuser JJ, Steiner K, Gischler SJ, Tibboel D, et al. Neuropsychological follow-up after neonatal ECMO. Pediatrics. 2016;138(5):e20161313.

[61] Bembea MM, Felling R, Anton B, Salorio CF, Johnston MV. Neuromonitoring during extracorporeal membrane oxygenation: a systematic review of the literature. PCCM. 2015;16(6):558–64.

[62] Kwon HM, Park JH, Kim JM, Yoon BW. Mild left ventricular dysfunc-tion is associated with thrombogenicity in cardioembolic stroke. Eur Neurol. 2006;56(4):217–21.

[63] Yang Y, Grosset DG, Li Q, Lees KR. Identification of echocardiographic "smoke" in a bench model with transcranial doppler ultrasound. Stroke. 2000;31(4):907–14.

[64] Asinger RW, Koehler J, Pearce LA, Zabalgoitia M, Blackshear JL, Fenster PE, et al. Pathophysiologic correlates of thromboembolism in nonvalvular atrial fibrillation: II. Dense spontaneous echocardiographic contrast (The Stroke Prevention in Atrial Fibrillation [SPAF-III] study). J A Soc Echocardiogr. 1999;12(12):1088–96.

[65] Ringelstein EB, Droste DW, Babikian VL, Evans DH, Grosset DG, Kaps M, et al. Consensus on microembolus detection by TCD. International consensus group on microembolus detection. Stroke. 1998;29(3):725–9.

[66] Imaduddin SM, LaRovere KL, Kussman BD, Heldt T. A time-frequency approach for cerebral embolic load monitoring. IEEE Trans Biomed Eng. 2019;67(4):1007–18.

[67] LaRovere KL, Kapur K, McElhinney DB, Razumovsky A, Kussman BD. Cerebral high-intensity transient signals during pediatric cardiac catheterization: a pilot study using transcranial doppler ultrasonography. J Neuroimaging. 2017;27(4):381–7.

[68] Sanker P, Roth B, Frowein RA, Firsching R. Cerebral reperfusion in brain death of a newborn. Case report. Neurosurg Rev. 1992;15(4):315–7.

[69] Glasier CM, Seibert JJ, Chadduck WM, Williamson SL, Leithiser RE Jr. Brain death in infants: evaluation with doppler US. Radiology. 1989;172(2):377–80.

[70] Bode H, Sauer M, Pringsheim W. Diagnosis of brain death by transcranial doppler sonography. Arch Dis Child. 1988;63(12):1474–8.

[71] World malaria report 2018. Geneva: World Health Organization; 2018.

[72] Okiro EA, Al-Taiar A, Reyburn H, Idro R, Berkley JA, Snow RW. Age patterns of severe paediatric malaria and their relationship to plasmodium falciparum transmission intensity. Malar J. 2009;8(4):1–11.

[73] Taylor TE. Caring for children with cerebral malaria: insights gleaned from 20 years on a research ward in Malawi. Trans R Soc Trop Med Hyg. 2009;103(Suppl 1):S6–10.

145

第20章 即时经颅多普勒超声
Point of Care Transcranial Doppler

Aarti Sarwal 著

刘亚宁 译 周 环 韩 珂 校

即时（point of care）经颅多普勒超声（POCUS）和经颅彩色多普勒成像（TCDI）为神经重症监护病房、急诊室、内科、外科重症监护病房的患者提供了一种可在床旁进行的快速无创评估手段。为确保床旁评估期间所获取数据的可靠性，执行POCUS的医务人员应先获得政府有关机构或职能管理部门授予的血管检测资质认证。

一、POCUS 之 TCD（经颅多普勒超声-非成像）

适应证：完整的检查方案参见前文。

• 神经系统检查结果不良，待排除脑循环停止（CCA）——患者是否有有效脑供血？仅为筛查性检测，但POCUS疑似CCA时需要进一步行完整的TCD检查。

• 需要评估颅内压显著改变或脑循环停止的可能性，颅内高压引起的脑灌注不足是否是导致神经系统检查结果不良的原因。

• 评估颅内压增高患者的脑血流自动调节，以确定是灌注不足还是过灌注驱动颅内压增高。

• 蛛网膜下腔出血中的血管痉挛。

二、POCUS 之颅脑成像：完整检查方案参见"颅脑超声"章

• 中线移位。

• 脑积水。

• 血肿体积。

三、小贴士

• 仅评估MCA不能排除颅内病变，根据临床判断、进一步的诊断性影像学检查（包括诊断性TCD或血管影像学检查），以类似的即时检查方式，采用适合其他POCUS适应证的方法，进一步评估脑血管的血流动力学。

四、即时经颅多普勒超声之颅内动脉检查技术[1]

• 超声探头——采用TCDI预设的经颅模式，或TCD的2MHz非成像探头，经颞窗和经枕窗探查。

• 超声探查双侧大脑中动脉和基底动脉。

• 获取多普勒频谱——记录收缩期和舒张期的血流，并注意血流方向的变化、脉动血流、收缩期血流升高或舒张期血流降低。

• 脉冲多普勒取样容积设置5～10mm，中-远段MCA的检测深度为5cm，获取频谱多普勒波形。

• 记录——彩色多普勒视频循环3～4s，调整多普勒频谱扫描速度为每屏3～5个频谱或心动周期。

• 注意峰值流速和舒张末期流速。

• 注意平均流速和PI（搏动指数）。手动测量搏动指数PI=（收缩期峰值FV—舒张末期FV）/平均FV。

五、脑死亡判定

• 存在的舒张期血流与脑循环停止不相符。CCA 时频谱将表现为高阻力 PI、收缩早期尖小收缩波或振荡 / 双向频谱的特征。

• 阻力频谱 / 振荡波形提示 CCA。振荡血流频谱表现为舒张期血流在基线以下，并表现为典型的来去交替的血流和声音。舒张期血流位于基线下。如果可能的话，有必要记录正常声窗作为对照。注意：血流缺失并不总是提示 CCA，也可能是声窗穿透不良继发的。如果需要选择 TCD 作为辅助确认试验，或者需要其他进一步的诊断性影像检查，则需要根据脑死亡判定方案进行完整的诊断性 TCD 检测。

六、ICP 增高的评估 [2]

• 眼部超声——视盘水肿与否。

• ONSD——于视网膜后方 3mm 处连续扫描，直径宽度的临界值（阳性判断值）取 6mm。ONSD 正常不排除 ICP 危象。

• 中线移位——基底池上大脑镰，经同一颞窗测量双侧。

• 颅脑超声——为了显而易见的病变探查对侧脑实质，如硬膜下 / 硬膜外血肿 / 颅内出血。

• TCD——超声探查双侧 MCA，高阻力或低阻力频谱波形。

– 正常波形 / 正常流速或低阻力波形 / 正常，高流速患者 ICP 是否由过灌注驱动。

阻力频谱波形，PI 值升高＞1.2 反映远端阻力增加。病因为远端动脉粥样硬化性疾病或 ICP 增高，具体取决于临床情况。是否存在脑灌注不足导致的 ICP 增高？是否需要强化降颅压治疗？基于临床情况考虑进行全面的诊断性评估。

参考文献

[1] Robba C, Goffi A, Geeraerts T, et al. Brain ultrasonography: methodology, basic and advanced principles and clinical applications. A narrative review. Intensive Care Med. 2019;45:913–27.

[2] Robba C, Wong A, Poole D, Al Tayar A, Arntfield RT, Chew MS, Corradi F, Douflé G, Goffi A, Lamperti M, Mayo P. Basic ultrasound head-to-toe skills for intensivists in the general and neuro intensive care unit population: consensus and expert recommendations of the European Society of Intensive Care Medicine. Intensive Care Med. 2021;47(12):1347–67. https://doi.org/10.1007/s00134–021–06486–z.

第21章 临时和持续机械循环支持的脑血管生理学
Cerebrovascular Physiology in the Setting of Temporary and Durable Mechanical Circulatory Support

William K. Cornwell III 著

钱 量 译 周 环 韩 珂 校

一、背景

射血分数降低型心力衰竭（heart failure with reduced ejection fraction，HFrEF）影响着约 600 万美国人[1]。HFrEF 患者的 5 年生存率约为 50%[2-4]，而终末期患者的生存率则下降至 20%[5]。虽然心脏移植仍是治疗的金标准[6]，但供体心脏需求远超过供应。在这种情况下，连续血流（continuous-flow，CF）左心室辅助装置（left ventricular assist devices，LVAD）已成为一种有吸引力的替代方案。CF-LVAD 不仅可以作为"移植前的桥接治疗（bridge-to-transplant）"，即在器官移植前，为符合移植条件的患者提供支持，直到有合适的器官可用；也可以作为不符合移植条件的患者的"目的地疗法（destination-therapy）"。与单纯药物治疗相比，新型的设备，如 Heartware VAD 和 Heartmate 3 CF-LVAD，与生存期改善相关，而上一代设备（如不再使用的搏动泵 Heartmate XVE，及使用受限的轴流 CF-LVAD，Heartmate Ⅱ）将很快成为历史[7-9]。然而，长期使用这些泵可能导致并发症，包括非手术性出血（如胃肠道出血和鼻出血）、高血压、进行性心力衰竭及脑卒中。正如后文我们将要讨论的，鉴于目前应用设备的某些工程特性，循环支持的搏动性是非生理模式的，且与正常健康个体相比，搏动性显著降低。这个非常独特的现象对包括大脑在内的终末器官的功能具有重要的生理和临床影响。

同样，心源性休克或暴发性呼吸衰竭患者可能需要采用静脉 - 动脉（VA）或静脉 - 静脉（VV）模式的体外膜肺氧合（extracorporeal membrane oxygenation，ECMO）以稳定病情。ECMO 可以作为衰弱器官功能恢复前及治疗明确前的"桥梁"过渡治疗，如心源性休克患者进行心脏移植或 CF-LVAD 置入之前，及呼吸衰竭患者进行肺移植之前。临时（如 ECMO）和持久（如 CF-LVAD）的机械循环支持，将给大脑带来独特的生理挑战，使神经血管相关的并发症风险增加，包括亚临床微出血以及灾难性和危及生命的脑卒中和出血。

二、左心室辅助装置的结构组成和设计

如图 21-1 所示，LVAD 经历了一系列技术改进，从而显著提高了生存率并降低了总体不良事件的发生率[7-9, 11]。所有泵均配备一个通过手术吻合于左心室的流入套管和一个连接于主动脉（通常为升主动脉）的流出套管。Heartmate XVE 泵是一种搏动式容积置换系统，作为第一种广泛用于晚期 HFrEF 治疗的设备，相较单纯药物治疗而言，显著提高了生存率[12]。然而，心脏搏动依赖于多个泵运动部件的协同作用，这些部件在 18～24 个月内会发生故障，是限制该泵长期使用的主要因素。HeartMate Ⅱ 是第一款被广泛应用治疗晚期 HFrEF 患者的 CF-LVAD[11, 13]。

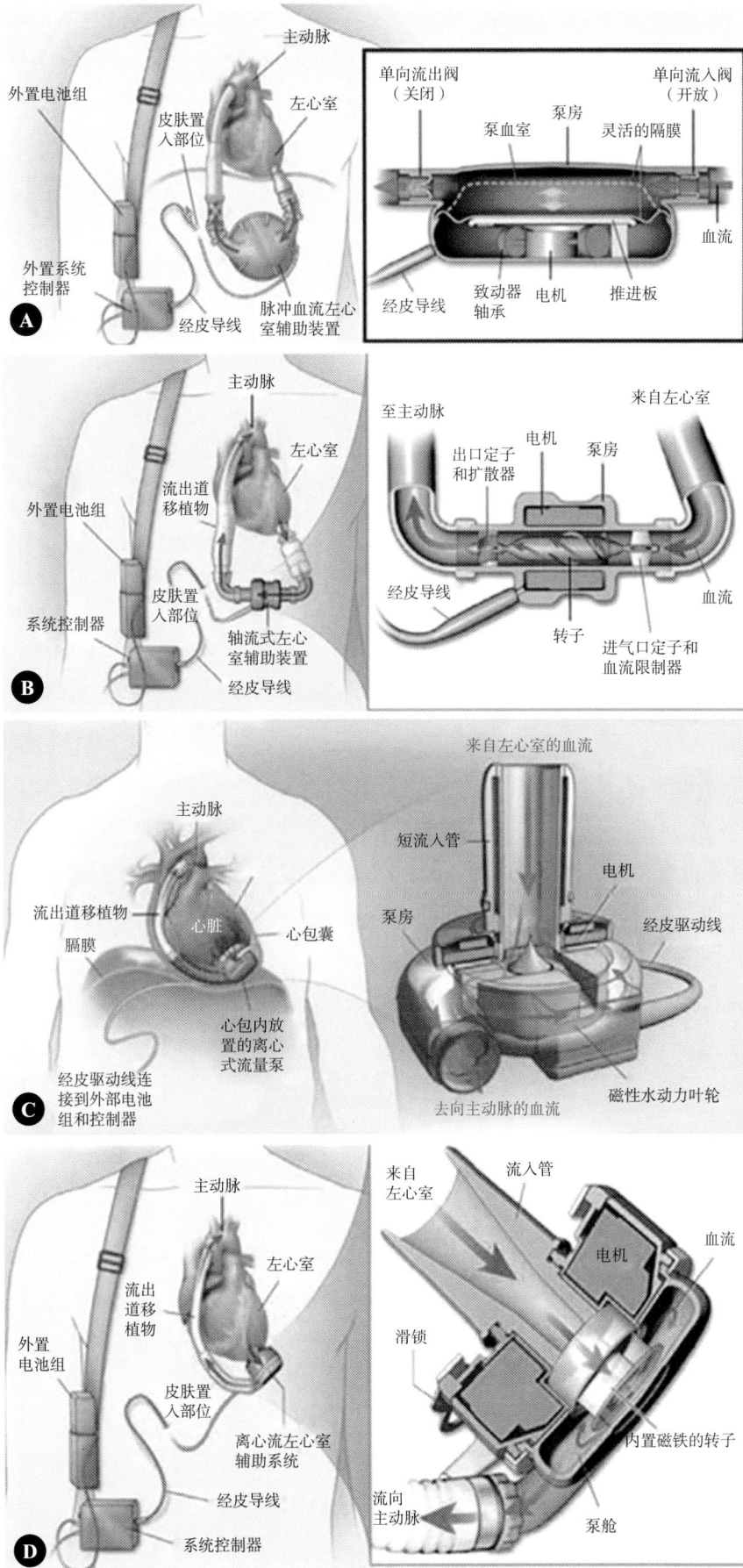

▲ 图 21-1　临床上用来治疗终末期心脏衰竭患者的左心辅助装置的种类

A. The Heartmate VXE 搏动性血泵，临床上不再使用。B. The Heartmate Ⅱ轴流泵。C. The Heartware 磁悬浮离心血泵。D. The Heartmate 3 磁悬浮离心血泵（经 Circulation[10] 许可转载）

重要的是，该装置采用了轴向转子而非容积位移储液器，以提供循环支持。转子采用一种连续的方式将血液沿其长轴从流入管推向流出管。更新一代的血泵–Heartware VAD（澳大利亚HeartwWare公司）和Heartmate 3 CF-LVAD（美国Thoratec公司）–采用了离心叶轮，推动血液从左心室通过流出套管，连续地提供循环支持。Heartware VAD是一种无轴承设备，利用磁力和流体动力使叶轮悬浮。Heartmate 3 CF-LVAD是一种采用了人工搏动模式的完全磁悬浮装置[14]。这种人工搏动是通过每2秒自动调节叶轮转速来实现，以减少泵本身的血液瘀滞，从而降低了血栓形成的风险。虽然这种"人工脉搏"可以在系统中传递某些搏动，但无法恢复全身的生理性脉搏。

三、持续机械循环支持的脑卒中发病率

根据机械辅助循环支持联合机构注册局（INTERMACS）的定义，CF-LVAD患者的缺血性脑卒中是指在影像学上与临床功能缺损相对应的急性脑梗死相关的新发急性神经功能缺损[15]。急性症状性颅内出血是指由颅内出血引发的任何新的急性神经功能缺损[15]。INTERMACS观察性分析表明，缺血性脑卒中发生率略高于出血性脑卒中（51% vs. 49%）[16]。

从历史上看，在接受支持治疗的第一年，约10%的患者会发生脑卒中，并且在6～24个月内，脑卒中是主要死亡原因[16-18]。Heartmate Ⅱ试验评估了美国食品药品管理局（FDA）批准用于临床的第一种CF-LVAD，结果表明在2年期间，Heartmate和上一代搏动装置（Heartmate XVE）的致残性脑卒中发生率相似（分别为17% vs. 14%，$P=0.56$）[11]。目前正在使用的离心式LVAD Heartware VAD与Heartmate Ⅱ装置相比，具有相似的生存率，但其2年期间脑卒中发生率较高（29.7% vs. 12.1%，$P<0.05$）[8]。然而，和Heartmate Ⅱ泵比较，市场上另一种离心装置–使用最新泵的Heartmate 3

CF-LVAD在2年的支持治疗期间其脑卒中发生率低很多（10.1% vs. 19.2%，$P<0.05$）[9]。迄今为止，尚未进行研究去直接比较FDA批准的Heartware VAD和Heartmate 3这两种离心流装置的结局，然而这两种设备正在成为CF-LVAD治疗的主流。

四、血压因素及其对脑血管生理学和预后的影响

有几个因素会导致CF-LVAD支持治疗下的患者出现高血压，并可能进一步增加脑卒中和（或）神经系统不良事件的风险。首先，结合显微神经成像（直接测量肌肉交感神经交通）的非常出色的研究表明，CF-LVAD治疗的患者在脉搏降低的情况下，由于动脉压力感受器卸载，交感神经张力明显异常[19, 20]。其次，泵的血流是连续的，且与心动周期无关，这意味着舒张期流量增加，从而导致舒张压升高，而舒张压的增加反过来又增加了平均动脉压，易发生高血压（CF-LVAD置入后通常不导致收缩压升高）[20]。最后，作为其心血管疾病自然史的一部分，许多HFrEF患者同时合并有高血压。高血压患者的血压变异性较正常人群更大，这增加了终末器官损伤[21]和心血管相关死亡的风险[22]。

几项研究表明，在CF-LVAD支持治疗的患者中，如果高血压不能得到有效控制将导致脑卒中风险增加，尤其是使用Heartware VAD时[23-25]。具体而言，当平均动脉压高于90mmHg时，脑卒中风险将随之增加。基于以上原因，除了标准指南指导的药物治疗（HFrEF管理的基石[6]）之外，CF-LVAD患者通常还需要多种类型的降压药，将血压维持在安全范围内，以降低脑卒中风险。通常情况下，药物治疗的最佳目标是维持平均动脉压在80mmHg或以下[26]。

五、持续血流左心室辅助装置支持的脑卒中发病机制

HFrEF及相关的并发症、药物（主要是抗凝

药）和器械相关的并发症的联合，以一种近乎协同作用的方式，共同增加了脑卒中风险（图 21-2）[17]。出于这些原因，CF-LVAD 患者的脑血管生理和病理不能孤立考虑，必须在已知患者总体临床特征背景下进行综合分析。

非手术出血风险，或者更确切地说胃肠道出血和鼻出血的风险与搏动度成负相关[27]，平均而言，近 1/3 接受了 CF-LVAD 支持治疗的患者将在第 1 年内发生非手术性出血事件[18]。由于这些患者同时使用了抗血小板和抗凝药物去减少泵内血栓形成的风险[26]，在发生出血事件后抗凝强度可能会降低。然而，用药调整的获益可能反而被泵血栓或栓塞性脑卒中风险的增加所抵消[28]。此外，这些患者本质上容易因获得性血管性血友病综合征（an acquired von Willebrand syndrome）而发生出血事件，该综合征是由一种具有血小板反应蛋白 1 型基序成员 13（ADAMTS-13）的分解蛋白和金属蛋白酶裂解大型多聚体所致[29]。未

得到合理调控的血压也会增加泵内血栓形成的风险，而血栓形成与脑卒中风险增加相关[30]。最终，约有 1/4 的 CF-LVAD 患者遭受了与设备相关的感染[31]。血感染增加了继发脑卒中的风险，其机制尚未完全阐明，可能与细菌扩散导致真菌性动脉瘤形成有关[32]。

超过 1/4 的 HFrEF 患者在确诊时合并心房颤动（AF）[33]。如果 HFrEF 患者行 CF-LVAD 置入术后合并 AF，将显著增加神经血管并发症的发生率，以及进展性心力衰竭和死亡的风险。血栓栓塞风险的增加与抗凝不充分无关，因为在 1 个病例系列中，合并房颤的 CF-LVAD 患者在脑卒中时的国际标准化比值（INR）水平实际上高于不合并房颤的 CF-LVAD 患者（2.70 ± 0.94 vs. 1.54 ± 0.34），且高于脑卒中前 4 周的 INR 水平（2.33 ± 0.65 vs. 1.57 ± 0.31）。因此，AF 的存在似乎显著增加了这些患者发生血栓性脑卒中的风险，而与抗凝治疗无关[17]。

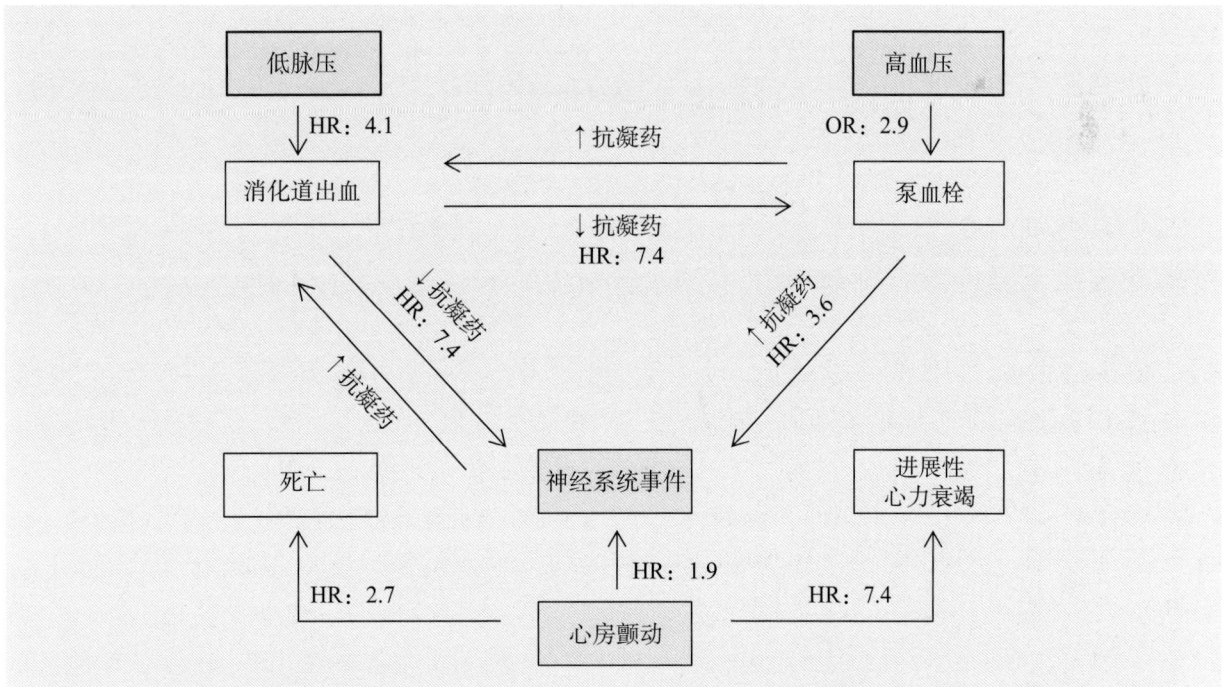

▲ 图 21-2　搏动性降低将导致非手术性出血的（主要是胃肠和鼻出血）风险增加了约 4 倍。出血事件后减少抗凝治疗，使泵内血栓形成或栓塞性脑卒中的发生风险将增加 7 倍。高血压增加了泵血栓形成的风险，而血栓形成又使神经系统事件的发生率增加了 3 倍以上。25%～50% 的 HFrEF 患者在接受 CF-LVAD 置入前已合并心房颤动。若存在心房颤动，则脑卒中风险增加 1 倍，且进行性心力衰竭和死亡风险显著提高

HR. 风险比；OR. 优势比（经 *STROKE* 许可转载）[17]

六、持续血流左心室辅助装置支持对脑血管生理的影响

对于接受 CF-LVAD 支持的 HFrEF 患者而言，由于心脏搏动减弱，经颅多普勒超声（TCD）经典的频谱特征的标准可能不适用，或需进行相应修改。这些患者的血流波形是独特的，与正常人的典型波形截然不同。颅内、外动脉的搏动度通常会降低，搏动指数通常（但并非总是）低于正常参考值。然而，波形包络线的形态在个体之间可能存在显著差异，并且随着时间推移，个体内部可能会因多种因素出现纵向变化，例如，心血管负荷情况（前、后负荷）和 CF-LVAD 泵速度的变化（图 21-3）。

众所周知，晚期 HFrEF 患者存在脑灌注障碍，其大脑自动调节曲线可能呈下移趋势[17, 34, 35]。目前缺乏对 CF-LVAD 置入前后脑灌注变化的纵向评估[17]。然而，先前的研究表明，CF-LVAD 患者在静息状态下脑自动调节是正常的，这提示装置置入后可能会对脑灌注产生一定程度的改善，至少在静息状态下[36]。

七、持续血流左心室辅助装置支持的脑血管微栓塞事件

关于 TCD 在体外循环支持个体中检测微栓子信号（MES）的效用，目前缺乏充分数据支持。据报告，使用已经过时的旧支持设备的患者也会监测到 MES[37, 38]，如安装搏动性 LVAD 支持装置的患者每 30 分钟监测到平均 2.3 ± 9.2 次 MES，而安装 CF-LVAD 支持装置的患者每小时平均监测到 81 ± 443 次 MES[37, 38]。基于这些观察结果，有学者认为，对于正使用当前一代设备的患者，即使是无症状和临床稳定的患者，也可能发生亚临床微出血[39]和微栓塞[17]，但这一现象尚未在 TCD 监测研究中被直接观察到。有趣的是，在使用上一代 CF-LVAD 治疗的患者中，吸氧后 MES 检出率下降，表明这些微栓子主要为气态，可能

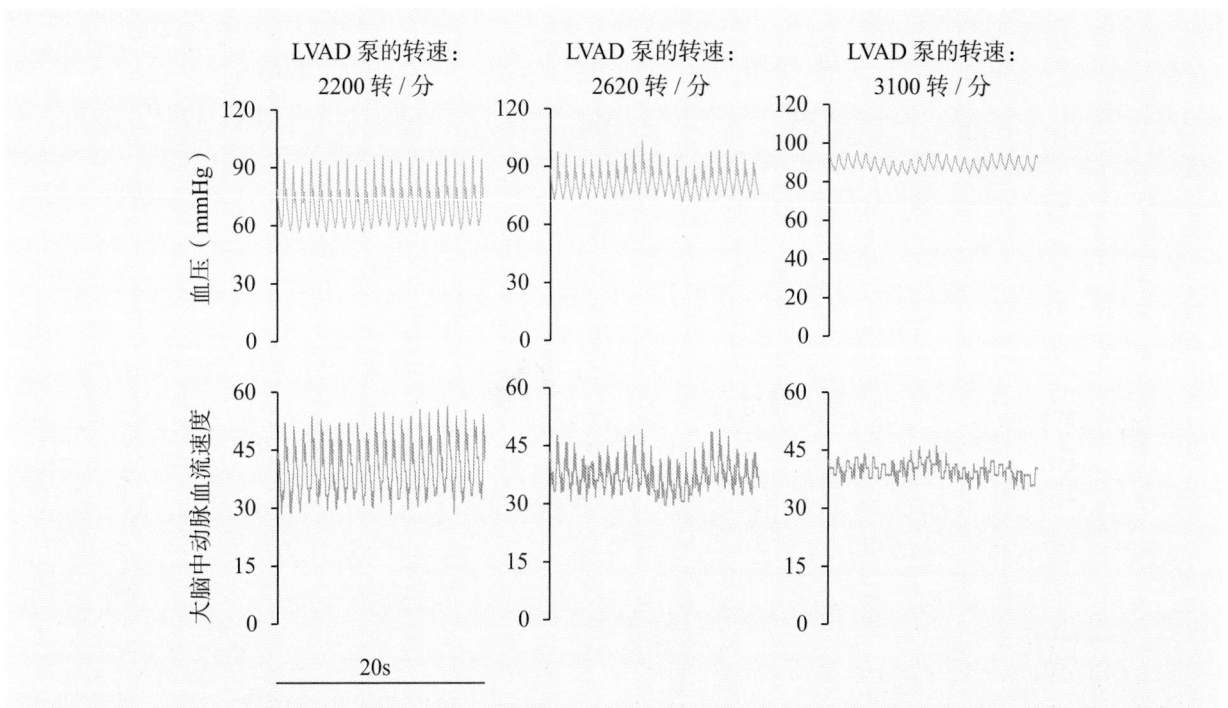

▲ 图 21-3　使用 Heartware VAD 进行动脉插管时，可通过监测动脉血压和 TCD 监测大脑中动脉血流速度来评估治疗效果。随着泵速变化，自主呼吸时所获得的描记也相应发生变化。注意低速时搏动增加（**2200 转 / 分，A**），高速时搏动明显降低（**3100 转 / 分，C**）

（未发表的数据，由 Cornwell 博士提供）

是通过空化现象形成的[38, 40, 41]。在该领域有必要进行进一步的研究，以确定使用现有支持设备的患者中发生脑微栓塞的程度。

八、体外膜肺氧合（ECMO）、脑血管生理学和预后

有关 VV-ECMO 和 VA-ECMO 支持治疗患者的脑血管生理学数据很少[42]。尽管详细阐述与临时机械循环支持相关的生理学超出了本章的范围，但认识 VV-ECMO 和 VA-ECMO 之间的一些基本差异及对于循环支持意义的重要性是不可忽视的。VV-ECMO 对静脉血进行氧合处理并且清除二氧化碳，但是不向身体提供额外的血流动力学支持。因此，VV-ECMO 模式绕过了肺部功能，但并未绕过心脏。重要的是，在接受 VV-ECMO 支持的呼吸衰竭患者中，存在生理性脉搏和正常脉压[43]。与此相反，VA-ECMO 通过将氧合后的血液直接输送到主动脉从而绕过了肺和心脏。由于持续提供 ECMO 循环支持，接受 VA-ECMO 支持的心源性休克患者的搏动减弱，这些患者的脉压差通常较低（图 21-4）。任何存在的搏动都取决于自身心室功能、外部血流动力学支持以及同时使用的主动脉内球囊泵等因素。搏动随着心室功能的改善 / 恢复而增加，动脉搏动波形的恢复（连同其他几个因素）被用于临床评估是否停用 VA-ECMO。这些问题是相互关联的，因为它们会对颅内动脉 TCD 监测时获取的多普勒频谱波形产生影响。接受 VV-ECMO 支持的患者 TCD 频谱波形应呈现出搏动。然而，在接受 VA-ECMO 支持的患者中，TCD 频谱波形可能因血流动力学条件不同而呈现显著差异。

与持久机械循环支持相似，VA-ECMO 治疗中常合并脑卒中（包括栓塞性和出血性），因此 TCD 可用于监测接受该治疗的患者的神经功能状态（图 21-5）。床旁 TCD 在这些情况下具有显著优势，因为患者通常需要插管而无法进行全面的神经系统检查，而且血流动力学不稳定的程度可能导致无法将其转运到放射科进行进一步的影像学检查。

考虑到与 VA-ECMO 支持相关的异常 TCD 频谱波形，神经超声医生 / 神经科医生可能难以在临床病情恶化的患者中确定脑死亡。有学者建议，如果这些患者的波形为搏动性，则可以应用传统的脑死亡标准[42]。然而，在缺乏搏动流的情况下，对于脑死亡的判断可能存在疑虑或不确定性。

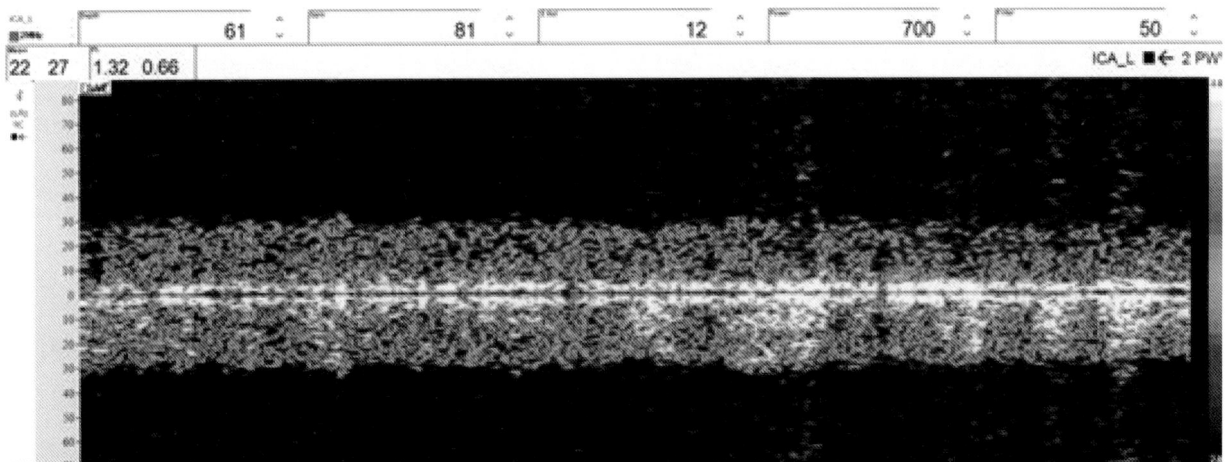

▲ 图 21-4　男，64 岁，发生下壁 ST 段抬高心肌梗死并发游离壁破裂，采用 VA-ECMO 模式支持治疗，现左侧颈内动脉的经颅多普勒超声频谱波形显示完全无搏动血流模式（此图彩色版本见书末）

引自 Ergin Bahattin and Dr. Wendy Ziai, Johns Hopkins University

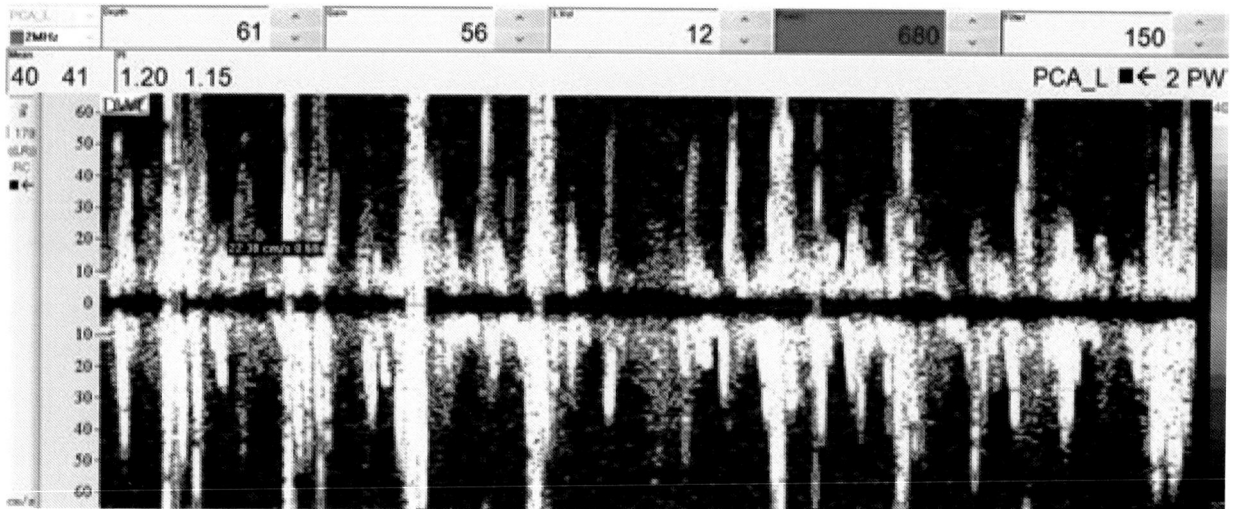

▲ 图 21-5 男，42 岁，该患者为原位心脏移植术后并发原发性移植物功能障碍并接受 VA-ECMO 支持，现经颅多普勒超声监测发现左侧大脑后动脉存在雨帘状栓子（此图彩色版本见书末）

引自 Ergin Bahattin and Dr. Wendy Ziai，Johns Hopkins University

结论

尽管随着技术的进步，CF-LVAD 患者的生存期和生存质量有所改善，但脑卒中风险仍然高得不可接受，是置入 CF-LVAD 后死亡的主要原因。导致脑卒中发生率高的因素包括药物作用、患者合并症，以及其他器械相关并发症，如获得性血管性血友病综合征、泵血栓形成、非手术出血和器械相关感染。所有这些因素以一种近乎协同的方式，共同增加了脑卒中发生的风险。我们需要进一步研究，以了解连续血流循环支持对器官依赖的血压调节和灌注的影响。此外，我们需要更多的研究来确定这一高度特殊人群的 TCD 血流速度和搏动指数的正常标准值。

著者观点：在了解到 CF-LVAD 如何为人体提供循环支持（即这些患者缺乏生理意义的脉搏）以及这种设备支持模式的血流对人体的诸多影响后，我第 1 次对 CF-LVAD 产生了兴趣。从宏观来看，生理性脉搏的存在与否，似乎是不危及生命和无关紧要的。但是，过去 20 年来，心力衰竭群体一直致力于照顾那些"没有脉搏"[44] 的患者，而人体的自然设计便是正常的心血管反射依赖于有规律地搏动和流动的血液。然而，这些患者向我们表明，长期暴露于非生理性和减弱的脉搏会引起人体内微妙的反应或适应，这些反应或适应在临床上呈现出多种形式，从细胞和组织水平到器官水平，例如胃肠道出血和脑卒中。

CF-LVAD 技术在过去 20 年中取得了显著的进步，虽然这些设备"不完美"，而且与不良事件相关，但对于挽救患者的生命并恢复其多年来可能无法享受到的生存质量，具有重要意义。在这些设备相关的不良事件中，脑卒中是最常见的，并且也是迄今为止对患者整体生存期和健康的最有害的事件。我们需要进一步研究，以了解导致脑卒中发病率高得令人难以接受的机制，这将为临床医生提供在这个特殊人群中预防脑卒中的最佳临床经验，也将成为加强心脏病学和神经病学之间"心脑同治"的桥梁。

信息披露：Cornwell 博士接受了美敦力公司的研究经费并担任美敦力公司的顾问。

参 考 文 献

[1] Benjamin EJ, Blaha MJ, Chiuve SE, Cushman M, Das SR, Deo R, de Ferranti SD, Floyd J, Fornage M, Gillespie C, Isasi CR, Jimenez MC, Jordan LC, Judd SE, Lackland D, Lichtman JH, Lisabeth L, Liu S, Lon-genecker CT, Mackey RH, Matsushita K, Mozaffarian D, Mussolino ME, Nasir K, Neumar RW, Palaniappan L, Pandey DK, Thiagarajan RR, Reeves MJ, Ritchey M, Rodriguez CJ, Roth GA, Rosamond WD, Sasson C, Towfighi A, Tsao CW, Turner MB, Virani SS, Voeks JH, Willey JZ, Wilkins JT, Wu JH, Alger HM, Wong SS, Muntner P. American Heart Association Statistics C and Stroke Statistics S. Heart disease and stroke statistics-2017 update: a report from the American Heart Association. Circulation. 2017;135:e146–603.

[2] Roger VL, Go AS, Lloyd-Jones DM, Benjamin EJ, Berry JD, Borden WB, Bravata DM, Dai S, Ford ES, Fox CS, Fullerton HJ, Gillespie C, Hailpern SM, Heit JA, Howard VJ, Kissela BM, Kittner SJ, Lackland DT, Lichtman JH, Lisabeth LD, Makuc DM, Marcus GM, Marelli A, Matchar DB, Moy CS, Mozaffarian D, Mussolino ME, Nichol G, Paynter NP, Soliman EZ, Sorlie PD, Sotoodehnia N, Turan TN, Virani SS, Wong ND, Woo D, Turner MB, American Heart Association Statistics C and Stroke Statistics S. Executive summary: heart disease and stroke statistics–2012 update: a report from the American Heart Association. Circulation. 2012;125:188–97.

[3] Mosterd A, Cost B, Hoes AW, de Bruijne MC, Deckers JW, Hofman A, Grobbee DE. The prognosis of heart failure in the general population: the Rotterdam Study. Eur Heart J. 2001;22:1318–27.

[4] Ho KK, Pinsky JL, Kannel WB, Levy D. The epidemiology of heart failure: the Framingham Study. J Am Coll Cardiol. 1993;22:6A–13A.

[5] Ammar KA, Jacobsen SJ, Mahoney DW, Kors JA, Redfield MM, Burnett JC Jr, Rodeheffer RJ. Prevalence and prognostic significance of heart fail-ure stages: application of the American College of Cardiology/American Heart Association heart failure staging criteria in the community. Circulation. 2007;115:1563–70.

[6] Yancy CW, Jessup M, Bozkurt B, Butler J, Casey DE, Drazner MH, Fonarow GC, Geraci SA, Horwich T, Januzzi JL, Johnson MR, Kasper EK, Levy WC, Masoudi FA, McBride J, McMurray JV, Mitchell JE, Peterson PN, Riegel B, Sam F, Stevenson LW, Tang WHW, Tsai EJ, Wilkoff BL. 2013 ACCF/AHA Guideline for the management of heart failure: a report of the American College of Cardiology Foundation/American Heart Association Task Force on Practice Guidelines. Circulation. 2013;128:e240–327.

[7] Aaronson KD, Slaughter MS, Miller LW, McGee EC, Cotts WG, Acker MA, Jessup ML, Gregoric ID, Loyalka P, Frazier OH, Jeevanandam V, Anderson AS, Kormos RL, Teuteberg JJ, Levy WC, Naftel DC, Bittman RM, Pagani FD, Hathaway DR, Boyce SW, HeartWare Ventricular Assist Device Bridge to Transplant ATI. Use of an intrapericardial, continuous-flow, centrifugal pump in patients awaiting heart transplantation. Circulation. 2012;125:3191–200.

[8] Rogers JG, Pagani FD, Tatooles AJ, Bhat G, Slaughter MS, Birks EJ, Boyce SW, Najjar SS, Jeevanandam V, Anderson AS, Gregoric ID, Mallidi H, Leadley K, Aaronson KD, Frazier OH, Milano CA. Intrapericardial left ventricular assist device for advanced heart failure. N Engl J Med. 2017;376:451–60.

[9] Mehra MR, Goldstein DJ, Uriel N, Cleveland JC, Yuzefpolskaya M, Salerno C, Walsh MN, Milano CA, Patel CB, Ewald GA, Itoh A, Dean D, Krishnamoorthy A, Cotts WG, Tatooles AJ, Jorde UP, Bruckner BA, Estep JD, Jeevanandam V, Sayer G, Horstmanshof D, Long JW, Gulati S, Skipper ER, O'Connell JB, Heatley G, Sood P, Naka Y. Two-year out-comes with a magnetically levitated cardiac pump in heart failure. N Engl J Med. 2018;378:1386–95.

[10] Gopinathannair R, Cornwell WK, Dukes JW, Ellis CR, Hickey KT, Joglar JA, Pagani FD, Roukoz H, Slaughter MS, Patton KK. Device therapy and arrhythmia management in left ventricular assist device recipients: a scientific statement from the American Heart Association. Circulation. 2019;139:e967–89.

[11] Slaughter M, Rogers J, Milano C, Russell S, Conte J, Feldman D, Sun B, Tatooles A, Delgado R, Long J, Wozniak T, Ghumman W, Farrar D, Fra-zier O. Advanced heart failure treated with continuous-flow left ventricu-lar assist device. N Engl J Med. 2009;361:2241–51.

[12] Rose EAGA, Moskowitz AJ, Heitjan DF, Stevenson LW, Dembitsky W, Long JW, Ascheim DD, Tierney AR, Levitan RG, Watson JT, Meier P. Long-term use of a left ventricular assist device for end-stage heart failure. N Engl J Med. 2001;345:1435–43.

[13] Miller LW, Pagani FD, Russell SD, Ranjit J, Boyle AJ, Aaronson KD, Conte JV, Naka Y, Mancini D, Delgado RM, MacGillivray TE, Farrar DJ, Frazier OH. Use of a continuous-flow device in patients awaiting heart transplantation. N Engl J Med. 2007;357(9):885–96.

[14] Drazner MH. A new left ventricular assist device – better, but still not ideal. N Engl J Med. 2018;378:1442–3.

[15] INTERMACS. INTERMACS User's guide 2014. Available at: https:// www.uab.edu/medicine/intermacs/intermacs-documents. Accessed 26 Nov 2018.

[16] Acharya D, Loyaga-Rendon R, Morgan CJ, Sands KA, Pamboukian SV, Rajapreyar I, Holman WL, Kirklin JK, Tallaj JA. INTERMACS analysis of stroke during support with continuous-flow left ventricular assist devices: risk factors and outcomes. JACC Heart Fail. 2017;5:703–11.

[17] Cornwell WK III, Ambardekar AV, Tran T, Pal J, Cava L, Lawley J, Tarumi T, Cornwell C, Aaronson KD. Stroke incidence and impact of continuous-flow left ventricular assist devices on cerebrovascular physi-ology. Stroke. 2019;50:542–8.

[18] Kirklin JK, Pagani FD, Kormos RL, Stevenson LW, Blume ED, Myers SL, Miller MA, Baldwin JT, Young JB, Naftel DC. Eighth annual INTER-MACS report: special focus on framing the impact of adverse events. J Heart Lung Transplant. 2017;36:1080–6.

[19] Markham DW, Fu Q, Palmer MD, Drazner MH, Meyer DM, Bethea BT, Hastings JL, Fujimoto N, Shibata S, Levine BD. Sympathetic neural and hemodynamic responses to upright tilt in patients with pulsatile and non-pulsatile left ventricular assist devices. Circ Heart Fail. 2013;6:293–9.

[20] Cornwell WK 3rd, Tarumi T, Stickford A, Lawley J, Roberts M, Parker R, Fitzsimmons C, Kibe J, Ayers C, Markham D, Drazner MH, Fu Q, Levine BD. Restoration of pulsatile flow reduces sympathetic nerve activity among individuals with continuous-flow left ventricular assist devices. Circulation. 2015;132:2316–22.

[21] Mancia G, Ferrari A, Gregorini L, Parati G, Pomidossi G, Bertinieri G, Grassi G, di Rienzo M, Pedotti A, Zanchetti A.

Blood pressure and heart rate variabilities in normotensive and hypertensive human beings. Circ Res. 1983;53:96–104.

[22] Parati G, Pomidossi G, Albini F, Malaspina D, Mancia G. Relationship of 24–hour blood pressure mean and variability to severity of target-organ damage in hypertension. J Hypertens. 1987;5:93–8.

[23] Willey JZ, Boehme AK, Castagna F, Yuzefpolskaya M, Garan AR, Top-kara V, Colombo PC. Hypertension and stroke in patients with left ven-tricular assist devices (LVADs). Curr Hypertens Rep. 2016;18:12.

[24] Teuteberg JJ, Slaughter MS, Rogers JG, McGee EC, Pagani F, Gordon R, Rame E, Acker M, Kormos RL, Salerno C, Schleeter TP, Goldstein DJ, Shin J, Starling RC, Wozniak T, Malik AS, Silvestry S, Ewald GA, Jorde U, Naka Y, Birks E, Najarian KB, Hathaway DR, Aaronson KD. The HVAD left ventricular assist device. Risk factors for neurological events and risk mitigation strategies. JACC Heart Fail. 2015;3:818–28.

[25] Najjar SS, Slaughter MS, Pagani FD, Starling RC, McGee EC, Eckman P, Tatooles AJ, Moazami N, Kormos RL, Hathaway DR, Najarian KB, Bhat G, Aaronson KD, Boyce SW, Investigators HBTAT. An analysis of pump thrombus events in patients in the HeartWare ADVANCE bridge to transplant and continued access protocol trial. J Heart Lung Transplant. 2014;33:23–34.

[26] Slaughter MS, Pagani FD, Rogers JG, Miller LW, Sun B, Russell SD, Starling RC, Chen L, Boyle AJ, Chillcott S, Adamson RM, Blood MS, Camacho MT, Idrissi KA, Petty M, Sobieski M, Wright S, Myers TJ, Far-rar DJ, HeartMate IICI. Clinical management of continuous-flow left ventricular assist devices in advanced heart failure. J Heart Lung Transplant. 2010;29:S1–39.

[27] Wever-Pinzon O, Selzman CH, Drakos SG, Saidi A, Stoddard GJ, Gilbert EM, Labedi M, Reid BB, Davis ES, Kfoury AG, Li DY, Stehlik J, Bader F. Pulsatility and the risk of nonsurgical bleeding in patients supported with the continuous-flow left ventricular assist device HeartMate II. Circ Heart Fail. 2013;6:517–26.

[28] Stulak JM, Lee D, Haft JW, Romano MA, Cowger JA, Park SJ, Aaronson KD, Pagani FD. Gastrointestinal bleeding and subsequent risk of throm-boembolic events during support with a left ventricular assist device. J Heart Lung Transplant. 2014;33:60–4.

[29] Harvey L, Holley C, Roy SS, Eckman P, Cogswell R, Liao K, John R. Stroke after left ventricular assist device implantation: outcomes in the continuous-flow era. Ann Thorac Surg. 2015;100:535–41.

[30] Kirklin JK, Naftel DC, Kormos RL, Pagani FD, Myers SL, Stevenson LW, Acker MA, Goldstein DL, Silvestry SC, Milano CA, Baldwin JT, Pinney S, Eduardo Rame J, Miller MA. Interagency Registry for Mechan-ically Assisted Circulatory Support (INTERMACS) analysis of pump thrombosis in the HeartMate II left ventricular assist device. J Heart Lung Transplant. 2014;33:12–22.

[31] Gordon RJ, Weinberg AD, Pagani FD, Slaughter MS, Pappas PS, Naka Y, Goldstein DJ, Dembitsky WP, Giacalone JC, Ferrante J, Ascheim DD, Moskowitz AJ, Rose EA, Gelijns AC, Lowy FD, Ventricular Assist Device Infection Study G. Prospective, multicenter study of ventricular assist device infections. Circulation. 2013;127:691–702.

[32] Aggarwal A, Gupta A, Kumar S, Baumblatt JA, Pauwaa S, Gallagher C, Treitman A, Pappas P, Tatooles A, Bhat G. Are blood stream infections associated with an increased risk of

hemorrhagic stroke in patients with a left ventricular assist device? ASAIO J. 2012;58:509–13.

[33] Wang TJ, Larson MG, Levy D, Vasan RS, Leip EP, Wolf PA, D'Agostino RB, Murabito JM, Kannel WB, Benjamin EJ. Temporal relations of atrial fibrillation and congestive heart failure and their joint influence on mor-tality: the Framingham Heart Study. Circulation. 2003;107:2920–5.

[34] Caldas JR, Panerai RB, Haunton VJ, Almeida JP, Ferreira GS, Camara L, Nogueira RC, Bor-Seng-Shu E, Oliveira ML, Groehs RR, Ferreira-San-tos L, Teixeira MJ, Galas FR, Robinson TG, Jatene FB, Hajjar LA. Cere-bral blood flow autoregulation in ischemic heart failure. Am J Physiol Regul Integr Comp Physiol. 2017;312:R108–13.

[35] Cornwell WK 3rd, Levine BD. Patients with heart failure with reduced ejection fraction have exaggerated reductions in cerebral blood flow dur-ing upright posture. JACC Heart Fail. 2015;3:176–9.

[36] Cornwell WK 3rd, Tarumi T, Aengevaeren VL, Ayers C, Divanji P, Fu Q, Palmer D, Drazner MH, Meyer DM, Bethea BT, Hastings JL, Fujimoto N, Shibata S, Zhang R, Markham DW, Levine BD. Effect of pulsatile and nonpulsatile flow on cerebral perfusion in patients with left ventricular assist devices. J Heart Lung Transplant. 2014;33:1295–303.

[37] Nabavi DG, Stockmann J, Schmid C, Schneider M, Hammel D, Scheld HH, Ringelstein EB. Doppler microembolic load predicts risk of throm-boembolic complications in Novacor patients. J Thorac Cardiovasc Surg. 2003;126:160–7.

[38] Thoennissen NH, Schneider M, Allroggen A, Ritter M, Dittrich R, Schmid C, Scheld HH, Ringelstein EB, Nabavi DG. High level of cere-bral microembolization in patients supported with the DeBakey left ventricular assist device. J Thorac Cardiovasc Surg. 2005;130:1159–66.

[39] Yoshioka D, Okazaki S, Toda K, Murase S, Saito S, Domae K, Miyagawa S, Yoshikawa Y, Daimon T, Sakaguchi M, Sawa Y. Prevalence of cerebral microbleeds in patients with continuous-flow left ventricular assist devices. J Am Heart Assoc. 2017;6:e005955.

[40] Thoennissen NH, Allroggen A, Dittrich R, Ritter M, Schmid C, Scheld HH, Ringelstein EB, Nabavi DG. Can Doppler time domain analysis of microembolic signals discriminate between gaseous and solid microem-boli in patients with left ventricular assist devices? Neurol Res. 2003;27:780–4.

[41] Droste DW, Hansberg T, Kemeny V, Hammel D, Schulte-Altedorneburg G, Nabavi DG, Kaps M, Scheld HH, Ringelstein EB. Oxygen inhalation can differentiate gaseous from nongaseous microemboli detected by tran-scranial Doppler ultrasound. Stroke. 1997;28:2453–6.

[42] Marinoni M, Cianchi G, Trapani S, Migliaccio ML, Bonizzoli M, Gucci L, Cramaro A, Gallerini A, Picciafuochi F, Valente S, Peris A. Retrospec-tive analysis of transcranial Doppler patterns in veno-arterial extracorpo-real membrane oxygenation patients: feasibility of cerebral circulatory arrest diagnosis. ASAIO J. 2018;64:175–82.

[43] Guinot PG, Zogheib E, Detave M, Moubarak M, Hubert V, Badoux L, Bernard E, Besserve P, Causs T, Dupont H. Passive leg raising can predict fluid responsiveness in patients placed on venovenous extracorporeal membrane oxygenation. Crit Care. 2011;15:R216–24.

[44] Purohit SN, Cornwell WK 3rd, Pal JD, Lindenfeld J, Ambardekar AV. Living without a pulse: the vascular implications of continuous-flow left ventricular assist devices. Circ Heart Fail. 2018;11:1–11.

156

第 22 章　脑电图与经颅多普勒超声：颅内监测的适应证和应用

Electroencephalography Versus Transcranial Doppler Ultrasonography; Indications and Applications for Intracranial Monitoring

Omar Hussein　著

李曼婷　译　　周环　韩珂　校

一、背景

床边无创颅内监测技术在过去几十年中越来越受到青睐，其无放射性的优点更是备受推崇。两种主要技术引起了高度关注：一种是经颅多普勒超声（transcranial doppler，TCD），利用超声波监测颅内血流动力学［译者注：本章的经颅多普勒超声包括 TCD 及经颅彩色编码多普勒（transcranial color-coded duplex，TCCD）］。另一种是脑电图（EEG）及其更高级形式的定量脑电图（QEEG），EEG 监测大脑皮层的电活动。通过多次或连续的床旁监测，TCD 和 EEG 可以提前和（或）实时发现颅内异常。然而，这两种技术都存在着各自的挑战和不确定性，需要经过专业培训方能掌握。TCD 测量颅内血流速度、Lindegaard 指数（LR）、搏动指数（PI）和血管运动反应性（vasomotor reactivity，VMR）的变化。QEEG 测量 α/δ 比值（ADR）和（或）相对 α 变异值（RAV）等的变化。TCD 依赖于操作者，而 QEEG 依赖于读图者。QEEG 需持续监测，而 TCD 通常需每日检查 1～2 次。根据文献中最新的证据和指南，本章将对 TCD 和 EEG 监测在常见颅内病变或手术中的应用进行比较。

TCD 测量颅内大血管的收缩期峰值血流速度（PSV）、舒张期末血流速度（EDV）和平均血流速度（MFV）。主要公式包括如下。

• Lindegaard 指数［LR= 大脑中动脉（MCA）MFV/ 同侧颅外段颈内动脉 MFV］用于区分充血和血管痉挛 / 血管收缩。LR 增加表示血管痉挛 / 血管收缩[1]。

• 搏动指数［PI=（PSV–EDV）/ MFV；以 MCA 近端为测量血管］是测量血流阻力的参数之一。搏动指数与颅内压直接相关，与脑灌注压（CPP）呈负相关，尤其是当 CPP 低于 70mmHg 时。正常 PI 值为 1。PI＞3 与颅内压（ICP）增加和低 CPP 相关。PI＞6 与脑循环停止有关[2]。

• 血管运动反应性［VMR=（MFV$_{过度通气}$－MFV$_{通气不足}$）/MFV$_{平静状态}$×100；以 MCA 为测量血管］。如果较低（＜33%），表明反应性差，自动调节功能受损。如果反应性保留，升高血压可用于增强脑灌注和氧合，反之亦然。这有助于管理脑灌注压和脑氧合[1]。此外，它有助于从非症状性或既往症状性颈内动脉狭窄或闭塞患者中识别脑卒中发生风险较高的患者[3]。

然而，这些指标并不能直接衡量大脑或皮质功能障碍。常规脑电图通过记录皮层组织的电活动，直接检测脑功能障碍；而 QEEG 则记录的是一段时间内的长期的变化趋势。许多参数被用于诊断，包括频带功率、频带变异值和频带比。其中，一些参数是最可靠的。

• 下降的 α/δ 比值（ADR）（8～13Hz 功率除以 1～4Hz 功率）。

• 下降的相对 α 变异值（RAV）（8～12Hz 频带功率除以 1～20Hz 频带功率）。

• 在常规 EEG 上检测到新的或增加的周期性或节律性放电。

然而，在解读 QEEG 时应谨慎，因为年龄、状态变化、镇静或伪差等混杂因素可能会产生假阳性结果。此外，患者可能有严重的局灶性脑血管痉挛，但由于侧支循环良好，QEEG 变化可能会延迟。

美国神经生理学监测协会（ASNM）和美国神经影像学协会（ASN）联合委员会于 2010 年发布的现行指南[4] 推荐在以下情况下使用 TCD（Ⅱ 和 Ⅲ 级证据，B 类推荐）。

• 脑血管舒缩反应性和脑血流自动调节评估。

• Willis 环功能状态评估。

• 相对脑低灌注和高灌注的识别。

• 脑栓塞检测［低到中等级别的证据，中等（B～C 类）推荐。需除外具有高级别证据和强烈（A 类）推荐的与临床分级相关性好的动脉瘤性 SAH 中的血管痉挛的监测以及镰状细胞患者的脑卒中筛查］。

然而，TCD 的 2 个适应证已成为 Ⅰ 级证据，A 类推荐。

• 与临床检查相关性好的动脉瘤性蛛网膜下腔出血的血管痉挛观察。

• 镰状细胞患儿缺血性脑卒中筛查。

以下是有关 TCD 如何发挥更多作用的说明。

1. 围术期脑血流动力学评估

由于受影响因素较多，术前 TCD 评估对术中和（或）术后比较至关重要。这些因素可能包括年龄、性别、种族、慢性病如贫血、高血压、尼古丁摄入量和（或）糖尿病。其他因素包括麻醉和血管加压药[4, 5]。

TCD 监测对手术或其他干预治疗的意义如下。

• 颈动脉内膜剥脱术：术中监测 MCA-MFV 或术后监测栓塞负荷可发现早期并发症[6]。

• 颈动脉支架置入术和（或）机械取栓术后：TCD 评估急性大血管闭塞（LVO）脑卒中机械取栓后的颅内血流动力学。取栓术后 72h 的异常 MCA 信号是 90 天预后不良的独立预测因子[7]。

• 部分颅内动脉瘤修复：在对巨大动脉瘤行颈动脉阻断过程中，TCD 可以检测大脑对同侧大脑半球血流的依赖性。这是通过 TCD 连续颅内监测下进行颈动脉血管内球囊闭塞试验来完成的[8]。

• 体外循环：当 MFV 较基线下降≥80% 时，TCD 用于监测即将发生的脑缺血[9, 10]。

2. 颅内血流动力学评估

示例如下。

• 动脉瘤性蛛网膜下腔出血（aSAH）相关血管痉挛的脑血流速度和 Lindegaard 指数的评估，这可能是目前 TCD 应用最常见的适应证，并且推荐级别最强。

• 急性缺血性脑卒中后（无论是否接受溶栓治疗），可通过脑血流速度评估再通、低灌注、高灌注（≥正常的 50%）或再闭塞情况[11]。

• 急性缺血性脑卒中高危人群的镰状细胞病患儿在发生急性缺血性脑卒中前进行脑血流速度评估。

• 使用脑血流方向评估脑内侧支循环：缺血性脑卒中后如果侧支循环建立，则可能表现为血流逆流，而血管闭塞但侧支循环代偿不足时，则可能导致血流分流[11]。

• 重度颈动脉狭窄或位置性基底动脉狭窄等慢性低灌注条件下的脑血流速度评估[12, 13]。

• 评估收缩期峰值和舒张末期速度的变化，以确定是否存在静脉阻塞或颅内高压[14]。

• 在心源性或隐源性脑卒中，甚至颈动脉手术中，微栓子检测和定量（伴或不伴发泡试验）是一种有效诊断心源性栓子的方法[15]。

• 创伤性脑损伤患者的脑血流自动调节功能

第 22 章　脑电图与经颅多普勒超声：颅内监测的适应证和应用

Electroencephalography Versus Transcranial Doppler Ultrasonography; Indications and Applications for Intracranial Monitoring

和血管反应性的评估有助于优化脑灌注治疗。

另外，QEEG 监测血管痉挛或脑缺血的指南具有Ⅲ级证据和中等（C类）推荐，包括 aSAH 血管痉挛的监测指南。这主要基于一些回顾性研究和专家意见[16-20]。因此，它可以用作脑缺血高危患者的一种辅助检测方法。对于 aSAH，应在出血后第 3 天或之前即开始监测，在血管痉挛危险期开始（出血后第 4～14 天）之前建立基线数据，看图者应每天至少查看 3～4 次 QEEG。对于其他脑缺血情况，如逐渐加重的短暂性脑缺血发作或颈动脉内膜剥脱术后，应立即开始监测并持续 24～48h，而看图者应更频繁地查看 QEEG，尤其是在睡眠期间[20]。

二、TCD 与 EEG 临床应用场景比较

1. 急性蛛网膜下腔出血（SAH）

根据 2011 年发表的神经重症学会多学科共识的建议[21]，TCD 被认为是生理学研究（脑微透析和脑氧代谢）和放射学研究（CT 血管造影）之间的良好桥梁。其特异度高，但灵敏度适中。一般而言，对于良性动脉瘤性 SAH 患者，建议每日行临床或 TCD 监测，以检测血管痉挛和迟发性脑缺血，如果 TCD 结果高度可疑，则应进行确认性神经影像学检查，包括脑血管和（或）脑灌注检查（Ⅰ级证据，强烈推荐）。

由 MCA 的平均流速和 Lindegaard 指数确定的血管痉挛程度。

- MFV＜120cm/s 或 MCA/ICA LR＜3，提示无血管痉挛。

- MFV=120～159cm/s 且 LR 为 3～6，提示轻度血管痉挛。

- MFV=160～199cm/s 且 LR 为 3～6，提示中度血管痉挛。

- MFV≥200cm/s 且 LR＞6，提示重度血管痉挛。

由基底动脉（BA）的平均流速和 BA/VA$_{颅外段}$（BA/ECVA）比值确定的血管痉挛程度。

- MFV＜70cm/s 或 BA/ECVA＜2，提示无血管痉挛。

- MFV≥70cm/s 且 BA/ECVA 为 2～2.49，提示轻度血管痉挛。

- MFV≥85cm/s 且 BA/ECVA 为 2.5～2.99，提示中度血管痉挛。

- MFV≥85cm/s 且 BA/ECVA≥3，提示重度血管痉挛。

同样，在 QEEG 中用相对 α 变异性[17, 18]，或单独使用皮层 EEG[22]，或作为多模态监测方法的一部分，均具有一定价值，特别是在评分高的 SAH 患者中，如 Hunt&Hess 评分 3～5 分和 Fischer 评分≥3 分［Ⅲ级证据，中度（C类）推荐］。

通常采用以下 3 种最可靠的指标。

- α/δ 比值（ADR）：衰减（局灶性、半球性或弥漫性）可以预测迟发性脑缺血（DCI），如下所示。

－ ADR 持续 6h，较基线下降 10%（100% 灵敏度和 76% 特异度）。

－ ADR 持续 1h 或更长时间，较基线下降至少 50%（灵敏度为 89%，特异度为 84%）。

- 相对 α 变异值（RAV）：依赖于目测定性相对 α 功率变异性。

－ RAV 差（图 22-1 和图 22-2）。

－ RAV 一般（图 22-3）。

－ 良好的 RAV（图 22-1）。

－ 极好的 RAV（图 22-3 和图 22-4）。

当出现持续下降一个或多个等级是必须引起高度关注的（图 22-5 和图 22-6）。根据作者的经验，即使是在正常范围内从极好下降到良好等级，也应该持谨慎态度去解读。"持续下降"的定义是连续 6h 下降 1 个等级或连续 1h 以上下降 2 个等级。

- 在常规脑电图上出现新的或增加的周期性或节律性（癫痫样）放电：单侧性周期性放电（LPD）、广泛性周期性放电（GPD）、单侧性节

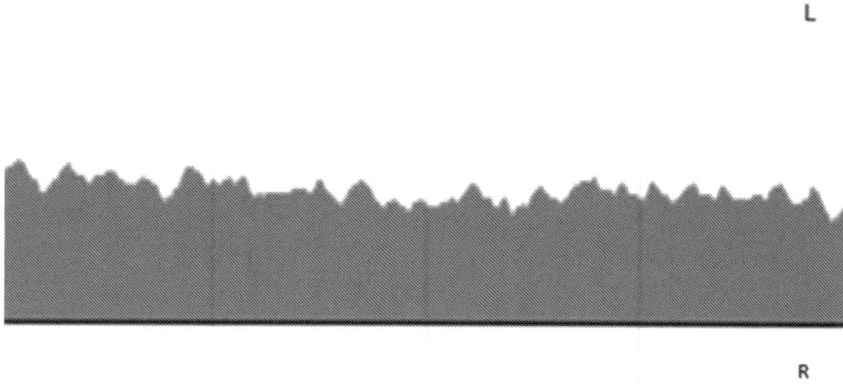

◀ 图 22-1 动脉瘤性（右 MCA）SAH 患者（Hunt Hess 2 级；改良 Fischer 3 级）（此图 B 彩色版本见书末）

A. 定量脑电图示例：左侧大脑半球良好的相对 α 变异值（RAV 良好）- 波谷上方有中等波幅的波动，以及右侧大脑半球较差的相对 α 变异值（RAV 差）- 波谷上方无变化（峰值）。B. 结合出血后第 7 天的 TCD 检测结果，提示右侧 MCA 严重的血管痉挛（MCA_MFV=199cm/s，Lindegaard 指数 =8.96），而左侧 MCA 和 BA 显示正常血流速度（译者注：蛛网膜下腔出血 Hunt-Hess 分级是基于临床表现预测手术风险和预后，分为 0～5 级，级别越高临床表现越重；蛛网膜下腔出血改良 Fischer 分级是基于 CT 结果预测迟发性脑梗死及脑血管痉挛风险，分为 0～4 级，4 级发生率最高）。MCA. 大脑中动脉；BA. 基底动脉

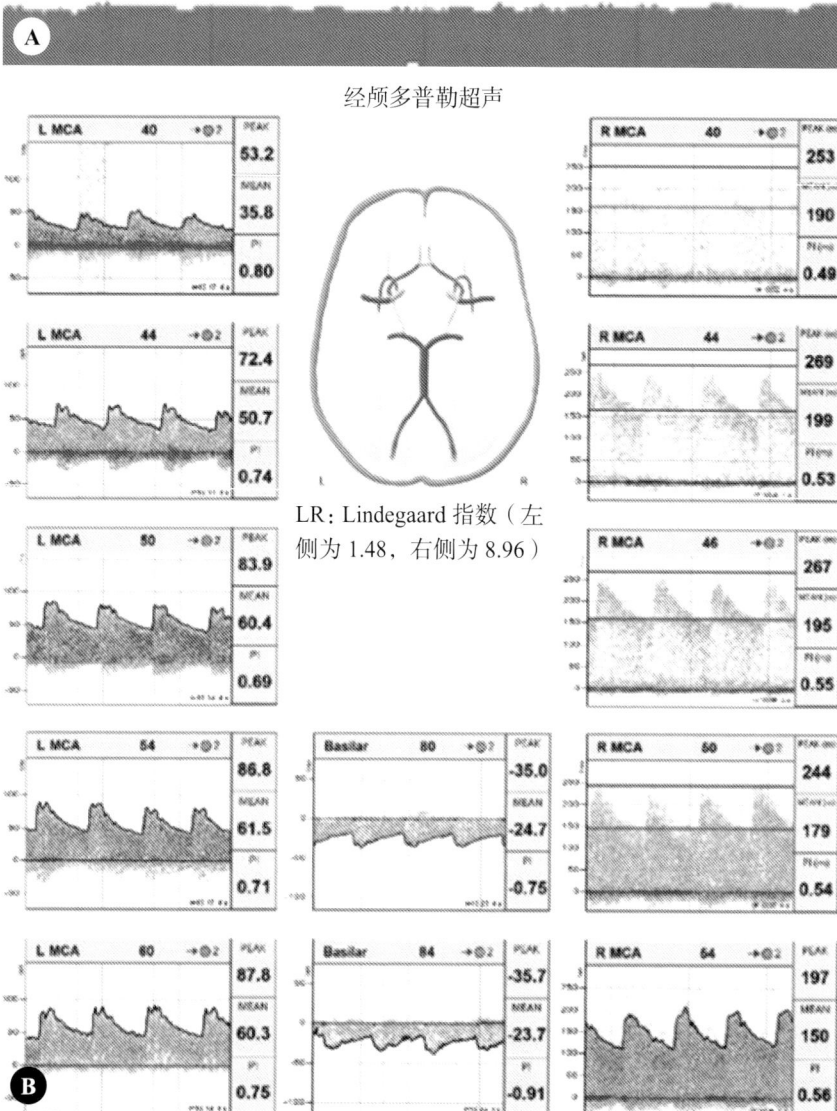

经颅多普勒超声

LR：Lindegaard 指数（左侧为 1.48，右侧为 8.96）

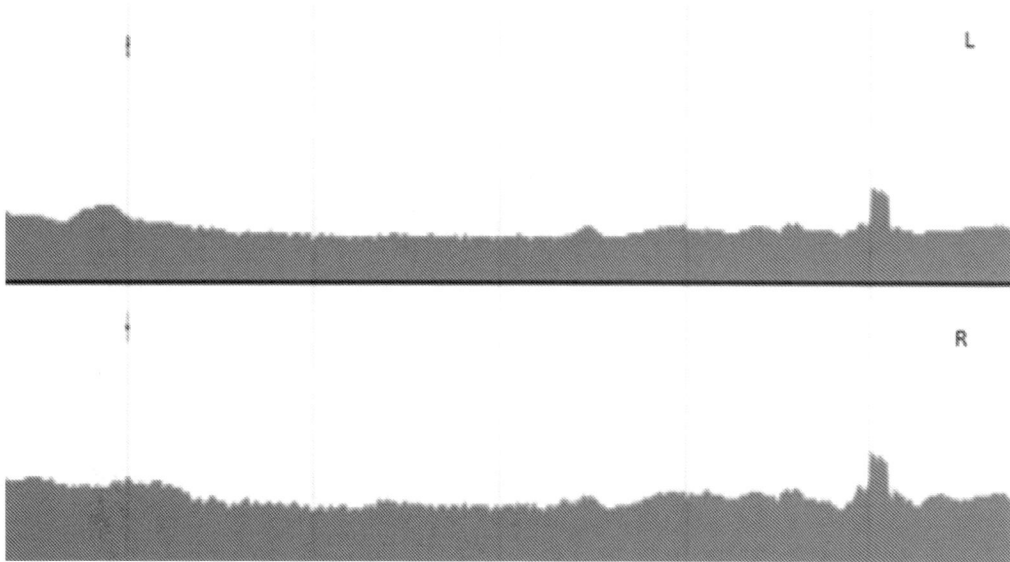

▲ 图 22-2　一例动脉瘤性蛛网膜下腔出血患者发病第 10 天（Hunt Hess 2 级，改良 Fischer 4 级）

定量 EEG 显示：较差的相对 α 变异值（RAV 差）—在记录即将结束时，波谷上方极小的变异性（峰值）开始出现改善，改善是在采取了补液和加大升压药剂量等有助于升高血压的措施下出现的。这是一个即时管理血管痉挛的例子

律性 δ 活动（LRDA）或双侧孤立性节律性 δ 活动（LRDA-BA）。广泛性节律性 δ 活动（GRDA）的致痫性通常较低，除非合并有其他致痫性的脑电改变，否则不应被视作危急值。

这些 QEEG 异常可能是局灶性、半球性或弥漫性的。QEEG 看图者在匆忙下结论之前应该注意并寻找混杂因素，查看原始脑电图对于排除伪差尤其重要。此外，确保患者在这一转变期间未接受任何镇静药是至关重要的。弥漫性改变可能是患者状态改变继发的，在这种情况下，检查 RAV 非常重要。

一项重要的研究对 SAH 患者的 TCD-PSV 与 EEG 的 ADR、RAV 及新发周期性和节律性放电进行了比较，以检测上述指标对预测 DCI 的准确性。该研究发现 RAV 恶化的优势比（OR 值）最高，其次是新发或增多的周期性、节律性放电（表 22-1）[23]。然而，由于需要更大规模的前瞻性研究，该研究结果未被纳入指南。

作者认为，无论采用何种技术，都应同时定期进行临床检查，并根据需要结合放射学检查。然而，如果这两种技术都可用，TCD 更适合（如

果临床评估明确，每天检测 1 次即可）用于分级良好的动脉瘤性 SAH，而 QEEG 更适合（如果临床评估不明确，则需要连续监测）用于分级差的动脉瘤性 SAH[24]。

2. 急性脑出血

TCD（译者注：本段指 TCCD，下同）能够检测到部分呈均匀强回声灶的急性脑出血（acute intracerebral hemorrhage，ICH），并且可以明显区分其与周围脑组织之间的差异。与急性缺血性脑卒中不同，脑出血并非由脑内主要血管信号缺失或减弱引起。TCD 对脑出血的检测受到脑出血部位的限制，可以检测到 53% 的深部结构 ICH 和 33% 的皮质 - 皮质下脑叶 ICH。此外，在 TCD 上，由于脑室内出血（IVH）与钙化的脉络丛和小脑幕回声相似，而肿瘤、动静脉畸形和脑微血管病也可以呈现类似 ICH 的特征，均难以被发现[25]。

根据 TCD 血流速度计算的 PI 增高可预测颅内压（ICP）增高和中线移位，因为高 ICP 会降低舒张末期血流速度。特别是，当非出血侧的 PI 值也随着增高被认为是脑出血患者死亡的独立预

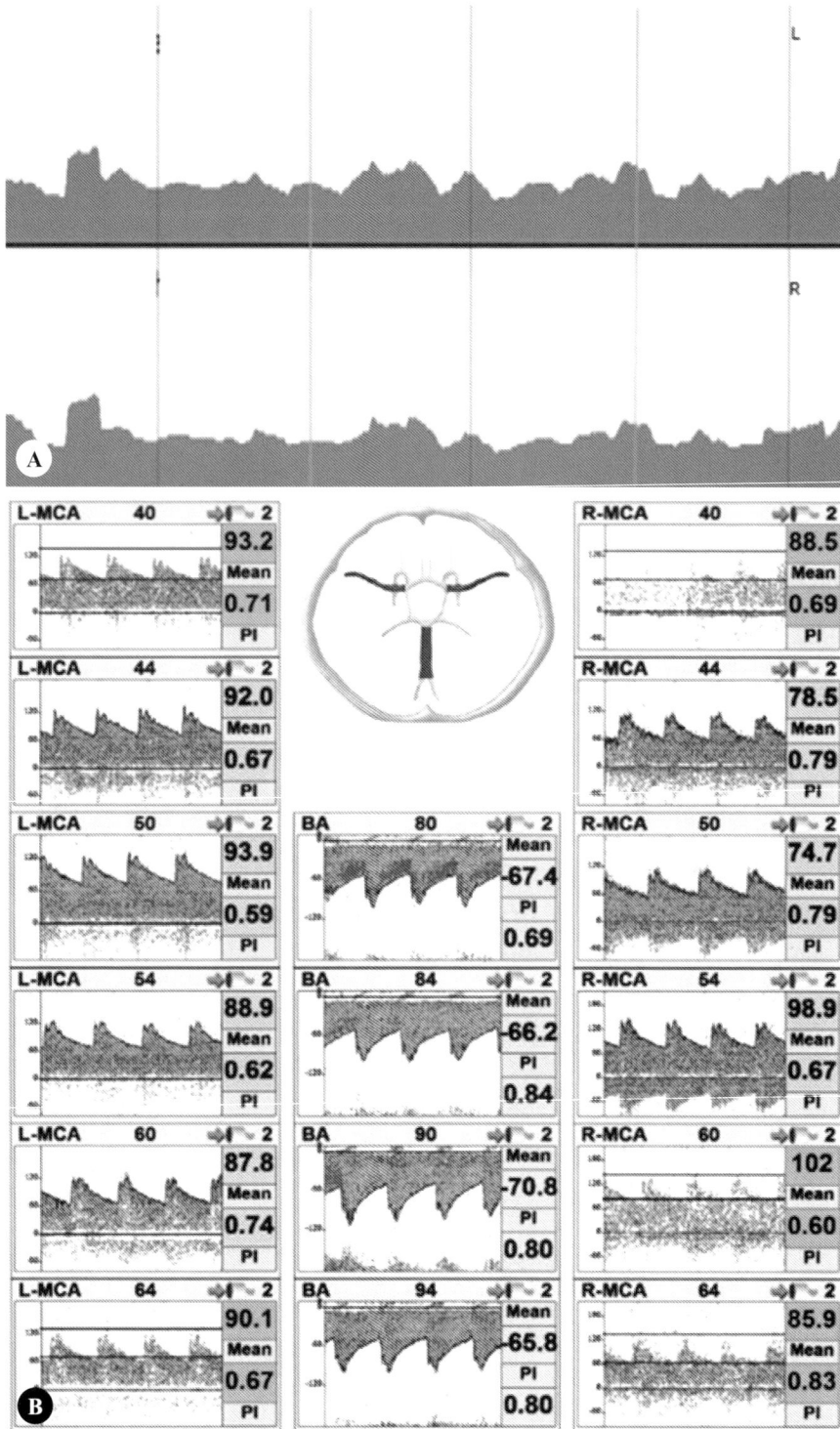

▲ 图 22-3 动脉瘤性蛛网膜下腔出血患者（**Hunt Hess 1 级，改良 Fischer 4 级**）（此图 B 和 D 彩色版本见书末）

A. 出血后第 5 天的定量脑电图显示：具有极好的相对 α 变异值（RAV 极好）- 连续变异性（波谷上方的高波幅峰值）。B. 出血后第 5 天的 TCD 显示：双侧 MCA 和 BA 平均流速低于血管痉挛阈值 - 双侧 Lindegaard 指数＜3，BA/ECVA 比值＜2

测因素（灵敏度 80%，特异度 94%）。此外，若健侧 MCA_PI≥1.055，则可能存在血肿扩大的风险。经影像学证实血肿扩大的患者健侧 MCA 的 PI 值会较基线增加了 48%[26]。

QEEG 由于缺乏特异度而不能作为脑出血的主要诊断工具，但是 QEEG 的 ADR 则被证实是影响脑出血患者预后的独立因素。在一项联合应用 PI/TCD 和 ADR/QEEG 的研究中，与单独使用每项技术相比，联合技术的准确性提高了预测预后的价值（即死亡率预测）（联合应用曲线下面积 AUC=0.949，而 PI/TCD 单独诊断 AUC=0.822，QEEG 单独检测 AUC=0.860）[27]。

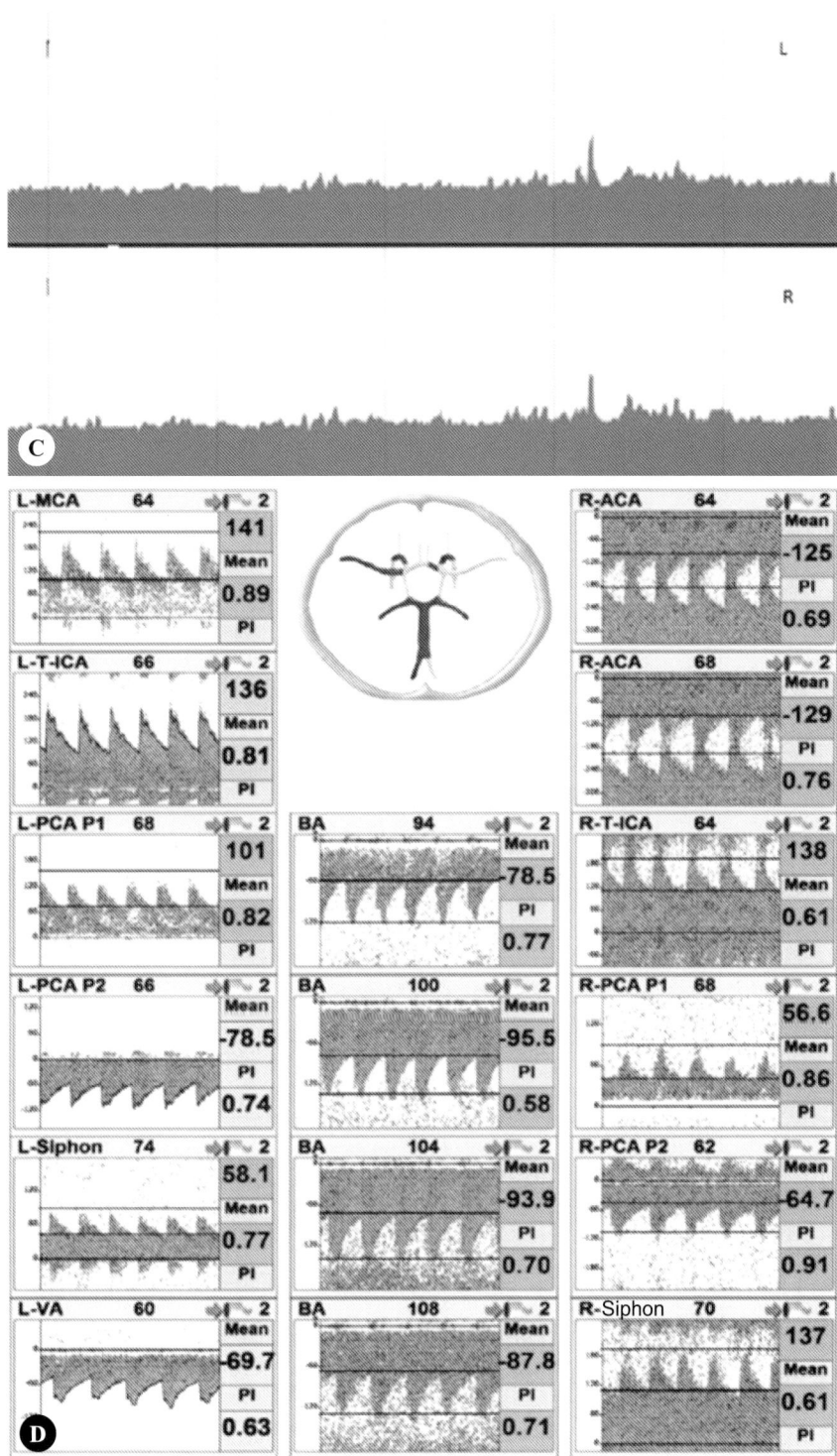

◀ **图 22-3（续）** 动脉瘤性蛛网膜下腔出血患者（**Hunt Hess 1 级，改良 Fischer 4 级**）（此图 B 和 D 彩色版本见书末）

C. 出血后第 10 天（距上次评估 5 天）的定量脑电图显示：较一般的相对 α 变异值（RAV 一般）－在波谷上方仅有少量低波幅峰值的尖波，对应于临床检查和常规血管造影的中至重度血管痉挛，持续下降了 2 级。D. 双侧 MCA 及 BA 平均流速均增快，提示弥漫性轻至中度的血管痉挛（MCA：平均流速为 120～160cm/s，左侧 Lindegaard 指数为 4.0，右侧 Lindegaard 指数为 3.7；BA：平均流速≥85cm/s，BA/ECVA 比值为 2.85）。MCA. 大脑中动脉；T-ICA. 颈内动脉终末段；PCA. 大脑后动脉；Siphon. 颈内动脉虹吸段；VA. 椎动脉；BA. 基底动脉；ACA. 大脑前动脉

3. 急性缺血性脑卒中（AIS）

类似于 ICH，TCD 的 PI 值升高可提示 ICP 增高。此外，通过检测颅内主要动脉的血流信号缺失或减少，经颅多普勒超声（译者注：本段指 TCCD，下同）可以在早期发现大动脉闭塞。TCCD 显示：在大脑中动脉发生闭塞时，MCA 近端为高回声信号，同时伴随着整个供血区域的脑血流消失、微弱或分支减少以及频谱的搏动钝化。此外，还会出现来自 ICA、ACA 和 PCA 远端软脑膜分支的血流信号转向。颅内前、后循环的大动脉闭塞被定义为 CBF 缺失或显著下降。这可能与不对称性指数≥21% 有关，其灵敏度为

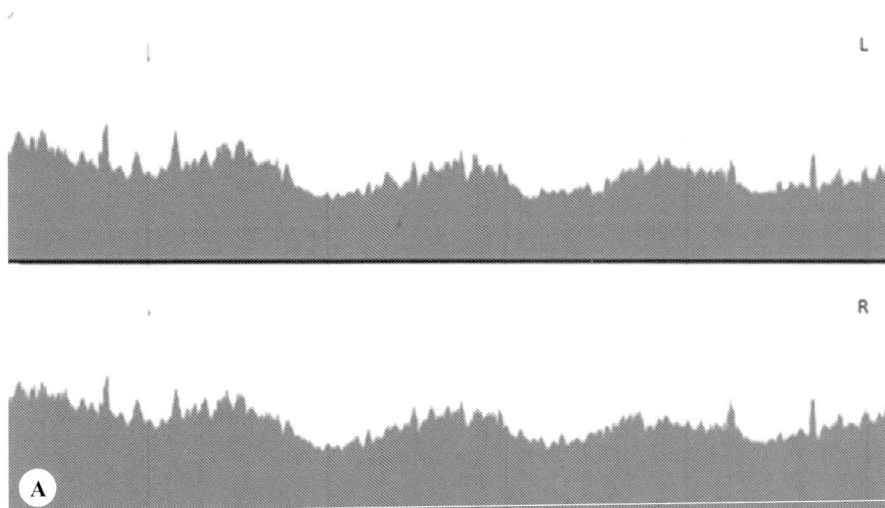

◄ 图 22-4　一例动脉瘤性
蛛网膜下腔出血患者（Hunt
Hess 1 级，改良 Fischer 2 级）
（此图 B 彩色版本见书末）
A. 定量脑电图显示：极好
的 相 对 α 变 异 值（RAV 极
好）- 在波谷上方，有连续
的波峰叠加在较大的高波幅
波动上。B. 该患者 TCD 显
示： 双 侧 MCA、ACA 和
T-ICA 的 TCD 的平均流速。
左侧的 Lindegaard 指数（LR）
为 1.46， 右 侧 LR 为 1.19。
MCA. 大脑中动脉；ACA. 大
脑前动脉；T-ICA. 颈内动脉
终末段

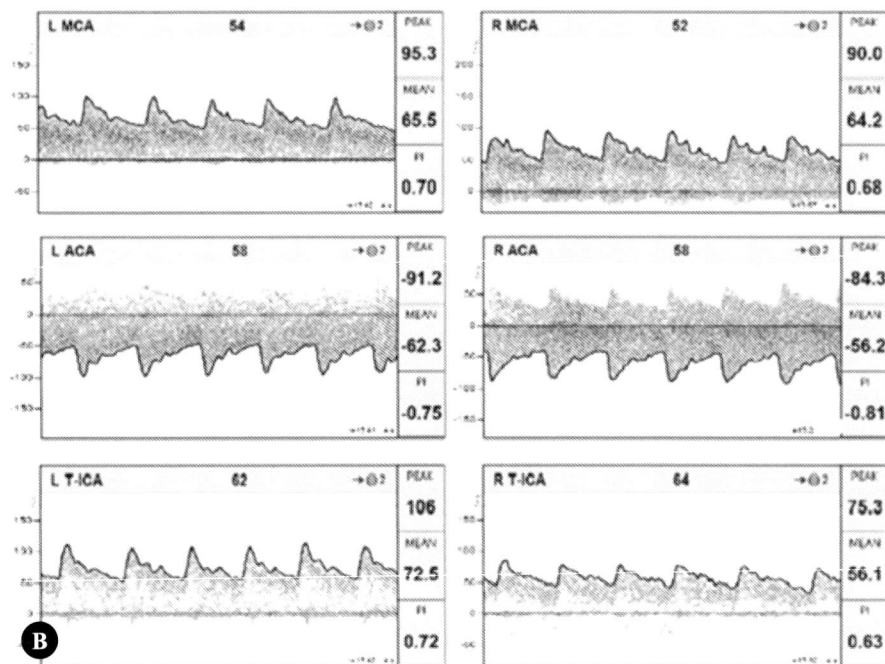

68%～100%，特异度为 78%～99%。该方法适用
于院前环境，可简化患者诊疗流程，并有助于实
现直接转运至综合脑卒中中心进行血管内治疗。
但该方案仍需进一步研究。需要注意的是，腔隙
性脑梗死或小血管脑卒中在 TCCD 检测上存在困
难[25]。此外，通过检测大动脉血流的逆转（即良
好的一级侧支循环）或者远端分支的转向（即不
良的侧支循环），TCCD 可以提供有关侧支循环
代偿状态的信息[11]。

　　TCD 还可在不同的临床场景中检测微栓子
信号（MES），例如，颈动脉内膜剥离术（CEA）
或颈动脉支架置入术（CAS）期间、心脏手术期
间、症状性颈动脉狭窄或心源性栓塞性脑卒中期
间。单向性，高于背景 3dB 以上的强回声，持续
时间<300ms，并伴有特征性的爆音即被定义为
微栓子信号（MES）。大栓子的特征是栓子信号
强度较背景信号>12dB[28]。微栓子监测技术可用
于指导症状性颈动脉狭窄患者的治疗，如果监测
到 MES 则采用双联抗血小板治疗，而未监测到
MES 则单抗治疗[29]。

　　此外，通过 TCD 发泡试验（激活盐水）可
诊断伴有卵圆孔未闭（PFO）的异常脑静脉或

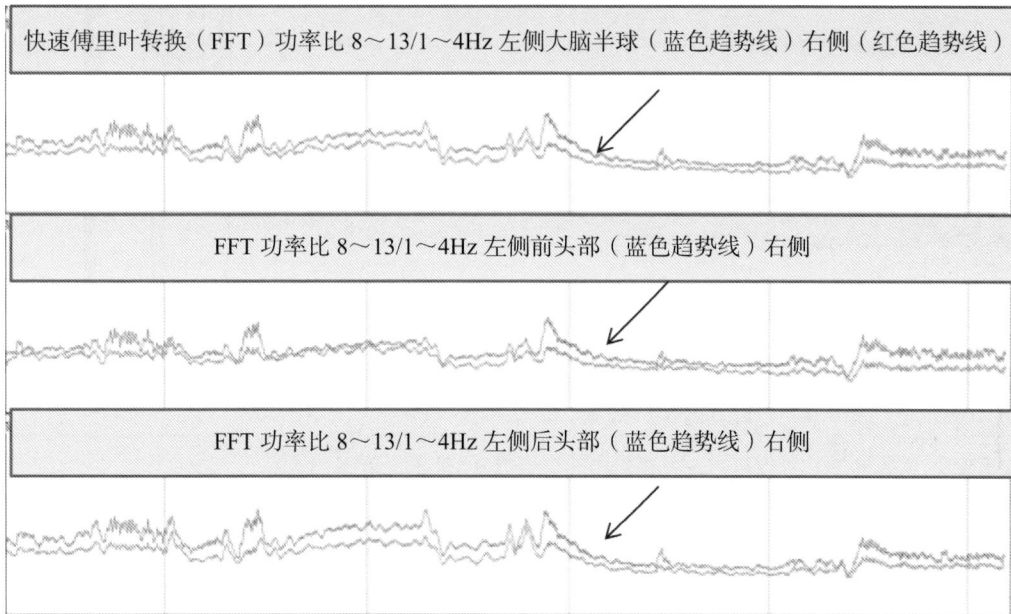

▲ 图 22-5　定量脑电图显示动脉瘤性弥漫性蛛网膜下腔出血患者的 α/δ 比值，突然弥漫性下降（黑箭）。每段（绿线之间）代表 **1h 12min**（此图彩色版本见书末）

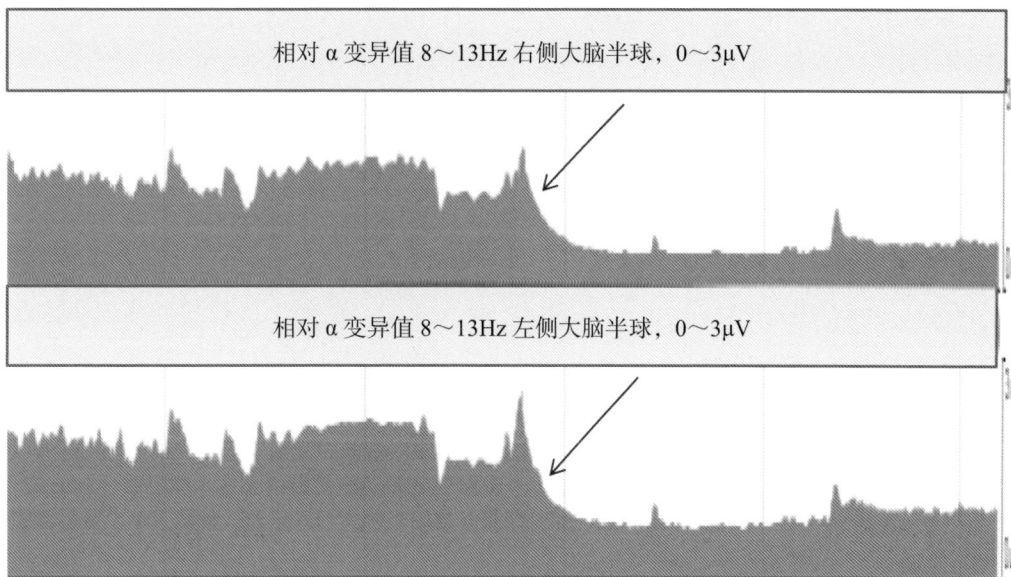

▲ 图 22-6　显示图 22-5 的同一患者的定量脑电图的相对 α 变异值（RAV），RAV 突然弥漫性下降（黑色箭头）。值得注意的是，RAV 的下降发生在 ADR[69] 明显下降前几分钟。每段（竖线之间）代表 **1h 12min**

脂肪栓子。根据栓子的数量，PFO 可分为低（＜30 个栓子）分流组或高（≥30 个栓子）分流组[30]。

QEEG 不是检测急性缺血的特异性标志物。然而，脑卒中后 72h 内的 ADR 和 RAV 是短期和长期预后的预测指标。此外，一个关于脑对称性指数（BSI）的研究发现，该参数通过比较 2 个大脑半球的频谱功率及不对称性的程度，有助于预测急性缺血性脑卒中的预后。该参数的范围是从 0 到 1，0 表示完全对称，1 表示不对称性的程度最高。与 ICH 不同，缺血性脑卒中的 BSI 显著增加，因此可以区分急性脑卒中和短暂性脑缺血发作（TIA）[31, 32]。在 BIS 预测死亡率方面，ICH 和 AIS 的结果存在差异，推测可能与脑出血时对

表 22-1　TCD 与 EEG 参数准确性的比较

	无 DCI（n=52）	DCI（n=51）	OR	P 值
PSV＞200 cm/s	45%	75%	3.65	＜0.01
PSV＞250 cm/s	33%	58%	2.73	0.01
PSV＞300 cm/s	20%	31%	1.8	0.14
ADR 下降	10%	33%	4.47	＜0.01
RAV 下降	2%	42%	36.7	＜0.01
新的周期性或节律性放电	8%	64%	20.4	＜0.01

DCI. 迟发性脑缺血；OR. 优势比；PSV. 收缩期峰值流速；ADR.α/δ 比值；RAV. 相对 α 变异值

侧大脑半球肿胀有关，而非与 AIS 相关。因此，在 ICH 中不对称性表现不明显[33]。此外，当检测到 ADR 和 RAV 的减少时，调阅原始 EEG 来检测 RAWOD（无 δ 波的区域性减弱）是非常有必要的。急性缺血的原始脑电图异常的模式和顺序如下。

• CBF 35～70［ml/（100g•min）］→正常脑电图→完整的神经元。

• CBF 25～35［ml/（100g•min）］→快速 β 活动消失（RAWOD）→可逆性神经元损伤。

• CBF 18～25［ml/（100g•min）］→背景慢化 5～7Hz →潜在的可逆性神经元损伤。

• CBF 12～18［ml/（100g•min）］→背景慢化 1～4Hz →潜在的可逆性神经元损伤。

• CBF＜8～10［ml/（100g•min）］→抑制所有频率的脑波→神经元细胞死亡[34]。

研究显示 RAWOD 模式是急性缺血性改变的早期标志，在颈动脉内膜剥脱术的实践中，术中夹闭颈动脉期间的 RAWOD 预测价值最高。然而，对于蛛网膜下腔出血（SAH）、硬膜下血肿（SDH）[35] 或近期发生过急性脑卒中的急性缺血性脑卒中的高危患者，如果尽早行连续脑电图监测筛查 RAWOD 或行 TCD 监测 CBFV 及 PI 值随访，也将从中获益。此外，这些参数可用于监测高血压治疗的效果。

此外，TCD 和 EEG 在颈动脉支架置入术后

或血栓切除术后用于监测再闭塞或高灌注损伤的相关变化也越来越受到关注，这也可能用于指导血栓切除术后的血压管理[36]。

4. 颈动脉内膜剥脱术（CEA）

在颈动脉阻断期间，监测脑血流和（或）脑电活动对于术中是否放置分流管具有重要的指导意义。监测参数的变化总是先于临床变化，表面看起来临床变化发生在术后 - 血流无变化的阶段，但实际上这些参数早在术中就已经发生了改变，其中 TCD 血流改变（减少或消失）可能比 EEG 改变更早。此外，TCD 可监测颈动脉重新开放后的微栓子[37, 38]。

EEG 变化与 AIS 中讨论的类似。通常使用常规脑电图而不是 QEEG，因我们捕捉的是实时变化，而非随时间推移而发生的趋势变化。然而，在阻断颈动脉期间，QEEG-BSI 变化≥0.6 与原始脑电图变化相关，而 BSI＜0.3 与原始脑电图变化无关[39]。

5. 创伤性脑损伤

TCD 在创伤性脑损伤后颅内监测中的作用备受关注，TCD 通过监测血流速度及基于血流速度产生的各种指标，如 LR 用于血管痉挛监测，PI 用于颅内压和脑灌注压的监测，VMR 则用于自动调节血管舒缩的监测。根据最近的一项 Meta 分析结果显示，TCD 异常（MFV＞120cm/s 或 MFV＜35cm/s+PI＞1.2）的 TBI 患者预后不良

第 22 章　脑电图与经颅多普勒超声：颅内监测的适应证和应用

Electroencephalography Versus Transcranial Doppler Ultrasonography; Indications and Applications for Intracranial Monitoring

的风险显著增加 3 倍，死亡率显著增加 9 倍[40]。在另一项研究中，重型 TBI 患者在入院后约 18min 内接受 TCD 检查，并在 TCD 指导下早期接受治疗，可提高 CPP 和减轻脑水肿，从而减轻低灌注和继发性缺血事件的程度[41]。

除了癫痫发作外，QEEG 监测在重型 TBI 中的作用仍在研究中。已有研究提出了一些预测预后的参数，包括较快频率的变异性下降（θ、α 和 β 功率）可预测不良的预后[42-44]。此外，脑电双频指数（BIS）高与良好的预后相关[45]。BIS 将 EEG 简化为单一的数字，用于监测麻醉深度（2~4 个电极贴在前额上）。当 QEEG 与 SSEP 联合应用时预测价值将更好[46, 47]。

对于轻型创伤性脑损伤，急性期（前 2 周）的 QEEG 显示 α、θ、δ 波功率降低，ADR 和 α/θ 比值（ATR）降低；亚急性期（数周至 6 个月）表现为弥散性慢波活动，尤其是左侧颞区；慢性期，与对照组相比，QEEG 的 α 功率持续下降，δ 功率持续增加[48]。

6. 心脏外科

在心脏手术中，短暂性的脑灌注不足经常发生，然而，长时间的低灌注事件将令人担忧。动脉血压监测和脑血氧测定可能无法准确评估脑灌注不足。

在心脏手术中，TCD 监测脑血流越来越受到关注。在术中，TCD 主要监测 MCA 的 MFV，在搏动血流阶段，MFV 较基线降低 60% 或舒张期血流消失表明脑灌注不足；在无搏动血流阶段，MFV 较基线降低 80% 提示脑灌注不足；在脑循环停止阶段，TCD 监测的是 MCA 的顺行和逆行血流，以评估选择性的脑灌注。而且，TCD 还可以在术中监测微栓子[49, 50]。

另外，在心脏手术期间，常用的脑电图技术参数是 BIS。过度抑制（即长期 BIS<40）与恢复时间延长、神经功能预后不佳以及 1 年死亡率增加有关。在深低温循环停止阶段，需要完全抑制，符合麻醉状态。在复温阶段，应避免过度刺激[49, 51, 52]。

7. 心搏骤停后

在最初的 24h 内，TCD 能识别出已进展为不可逆神经损伤的患者。在自主循环恢复（ROSC）2h 后仍处于昏迷状态的患者中，持续弥漫性低动力 TCD 模式（即低 MFV 和高 PI）或弥漫性高动力 TCD 模式（高 MFV 和低 PI）与颅内压增高及脑死亡等不良预后密切相关。这些特征可能具有早期预后价值，以避免无效治疗。

低动力型、正常型和高动力型 TCD 模式的混合存在，表明大脑中可能存在低灌注区域。因此，对 ROSC 后昏迷患者进行连续的 TCD 监测，可以发现脑血流动力学的早期改变并指导治疗，从而降低继发性神经损伤的可能性。

TCD 的优点是不受镇静、麻醉和（或）低温的影响[53]。

另外，最近研究表明，常规脑电图（包括诱发电位）在心搏骤停后对预测预后有重要作用。心搏骤停后的患者可分为预后不良和预后不确定两组。

对于预后不良组，应满足任一项一线诊断标准或至少 2 项二线诊断标准。

- 一线诊断标准：双侧 SSEP 的 N20 波消失和（或）瞳孔及角膜反射均消失。
- 二线标准：至少符合以下两项。
- 复苏后肌阵挛持续状态≤48h。
- CT 和（或）MRI 显示弥漫性缺氧性脑损伤。
- 血清神经元特异性烯醇化酶（NSE）峰值＞75μg/L。
- 复苏后，脑电图呈现无反应性，并伴有爆发抑制和（或）癫痫持续状态。

对于预后不确定组，第 2 天的 EEG 结果表现为以下几种模式。

- 高度恶性（抑制、周期性放电伴电抑制、爆发 – 抑制）。
- 恶性（周期性或节律性模式、病理性或无反应性背景活动）。
- 良性（无以上恶性特征）。

如果 EEG 未显示高度恶性模式，则其预测 3 个月良好神经功能预后的灵敏度为 99.5%，特异度为 8.5%，阳性预测值（PPV）为 66.1%，阴性预测值（NPV）为 91%。如果结合 NSE<33μg/L，那么预测 3 个月良好神经功能预后的灵敏度为 84.4%，特异度为 46.6%，PPV 为 74%，NPV 为 62.5%。

如果 EEG 显示出高度恶性模式，则其预测 3 个月不良神经功能预后的灵敏度为 8.5%，特异度为 99.5%，PPV 为 91%，NPV 为 66.1%。若结合 NSE>75μg/L，则特异度增加到 100%[54, 55]。

8. 脑死亡

TCD 和 EEG 均是脑死亡评估的辅助检查。作者所在国家（美国）规定，如果脑死亡的临床评估（全颅神经反射和呼吸暂停试验）成功完成，则不需要辅助检查。然而，如果临床评估无法完成或不确定，则应进行辅助检查。根据多项研究，可用于脑死亡判定的辅助技术的有效性如下：TCD 为 57%～92%、EEG 约为 94%、CTA 约为 94%、SSEP 约为 82% 和听觉诱发电位（AEP）为 2%～32%。然而，由于技术操作上的困难和人为因素，这些检测技术仍存在一定程度的不可靠性。目前认为脑灌注显像是最敏感和最特异的检查方法，并且被许多临床医生所信赖[56, 57]。

脑死亡患者的 TCD 表现为无血流信号（即脑循环停止），但脑灌注停止前的基线 TCD 数据对于解读 TCD 结果具有至关重要的意义。声窗缺乏可能导致误判为无血流信号，导致假阳性结果（假阳性率 10%～20%）。此外，颅骨缺损和脑脊液引流的患者中 TCD 可能存在残余脑血流，导致假阴性结果。此外，TCD 表现为振荡波、舒张期反向血流或收缩期尖小波，被视为脑死亡和治疗无效的早期迹象（图 22-7），然而，这些结论也有例外[58]。

另外，EEG 检测应采用双倍电极间距的双极导联，当脑死亡（未记录到>2μV 的连续脑电活动，且对外界刺激无变化或无反应）时，提示电静息或不活动（electrocerebral silence or inactivity，ECI）。虽然使用无干扰的 EEG 记录 30min 的 ECI 是足够的，但也存在其他方案，包括分别记录间隔 4h 观察期的两次 EEG，尤其是在 EEG 记录质量不理想的情况下[59]。

值得注意的是，所有辅助检查都应在执行自主呼吸激发试验所需的条件下进行，包括无镇静、无麻醉、SBP>90mmHg（必要时在血管加压药物辅助下），体温>36℃，正常呼吸，血清钠<160mmol/L。如果患者仍处于镇静或麻醉状态，TCD 和 CTA 可能优于 EEG 和 SSEP。

9. 脑静脉窦血栓形成（CVST）

TCD 或经颅彩色编码双功超声（TCCS）在诊断脑静脉窦血栓形成（CVST）中的作用有限。TCCS 显示彩色血流信号消失即可诊断，但无法区分血栓闭塞、未发育或发育不良。TCD 偶然发现的异常的静脉信号（如脑静脉血流速度增快）或显著的双侧不对称（>50%）将有助于诊断，并需要进一步检查，如 CT 脑静脉造影[60]，高流速的静脉信号通常提示是代偿的侧支静脉血流，也可能是脑静脉窦血栓形成（CVST），但通常表现为静脉血流逆转，如基底静脉血流逆向提示直窦血栓形成。超声医生偶尔用于检测横窦异常的方法是压迫对侧颈静脉（图 22-8）。正常情况下，当压迫对侧颈静脉时，同侧静脉窦流速将大幅度地增快；如果同侧静脉窦流速无增快或缓慢增快（尤其是与对侧比较），提示同侧静脉窦异常可能，并需要进一步检查确认[61]。需要注意的是，检查表现正常也不能完全排除异常[62]。表 22-2 提供了不同声窗下，各脑静脉窦血流速度的正常范围。在脑出血后遗症和（或）脑缺血的严重情况下，PI 可能反映 ICP 增高。

脑电图在 CVST 中的作用有限，仅用于痫性发作的早期。早期的痫性发作与较差的早期预后相关，但与较差的晚期预后无关[63]。这可能指导医生在疾病诊疗过程中采取更积极的治疗措施。

第 22 章　脑电图与经颅多普勒超声：颅内监测的适应证和应用

Electroencephalography Versus Transcranial Doppler Ultrasonography; Indications and Applications for Intracranial Monitoring

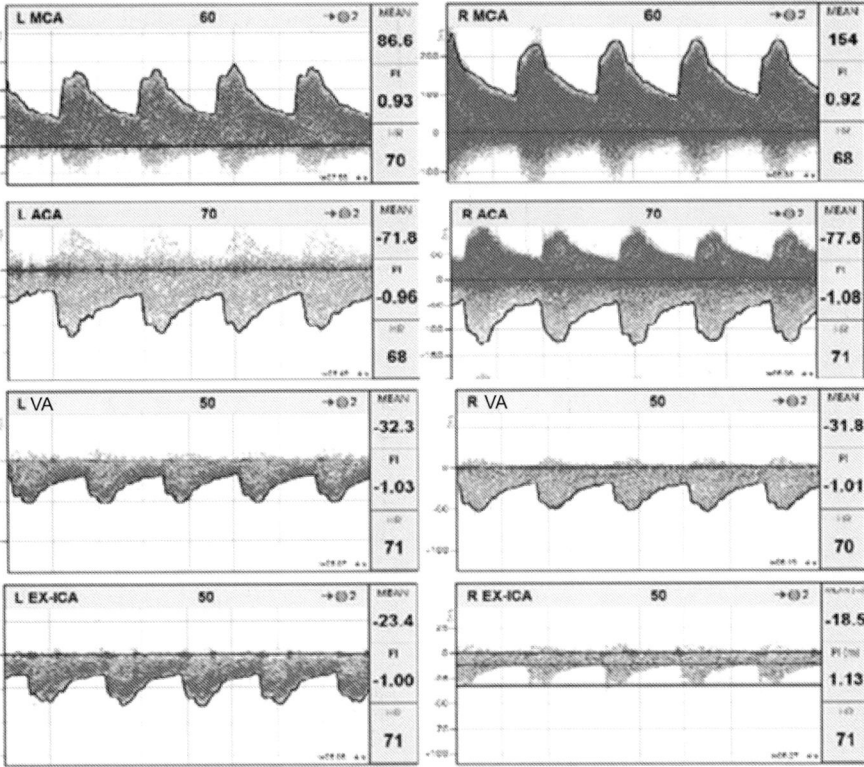

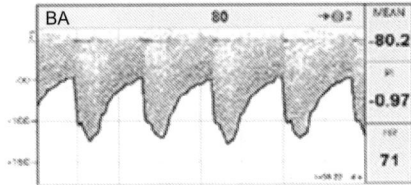

◀ 图 22-7　66 岁女性动脉瘤性蛛网膜下腔出血（Hunt Hess 4 级，改良 Fischer 4 级）患者的 TCD 表现（此图彩色版本见书末）

A. 出血后第 6 天 TCD 显示：搏动指数正常（PI<1）；B. 出血后第 7 天，临床检查恶化；头颅 CT 显示广泛脑水肿伴脑疝；复查 TCD 显示：振荡和收缩期尖小波，提示符合脑死亡的 TCD 频谱改变。临床证实为脑死亡。MCA. 大脑中动脉；ACA. 大脑前动脉；EX-ICA. 颅外段颈内动脉；VA. 椎动脉；BA. 基底动脉

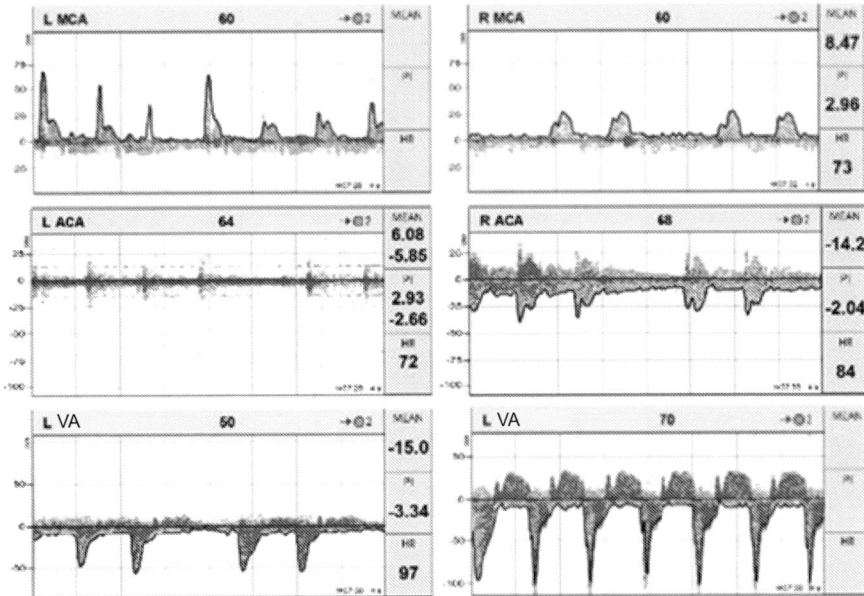

10. 镰状细胞病

TCD 是筛查镰状细胞性贫血患者脑缺血的有效方法。以 MRI-FLAIR 为对照，TCD 探查 MCA 的 PSV 增快的灵敏度达 73%，特异度达 81%。当 TCD 的 MCA 的 PSV 为 200～250cm/s 或时间平均最大平均速度（TAMV 或 TAMM）为 170～200 cm/s 被认为是继发性流速增快，需要密切监测（3～6 个月）；而 PSV≥250cm/s 或 TAMV≥200cm/s 被认为是异常，提示存在脑血管病变的高风险[64, 65]。镰状细胞病脑卒中预防试验（stroke prevention trial in sickle cell anemia, STOP）的结论是，与标准治疗相比，至少出现 2 次 TCD-PSV 增快的患儿接受长期输血可降低

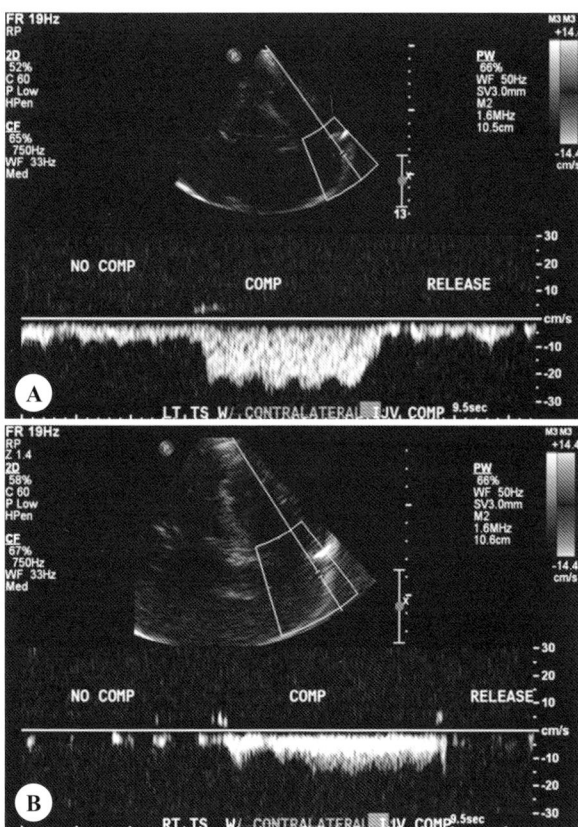

▲ 图 22-8　**A.** 压迫右侧颈静脉时，**TCD** 经颞窗显示左侧横窦血流速度明显增快。**B.** 压迫左侧颈静脉时，**TCD** 经颞窗显示右侧横窦血流速度轻度增快。上述 **TCD** 表现可能是静脉部分闭塞（血栓形成）所致，但不能排除发育不全。通过神经影像学（**CT** 静脉造影）证实了右侧横窦部分血栓形成的诊断（此图彩色版本见书末）

92% 的脑卒中风险。高达 11% 的镰状细胞患儿在 20 岁前会发生缺血性脑卒中[65-67]。

脑电图对镰状细胞性贫血的疼痛评估和治疗，可能有潜在的应用前景。少量文献发现，处理疼痛相关区域时，脑电图显示 θ 功率增加，这将有助于客观地而非主观地对疼痛进行分级，从而有助于疼痛管理[68]。

结论

TCD 和 EEG 作为当代两种颅内监测技术，应该联合使用而非彼此竞争。尽管这 2 种方法偶尔有共同的适用情况，但随着临床工作的复杂程度，将被迫同时应用。其应用实例是，在临床检查良好的动脉瘤性 SAH 患者中用 TCD 观察血管痉挛，在 TCD 颞窗不良的情况下则用 EEG 观察。尽管如此，这两种技术目前都缺乏足够的证据来指导标准化治疗。此外，尽管科研团队和医院管理部门注意到这两种有前景的无创技术，并开始将更多的精力和资源投入其中，但因缺乏足够的培训和资源而无法开展广泛地应用和实践，因此，需要启动大型随机对照试验以助力作用。

质量等级评定： Ⅰ级，从一项或多项设计良好的前瞻性、对照、盲法研究中获得的证据；Ⅱ级，从一项或多项设计良好的临床研究中获得的证据；Ⅲ级，从专家共识、系列病例或病例报告中获得的证据。

推荐强度评级： A 类（强），基于Ⅰ类或证据充分的Ⅱ类证据；B 类（中度），基于Ⅱ类证据；C 类（中度），基于对Ⅲ类证据的强烈共识；D 类（弱），基于无法定论或相互矛盾的Ⅱ类或Ⅲ类证据；E 类（弱），基于缺乏有效证据。

致谢

感谢 Jashua D Waks，BS，RVT 完成和提供 TCD 检查及图像供本章使用。

表 22-2 脑静脉和静脉窦的正常血流速度[61]

脑静脉或静脉窦	血流速度 a	检测率
TCCS（经颞窗）n^b=250		
大脑深静脉	（4～15）/（3～11）	0.53～0.95
基底静脉	（7～20）/（5～15）	0.85～1.0
Galen 大脑大静脉	（6～32）/（4～25）	0.84～0.94
直窦	（6～39）/（4～27）	0.23～0.82
横窦	（6～56）/（5～38）	0.20～0.84
上矢状窦	（6～20）/（3～14）	0.38～0.67
TCCS（经颞窗）n=43		
蝶顶窦＋岩上窦	27±17	0.84
TCCS（经枕和额窗）n=120 75		
Galen 大脑大静脉	（12～34）/（7～26）	0.20～0.34
直窦	（7～64）/（2～43）	0.50～0.81
大脑内静脉	（7～22）/（4～16）	0.13～0.60
TCD（经枕窗）n=80		
岩下窦	20±9	0.78

TCCS. 经颅彩色编码双功超声

a. 血流速度显示形式为收缩期值 / 舒张期值的范围

n^b. 经声窗探查的个数

参考文献

[1] Sharma AK, Bathala L, Batra A, Mehndiratta MM, Sharma VK. Transcranial doppler: techniques and advanced applications: part 2. Ann Indian Acad Neurol. 2016;19(1):102–7.

[2] Bellner J, Romner B, Reinstrup P, Kristiansson KA, Ryding E, Brandt L. Transcranial doppler sonography pulsatility index (PI) reflects intra-cranial pressure (ICP). Surg Neurol. 2004;62(1):45–51. discussion 51.

[3] Silvestrini M, Vernieri F, Pasqualetti P, Matteis M, Passarelli F, Troisi E, et al. Impaired cerebral vasoreactivity and risk of stroke in patients with asymptomatic carotid artery stenosis. JAMA. 2000;283:2122–7.

[4] Edmonds HL Jr, Isley MR, Sloan TB, Alexandrov AV, Razumovsky AY. American Society of Neurophysiologic Monitoring and American Society of Neuroimaging joint guidelines for transcranial doppler ultra-sonic monitoring. J Neuroimaging. 2011;21(2):177–83.

[5] Bass A, Krupski WC, Schneider PA, Otis SM, Dilley RB, Bernstein EF. Intraoperative transcranial doppler: limitations of the method. J Vasc Surg. 1989;10(5):549–53.

[6] Spencer MP, Thomas GI, Moehring MA. Relation between middle cere-bral artery blood flow velocity and stump pressure during carotid endar-terectomy. Stroke. 1992;23:1439–45.

[7] Kneihsl M, Niederkorn K, Deutschmann H, Enzinger C, Poltrum B, Horner S, et al. Abnormal blood flow on transcranial duplex sonography predicts poor outcome after stroke thrombectomy. Stroke. 2018;49(11):2780–2.

[8] Schneweis S, Urbach H, Solymosi L, Ries F. Preoperative risk assessment for carotid occlusion by transcranial doppler ultrasound. J Neurol Neurosurg Psychiatry. 1997;62(5):485–9.

[9] Edmonds HL Jr. Advances in neuromonitoring for cardiothoracic and vascular surgery. J Cardiothorac Vasc Anesth. 2001;15(2):241–50.

[10] Edmonds HL Jr. Protective effect of neuromonitoring during cardiac sur-gery. Ann N Y Acad Sci. 2005;1053:12–9.

[11] Martínez-Sánchez P, Tsivgoulis G, Lao A, Sharma V, Alexandrov AV. Ultrasound in acute ischemic stroke. Neurologia. 2009;24(1):59–68.

[12] Park JH, Song J, Shin J, Jang HS, Seo WK. Teaching

neuroimages: vertebral artery compression by head tilt around the roll axis diagnosed by transcranial doppler. Neurology. 2018;91(17):e1657–8.

[13] Zachrisson H, Fouladiun M, Blomstrand C, Holm J, Volkmann R. Functional assessment of high-grade ICA stenosis with duplex ultra-sound and transcranial doppler. Clin Physiol Funct Imaging. 2012;32(3):241–6.

[14] Hassler W, Steinmetz H, Gawlowski J. Transcranial doppler ultrasonography in raised intracranial pressure and in intracranial circulatory arrest. J Neurosurg. 1988;68(5):745–51.

[15] Babikian VL, Wijman CA. Brain embolism monitoring with transcranial doppler ultrasound. Curr Treat Options Cardiovasc Med. 2003;5(3):221–32.

[16] Vespa PM, Nuwer MR, Juhasz C, et al. Early detection of vasospasm after acute subarachnoid hemorrhage using continuous EEG ICU moni-toring. Electroencephalogr Clin Neurophysiol. 1997;103:607–15.

[17] Claassen J, Hirsch LJ, Kreiter KT, et al. Quantitative continuous EEG for detecting delayed cerebral ischemia in patients with poor-grade subarach-noid hemorrhage. Clin Neurophysiol. 2004b;115:2699–710.

[18] Muniz CF, Shenoy AV, O'Connor KL, Bechek SC, Boyle EJ, Guanci MM, et al. Clinical development and implementation of an institutional guideline for prospective EEG monitoring and reporting of delayed cerebral ischemia. J Clin Neurophysiol. 2016;33(3):217–26.

[19] Nuwer M. Assessment of digital EEG, quantitative EEG, and EEG brain mapping: report of the American Academy of Neurology and the American Clinical Neurophysiology Society. Neurology. 1997;49(1):277–92.

[20] Herman S, Abend NS, Bleck TP, Chapman KE, Drislane FW, Emerson RG, et al. Consensus statement on continuous EEG in critically ill adults and children, part I: indications. J Clin Neurophysiol. 2015 Apr;32(2):87–95.

[21] Diringer MN, Bleck TP, Claude Hemphill J, Menon D, Shutter L, Vespa P, et al. Critical care management of patients following aneurysmal subarachnoid hemorrhage: recommendations from the Neurocritical Care Society's Multidisciplinary Consensus Conference. Neurocrit Care. 2011 Sep;15(2):211–40.

[22] Stuart RM, Waziri A, Weintraub D, Schmidt MJ, Fernandez L, Helbok R, et al. Intracortical EEG for the detection of vasospasm in patients with poor-grade subarachnoid hemorrhage. Neurocrit Care. 2010 Dec;13(3):355–8.

[23] Rosenthal ES, Biswal S, Zafar SF, O'Connor KL, Bechek S, Shenoy AV, et al. Continuous electroencephalography predicts delayed cerebral ischemia after subarachnoid hemorrhage: a prospective study of diagnostic accuracy. Ann Neurol. 2018 May;83(5):958–69.

[24] Hong JH, Bang JS, Chung JH, Han MK. Protocol based real-time con-tinuous electroencephalography for detecting vasospasm in subarachnoid hemorrhage. J Korean Neurosurg Soc. 2016 Mar;59(2):154–7.

[25] Antipova D, Eadie L, Macaden AS, Wilson P. Diagnostic value of transcranial ultrasonography for selecting subjects with large vessel occlu-sion: a systematic review. Ultrasound J. 2019;11(1):29.

[26] Kesav P, Khurana D, Prabhakar SK, Ahuja CK, Khandelwal N. Transcranial doppler and hematoma expansion in acute spontaneous primary intracerebral hemorrhage. Ann Indian Acad Neurol. 2019;22(2):195–8.

[27] Chen Y, Xu W, Wang L, Yin X, Cao J, Deng F, et al. Transcranial

doppler combined with quantitative EEG brain function monitoring and outcome prediction in patients with severe acute intracerebral hemorrhage. Crit Care. 2018;22(1):36.

[28] Consensus Committee of the Ninth International Cerebral Hemodynamic Symposium. Basic identification criteria of doppler microembolic sig-nals. Stroke. 1995;26(6):1123.

[29] Markus HS, Droste DW, Kaps M, Larrue V, Lees KR, Siebler M, et al. Dual antiplatelet therapy with clopidogrel and aspirin in symptomatic carotid stenosis evaluated using doppler embolic signal detection: the Clopidogrel and Aspirin for Reduction of Emboli in Symptomatic Carotid Stenosis (CARESS) trial. Circulation. 2005;111(17):2233–40.

[30] Spencer MP, Moehring MA, Jesurum J, Gray WA, Olsen JV, Reisman M. Power m-mode transcranial doppler for diagnosis of patent foramen ovale and assessing transcatheter closure. J Neuroimaging. 2004 Oct;14(4):342–9.

[31] Cuspineda E, Machado C, Galán L, Aubert E, Alvarez MA, Llopis F, et al. QEEG prognostic value in acute stroke. Clin EEG Neurosci. 2007 Jul;38(3):155–60.

[32] Sheorajpanday RV, Nagels G, Weeren AJ, van Putten MJ, De Deyn PP. Reproducibility and clinical relevance of quantitative EEG parame-ters in cerebral ischemia: a basic approach. Clin Neurophysiol. 2009;120(5):845–55.

[33] Zazulia AR, Videen TO, Diringer MN, Powers WJ. Poor correlation between perihematomal MRI hyperintensity and brain swelling after intracerebral hemorrhage. Neurocrit Care. 2011 Dec;15(3):436–41.

[34] Schneider AL, Jordan KG. Regional attenuation without delta (RAWOD): a distinctive EEG pattern that can aid in the diagnosis and management of severe acute ischemic stroke. Am J Electroneurodiagnostic Technol. 2005 Jun;45(2):102–17.

[35] Alkhachroum AM, Fernandez-Baca Vaca G, Sundararajan S, DeGeorgia M. Post-subdural hematoma transient ischemic attacks: hypoperfusion mechanism supported by quantitative electroencephalography and tran-scranial doppler sonography. Stroke. 2017 Mar;48(3):e87–90.

[36] Schleiger E, Wong A, Read S, Coulthard A, Finnigan S. Improved cerebral pathophysiology immediately following thrombectomy in acute ischaemic stroke: monitoring via quantitative EEG. Clin Neurophysiol. 2016 Aug;127(8):2832–3.

[37] Jansen C, Moll FL, Vermeulen FE, van Haelst JM, Ackerstaff RG. Continuous transcranial doppler ultrasonography and electroenceph-alography during carotid endarterectomy: a multimodal monitoring sys-tem to detect intraoperative ischemia. Ann Vasc Surg. 1993 Jan;7(1):95–101.

[38] Costin M, Rampersad A, Solomon RA, Connolly ES, Heyer EJ. Cerebral injury predicted by transcranial doppler ultrasonography but not electro-encephalography during carotid endarterectomy. J Neurosurg Anesthesiol. 2002 Oct;14(4):287–92.

[39] van Putten MJ, Peters JM, Mulder SM, de Haas JA, Bruijninckx CM, Tavy DL. A brain symmetry index (BSI) for online EEG monitoring in carotid endarterectomy. Clin Neurophysiol. 2004 May;115(5):1189–94.

[40] Fatima N, Shuaib A, Chughtai TS, Ayyad A, Saqqur M. The role of transcranial doppler in traumatic brain injury: a systemic review and meta-analysis. Asian. J Neurosurg. 2019 Jul-Sep;14(3):626–33.

[41] Ract C, Le Moigno S, Bruder N, Vigué B. Transcranial doppler ultra-sound goaldirected therapy for the early management of severe traumatic brain injury. Intensive Care Med. 2007

第 22 章　脑电图与经颅多普勒超声：颅内监测的适应证和应用

Electroencephalography Versus Transcranial Doppler Ultrasonography; Indications and Applications for Intracranial Monitoring

Apr;33(4):645–51.

[42] Tolonen A, SäkeläMOK, Takala RSK, Katila A, Frantzén J, Posti JP. Quantitative EEG parameters for prediction of outcome in severe traumatic brain injury: development study. Clin EEG Neurosci. 2018 Jul;49(4):248–57.

[43] Vespa PM, Boscardin WJ, Hovda DA, McArthur DL, Nuwer MR, Martin NA, et al. Early and persistent impaired percent alpha variability on continuous electroencephalography monitoring as predictive of poor out-come after traumatic brain injury. J Neurosurg. 2002 Jul;97(1):84–92.

[44] Moulton RJ, Marmarou A, Ronen J, Ward JD, Choi S, Lutz HA, et al. Spectral analysis of the EEG in craniocerebral trauma. Can J Neurol Sci. 1988 Feb;15(1):82–6.

[45] Dunham CM, Ransom KJ, McAuley CE, Gruber BS, Mangalat D, Flowers LL. Severe brain injury ICU outcomes are associated with cranialarterial pressure index and noninvasive bispectral index and tran-scranial oxygen saturation: a prospective, preliminary study. Crit Care. 2006;10(6):R159.

[46] Carter BG, Butt W. Are somatosensory evoked potentials the best predic-tor of outcome after severe brain injury? A systematic review. Intensive Care Med. 2005 Jun;31(6):765–75.

[47] Carter BG, Butt W. Review of the use of somatosensory evoked potentials in the prediction of outcome after severe brain injury. Crit Care Med. 2001 Jan;29(1):178–86.

[48] Haneef Z, Levin HS, Frost JD Jr, Mizrahi EM. Electroence-phalography and quantitative electroencephalography in mild traumatic brain injury. J Neurotrauma. 2013;30(8):653–6.

[49] Grocott HP. Monitoring the brain in cardiac surgery–an evolving area for research. Anaesthesia. 2012 Mar;67(3):216–9.

[50] Doblar DD. Intraoperative transcranial ultrasonic monitoring for cardiac and vascular surgery. Semin Cardiothorac Vasc Anesth. 2004 Jun;8(2):127–45.

[51] Willingham M, Ben Abdallah A, Gradwohl S, Helsten D, Lin N, Villafranca A, et al. Association between intraoperative electroencephalo-graphic suppression and postoperative mortality. Br J Anaesth. 2014 Dec;113(6):1001–8.

[52] Oliveira CR, Bernardo WM, Nunes VM. Benefit of general anesthesia monitored by bispectral index compared with monitoring guided only by clinical parameters. Systematic review and meta-analysis. Braz J Anesthesiol. 2017;67(1):72–84.

[53] Álvarez-Fernández JA. Transcranial doppler ultrasound use in post-cardiac arrest coma. Rev Neurol. 2011;53(9):545–54.

[54] Westhall E, Rossetti AO, van Rootselaar AF, Wesenberg Kjaer T, Horn J, Ullén S, et al. Standardized EEG interpretation accurately predicts prog-nosis after cardiac arrest. Neurology. 2016;86(16):1482–90.

[55] Bongiovanni F, Romagnosi F, Barbella G, Di Rocco A, Rossetti AO, Taccone FS, et al. Standardized EEG analysis to reduce the uncertainty of outcome prognostication after cardiac arrest. Intensive Care Med. 2020;46(5):963–72.

[56] Welschehold S, Boor S, Reuland K, Thöke F, Kerz T, Reuland A, et al. Technical aids in the diagnosis of brain death: a comparison of SEP, AEP, EEG, TCD and CT angiography. Dtsch Arztebl Int. 2012 Sep;109(39):624–30.

[57] Robbins NM, Bernat JL. Practice current: when do you order ancillary tests to determine brain death? Neurol Clin Pract. 2018 Jun;8(3):266–74.

[58] Li Y, Liu S, Xun F, Liu Z, Huang X. Use of transcranial doppler ultra-sound for diagnosis of brain death in patients with severe cerebral injury. Med Sci Monit. 2016 Jun;6(22):1910–5.

[59] Szurhaj W, Lamblin MD, Kaminska A, Sediri H. Société de Neurophysiologie Clinique de Langue Française. EEG guidelines in the diagnosis of brain death. Neurophysiol Clin. 2015 Mar;45(1):97–104.

[60] Wardlaw JM, Vaughan GT, Steers AJ, Sellar RJ. Transcranial doppler ultrasound findings in cerebral venous sinus thrombosis. Case report. J Neurosurg. 1994 Feb;80(2):332–5.

[61] Caso V, Agnelli G, Paciaroni M, editors. Handbook on cerebral venous thrombosis. Frontiers of neurology and neuroscience. S. Karger AG; 2007.

[62] Canhã P, Batista P, Ferro JM. Venous transcranial doppler in acute dural sinus thrombosis. J Neurol. 1998;245(5):276–9.

[63] Uluduz D, Midi I, Duman T, Yayla V, Karahan AY, Afsar N, et al. Epileptic seizures in cerebral venous sinus thrombosis: subgroup analysis of VENOST study. Seizure. 2020;3(78):113–7.

[64] Jones A, Granger S, Brambilla D, Gallagher D, Vichinsky E, Woods G, et al. Can peak systolic velocities be used for prediction of stroke in sickle cell anemia? Pediatr Radiol. 2005;35:66–72.

[65] Naffaa LN, Tandon YK, Irani N. Transcranial doppler screening in sickle cell disease: the implications of using peak systolic criteria. World J Radiol. 2015;7(2):52–6.

[66] Adams RJ, McKie VC, Hsu L, Files B, Vichinsky E, Pegelow C, et al. Prevention of a first stroke by transfusions in children with sickle cell anemia and abnormal results on transcranial doppler ultrasonography. N Engl J Med. 1998;339(1):5–11.

[67] Nichols FT, Jones AM, Adams RJ. Stroke prevention in sickle cell disease (STOP) study guidelines for transcranial doppler testing. J Neuroimaging. 2001;11(4):354–62.

[68] Case M, Shirinpour S, Zhang H, Datta YH, Nelson SC, Sadak KT, et al. Increased theta band EEG power in sickle cell disease patients. J Pain Res. 2018;11:67–76.

[69] Hussein O. Relative alpha variability changes precede alpha-delta ratio changes in cerebral ischemia. J Stroke Cerebrovasc Dis. 2020;29(11):105262. https://doi.org/10.1016/j.jstrokecerebrovas-dis.2020.105262. PMID: 33066936.

第23章 烟雾病
Moyamoya Disease

Deepak Gulati 著

阙嘉丽 译 周 环 韩 珂 校

烟雾病（moyamoya disease，MMD）是以颈内动脉终末段、大脑前动脉及大脑中动脉（middle cerebral artery，MCA）近端慢性进行性狭窄至闭塞且伴有异常代偿侧支血管网形成为特征的脑血管病变。其颅底隐匿生长的呈网状的代偿扩张的侧支血管，在血管造影时类似一股烟（日语音译"moyamoya"）。烟雾综合征是指在其他疾病情况下（如动脉硬化）发生的[1]伴类烟雾样阻塞和侧支血管网形成。1969年，日本学者 Suzuki 和 Takaku 将这类奇怪的病变命名为"moyamoya病"，因为"moyamoya"在日语中指的是"一股烟雾"[2]。

一、流行病学

烟雾病是一种罕见病。该病在全球范围内都有发生，其中以东亚国家多见，如日本、韩国、中国。亚洲国家有高于其他地区10倍的发病率，且在女性中更为常见。年龄分布呈现双峰，多见于5—10岁及40—50岁。家族型占比达15%[3]。

烟雾病是日本最常见的儿童脑血管疾病，儿童的患病率约3/10万。而在欧洲所有烟雾病患者的发病率约为日本的1/10。一项2005年来自美国的统计显示发病率为0.086/10万[4]。

二、病因学

烟雾病合并缺血性脑卒中的2种可能机制：①血流动力学损害；②动脉–动脉栓塞。这2种机制被认为是共存的，因此在烟雾病合并缺血性脑卒中时是相辅相成的。

由于缺少动物模型，目前本病的确切发病机制尚不清楚。狭窄的血管表现为异常增生的平滑肌细胞、变薄的中膜层、曲折或成倍增加的内膜弹力层增生引起的非动脉粥样硬化性内膜纤维细胞偏心性增厚。多数扩张的血管纤维变形，其中膜层变薄，且伴有弹力层的分裂及微动脉瘤形成。

烟雾病患者自身免疫性疾病的患病率增加，烟雾病可能存在遗传易感性，表现为显著的地区差异（亚洲高发病率），家族遗传病例中女性发生率较高，发病年龄较小（11.8岁，而不是30.8岁）。有学者注意到与一些遗传性疾病存在关联，如唐氏综合征、神经纤维瘤病1型、镰状细胞贫血病。

遗传因素极可能参与其中，但具体的致病基因仍有待确定（尤其在西方国家）。近期研究发现了第1个与烟雾病相关的基因 RNF213[5]。据报道，日本患者中一级亲属的患病率为10%，而美国的研究发现这一比例仅为6%[6]。

三、临床特征

低灌注被认为是烟雾病出现短暂性脑缺血发作或缺血性脑卒中的原因。然而，越来越多的证据支持动脉–动脉栓塞也可能促成缺血事件的观点。

烟雾病的临床表现十分复杂，其症状呈现出

多样性，且与患者年龄和地理位置密切相关。导致出现临床症状的原因如下。

1. 狭窄闭塞性疾病：表现为颈动脉供血区 TIA/脑卒中、癫痫发作或认知障碍。

2. 代偿机制及代偿血管网形成：颅内出血/蛛网膜下腔出血或头痛。

儿童主要表现为缺血性事件，而成人则以缺血性或出血性脑卒中为主。TIA 在儿童中更为常见。西方国家的出血率相对较低。出血通常发生在侧脑室额角、基底节区及丘脑，导致剧烈头痛、恶心呕吐及局灶神经功能缺陷。在美国，成人的出血率约为儿童的 7 倍[7]。

烟雾病非典型表现包括头痛、癫痫发作、认知障碍和痴呆，然而，亦有可能出现无症状的情况。

据报道，即使是血流动力学稳定的出血性脑卒中患者，其缺血性脑卒中年风险也可高达 1.4%[8]。文献报道新发的烟雾病患者每年发生缺血性脑卒中的风险为 0.8%[8, 9]。

头痛（常由于硬膜支扩张导致）是烟雾病的主要症状之一，尤其在儿童患者中。通常情况下，这种头痛类似偏头痛，但对药物治疗效果差；即使在成功的血运重建手术后，仍有高达 63% 的患者存在该症状。此外，癫痫和不自主运动是烟雾病的重要临床表现，尤其在儿童患者中更为常见。

由于对烟雾病进展的探究尚不充分，因此我们仍未完全了解其自然史。

四、鉴别诊断

烟雾病是一种罕见的复杂头痛综合征，其发病机制尚不明确，临床表现多样化，易被误诊为偏头痛。其他鉴别包括颅内动脉粥样硬化、放射性血管病变、中枢神经系统血管炎和镰状细胞病。

五、经颅多普勒超声的作用

尽管数字减影血管造影（DSA）一直被视为诊断的金标准，但其潜在的并发症的存在往往限制了其应用价值。经颅多普勒超声（TCD）是一种无创、可靠的评估颅内动脉狭窄或闭塞的方法。相较于其他检查手段，TCD 具有更高效、更经济实惠等优势。

经颅多普勒超声诊断颅内动脉狭窄的标准包括局限性血流速度增加、远端血流信号衰减和双侧血流速度差异。然而，对于轻度狭窄（50%），这些标准并不可靠[10]。

在烟雾病中，最先发生狭窄的部位通常是在颈内动脉终末段及大脑前动脉和大脑中动脉的近端。包括烟雾血管在内的侧支通道，随着狭窄程度加剧而形成，然后随着进一步恶化为闭塞性病变而逐渐消失。烟雾病发病与脑血流速度直接关联，因此临床上检测脑血管状况至关重要。

越来越多的证据表明，动脉 - 动脉栓塞可能是缺血事件发生的诱因之一[11, 12]。微栓子信号（microembolic signals，MES）是指 TCD 检测到的高强度瞬时信号。作为动脉 - 动脉栓塞的潜在指标，被认为代表由血栓和血小板聚集物组成的固体栓子（solid emobi），即 HITS[13]。然而，在烟雾病中 MES 的临床意义尚未完全明确。

根据 Suzuki 和 Takaku 提出的分级标准，对血管造影结果进行分级评估[2]，将烟雾病根据血管造影分期为：①Ⅰ期，颈内动脉终末段（分出大脑中、前动脉之前）狭窄期；②Ⅱ期，烟雾血管形成期（颅内大动脉分支扩张，及轻度的颅底烟雾样血管网形成）；③Ⅲ期，烟雾血管增多期（大脑中动脉和前动脉及其分支消失，及烟雾状血管明显增粗清晰）；④Ⅳ期，烟雾血管最小化期（大脑后动脉消失，以及部分烟雾血管萎缩）；⑤Ⅴ期：烟雾血管减少期（从颈内动脉系统发出的主要分支动脉全部完全消失，烟雾状血管进一步减少，来自颈外动脉系的侧支循环通路增加）；⑥Ⅵ期：烟雾状血管消失期（烟雾状血管消失，脑血供仅来源于颈外动脉和椎基底动脉系统[14]）。

烟雾病早期（Ⅰ期和Ⅱ期）更多的表现为平

均血流速度（MFV）增快。无彩色多普勒成像的TCD上对称的高 MFV 和低 PI 是 MMD 的特征性表现。然而，这些特征并非烟雾病所特有，在偏头痛、贫血和弥漫性高灌注等其他情况下，也可观察到。

（一）颈内动脉

早期颈内动脉末端血流速度较高，而晚期，尽管颈内动脉床突上段在血管造影上几乎不显影，但仍可检测到极低的血流速度。这种差异可能是由于烟雾血管的局部循环时间过长所致；造影剂未能及时到达"次全闭塞"的血管。血管造影不一定完全准确，因为目标血管的显影及其血流方向取决于造影剂注射的压力。

（二）大脑中动脉

正常情况下，大脑中动脉在颅底各动脉中的血流速度最高。轻至中度狭窄将导致其血流速度增高，而这种增高与残余管径成负相关。当狭窄程度超过 60%～80% 时，狭窄段远端的血流速度将降低。

当颈内动脉发生进行性狭窄时，MCA 的平均血流速度低于同侧颈内动脉血流速度。超声发现当颈内动脉床突上段近端动脉节段性狭窄时，仅在严重狭窄时才会导致远端颈内动脉末端和大脑中动脉血流速度的降低。

与正常或轻度狭窄（＜50% 狭窄）相比，中度狭窄（＞50% 狭窄但远端血管节段显影完整）的平均血流速度较快，PI 值较低；重度狭窄 - 闭塞（重度狭窄但远端血管节段不显影）的平均血流速度较低，PI 值较高。这些结果表明，从正常到狭窄，可见 MFV 增加，PI 减低，而从狭窄到闭塞，MFV 可能减少，PI 增加。

TCD 诊断 MMD 的相关报道较少，且结果复杂多变。如大脑中动脉近端或远端血流速度减慢或增快、频谱信号减弱、反向血流或乐音性杂音[15]。一项 TCD 与 DSA 对比研究表明，狭窄处的血流速度较低，而闭塞处则呈现极低的血流速

度。Takase 等将烟雾病的 TCD 表现分为高 - 高模式、高 - 低模式或低 - 低模式，与患者年龄和疾病严重程度相关[16]。这些结果的变异似乎是难避免的，因病例数量少且混合了疾病的不同阶段。

（三）大脑后动脉

相对成人而言，儿童患者的大脑后动脉血流速度出现显著增快，这意味着在儿童患者中，大脑后动脉作为缺血性脑病变的代偿侧支循环在儿童中发挥的作用比成人更重要。在烟雾病患者中，椎基底动脉系统，尤其是基底动脉分叉处动脉瘤的发生率较高，这可能是双侧大脑后动脉极高的血流速度引起的血流动力学应力存在所致。

当血管狭窄时，无论何种原因，血流速度均会增快以确保足够的血流通过狭窄处。这种"连续性规则"是动脉瘤性蛛网膜下腔出血后血管痉挛中代偿性血流速度增快的基础。当代偿血流需要供应给其他血管供应区时，血流速度亦出现增快。后一个机制则可以解释烟雾病儿童患者的大脑后动脉和成人患者的眼动脉的异常高流速，因为超声检查这些动脉段并没有观察到狭窄病变。

对于 TCD 检测发现颅底动脉高 MFV 和低 PI 的青壮年患者，应考虑 MMD 的可能。需结合临床，仔细慎重解读。一般来说，平均血流速度增快（大脑中动脉）＞85cm/s，大脑前动脉＞80cm/s，大脑后动脉＞60cm/s）以及低阻力指数（＜0.60）提示中度狭窄，而平均血流速度下降（大脑中动脉＜50cm/s）则提示极重度狭窄或闭塞。

（四）烟雾病的微栓子信号

TCD 检测到的微栓子信号通常表现为在一个心动周期内随机出现于多普勒频谱中的短时程、单向性、高强度（≥5dB）的可视和可听的信号，如咔嗒声、嘟啾声、口哨声。

近期有研究表明，TCD 检测到微栓子信号（MES），即高强度瞬时信号（HITS），与烟雾病患者大脑中动脉快速进展性狭窄相关。MES 的存

在已被证实为动脉粥样硬化闭塞性脑血管病进展为脑卒中的一个独立预测因素，然而，目前尚不清楚 MES 在非动脉粥样硬化性疾病烟雾病中的临床意义[17, 18]。

关于微栓子出现率与 Suzuki 分期关联性的研究结论间存在差异性。有一项研究表明，在烟雾病的个体中，MES 较为常见，并且与近期缺血症状以及随后发生的脑缺血事件密切相关[12]。一项研究收集了 19 例在 3 个月内出现大脑半球缺血性事件的烟雾病患者，发现其微栓子检测阳性率高达 26.3%。烟雾血管增多期似乎未能减少 MES 的出现。从 Suzuki 分期的 Ⅱ 期至 Ⅵ 期，烟雾病的早期和晚期均可检测到 MES。Horn 等对 24 例血管造影有烟雾病特征的患者（其中 21 例为双侧，3 例为单侧）进行了 MES 监测，这些患者的临床表现不但包括脑卒中和 TIA，还包括头痛、癫痫发作及认知障碍等。其中，3 例处于烟雾病早期的大脑半球病变者检测到微栓子信号（6.6%）[18]。该研究认为动脉 - 动脉栓塞是烟雾病发生缺血性脑血管病事件的重要机制，但随着烟雾病的进展可能微栓子将减少。在另一项研究中，Kraemer 等报道 14 例 MMD 患者中有 3 例检测到 MES，这些患者既往均发生过脑缺血事件[17]。

目前尚不清楚 MES 检测对接受血运重建手术或抗血小板治疗的患者的精准化分层管理是否有益。MES 检测在烟雾病患者的管理中可能具有潜在的临床价值。

（五）脑血流自身调节与血管舒缩反应性

目前针对烟雾病的脑血流动力学的深入研究结果表明，脑血管储备功能的降低可能预示脑缺血事件的风险增加[19]。

脑动脉的自动调节功能是通过直径在 400μm 或更小的脑阻力动脉发生阻力变化来实现的。在中等压力范围内发生变化时，颅底大动脉的内径保持相对恒定，基于此，TCD 能提供对应于血压小幅度变化时的血流的相对变化，并可用于评估远端毛细血管的自动调节反应。

基于 TCD，可测量血管舒缩反应性，方法为注射乙酰唑胺、过度换气或吸入 CO_2 后记录血流速度变化。首选 CO_2 检测法，因其风险较低、效果较强，并且能够更准确地明确受累动脉节段。在健康人群中，换气过度可导致血流速度降低 35%，高碳酸血症则使其增加 50%。在严重颈动脉疾病的情况下，对血管扩张刺激的反应降低，因此推测阻力动脉血管床在基线状态时已经发生了扩张。在症状性的闭塞的颈内动脉远端，血管舒缩反应性可能降至 30%；而在无症状的闭塞颈内动脉远端，血管舒缩反应性也降至 60% 左右。血管舒缩反应性以脑动脉平均血流速度变化百分率来计算。

如果颈内动脉重度狭窄或闭塞患者的血管反应性降低，临床医生将调整其血压在较高水平，并可能进一步行颅外 - 颅内动脉搭桥手术[10]。

六、其他检测方法

TCD 是一项无创性的技术，可以床旁操作。然而，TCD 非常依赖于操作者，容易发生假的结果。TCD 可测量颈内动脉的血容量，作为对应大脑半球 CBF 的相关指标。然而，基于颈内动脉血容量估算的相应大脑半球的 CBF，其空间分辨率较低，故不能提供局灶性脑血流受损的信息[20]。

其他用于评估烟雾病患者脑血流动力学和代谢功能的方法包括氙气（Xe-133）CT、SPE CT 和 PET。

脑电图可用于再现"重建"现象，即过度换气后 30～60s 再现高波幅慢波。

脑血管造影术是烟雾病诊断的金标准。

磁共振血管成像（MRA）也可用于无创诊断烟雾病，但由于成像质量的限制，存在高估的可能性。MRI 和 MRA 是非侵入式的检查方法，适合术后随访复查。

近年来，新兴的神经血管成像技术，如高分辨率血管壁成像技术（HR-VWI）等，在 MMD

的诊断方面取得了显著进展。颅内动脉细小或向心性狭窄或闭塞是烟雾病 HR-VWI 的显著特征。

七、治疗

对于烟雾病缺血性改变的成人患者，特别是在发生急性缺血性脑卒中的情况下，建议使用抗血小板药物（主要是阿司匹林）。然而，长期使用抗血小板药物预防缺血事件也可能增加出血风险 [21]。血管重建手术是基于患者血流动力学状态推荐的治疗方案，适用于缺血性烟雾病、出血性烟雾病以及无症状烟雾病等不同类型 [1]。

抗血小板治疗在缺血性烟雾病中具有潜在的预防作用，但其临床效果仍需进一步验证。然而，在出血性或轻症烟雾病患者中不建议使用抗血小板药物，因为这可能会增加出血风险 [1, 21]。

总体而言，烟雾病没有特效药。目前烟雾病最成功的治疗方法是外科手术血供重建，通过提供侧支循环去改善脑血流动力学并减低新发脑卒中风险，其手术方法分 3 种，即直接搭桥、间接搭桥及联合搭桥。

病例 1

患者青年女性，因右下肢无力就诊。MRI 显示左侧大脑前动脉 / 大脑中动脉分水岭区梗死。DSA 显示左侧颈内动脉终末段、左侧大脑中动脉及大脑前动脉狭窄，Suzuki 分期 I 期（图 23-1）。

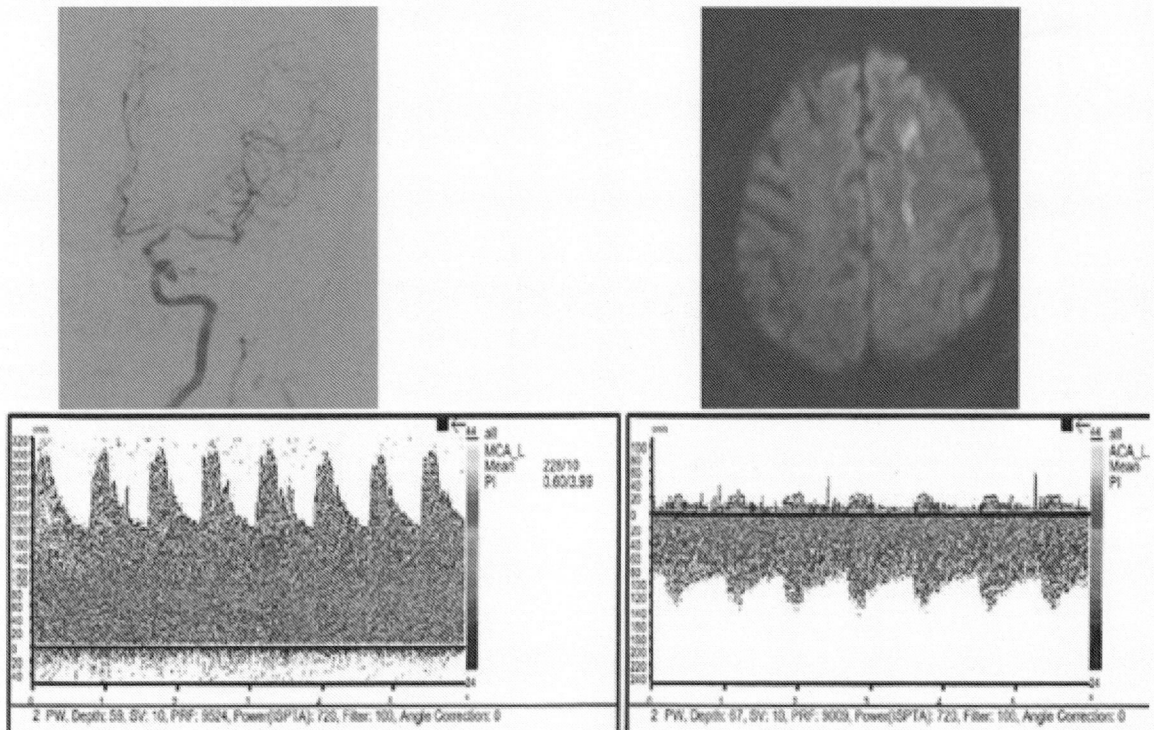

▲ 图 23-1　左上 –DSA 表现为左侧颈内动脉终末段、左侧大脑中动脉及大脑前动脉狭窄，Suzuki 分期 I 期。右上 – 头颅磁共振 DWI 表现为左侧大脑前动脉 / 大脑中动脉分水岭区梗死。下 – 左侧大脑中动脉及左侧大脑前动脉平均血流速度增快，提示存在潜在狭窄

病例 2

青年女性，因右侧肢体无力就诊。MRI 表现为左侧基底节区梗死。DSA 表现为 Suzuki Ⅲ 期重度烟雾病，TCD 提示双侧大脑半球脑血流储备功能严重下降（图 23-2）。

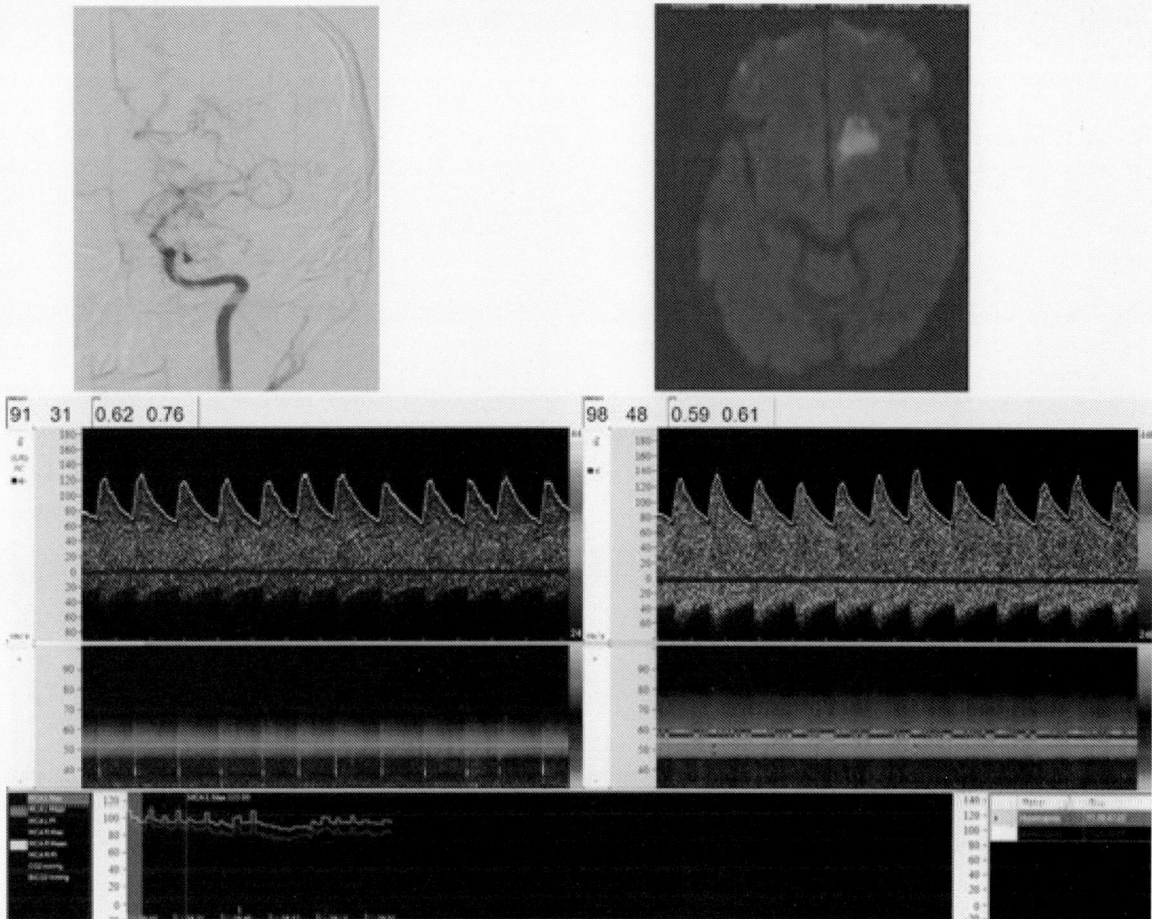

▲ 图 23-2 左上角 DSA 提示左侧颈内动脉终末段、大脑前动脉、大脑中动脉重度狭窄伴烟雾样改变（侧支循环模式），**Suzuki** 分期Ⅲ期。右上角磁共振弥散加权成像——左侧基底节区高信号，提示缺血灶。底部 **TCD** 血管舒缩反应性检查（**CO₂试验**）显示双侧大脑半球自动调节功能严重降低（此图彩色版本见书末）

参考文献

[1] Scott RM, Smith ER. Moyamoya disease and moyamoya syndrome. N Engl J Med. 2009;360(12):1226–37.

[2] Suzuki J, Takaku A. Cerebrovascular "moyamoya" disease. Disease showing abnormal net-like vessels in base of brain. Arch Neurol. 1969;20(3):288–99.

[3] Wakai K, Tamakoshi A, Ikezaki K, Fukui M, Kawamura T, Aoki R, et al. Epidemiological features of moyamoya disease in Japan: findings from a nationwide survey. Clin Neurol Neurosurg. 1997;99(Suppl 2):S1–5.

[4] Uchino K, Johnston SC, Becker KJ, Tirschwell DL. Moyamoya disease in Washington State and California. Neurology.

2005;65(6):956–8.

[5] Fujimura M, Sonobe S, Nishijima Y, Niizuma K, Sakata H, Kure S, et al. Genetics and biomarkers of moyamoya disease: significance of RNF213 as a susceptibility gene. J Stroke. 2014;16(2):65–72.

[6] Starke RM, Crowley RW, Maltenfort M, Jabbour PM, Gonzalez LF, Tjoumakaris SI, et al. Moyamoya disorder in the United States. Neurosurgery. 2012;71(1):93–9.

[7] Hallemeier CL, Rich KM, Grubb RL Jr, Chicoine MR, Moran CJ, Cross DT 3rd, et al. Clinical features and outcome in North American adults with moyamoya phenomenon. Stroke.

2006;37(6):1490–6.

[8] Cho WS, Chung YS, Kim JE, Jeon JP, Son YJ, Bang JS, et al. The natural clinical course of hemodynamically stable adult moyamoya disease. J Neurosurg. 2015;122(1):82–9.

[9] Kuroda S, Hashimoto N, Yoshimoto T, Iwasaki Y. Research committee on moyamoya disease in J. Radiological findings, clinical course, and outcome in asymptomatic moyamoya disease: results of multicenter survey in Japan. Stroke. 2007; 38(5):1430–5.

[10] Babikian VL, Feldmann E, Wechsler LR, Newell DW, Gomez CR, Bogdahn U, et al. Transcranial Doppler ultrasonography: year 2000 update. J Neuroimaging. 2000;10(2):101–15.

[11] Jeon C, Yeon JY, Jo KI, Hong SC, Kim JS. Clinical role of microembolic signals in adult moyamoya disease with ischemic stroke. Stroke. 2019;50(5):1130–5.

[12] Chen J, Duan L, Xu WH, Han YQ, Cui LY, Gao S. Microembolic signals predict cerebral ischaemic events in patients with moyamoya disease. Eur J Neurol. 2014;21(5):785–90.

[13] Babikian VL, Hyde C, Pochay V, Winter MR. Clinical correlates of high-intensity transient signals detected on transcranial Doppler sonography in patients with cerebrovascular disease. Stroke. 1994;25(8):1570–3.

[14] Suzuki J, Kodama N. Moyamoya disease--a review. Stroke. 1983;14(1):104–9.

[15] Muttaqin Z, Ohba S, Arita K, Nakahara T, Pant B, Uozumi T, et al. Cerebral circulation in moyamoya disease: a clinical study using tran-scranial Doppler sonography. Surg Neurol. 1993;40(4):306–13.

[16] Takase K, Kashihara M, Hashimoto T. Transcranial Doppler ultrasonog-raphy in patients with moyamoya disease. Clin Neurol Neurosurg. 1997;99(Suppl 2):S101–5.

[17] Kraemer M, Heienbrok W, Berlit P. Moyamoya disease in Europeans. Stroke. 2008;39(12):3193–200.

[18] Horn P, Lanczik O, Vajkoczy P, Daffertshofer M, Bueltmann E, Werner A, et al. Hemodynamic reserve and high-intensity transient signals in moy-amoya disease. Cerebrovasc Dis. 2005;19(3):141–6.

[19] So Y, Lee HY, Kim SK, Lee JS, Wang KC, Cho BK, et al. Prediction of the clinical outcome of pediatric moyamoya disease with postoperative basal/acetazolamide stress brain perfusion SPECT after revascularization surgery. Stroke. 2005;36(7):1485–9.

[20] Lee M, Zaharchuk G, Guzman R, Achrol A, Bell-Stephens T, Steinberg GK. Quantitative hemodynamic studies in moyamoya disease: a review. Neurosurg Focus. 2009;26(4):E5.

[21] Kraemer M, Berlit P, Diesner F, Khan N. What is the expert's option on antiplatelet therapy in moyamoya disease? Results of a worldwide survey. Eur J Neurol. 2012;19(1):163–7.

第 24 章　锁骨下动脉盗血综合征
Vertebral Steal

Sanjeev Sivakumar　Ryan Hakimi　著
苟显娜　译　　周 环　韩 珂　校

锁骨下动脉盗血现象首次报道于 20 世纪 60 年代，这个术语由 Fisher 在 1961 年提出 [1-3]。该现象涉及锁骨下动脉分支，通常是同侧椎动脉的血流逆转，这是由于同侧锁骨下动脉近端严重狭窄或闭塞所导致的血流动力学改变，使血液从对侧椎动脉虹吸到狭窄锁骨下动脉同侧的椎动脉，从而"盗"了供应给基底动脉的血流 [3]。锁骨下动脉狭窄通常是无症状的，然而，在某些患者中，锁骨下动脉盗血综合征则是有症状的，表现为一过性脑缺血 [4]。双上肢血压差和识别椎动脉逆转血流是诊断该综合征的典型特征 [5, 6]。多普勒超声可以很好地检测逆转血流的锁骨下动脉盗血综合征 [7-23]。

本章将简要介绍椎 – 基底动脉系统的神经解剖学概况以及椎 – 锁骨下动脉盗血综合征的多普勒超声特征。

一、椎 – 基底动脉系统及其生理性顺向血流的解剖概述

后循环，又称椎 – 基底动脉系统，为小脑、脑干、丘脑、顶叶后叶、颞下后叶和枕叶提供血液供应。右锁骨下动脉起源于头臂干，左锁骨下动脉起源于主动脉弓。锁骨下动脉从上纵隔转向锁骨下窝，向外走行。椎动脉起源于锁骨下动脉向上侧弯的顶端。

椎动脉通常分四段。颅外段由 $V_1 \sim V_3$ 段组成，而颅内段则由 V_4 段构成。V_1 段（骨外）自起点向上，走行在内侧，在 C_5 或 C_6 水平进入颈椎横突孔，但也可高至 C_3 水平 [24]。V_2（椎间孔）段从最低的横突孔（通常是 C_6 椎体）向颅侧延伸至 C_1 水平。V_3（椎管外）段从 C_1 横突孔延伸至枕骨大孔。颅内 V_4 段也被称为硬膜内段。

椎动脉颈段发出肌支（向颈深肌群）和脊神经支，供应脊髓、颈脊膜和颈椎供血 [8]。在颅内，2 个 V_4 段分别发出脑膜后动脉、脊髓后动脉、脊髓前动脉、穿支动脉和小脑下后动脉（PICA），然后联合形成基底动脉。基底动脉通常是直的，但在某些患者中可能存在迂曲变异。在大多数患者中，基底动脉有多个穿支，在止于大脑后动脉（PCA）之前有小脑下前动脉（AICA）、小脑上动脉（SCA）。在约 20% 的患者中，单侧大脑后动脉的胚胎期情况可持续存在 [8]，此时，PCA 主要源于同侧颈内动脉，并通过一个明显增粗的大脑后交通动脉（PComA）和一个较细小的同侧大脑后动脉交通前段（$P_1 \sim$ PCA 段）来实现，这被称为大脑后动脉的"胚胎起源"或"胚胎型"的 PCA（图 24–1）。

椎动脉可以是不对称的，多达 15% 的人有一条椎动脉是闭锁的。较细的椎动脉通常在功能上终止于小脑下后动脉（PICA），在 PICA 起点和 V_4 汇合处之间有一段是闭锁的。左侧椎动脉优势占 50%～60%，右侧椎动脉优势占 25%，而两侧椎动脉的直径对称占 25% [25, 26]。开窗现象是指两条血管平行走行一段后再重新汇合成一条血管，常见于椎动脉 [8]。

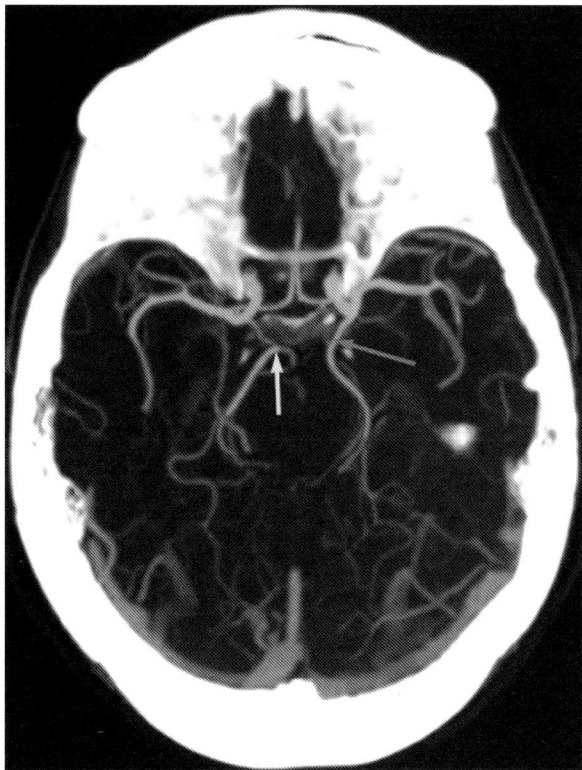

▲ 24-1 右侧 PCA（黄箭）起源于基底动脉。左侧 PCA 主要起源于同侧颈内动脉，通过显著增粗的左侧大脑后交通动脉（红箭）连接，这被称为 PCA 的"胚胎起源"或"胚胎型"（此图彩色版本见书末）

在后循环系统中，正常的前向血流的走行是从锁骨下动脉到椎动脉，再到基底动脉。当超声经枕窗探查椎动脉和基底动脉时，表现为背离探头的血流。然而，后循环系统可通过募集很多侧支循环血流进行再灌注，尤其是当椎动脉（特别是优势椎动脉）闭塞时，基底动脉的反向血流将成为至关重要代偿血流[27]。在这种情况下，基底动脉血流从基底动脉尖下行流向小脑分支（即朝向探头的血流），通过后交通动脉（PComA）供血至小脑分支。

二、锁骨下动脉 - 椎动脉盗血综合征

锁骨下动脉 - 椎动脉盗血综合征（SSS）是由于锁骨下动脉近端或无名动脉严重狭窄或闭塞，导致同侧椎动脉血流逆转，可能引起明显的后循环缺血的血流动力学现象[1-3]。同侧上肢疼痛及活动受限，或冠状动脉功能不全（在

接受胸廓内动脉旁路移植的患者中）是锁骨下动脉盗血现象可能引起的其他临床特征[28]。在接受诊断性心导管检查的患者中，患病率为 3%~4%，而在外周血管疾病患者中，患病率高达 11%~18%[29, 30]。

锁骨下 - 椎动脉盗血综合征的病理生理学包括锁骨下动脉或无名动脉发出椎动脉之前的狭窄或闭塞，这将导致同侧上肢血流灌注不足，相应的压力梯度的改变使血流从同侧椎动脉流向同侧锁骨下动脉。在伴或不伴其他侧支循环参与的情况下，同侧椎动脉通过对侧椎动脉或者是基底动脉向上肢代偿供血。因此，从后循环"盗"血，这种现象在涉及手臂肌肉的体力活动中会加剧[31]。在 SSS 中，动脉粥样硬化性的狭窄或闭塞好发于左侧锁骨下动脉[31]，而多发性大动脉炎和巨细胞动脉炎也可导致 SSS[12]。椎基底动脉供血不足可归因于高输出量的人工血管动静脉内瘘（AVG）的盗血，并可通过双功超声检查发现[23]。

锁骨下动脉狭窄很少有症状，当出现症状时，通常提示主动脉分支中存在广泛的动脉粥样硬化。双侧上肢血压差的大小是最重要的预测因素[32]。症状性的 SSS 可表现为阵发性眩晕、晕厥、复视、共济失调以及同侧上肢疼痛及活动受限或感觉异常。

静息状态下发现盗血现象的关键是发现双上肢之间有≥20mmHg 的收缩压差，以及"盗血"侧椎动脉的收缩期血流逆转（即振荡血流或舒张期无血流信号），并伴有供血动脉的低阻力血流。当双上肢血压差为 10~20mmHg，且静息状态下无盗血波形或不完全的血流逆转，可采用束臂试验以诱发盗血使血流逆转增强以进行鉴别。在此试验中，将血压袖带充气至较患者的收缩压高 20mmHg 以上，并维持 60~90s（如患者耐受，可延长至 3min），以减少束臂侧手臂的血流量，导致手臂缺血。在此过程中，使用经颅多普勒超声技术通过枕下窗对同侧椎动脉进行连续监测。随后快速释放袖带压力，使上肢迅速再灌

注。短暂的缺血会导致代谢需求的增加，从而加剧了盗血现象，表现为椎动脉短时间内不同程度的血流方向逆转或振荡血流，从而确诊 SSS（图 24-2 至图 24-4）。

盗血现象也可以通过 M 模上显示的振荡血流信号来识别。SSS 必须与颅内椎动脉夹层进行鉴别。在确诊或疑似病例中，多普勒超声显示锁骨下动脉血流速度超过 240cm/s，可作为锁骨下动脉明显狭窄的诊断指标[33]。

CTA 和 MRA 可对锁骨下动脉狭窄进行定性和定量评估。血管造影是必要的确认手段，因为在伴或不伴胚胎型后椎动脉的椎动脉发育不良患者中，疑似盗血的椎动脉波形在无锁骨下动脉狭窄的情况下也可以见到[34]。通常这些患者都需要接受药物治疗（包括抗血小板和他汀类药物）和心血管病风险评估。若病情进一步发展到晚期，则需要进行锁骨下动脉血管成形术和支架置入术。

结论

锁骨下动脉 – 椎动脉盗血综合征是椎动脉出现不同程度的血流逆转的现象，常无症状或可伴有后循环缺血症状。多普勒超声是一种无创的床旁检查手段，可用于检测椎动脉血流方向的异常改变进而明确诊断。

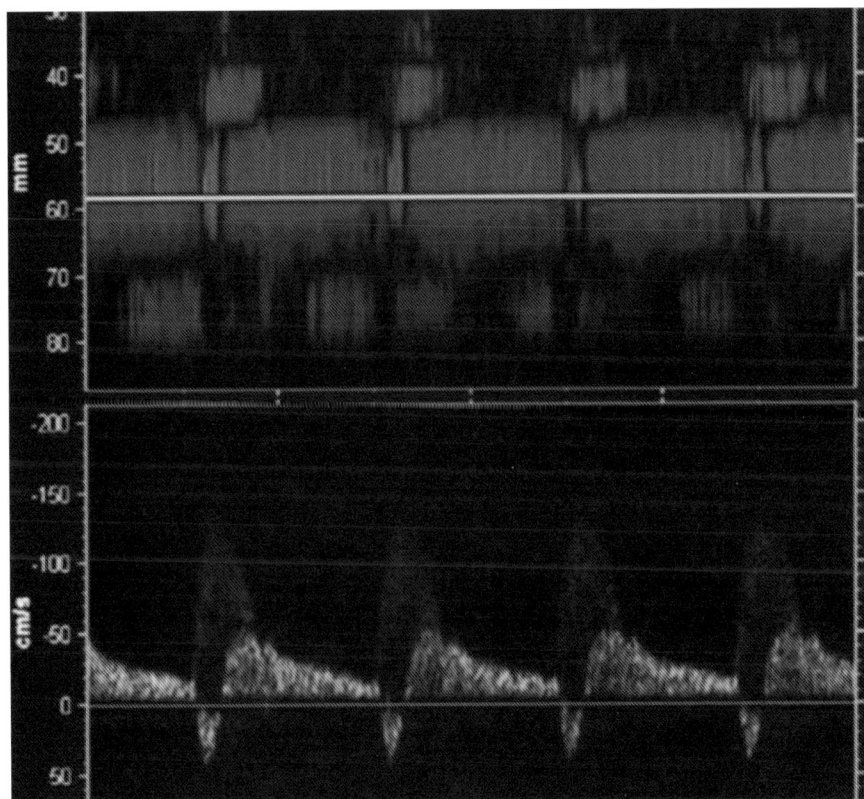

◀ 图 24-2　椎动脉（VA）振荡血流信号（此图彩色版本见书末）

PMD 显示：黄线上的红色信号为盗血方向 / 收缩期朝向探头；蓝色为舒张期背离探头（正常方向）。频谱显示与方向变化对应的正负波形（经 Hakimi et al[35] 许可转载）

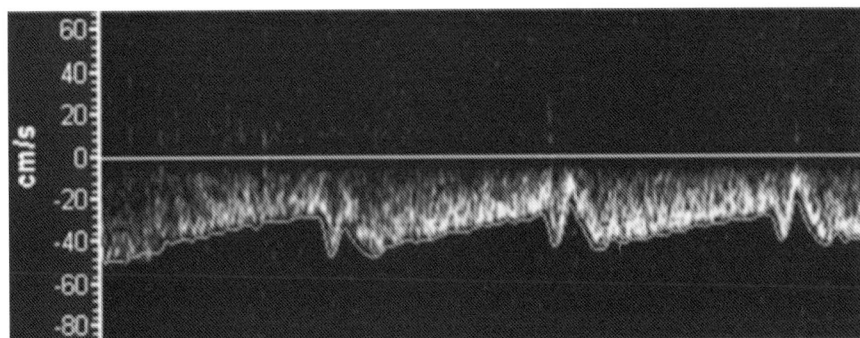

◀ 图 24-3　VA 波形异常提示锁骨下盗血现象。V 形切迹是振荡血流信号的最早表现形式（此图彩色版本见书末）

经 Hakimi et al[35] 许可转载

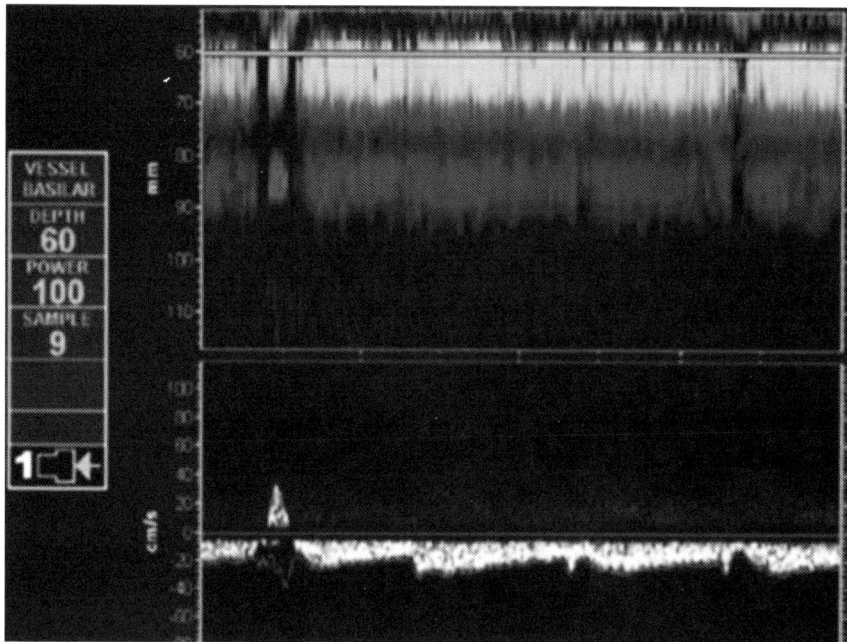

◀ 图 24-4　充血（束臂）试验
（此图彩色版本见书末）
加压状态的血压袖带瞬间释放压
力，椎－基底动脉系统的血流逆
转（红色信号），各种波形恢复
到基线（频谱显示）（经 Hakimi
et al[35] 许可转载）

参考文献

[1] Contorni L. The vertebro-vertebral collateral circulation in obliteration of the subclavian artery at its origin. Minerva Chir. 1960;15:268–71.

[2] Reivich M, Holling HE, Roberts B, Toole JF. Reversal of blood flow through the vertebral artery and its effect on cerebral circulation. N Engl J Med. 1961;265:878–85.

[3] Fisher CM. A new vascular syndrome – "the subclavian steal". New Eng J Med. 1961;265:912–3.

[4] Fields WS, Lemak NA. Joint study of extracranial arterial occlusion. VII. Subclavian steal--a review of 168 cases. JAMA. 1972;222(9):1139–43.

[5] Tan TY, Schminke U, Lien LM, Tegeler CH. Subclavian steal syndrome: can the blood pressure difference between arms predict the severity of steal? J Neuroimaging. 2002;12(2):131–5.

[6] von Reutern GM, Pourcelot L. Cardiac cycle-dependent alternating flow in vertebral arteries with subclavian artery stenoses. Stroke. 1978;9(3):229–36.

[7] Voigt K, Kendel K, Sauer M. Subclavian steal syndrome. Bloodless diagnosis of the syndrome using ultrasonic pulse echo and vertebral artery compression [German]. Fortschr Neu- rol Psychiatr Grenzgeb. 1970;38:20–33.

[8] Alexandrov AV. Cerebrovascular ultrasound in stroke prevention and treatment. 2nd ed. Blackwell Publishing Ltd ISBN: 978–1–405–19576–8; 2011.

[9] Grossman BL, Brisman R, Wood EH. Ultrasound and the subclavian steal syndrome. Radiology. 1970;94(1):1–6.

[10] Reutern GM, Budingen HJ, Freund HJ. The diagnosis of obstructions of the vertebral and subclavian arteries by means of directional Doppler sonography (author's transl). Arch Psychiatr Nervenkr (1970). 1976;222(2–3):209–22.

[11] von Reutern GM, Budingen HJ. Doppler sonographic study of the verte-bral artery in subclavian steal syndrome. Dtsch Med Wochenschr. 1977;102(4):140–1.

[12] Yoneda S, Nukada T, Tada K, Imaizumi M, Takano T. Subclavian steal in Takayasu's arteritis. A hemodynamic study by means of ultrasonic Doppler flowmetry. Stroke. 1977;8(2):264–8.

[13] Pourcelot L, Ribadeau-Dumas JL, Fagret D, et al. Contribution of the Doppler examination to the diagnosis of subclavian steal syndrome [French]. Rev Neurol (Paris). 1977;133:309–23.

[14] Walker DW, Acker JD, Cole CA. Subclavian steal syndrome detected with duplex pulsed Doppler sonography. AJNR Am J Neuroradiol. 1982;3(6):615–8.

[15] Ringelstein EB, Zeumer H. Delayed reversal of vertebral artery blood flow following percutaneous transluminal angioplasty for subclavian steal syndrome. Neuroradiology. 1984;26(3):189–98.

[16] Ackerstaff RG, Hoeneveld H, Slowikowski JM, Moll FL, Eikelboom BC, Ludwig JW. Ultrasonic duplex scanning in atherosclerotic disease of the innominate, subclavian and vertebral arteries. A comparative study with angiography. Ultrasound Med Biol. 1984;10(4):409–18.

[17] Kuperberg EB, Grozovskii IL, Agadzhanova LP. Functional test of reac-tive hyperemia in the diagnosis of the vertebro-subclavian steal syndrome using ultrasonic dopplerography. Zh Nevropatol Psikhiatr Im S S Korsakova. 1986;86(1):28–34.

[18] Bornstein NM, Norris JW. Subclavian steal: a harmless haemodynamic phenomenon? Lancet. 1986;2(8502):303–5.

[19] Ackermann H, Diener HC, Seboldt H, Huth C. Ultrasonographic follow-up of subclavian stenosis and occlusion: natural history and surgical treat-ment. Stroke. 1988;19(4):431–5.

[20] Rossum AC, Steel SR, Hartshorne MF. Evaluation of coronary subclavian steal syndrome using sestamibi imaging and duplex scanning with observed vertebral subclavian steal. Clin Cardiol. 2000;23(3):226–9.

[21] Iino T, Yamanaka T, Sato W, Iino K, Watanabe H. Manifestation of coro-nary subclavian steal phenomenon using reactive hyperemia in the ipsilateral forearm. Echocardiography. 2019;36(10):1956–8.

[22] de Deus M, Passos LMA, de Jesus PC, Junqueira LF Jr, Vasconcelo DF. An update on Doppler ultrasound of vertebral arteries: subclavian steal syndrome. Arq Bras Cardiol: Imagem cardiovasc. 2016;29(2):58–62.

[23] Kargiotis O, Siahos S, Safouris A, Feleskouras A, Magoufis G, Tsivgoulis G. Subclavian steal syndrome with or without arterial stenosis: a review. J Neuroimaging. 2016;26(5):473–80.

[24] Matula C, Trattnig S, Tschabitscher M, Day JD, Koos WT. The course of the prevertebral segment of the vertebral artery: anatomy and clinical significance. Surg Neurol. 1997; 48(2):125–31.

[25] Khan S, Cloud GC, Kerry S, Markus HS. Imaging of vertebral artery stenosis: a systematic review. J Neurol Neurosurg Psychiatry. 2007;78(11):1218–25.

[26] Tay KY, UK-I JM, Trivedi RA, Higgins NJ, Cross JJ, Davies JR, et al. Imaging the vertebral artery. Eur Radiol. 2005;15(7):1329–43.

[27] Ribo M, Garami Z, Uchino K, Song J, Molina CA, Alexandrov AV. Detection of reversed basilar flow with power-motion Doppler after acute occlusion predicts favorable outcome. Stroke. 2004;35(1):79–82.

[28] Potter BJ, Pinto DS. Subclavian steal syndrome. Circulation. 2014;129(22):2320–3.

[29] English JA, Carell ES, Guidera SA, Tripp HF. Angiographic prevalence and clinical predictors of left subclavian stenosis in patients undergoing diagnostic cardiac catheterization. Catheter Cardiovasc Interv. 2001;54(1):8–11.

[30] Gutierrez GR, Mahrer P, Aharonian V, Mansukhani P, Bruss J. Prevalence of subclavian artery stenosis in patients with peripheral vascular disease. Angiology. 2001;52(3):189–94.

[31] Osiro S, Zurada A, Gielecki J, Shoja MM, Tubbs RS, Loukas M. A review of subclavian steal syndrome with clinical correlation. Med Sci Monit. 2012;18(5):RA57–63.

[32] Clark CE, Taylor RS, Shore AC, Ukoumunne OC, Campbell JL. Association of a difference in systolic blood pressure between arms with vascular disease and mortality: a systematic review and meta-analy-sis. Lancet. 2012;379(9819):905–14.

[33] Mousa AY, Morkous R, Broce M, Yacoub M, Sticco A, Viradia R, et al. Validation of subclavian duplex velocity criteria to grade severity of sub-clavian artery stenosis. J Vasc Surg. 2017;65(6):1779–85.

[34] Kocak B, Korkmazer B, Islak C, Kocer N, Kizilkilic O. Endovascular treatment of extracranial vertebral artery stenosis. World J Radiol. 2012;4(9):391–400.

[35] Hakimi R, Alexandrov AV, Garami Z. Neuro-ultrasonography. Neurol Clin. 2020;38:215–29.

第 25 章 经颅多普勒超声在急性细菌性脑膜炎的应用
Transcranial Doppler in Acute Bacterial Meningitis

Eder Caceres 著

胡彦君 译 周 环 韩 珂 校

一、急性细菌性脑膜炎的脑代谢

脑膜炎患者常自发出现过度换气，其脑脊液（CSF）呈代谢性酸中毒状态，表现为低 CO_2、低碳酸氢盐和乳酸升高[1]，这一现象可能不仅与脑膜炎症的存在有关，还与全身性感染相关的脓毒症现象有关[2]。一项脑脊液 pH 与脑血流量（CBF）的相关性研究表明，脑间质和脑室内环境的酸碱平衡（pH）是影响 CBF 的重要因素，并与脑膜炎患者的血流动力学和代谢紊乱相关[1]。然而，脑膜脑炎患者的脑代谢活动，包括 CBF、耗氧量（VO_2）、乳酸外流和脑代谢率（CMR）等变量，似乎依赖于更多尚未明确的因素，这些因素与非缺血性代谢紊乱和线粒体功能障碍有关[3]，导致氧输送（DO_2）和 VO_2 之间解耦，这一解耦过程背后常涉及脑血流自动调节功能受损、血管反应性受损以及过度灌注。在包括经颅多普勒超声（TCD）的监测手段指导下，采取个体化治疗方案显得至关重要[4]。除了这些局部血管和代谢现象外，全身炎症反应也会释放细胞因子，导致血脑屏障（BBB）的破坏和神经传递改变。非 SNC 来源的脓毒症患者通常存在脑自主调节功能受损，其 $PaCO_2$ 水平可影响患者对于平均动脉压（MAP）变化进行 CBF 调整的能力，这意味着他们面临缺血或充血风险[2]。最终，脑膜脑炎患者发展为脓毒症，并继发脓毒症相关脑病。

二、急性细菌性脑膜炎的脑血流

微循环变化导致的 CBF 改变可以通过核素显像和 SPE CT 来评估。在 SPE CT 显像中，细菌性脑膜脑炎组的全脑灌注较健康对照组低，而同一患者不同脑区间的灌注不对称性增加，其中额颞叶的不对称性最为显著，提示该区域可能存在低灌注或高灌注。除此之外，灌注减少和较高的不对称性与较差的精神状态和局灶体征有关[5]。低灌注区往往与局灶性临床症状有关，但 CT 平扫上并无对应的缺血区域，也不总是与脑血管造影（如 DSA）中可检测到的异常相对应，这可能与小血管病变或代谢水平的改变有关。急性发病后 3～45 周复查 SPECT，上述灌注异常均有所改善甚至消失，这表明可能存在一种功能性和可逆性异常，其与 CT 上可检测到的结构损伤不一定相关[9]。DSA 有时可以显示脑动脉包括颅底动脉的狭窄，同时也能显示大脑半球表面的动脉扩张[8]。这些改变可继发于血管炎引起的动脉狭窄以及上述微血管和代谢变化[6, 7]，然而，在组织病理学方面，并非总是存在与血管炎或血栓形成相关的炎性变化，这表明血管痉挛也发挥着重要的作用[10]。

三、经颅多普勒超声与脑血管病的评估

TCD 作为一种可靠的无创工具，可在疾病早期检测脑血流动力学变化，并预警发生脑卒中和低灌注的风险。这些血流动力学变化被认为与

继发于血管痉挛和（或）动脉壁炎症的动脉狭窄相关。在脑膜炎患者中，脑脊液中的促炎症细胞因子（IL-1B、IL-6）、白细胞计数与大脑中动脉（MCA）收缩期 CBFv 升高之间存在相关性[14, 15]。

有学者根据以往的生理学研究提出了脑膜炎血管痉挛严重程度的分级[12]（表 25-1）。阻力指数（RI）＞0.6 也被视为血管阻力增加和颅内压增高（ICP）的标志。

表 25-1　脑血管痉挛程度的分级

分　级	SBFV MCA
0	≤140cm/s
Ⅰa	140～170cm/s
Ⅰb	170～210cm/s
Ⅱ	210～280cm/s
Ⅲ	＞280cm/s

SBFV MCA. 大脑中动脉收缩期血流速度

通过 TCD 评估大脑前动脉（ACA）、大脑中动脉（MCA）、颈内动脉（ICA）、大脑后动脉（PCA）和基底动脉（BA），研究发现 43%（$n=94$）的 ABM 患者收缩期血流速度（SBFv）增快，且这一改变大多出现在治疗的第 1 周内，但也可能在之后发生。研究将 SBFv＞150cm/s 定义为增高，63% 的患者前、后循环的 SBFv 均增加，而 35% 的患者仅前循环的 SBFv 增加。TCD 评估血管痉挛或狭窄并非始终与 DSA、MRA 或 CT 血管造影的成像结果相符[11]。连续监测显示，CBFv 在症状出现后 3～6 天达到高峰，而血流恢复正常则需要 3 周时间。CBFv 通常呈现不对称性，分级达到 Ⅱ级和 Ⅲ级患者的格拉斯哥昏迷量表（GCS）评分较低，且脑卒中和致死性结局的发生率较高[13, 17]。

目前仍不清楚脑膜炎患者脑血流速度（CBFv）的病理性阈值，但这些数值与缺血性脑卒中发生率增加以及较差的预后之间密切相关。SBFv 升高与 MRI 诊断的缺血性脑卒中以及格拉斯哥预后评分（GOS）1～3 分所定义的不良预后发生率

呈正相关，OR 值为 9.15（95%CI 1.96～42.67）[11]。TCD 与其他成像技术如 MRA 和 DSA 之间的相关性存在争议，每项研究都有其局限性[12]。

在颅内压增高的情况下，MCA 的 MFV 降低可能是全脑灌注不足的指标，两者之间存在直接相关性，这也与搏动指数（PI）的升高有关。低 GOS 评分还与平均血流速度降低和搏动指数升高相关[18]。

综上所述，ABM 引起的 CBFv 升高可能与血管痉挛和（或）血管炎有关。CBFv 升高的峰值可能出现在发病的第 1 周，血管痉挛分级越高的患者发病时反应越迟钝，脑卒中发生率越高，功能结局越差。而颅内压增高和脑灌注压（CPP）降低可能表现为 CBFv 降低。目前针对异质性人群和不同 TCD 标准的研究较为有限，这制约了我们对该人群危险因素做出明确结论或建立标准化评估体系的能力。然而，它确实揭示了常规 TCD 检查在这一人群中的潜在作用。

四、急性细菌性脑膜炎的脑血流自动调节评估

急性细菌性脑膜炎患者通常病情危重，需应用血管升压药以维持器官灌注，由于脑自动调节功能受损，脑血流量（CBF）和脑血容量（CBV）更容易受到平均动脉压（MAP）波动的影响，使患者面临低灌注或高灌注的风险，并发生血管源性脑水肿。此时，MAP 升高可导致继发于 CBF 和 CBV 升高的颅内压增高，如果重症监护团队对此现象认识不足，治疗目标就会倾向于降低 ICP（如高渗治疗），而不是采取调控 MAP 和 CPP 这种更为有效的措施。

丹麦的一项研究采用去甲肾上腺素诱导的平均动脉压升高，结合 TCD 测量 MCA 平均血流速度（MFV）和颈动 - 静脉氧饱和度差（a-vDO$_2$），以评估自主神经调节，在维持脑氧代谢率（CMRO$_2$）不变的情况下，CBF 的增加或减少会导致 a-vDO$_2$ 呈反比例变化（公式①和②）。

$$CMRO_2=CBF \times (CaO_2 - CvO_2) \quad ①$$

CBF 为脑血流量，CaO_2 为动脉血氧含量，CvO_2 为静脉血氧含量

$$CaO_2=(Hg \times 1.34 \times SaO_2)+(0.0031 \times PaO_2)$$
$$CvO_2=(Hg \times 1.34 \times SvO_2)+(0.0031 \times PvO_2) \quad ②$$

CaO_2 为动脉血氧含量，CvO_2 为静脉血氧含量，PaO_2 为动脉血氧分压，PvO_2 为静脉血氧分压，Hg 为血红蛋白。

首次自动调节功能测试是在腰椎穿刺后 24h 内进行，并同时记录 MAP 和 MFV 值。每位患者（共 16 位患者）平均进行了 6 次测试。结果显示，当 MAP 升高 46%（25%～93%）时，大脑中动脉的 MFV 中位数增加了 36%（10%～81%），同时测量的 a-vDO₂ 减少了 37%（10%～51%）。同比增加的 MAP 和 MFV 提示患者的脑血流自动调节功能丧失，而较低的 a-vDO₂ 是持续 $CMRO_2$ 和代谢解耦联的标志[16]。

第二项研究是使用脑灌注定量的金标准，即以氙（Xe）为放射性载体的 Kety-Schmidt 技术同样证实了上述结论。研究者发现，在临床诊断 ABM 的最初 48h 内，注射去甲肾上腺素后，CBF 的增加与 MAP 的升高成正比。病例组和对照组的 $CMRO_2$ 均无变化，两组中均未发现去甲肾上腺素的脑净流量，这也回答了关于去甲肾上腺素渗漏至间质是否影响 $CMRO_2$ 或代谢并导致结果偏差的问题。他们在注射丙泊酚后评估了这些变量，发现丙泊酚降低了 $CMRO_2$ 和 a-vDO₂，但 CBF 保持不变，这也支持血管和代谢解偶联的观点[16]。

总而言之，ABM 患者的脑血流自动调节功能是受损的；识别个体化脑血流自动调节平台期和多模态监测在优化血流动力学参数以及确保充分脑灌注和氧供方面具有潜在价值。TCD 再次成为床旁无创评估与体循环压力相关的 CBF 变化的重要手段。

五、急性细菌性脑膜炎的血管反应性

颅底动脉狭窄常伴随着小动脉扩张和张力丧失，这可能影响脑血管系统适应脑灌注变化的能力。然而，动脉血管对二氧化碳的反应性似乎部分保留。一项针对机械通气 ABM 患者的研究评估了 $PaCO_2$ 从基线下降 7.5mmHg 30min 的 CBF 变化及其与脑血流自动调节功能的关系。为此目的，经过验证的计算机程序计算创建出调节斜率，并根据记录的测量值拟合出自动调节的下限和上限。自动调节的定义为当 MAP 每增加 30mmHg，MVF 增加≤10%（线性回归斜率≤0.33%/mmHg）。该研究同样应用去甲肾上腺素提高平均动脉压，TCD 记录大脑中动脉血流速度的变化。在 9 例患者中，有 8 例在正常通气状态下发现自主调节功能受损。在过度通气后，4 例患者的自动调节功能得以恢复。通过 $SjvO_2$ 评估正常呼吸或过度通气时，未发现全脑缺血情况[19]。然而，这种影响可能会持续数小时，尽管低碳酸血症持续存在，但机体的代偿机制使得 CBF 回归基线[18]。

另一项采用 Kety-Schmidt 技术和 SPECT-Xe 对 ABM 患者进行的研究表明，相较于健康受试者，ABM 患者的 CBF 和 CO_2 反应性呈现更高程度的变异性。尽管 ABM 患者有轻微的自发性过度通气，但基线 pH 是正常的，这意味着低碳酸血症已经得到代偿纠正，其对 CBF 的影响也不再存在，由此也可解释对照组和病例组的 CBF 相似的原因，并提示将低碳基线患者的 $PaCO_2$ 校正到正常值可能会导致短暂血管舒张和反弹性过度灌注[19]。

结论

• 众所周知，急性细菌性脑膜炎患者的脑血管并发症发生率高，并对临床结局产生影响。

• 细菌性脑膜脑炎患者的脑代谢活动（CBF、VO_2、乳酸外流和 CMR）似乎依赖于一些尚未明确的因素，并且与导致 DO_2-VO_2 解耦联的非缺血性代谢紊乱和线粒体功能障碍模式相关。

• 核素成像显示 ABM 患者脑灌注的不对称

性，代表着宏观和微观层面的血管变化，而这些变化在大多数情况下是可逆的。

- TCD 所示 MCA 的 MFV 增加可能是继发于动脉狭窄（血管痉挛、血管炎）或高血流动力学状态。较高的 MFV 与脑卒中发生率的增加和较差的功能结局相关。

- MCA 的 SBFv＞150cm/s 似乎对识别脑卒中风险或不良预后的患者有很好的灵敏度。目前尚无有效的量表来分级评估 ABM 中血管痉挛的严重程度。

- 脑血流自动调节功能受损在 ABM 中很常见，准确识别脑血流自动调节的上限和下限对于处理颅内压问题和血流动力学管理具有至关重要的意义。

- ABM 患者的血管反应性得到部分保留，可作为控制颅内高压的短期措施。纠正低碳酸血症患者的 $PaCO_2$ 至正常值可引起 CBF 的短暂反弹。

参考文献

[1] Paulson OB, Brodersen P, Hansen EL, Kristensen HS. Regional cerebral blood flow, cerebral metabolic rate of oxygen, and cerebrospinal fluid acid-base variables in patients with acute meningitis and with acute encephalitis. Acta Med Scand. 1974;196(3):191–8. https://doi.org/10.1111/j.0954–6820.1974.tb00994.x.

[2] Taccone FS, Castanares-Zapatero D, Peres-Bota D, Vincent JL, Berre' J, Melot C. Cerebral autoregulation is influenced by carbon dioxide levels in patients with septic shock. Neurocrit Care. 2010;12(1):35–42. https://doi.org/10.1007/s12028–009–9289–6.

[3] Kofler M, Schiefecker A, Beer R, et al. Neuroglucopenia and metabolic distress in two patients with viral meningoencephalitis: a microdialysis study. Neurocrit Care. 2016;25(2):273–81. https://doi.org/10.1007/s12028–016–0272–8.

[4] Møller K, Strauss GI, Thomsen G, et al. Cerebral blood flow, oxidative metabolism and cerebrovascular carbon dioxide reactivity in patients with acute bacterial meningitis. Acta Anaesthesiol Scand. 2002;46(5):567–78. https://doi.org/10.1034/j.1399–6576.2002.460515.x.

[5] Merkelbach S, Müller M, Huber G, Schimrigk K. Alteration of cerebral blood flow in patients with bacterial and viral meningoencephalitis. AJNR Am J Neuroradiol. 1998;19(3):433–8.

[6] Igarashi M, Gilmartin RC, Gerald B, Wilburn F, Jabbour JT. Cerebral arteritis and bacterial meningitis. Arch Neurol. 1984;41(5):531–5. https://doi.org/10.1001/archneur.1984.04050170077022.

[7] Pfister HW, Koedel U, Haberl RL, et al. Microvascular changes during the early phase of experimental bacterial meningitis. J Cereb Blood Flow Metab. 1990;10(6):914–22. https://doi.org/10.1038/jcbfm.1990.148.

[8] Förderreuther S, Tatsch K, Einhäupl KM, Pfister HW. Abnormalities of cerebral blood flow in the acute phase of bacterial meningitis in adults. J Neurol. 1992;239(8):431–6. https://doi.org/10.1007/bf00856807.

[9] Davis DO, Dilenge D, Schlaepfer W. Arterial dilatation in purulent meningitis. Case report. J Neurosurg. 1970;32(1):112–5. https://doi.org/10.3171/jns.1970.32.1.0112.

[10] Klein M, Koedel U, Pfefferkorn T, Zeller G, Woehrl B, Pfister HW. Arterial cerebrovascular complications in 94 adults with acute bacterial meningitis. Crit Care. 2011;15(6):R281. https://doi.org/10.1186/cc10565.

[11] Rother, et al. Middle cerebral artery Stenoses: assessment by magnetic resonance angiography and transcranial Doppler ultrasound. Cerebrovasc Dis. 1994;4:273–9.

[12] Ries S, Schminke U, Fassbender K, Daffertshofer M, Steinke W, Hennerici M. Cerebrovascular involvement in the acute phase of bacterial meningitis. J Neurol. 1997;244(1):51–5. https://doi.org/10.1007/s004150050050.

[13] Fassbender K, Ries S, Schminke U, Schneider S, Hennerici M. Inflammatory cytokines in CSF in bacterial meningitis: association with altered blood flow velocities in basal cerebral arteries. J Neurol Neurosurg Psychiatry. 1996;61(1):57–61. https://doi.org/10.1136/jnnp.61.1.57.

[14] Berg RM, Strauss GI, Tofteng F, et al. Circulating levels of vasoactive peptides in patients with acute bacterial meningitis. Intensive Care Med. 2009;35(9):1604–8. https://doi.org/10.1007/s00134–009–1515–3.

[15] Møller K, Qvist T, Tofteng F, et al. Cerebral blood flow and metabolism during infusion of norepinephrine and propofol in patients with bacterial meningitis. Stroke. 2004;35(6):1333–9. https://doi.org/10.1161/01.STR.0000128418.17312.0e.

[16] Haring HP, Rötzer HK, Reindl H, et al. Time course of cerebral blood flow velocity in central nervous system infections. A transcranial Doppler sonography study. Arch Neurol. 1993;50(1):98. https://doi.org/10.1001/archneur.1993.00540010092024.

[17] Müller M, Merkelbach S, Hermes M, Schimrigk K. Transcranial Doppler sonography at the early stage of acute central nervous system infections in adults. Ultrasound Med Biol. 1996;22(2):173–8. https://doi.org/10.1016/0301–5629(95)02029–2.

[18] Møler K, Skinhø P, Knudsen GM, Larsen FS. Effect of short-term hyperventilation on cerebral blood flow autoregulation in patients with acute bacterial meningitis. Stroke. 2000;31(5):1116–22. https://doi.org/10.1161/01.str.31.5.1116.

[19] Raichle ME, Posner JB, Plum F. Cerebral blood flow during and after hyperventilation. Arch Neurol. 1970;23(5):394–403. https://doi.org/10.1001/archneur.1970.00480290014002.

第26章　TCD设备、检查室认证、医保报销和实践问题
TCD Equipment, Lab Accreditation, Reimbursement, and Practice Issues

Pam Young　Amanda K. Phillips　Ryan Hakimi　著

代晨阳　译　　周　环　韩　珂　校

目前用于颅内血管检查的无创超声主要有两种类型，经颅多普勒超声（TCD）和经颅彩色编码多普勒（TCCD）。TCD具有无创、便携的特点，可于床边进行脑血流动力学评估。TCD检查时，超声医生必须根据频谱形态和声频信号来进行判断。TCCD检查时，超声医生可以借助彩色多普勒看到"血管"并进行角度校正，这种可视化能帮助超声医生更好的识别颅内血管从而提高检查精度。因此，与TCD相比，TCCD不需要太多的培训和技术技能。完成检查后，两种设备都应具有将图像直接发送到医学影像归档与通信系统（PACS）的功能。蛛网膜下腔出血患者需要进行连续检测，并根据每日的变化趋势指导病患的管理。因此，1周7天都要进行TCD/TCCD检查以提供最佳的监护。完整TCD/TCCD的常规检查需要通过颞窗评估两侧的前循环，并且通过枕窗评估包括椎动脉和基底动脉在内的后循环。TCD/TCCD检查可用于一组特定的诊断，在出具每份检查报告中必须列出相应的诊断。每个TCD/TCCD检查室最好应该获得学会联合认证委员会（IAC）的授权，检查室的每位超声医生都必须通过NVS（神经血管专家）认证来执行TCD/TCCD检查，每位超声诊断医生都应持有美国神经影像学会或同等机构颁发的神经血管诊断注册医师（RPNI）证书，以保证神经影像检测的准确性、安全性和高质量。

这两种超声设备均可对颅内血管进行无创性检查。首先你所在的经颅多普勒超声实验室需要确定设备，即检查是使用非成像/盲探的TCD仪（以下简称TCD），还是成像的TCD［以下简称经颅彩色编码多普勒（TCCD）或经颅彩色编码超声（TCCS）］。从成本的角度来说，选择TCD还是TCCD主要取决于检查室现有的设备以及操作设备的能力。

一、TCD

TCD是一种无创、便携、可床旁操作的脑血流动力学评估工具[1]。TCD检查时，超声医生必须根据频谱形态和声频信号来进行判断。通过M模式（PMD）使频谱波形能够表示颅内血管血流的深度、方向和强度（图26-1）。

市面上的几家TCD制造商通常提供两个2MHz多普勒探头和一个头架，操作者可以在不用手持的情况下用头架固定2个探头进行双侧持续监测。部分示例如图26-2和图26-3。

非成像的TCD设备体积比成像的设备更加小巧，价格也更加经济。携带外出检查时，TCD更易于移动和操作。但它的缺点是需要更多的训练和技巧，因为在检查过程中超声医生必须在调整探头的同时，同步评估声频信号和分析频谱形态。

二、TCCD

第二种评估颅内血管的无创超声是TCCD。

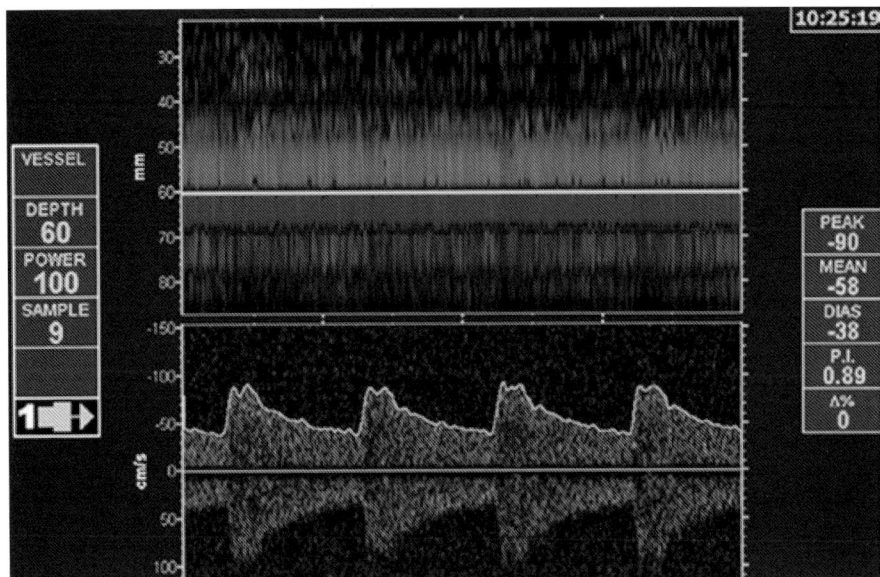

▲ 图 26-1　屏幕显示 M 模式下的正常 TCD 信号：大脑中动脉（MCA）（红色：40～60mm）、大脑前动脉（ACA）（蓝色：60～70mm）、对侧 ACA（红色：70～80mm）、对侧 MCA（蓝色：80～90 mm）（此图彩色版本见书末）

经 Hakimi R, Alexandrov AV, Garami Z. Neuro-ultrasonography. Neurol Clin. 2020 Feb;38(1):215–229; 许可转载

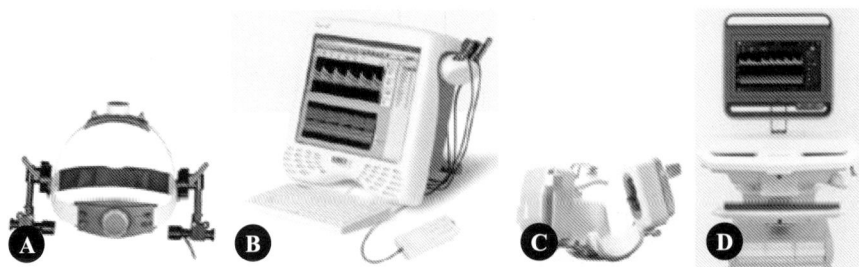

▲ 图 26-2　A 和 B 摘自 https://rimed.com/products/auto-track/. 2020 年 9 月 21 日；C 和 D 摘自 https://novasignal.com/solutions/lucid-tcd/.2020 年 9 月 21 日

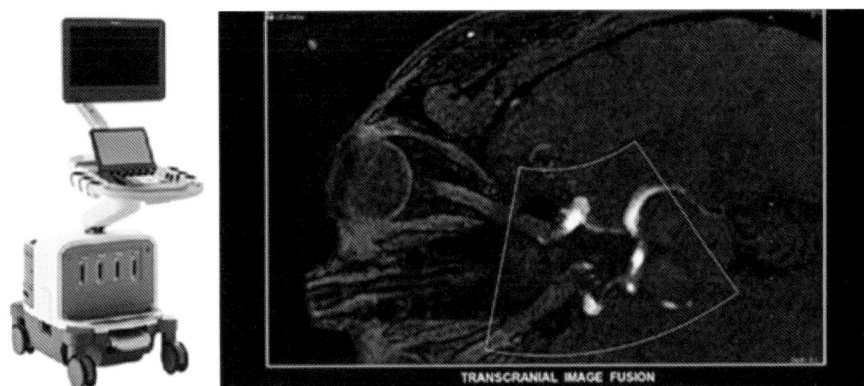

▲ 图 26-3　A. 摘自 https://www.usa.philips.com/healthcare/solutions/ultrasound/all-ultrasound-products#filters=FG_HC_US_SYSTEM%3AShow%20All%2CFG_HC_US_CLINICAL_SEGMENT%3AFK_HC_US_INTERVENTIONAL_RADIOLOGY. 2020 年 9 月 22 日；B. 摘自 https://www.usa.philips.com/healthcare/resources/landing/ultrasound-article-pages/interventional-radiology. 2020 年 9 月 22 日（此图彩色版本见书末）

用于 TCCD 检查的超声仪器也可进行其他血管的检查。由于大多数超声医生都有使用超声仪器进行检查的操作经验，如超声心动图、外周血管超声和颈动脉彩超等，因此用超声仪器进行 TCCD 检查相对容易。此外，大多数医疗机构已有超声设备，因此只需再购置一个软件包或单独的探头即可开展检查。TCCD 设备的总价可能超过 10 万美元。设备体积较大，在急诊室或大多数 ICU 等相对狭小的空间里操作比较困难。

进行 TCCD 检查时，超声医生可以通过彩色血流看到血管，还可以进行角度校正。这种可视化能帮助超声医生明确所检查的具体血管。因此，与 TCD 相比，TCCD 所需的培训和技术要求相对较低。但是，目前为止还没有 TCCD 的头架，所以 TCCD 不能像 TCD 那样进行持续的监测，无法用于栓子检测或术中监测。

三、图像存储与检索

在完成检查后，两种设备都应具有将图像直接发送到医学影像归档与通信系统（PACS）的功能。有许多不同的影像存档系统可供选择，系统可以允许从不同地方进行图像调阅，便于医生或其他医务人员快速地查看图像并将报告传达给有需求的部门。在某些情况下，医生可以在院外远程查看 PACS 图像。所有频谱分析相关的数据列表和图像都应存储在 PACS 系统中以便于检索，也便于将来复查时进行回看对比。此外，在（重新）认证或审核期间，超声室都有义务为认证机构和保险公司出具诊断报告并提供原始图像。

四、报告

为了报告的一致性和规范性，建议使用结构化报告软件。有些制造商在设备中内置了报告软件，有些制造商则使用的是医院电子病历系统中的报告模块。结构化报告软件能够出具一致、清晰的标准化报告。只需要根据每个血管的诊断情况，在一组预编程好的报告语句中进行选择后即

可生成报告。结构化报告还可以在报告中插入带有所有血流速度的表格，以便于诊断医生方便快速地回顾具体数据。这些结构化报告还确保遵循 IAC 的准则[2]。

五、检查

TCD 检查一般耗时 30min 至 1h。超声医生完成检查后还需要确认所有图像已传入 PACS 系统并完成初步结构化报告，安排检查的人员应考虑到这些工作所需的时间。如果超声医生计划一天工作 8h 的话，那么一天内可完成约 7 例完整的 TCD 检查。大多数临床医生希望患者上午早些时候能够完成 TCD 检查。对于住院患者而言，治疗团队能根据检查结果制订治疗方案，同时能留出足够的时间给其他必要的检查。

还有一部分患者，需要进行连续的检查。比如蛛网膜下腔出血患者，这类患者不能只孤立的检测单次平均流速，而要根据每日的变化及其趋势指导病患管理的决策。因此，为了提供最佳的监护，1 周 7 天都要进行 TCD/TCCD 检查[1, 3]。

六、资质认定

在美国，学会联合认证委员会（IAC）为血管和神经影像检查室制订了标准和指南。指南规定：超声技师和超声诊断医生的资质；监管范围，包括定期培训、经验分享和继续医学教育（CME）；仪器和仪器安全要求，如探头清洁、传染病防控；及工作人员安全，比如预防肌肉骨骼紊乱等相关的职业病。

信息还必须包括有关患者保密性原则、主诉和主要来源核查；不同实验室，检查和流程；检查报告单和记录单。IAC 认证所需的血管实验室关于设备、检测程序和文件的书面方案并归档。书面方案必须包括关于设备、技术、完整检查与部分检查、前循环和后循环、技术（包括经眶检查的功率降低）并归档。

如果仅出具颅内外血管检查诊断，主管

医生必须接受适当的培训，并获得美国神经影像学会（American Society of Neuroimaging，ASN）的注册血管诊断医师（registered physician vascular interpretation，RPVI）或注册神经血管诊断医师（registered physician in neurovascular interpretation，RPNI）认证。主管医生每 3 年必须保持至少 15 个相关的一类继续医学教育学分（CME 学分）。

主管技师和其他的超声技师必须是美国神经影像学会仅为颅外和颅内血管检查设立授予的注册血管技师（registered vascular technologist，RVT）、注册血管专科医师（registered vascular specialist，RVS）、注册血管超声技师［registered technologist vascular sonography，RT（VS）］或神经血管专科医师（neurovascular specialist，NVS）。每人每 3 年必须获得 15 次相关的继续医学教育学分。主管技师在日常检查操作过程中还有额外的职责，包括但不限于遵循 IAC 标准进行质量控制和技术培训。

用于颅内评估的仪器必须适合用于检查颅内血管，包括但不限于合适的频率、声频及频谱形态。仪器必须能够区分双向血流信号，并且频谱可以长久保存记录。设备维护必须记录在册，包括例行清洁、安全检查以及任何必要的自动化软件包验证。

根据现行已公布的相关标准，在开展一些可施行的适宜技术时应使用专门的记录单。记录单应包括有关患者体位和准备，探头选择和位置，适当的取样容积，深度和定位。该记录单应包括血管的正确识别、频谱多普勒角度和频谱血流速度测量。如果使用了补充成像如彩色多普勒或能量多普勒，需要记录使用情况。出现异常情况需要另行记录。每种检查都必须有单独的书面单（完整 TCD 检查、栓子检测、血管舒缩反应等）。

仪器设定的特定检测方案至少应包括大脑中动脉 M_1 近段、大脑前动脉 A_1 段、颈内动脉终末段、大脑后动脉的 P_1 或 P_2 段、颈动脉虹吸段、椎动脉颅内段、基底动脉的近段和远段。必要时，位于颅底的眼动脉和颈内动脉远段也需探查。如果可能的话，应评估前交通动脉或后交通动脉的血流。

最终报告必须包括检查类别、检查适应证、执行超声检查的医生、检查结果和医生的诊断结论。诊断内容必须包括多普勒的频谱波形和速度，如果使用了灰阶和彩色多普勒也需记录。当发现异常时，记录必须包括严重程度、部位、范围和可能的病因。诊断标准可以根据已发布的标准或者内部验证的结果。根据联邦指南，检查和报告应该保留 5～7 年，因此需要以适合的媒体介质进行长期储存。

七、医疗报销

每项检查都有相关的技术费和专业费[4]。由于各地区的物价差别较大，建议每个机构都和当地的医疗保险公司及第三方提供商共同协商对检查进行合理的定价。此外，还有其他影响报销的因素，比如 TCD 收费作为整体操作费用之一，也被纳入住院患者诊断相关组套（diagnostic related group，DRG）等。表 26-1 列出了目前可报销的 5 种现行医疗服务与操作术语（CPT）代码[4, 5]。

最常规的检查是完整 TCD，即通过颞窗检查双侧前循环以及通过枕窗检查包括椎基底动脉在内的后循环。每项检查都必须至少列出每条血管的深度、平均血流速度和搏动指数，以及双侧前循环的 Lindegaard 指数[5]，如表 26-2 所示。

表 26-1　TCD/TCCD 现行医疗服务与操作术语代码

现行医疗服务与操作术语代码	检查项目名称
93886	颅内血管 TCD（完整）
93888	颅内血管 TCD（部分）
93890	血管反应性检查
93892	栓子检测
93893	发泡实验

表 26-2 完整 TCD/TCCD 一般包含的检查内容

右 侧	左 侧	基底动脉
椎动脉	椎动脉	
大脑中动脉 M_1 段	大脑中动脉 M_1 段	近段
大脑中动脉 M_2 段	大脑中动脉 M_2 段	中段
大脑前动脉	大脑前动脉	远段
颈内动脉终末段	颈内动脉终末段	
大脑后动脉	大脑后动脉	
颈内动脉虹吸段	颈内动脉虹吸段	
眼动脉	眼动脉	
颈内动脉颅外段	颈内动脉颅外段	

需要注意的是，如果尝试完成一个完整组套的所有组成部分，但没能全部成功地实现探查，该检查仍然可以被定义为完成了一个完整的检查组套。但是在这种情况下超声医生必须进行记录，完整 TCD 包含的所有血管段都已尝试进行探查，并指出哪些血管没有被成功探查及原因。

相反，如果完整 TCD 的任一部分没有进行探查，则将被判定为部分 TCD，并按此收费[5]。

每项检查必须列出检查的适应证。表 26-3 列出了 TCD 的常见适应证[5]。

在日常实际工作中，医生的工作效率是通过工作相对价值单位（work relative value units，wRVU）进行评估的，医生执行的每项任务都有一个相关的工作相对价值单位，按照月份、季度或年份计算总和以评估他们的工作效率。每项 TCD/TCCD 检查的工作相对价值单位列于下面的表 26-4[6]。

八、诊断医生的资质要求

美国神经影像学会通过神经血管诊断注册医师（registered physician in neurovascular interpretation，RPNI）认证提供 TCD 医师认证。要符合资格，

表 26-3 获准可行 TCD/TCCD 检查的适应证

- 评估颈动脉内膜剥脱术中的侧支血流和栓子检测
- 评估已知血管存在严重狭窄或闭塞（包括 MoyaMoya 征）患者的侧支循环通路和代偿程度
- 怀疑存在卵圆孔未闭 / 反常性栓塞的患者（症状包括视力障碍、肢体无力、偏瘫或言语不清）
- 评估患者是否脑死亡
- 评估镰状细胞性贫血的患儿（2—16 岁）的脑卒中风险（虽然最佳时间未知，但公认的指南建议约每 6 个月应定期筛查）
- 动静脉畸形的检测，并评估其供应动脉和血流动力学变化
- 非心源性右向左分流的检测
- 脑动脉栓塞中的微栓子的检测
- 已出现神经系统相关症状体征或有颈动脉杂音的患者颅内主要的基础血管是否存在严重狭窄的检查
- 可逆性脑血管收缩综合征的诊断与监测
- 椎动脉夹层的诊断
- 评估并随访无论何种病因导致的血管痉挛患者，尤其是蛛网膜下腔出血后的患者
- 评估胎龄小于 30 周的极低出生体重早产儿

表 26-4 每个 TCD/TCCD 检查的工作相对价值单位（wRVU）

CPT 代码	检查项目名称	工作相对价值单位
93886	颅内血管 TCD（完整）	0.91
93888	颅内血管 TCD（部分）	0.50
93890	血管反应性检查	1.00
93892	栓子检测	1.15
93893	发泡实验	1.15

医生首先要在主要专业取得资质，并获得规定的 TCD 继续教育学分（CME 学分）或者近期从相关继教项目进修结业，进修项目的负责人能够提供证明来证实医生在进修期间接受过 TCD 诊断的培训，并通过超声物理学和神经超声 TCD 部分的考试[7]。另外，还需要在美国超声医学诊断注册协会（American Registry for Diagnostic Medical Sonography，ARDMS）注册以取得认证[8]。

结论

TCD/TCCD 都可进行无创的颅内血管检查。选择哪种设备取决于每个机构的自身情况。为确保检测的安全性和质量，检查室应通过 IAC 的认证；每一位超声检查医生应通过神经血管专科医师（NVS）认证进行 TCD/TCCD 检测，以及每一位诊断医生需持有美国神经影像学会（American Society of Neuroimaging，ASN）或其同等级别的神经血管诊断注册医师（RPNI）证书，以确保神经影像检测结果的准确性、安全性和质量。

参考文献

[1] Hakimi R, Alexandrov AV, Garami Z. Neuro-ultrasonography. Neurol Clin. 2020;38(1):215–29.

[2] Available at: https://www.intersocietal.org/vascular. Accessed 21 Sept 2020.

[3] Kumar G, et al. Vasospasm on transcranial Doppler is predictive of delayed cerebral ischemia in aneurysmal subarachnoid hemorrhage: a systematic review and meta-analysis. J Neurosurg. 2016;124(5):1257–64.

[4] Available at: https://clarius.com/wp-content/uploads/2020/04/CPT-2020–MKTG-00084–Rev-3.pdf. Accessed 22 Sept 2020.

[5] Available at: http://www.aetna.com/cpb/medical/data/300_399/0353.html. Accessed 21 Sept 2020.

[6] Available at: https://www.aan.com/siteassets/home-page/tools-and-resources/practicing-neurologist%2D%2Dadministrators/billing-and-coding/medicare-fee-for-service/18medicarevalues_tr.pdf. Accessed 21 Sept 2020.

[7] Accessed at: https://www.asnweb.org/i4a/pages/index.cfm?pageid=3309. Accessed 22 Sept 2020.

[8] Accessed at: https://www.ardms.org/get-certified/. 22 Sept 2020.

第27章 经颅多普勒超声在门诊超声实验室中的应用
Use of Transcranial Doppler in the Outpatient Ultrasound Lab

Richard Genova 著

梁毅仪 译 周 环 韩 珂 校

缩略语

ACA	大脑前动脉
AD	阿尔茨海默病
BA	基底动脉
Carotid duplex	一种具有标准化方案及诊断标准的超声检查（颈动脉超声）
CAS	颈动脉支架置入术
CBF	脑血流
CEA	颈动脉内膜剥脱术
CTA	计算机体层血管成像
ESUS	原因不明的栓塞性脑卒中
IAC	学会联合认证委员会
ICA	颈内动脉
JVU	由血管超声学会出版的《血管超声杂志》
MCA	大脑中动脉
MOST-CA	一项关于癌症患者发生缺血性脑卒中的发病机制的研究（NCT02604667）
MRA	磁共振血管成像
NINDS	国家神经病学和脑卒中研究所
NVUL	神经血管超声实验室
OA	眼动脉
PCA	大脑后动脉
SRUCC	超声放射科医师学会
STOP	镰状细胞病脑卒中预防试验

SVM	血管医学学会
SVU	血管超声学会
TCD	经颅多普勒超声
TIA	短暂性脑缺血发作
t-ICA	颈内动脉终末段，亦称作颈内动脉远端（非颈段）
TOAST	一项旨在验证达那肝素（代号 ORG 10172）对急性脑梗死的安全性和有效性的 RCT 研究；急性缺血性脑卒中的 TOAST 病因分型系统
TTW	经颞窗
VA	椎动脉
VaD	血管性痴呆
VCI	血管性认知障碍
VMJ	血管医学杂志
WML	脑白质病变

　　门诊神经血管超声实验室（neurovascular ultrasound lab，NVUL）是血管神经病学医疗服务及脑卒中临床医生进行脑卒中二级预防的一个必要组成部分。此外，预防首次脑卒中也是 NVUL 的任务之一。在接受 TCD 检查以预防首次脑卒中的患者中，有一类特殊的患者是小儿镰状细胞患者。约 25 年前，由 Robert Adams 博士主持的镰状细胞病脑卒中预防试验（STOP）展示了如何通过预防性输血治疗，将镰状细胞性贫血患儿的首次脑卒中发生率降低 70%[1]。该研究设计基于临床观察，发现在既往发生脑卒中的患儿中，通过定期换血或单纯输血，将血红蛋白 S（HbS）水平维持在 30% 或以下，可有效将脑卒中复发率从 80% 降至约 10%，具有重要的临床意义。

　　随后，2002 年美国国立卫生研究院（NIH）的建议和 2014 年专家共识小组的指南均呼吁每年应对镰状细胞病的患儿进行 TCD 筛查[2, 3]。对于高脑卒中风险的儿童镰状细胞携带者进行临床筛查时，应采用改良 TCD 完整方案，该方案可被任何有能力的神经超声科医生快速掌握。这些患儿大部分都有很容易被探查到的颞窗（贴士：不要满足于发现的第一个声窗，因为这些儿童患者经常有多个容易探查的颞窗；要找出血流速度最高的颞窗）。超声实验室与儿科和血液科密切合作，以确保所有镰状细胞病患儿每年接受 TCD 筛查[3-5]。

　　《纽约时报》（NYT）在 2021 年 5 月发表了一篇文章，讲述一对姐妹错过致命性脑卒中的预防机会的令人痛心的故事，以此介绍了 STOP 试验这项简单、无痛的预防性检测方案，并推荐广泛采用该方案对所有潜在脑卒中风险的患儿进行早期筛查、早期治疗[6]。

　　在 NVUL，常见到首发脑卒中的高危成人患者，其危险因素多为偶然发现。因此，NVUL 也是成人脑卒中一级预防的一个重要因素。门诊 NVUL 的另一个优势是，有能力的神经超声医生将对这些高危人群进行完整的颅外和颅内检查，包括联合评估颅外和颅内血流动力学，及监测出现在脑血管内的自发的微栓子。

此外，症状性或非症状性脑缺血患者在外周血管检查室进行颈动脉超声检查时，结合 TCD，对于解释颈动脉超声、脑血管造影和临床症状之间的差异具有极其重要的价值[7]。值得注意的是，2021 年初，美国预防服务工作组（USPSTF）更新了其 2014 年指南，反对对既往无脑卒中或脑缺血性发作史的患者进行颈动脉狭窄的普通人群筛查，更新的要点提出警告：尽管颈动脉超声筛查本身不会造成伤害，但随后的检测和干预可能导致伤害，包括发生脑卒中或死亡的额外风险[8]。

一、TCD 在神经血管超声专科实验室的应用

据估计，在美国有不到 36 个经学会联合认证委员会（IAC）认证的专用 NVUL❶。在传统的实验室中，许多前来接受检查的是短暂性脑缺血发作（TIA）和脑卒中幸存者，其病情相对稳定，但需要进行定期监测。这些患者中还有很大一部分患有所谓的"隐源性脑卒中"，神经血管专家努力确定其最佳的监测和脑卒中二级预防方案。

有些脑卒中高危人群的脑卒中风险通常是在医疗保健系统的体检时被偶然发现。栓塞性脑卒中和 TIA 并不是唯一令人担忧的问题。在门诊患者中，脉管炎和可逆性脑血管收缩综合征（RCVS）患者也需要进行全面的 TCD 诊断检查。作者所在实验室隶属于学术医学中心，其附属医院是一个综合性脑卒中中心，具备 TCD 和颈动脉超声检查。因此，许多门诊患者之前都曾住过院，有住院期间的 TCD 和颈动脉超声检查供比较，这意味着门诊神经血管实验室能够方便地获取患者完整的病史和相关的临床诊疗史。

尽管目前获得认证的门诊 NVUL 的数量很少，但对能够为所有此类患者进行高质量颈动脉

超声和 TCD 检查的神经超声医生的需求日益增长。美国神经影像学学会（ASN）有一个新的神经血管专家（NVS）认证，适用于那些证实已具备相关知识能力并可高质量操作颈动脉超声和 TCD 检查技能的申请者（见 Bennett、Rinsky 和 Douville 的认证章）。血管超声学会也采取了一些积极措施以鼓励更多的注册的血管技术人员（RVT）掌握良好的 TCD 检查技能。本书的其他章节描述并解释了如何构建一个配备非成像和（或）成像 TCD 和超声设备（配备适当的超声探头）的 NVUL，以及如何启动 IAC 认证流程。

二、临床和学术医学中心研究不可或缺的工具

患者来到超声实验室检查，不管是为了预防首次脑卒中，还是为了随访慢性疾病，神经超声医生都将通过非侵入性且独特的超声技术，进一步明确缺血性疾病的诊断，并为选择合适的治疗方案（如果有的话）提供依据，同时提供了可校准的预后信息。那么，这些病例的诊断是什么？频谱多普勒参数和频谱形态是如何被应用于门诊患者脑卒中二级预防的诊断和治疗？在颈部动脉或颅内动脉狭窄增加脑卒中或脑灌注缺血性损害风险的情况下，是否存在侧支代偿途径？

一切均基于解剖学（anatomy，A）和生理学（physiology，P）。著名的临床脑卒中专家 David Liebeskind 博士和 Louis Caplan 博士阐释如下："因为每种成像模式，都源于解剖学和血流生理学的结合。因此，深入了解典型的动脉解剖结构及相应侧支循环路径，对解读检查图像是至关重要的。最近，代偿性侧支灌注和下游血流状态已成为动脉粥样硬化患者临床管理中至关重要的因素"[11]。

在缺血性脑卒中和慢性脑灌注受损病例中，

---

❶ IAC 营销部门在 2019 年 2 月与笔者的私人通信中提供了相关的信息。IAC 确定了 32 家在颅外和颅内血管检测方面获得双重认证的研究中心，但认证仅限于这两种外周血管模式。在 COVID-19 大流行的过去一年里（2020 年 3 月至 2021 年 6 月），门诊量全面下降，但 NVUL 的数量没有变化。2021 年 6 月，IAC 营销部门确认研究中心数量仅减少了 1 个，降至 31 个[9,10]。

已确定并制订了四个主要的侧支或代偿性血流的 TCD 检查标准，具体如下：①通过 Willis 环的侧支血流；②眼动脉血流逆转；③椎 - 基底动脉血流逆转；④大脑中动脉闭塞的软脑膜侧支。详见本书的其他章。

举例：患者 A 于 5 年前，即 2016 年首次诊断为 TIA，并开始进行脑卒中二级预防随访（图 27-1 至图 27-5）。

2016 年 × 月 × 日，A 准备上班时，出现右手麻木，无法拿起杯子，同时伴右侧面部麻木，在照镜子时发现右侧脸部下垂。他拨打了 911，被送往 X 医院。上述症状在 10～15min 内自行消失，诊断明确为 TIA，通过检查发现其左侧颈内动脉闭塞，右侧颈内动脉 80% 狭窄。A 被转诊至 Y 医院，发现左侧中央前回急性小梗死灶。起初，计划行左侧颈动脉支架置入术，但后来发现其已完全闭塞，因此决定继续使用强化药物保守治疗。A 出院后，至今仍在服用阿托伐他汀 80mg、阿司匹林 81mg、波立维 75mg。

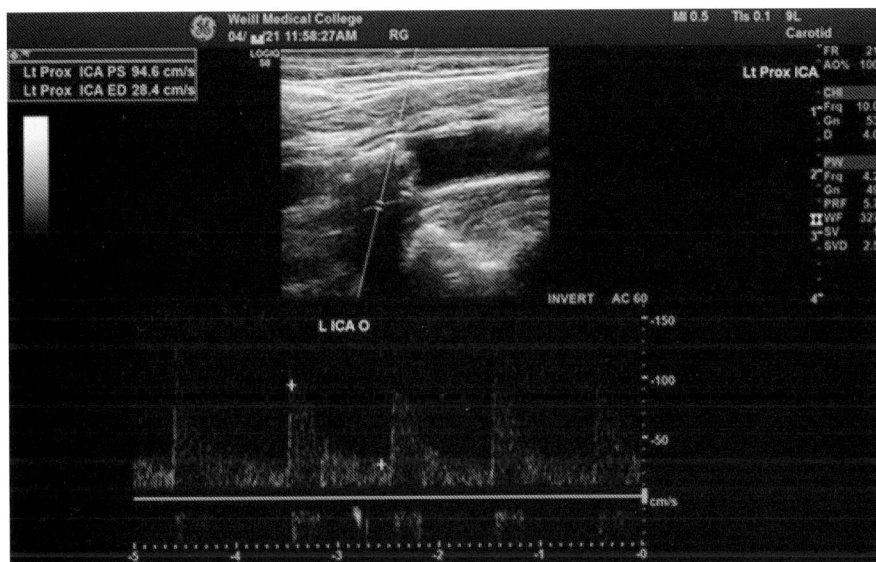

◀ 图 27-1　左侧 ICA，近端呈狭窄前低流速血流挤过（右侧图像，即图 27-2）

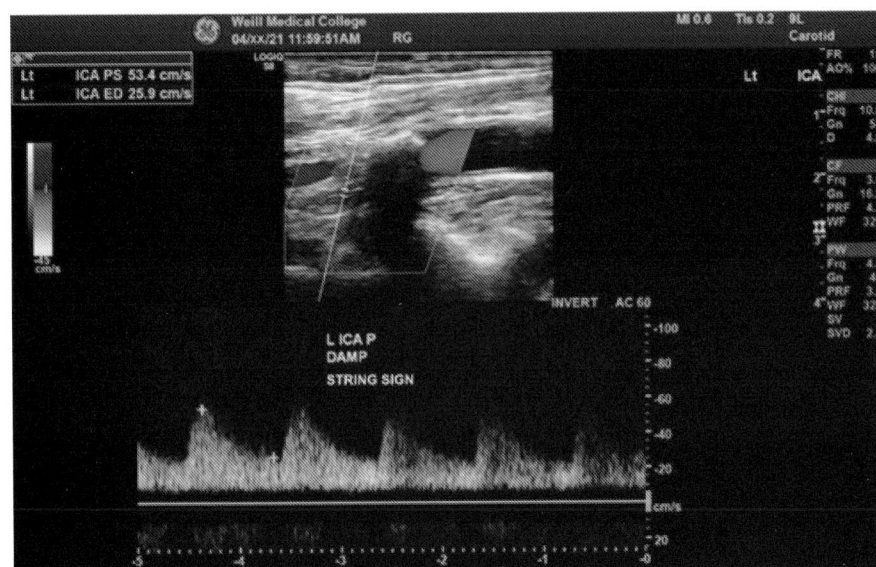

◀ 图 27-2　CTA 证实该血流信号呈连续的线状，即线样征。拟行 CEA（此图彩色版本见书末）

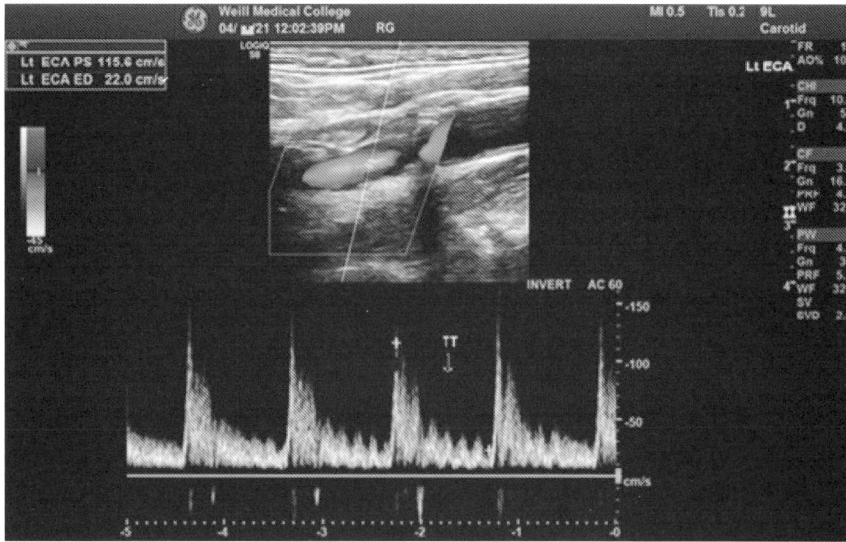

◀ 图 27-3 左侧颈外动脉的颞浅动脉敲击试验（TT）有助于正确辨认血管（然而这不是一定的，因为有文献报道颈内动脉也能出现颞浅动脉敲击试验阳性反应）（此图彩色版本见书末）

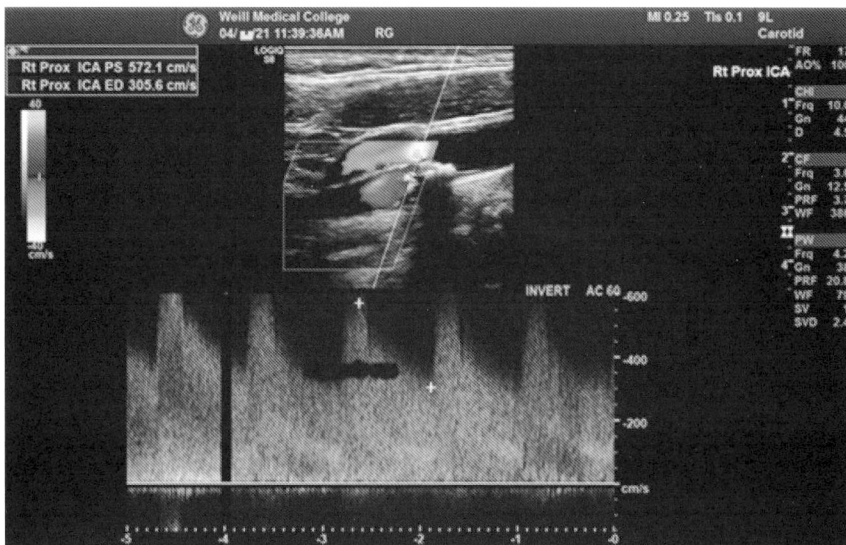

◀ 图 27-4 相对于左侧 ICA 线状狭窄，右侧 ICA 是重度狭窄（70%～99%）。根据超声放射科医师学会 2003 共识标准，符合分级为＞70% 狭窄，显而易见，无论收缩期峰值流速是 500cm/s 还是 600cm/s，其血流动力学表现都符合重度狭窄（此图彩色版本见书末）

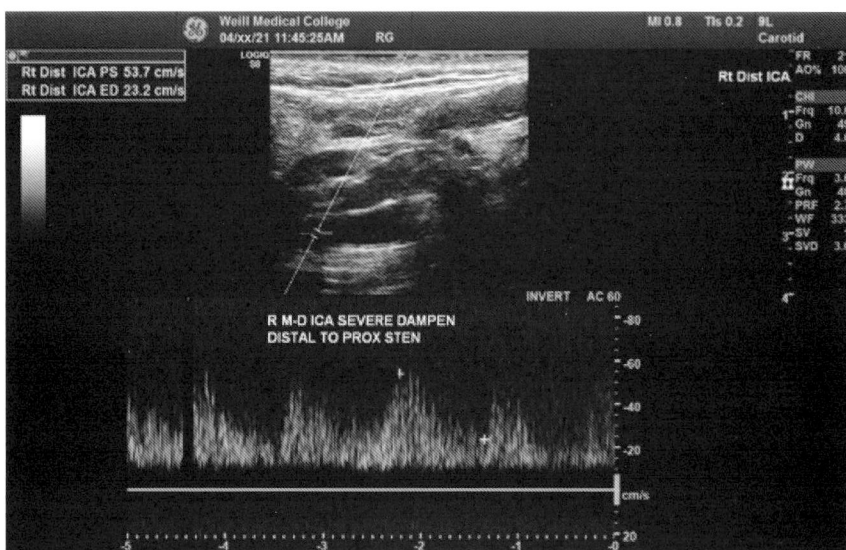

◀ 图 27-5 如果超声医生一开始未探查到局限性狭窄的最严重处，但如果探查到如图频谱 - 低平波形的血流信号，则必须进一步探查近端（此图彩色版本见书末）

自 2016 年诊断为 TIA 起，患者 A 就一直接受规范的二级预防医疗管理。作为门诊实验室的患者，患者 A 的血管神经科医生关注其脑卒中二级预防，及定期随访，包括定期安排患者 A 在医疗团队的诊室就诊期间进行当天颈动脉超声检查、非成像的完整的 TCD 检查以及 TCD 监测自发性微栓子。颈动脉超声和 TCD 检查证实患者 A 存在前述 4 个主要代偿侧支循环通路中的 2 个，且能保证足够的脑灌注。TCD 和颈动脉超声检查报告（2021 年术前）如下。

最终的颈动脉超声检查报告采用了超声放射医师学会 2003 年共识标准（SRUCC）的速度标准、斑块形态和临床病史，报告指出"左侧颈内动脉见与重度狭窄或次全闭塞相一致的异常血流受阻表现；右侧颈内动脉内见不均回声斑块，近端狭窄 70%～99%"（图 27-4 和图 27-5）。

在本文撰写期间，见刊的两篇论文影响了对关于颈动脉狭窄的颈动脉超声的诊断和报告的临床解读。首先，在 2020 年 7 月，2 个临床血管学会 - 血管医学学会（SVM）和血管超声学会（SVU）分别在各自的期刊《血管医学杂志》（*Vascular Medicine*，VMJ）和《血管超声杂志》（*Journal for Vascular Ultrasound*，JVU）上联合发表了首个基于共识的动脉和静脉波形命名法。该共识声明的主要目的是为了"改善所有从事血管诊治方面的从业人员之间的沟通"[12]。

除了提出标准化的命名法外，该共识声明还提供了一份全面而详尽的描述，包括许多波形示例，不但有助于举例说明标准化术语的使用，而且有助于在临床实践中应用这些标准化术语。虽然 SVU/SVM 共识包含了对颅外血管超声检查和血流动力学的指南，但缺乏对颅内超声检查的指南，因为颅内血管系统被认为与其他外周血管有本质上的不同，需要另行讨论。

其次，IAC 委托进行了一项旨在优化颈内动脉狭窄的多普勒血流速度诊断标准的研究（2014 年）。其研究结果于 2021 年 5 月发表在 SVM 的期刊上，为那些基于 SRUCC 标准出具报告和诊断解释的实验室提供了重要的探讨和改进依据。重要的是，该文献提出 SRUCC 的标准高估了 ICA 狭窄程度，并给予了修订，使不同的血管实验室对 ICA 的解释具有更高的准确性和一致性[13, 14]。

该研究的结论是"目前使用 SRU 共识标准的实验室应该考虑修改现有标准，将收缩期峰值流速（PSV）阈值提高至 ≥180cm/s，或者在 PSV ≥125cm/s 的基础上同时符合 ICA/CCA 的 PSV 比值达到 2.0，ICA 狭窄（>50%）的诊断标准将被提高"。IAC 血管检测小组承诺将发布一份白皮书，总结研究结果，并为血管实验室的实施标准和血管检测的标准化的修订提供依据。至本书出版之时，计划中的 IAC 白皮书很可能已经发表了，这两篇文献非常重要，应该在门诊 NVUL 临床工作中加以探讨并予以参考。

患者 A 的 TCD 报告描述

1. TCD 结果（图 27-6 至图 27-13）

- 右侧大脑中动脉狭窄 >50%（>100cm/s）。
- 左侧大脑中动脉狭窄（重度可能）。
- 双侧颈内动脉终末段狭窄（>70cm/s）。
- 右侧大脑前动脉狭窄（>80cm/s）。
- 左侧椎动脉狭窄 >50%（>80cm/s）。
- 基底动脉狭窄 >50%（>80cm/s）。

2. TCD 报告医生阅图及解读（图 27-6 至图 27-13）

- 检查提示：前循环系统颅内动脉狭窄包括大脑中动脉及颈内动脉终末段，后循环血管狭窄包括左侧椎动脉及基底动脉。

- 左侧 VA 和 BA 的血流速度增快，结合双侧颈内动脉严重狭窄或闭塞，考虑后循环到前循环的侧支代偿性血流增快。

- 右侧大脑前动脉平均流速增快，考虑动脉狭窄合并代偿性流速增快。

- 左侧大脑中动脉和左侧大脑前动脉的低流速低搏动血流改变，提示双侧颈内动脉颅外段严重狭窄可能。

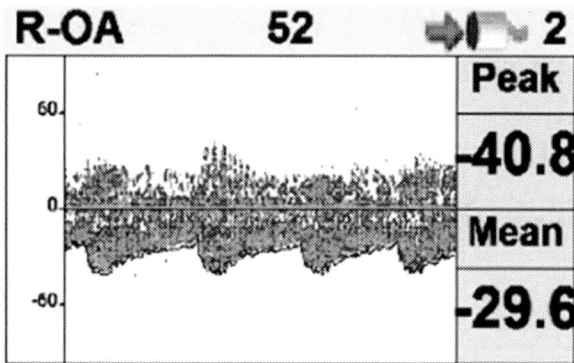

▲ 图 27-6 双侧眼动脉呈双向血流信号，逆向血流信号为主（此图彩色版本见书末）

R-OA. 右侧眼动脉；Peak. 收缩期峰值流速；Mean. 平均流速

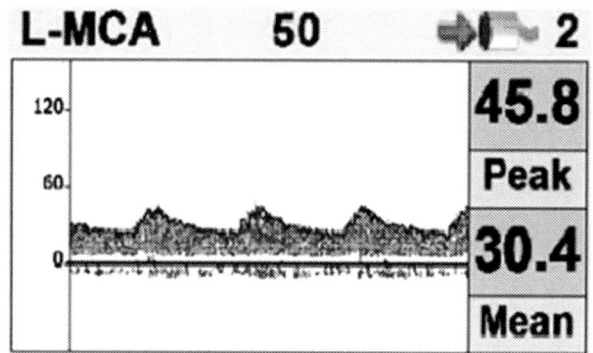

▲ 图 27-9 左侧大脑中动脉与右侧大脑中动脉有明显差异（此图彩色版本见书末）

L-MCA. 左侧大脑中动脉；Peak. 收缩期峰值流速；Mean. 平均流速

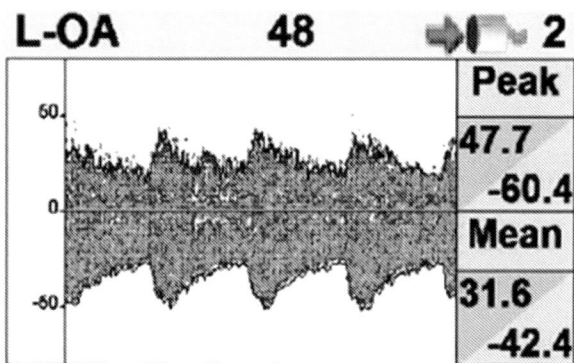

▲ 图 27-7 颈动脉超声检查提示双侧颈内动脉颈外段近端重度狭窄（此图彩色版本见书末）

L-OA. 左侧眼动脉；Peak. 收缩期峰值流速；Mean. 平均流速

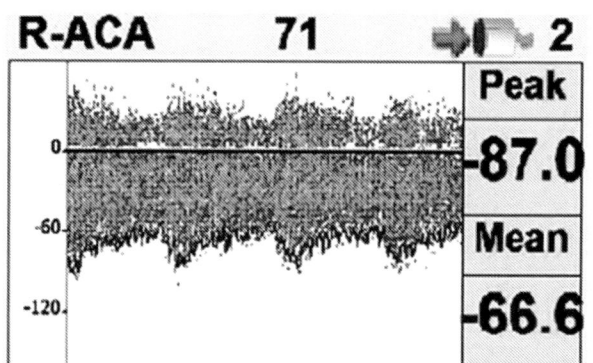

▲ 图 27-10 右侧大脑前动脉的湍流和"乐性杂音"（此图彩色版本见书末）

R-ACA. 右侧大脑前动脉；Peak. 收缩期峰值流速；Mean. 平均流速

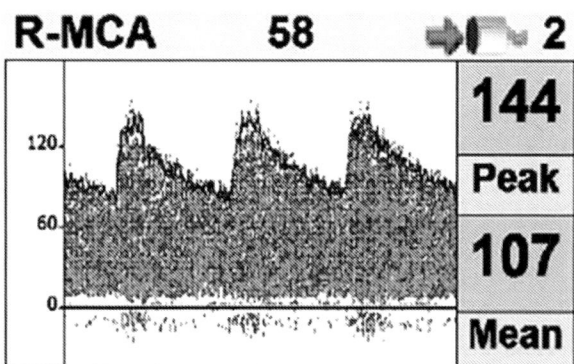

▲ 图 27-8 右侧颈内动脉颈段近端狭窄＞70%，左侧颈内动脉为线状狭窄。右侧大脑中动脉的平均流速增快（＞100cm/s），符合狭窄＞50%。注意：每个 TCD 图像中血流速度刻度尺是不同的（此图彩色版本见书末）

R-MCA. 右侧大脑中动脉；Peak. 收缩期峰值流速；Mean. 平均流速

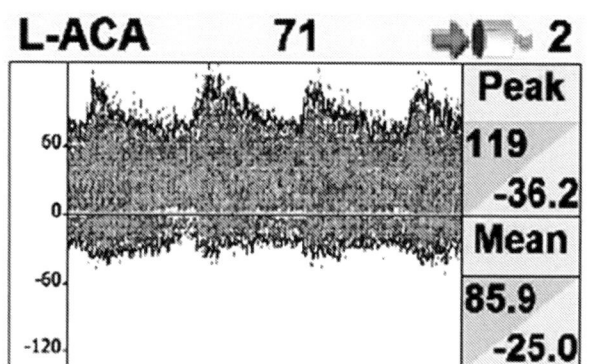

▲ 图 27-11 左侧大脑前动脉的血流反向（此图彩色版本见书末）

L-ACA. 左侧大脑前动脉；Peak. 收缩期峰值流速；Mean. 平均流速

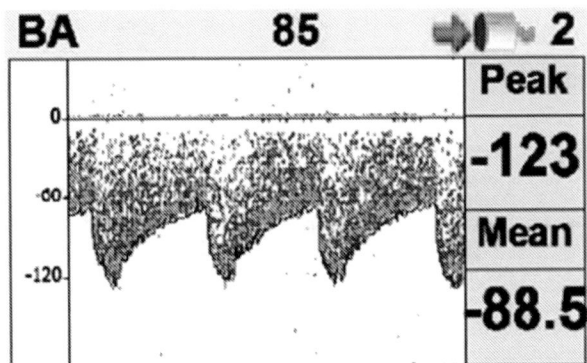

▲ 图 27-12　CTA 证实了存在后循环狭窄（此图彩色版本见书末）

BA. 基底动脉；Peak. 收缩期峰值流速；Mean. 平均流速

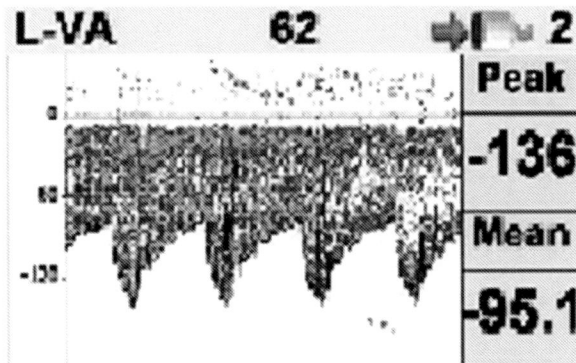

▲ 图 27-13　左侧椎动脉及基底动脉的平均流速增快（此图彩色版本见书末）

L-VA. 左侧椎动脉；Peak. 收缩期峰值流速；Mean. 平均流速

• 双侧眼动脉血流方向逆转，提示双侧颈内动脉颅外段严重狭窄可能，双侧颈外动脉到颈内动脉的侧支代偿。

负责审阅及解释的主治医生：X 医生，医学博士，神经血管解读注册医师。

签署日期：2021 年 × 月 × 日

以下是 A 于 2021 年 ×× 月 ×× 日与神经外科医生随访时的病情谈话记录，该医生确认了 A 于 2021 年 ×× 月 ×× 日进行的最近一次 NVUL 复诊和检查的结果如下。

CTA（2021 年 xx 月 xx 日颈动脉超声和 TCD 检查后）显示左侧 ICA（线状）狭窄。X 医生（A 的神经血管科医生）建议 A 在肺部手术前先做左侧颈动脉内膜剥脱术。

CTA 提示右侧颈内动脉进展性狭窄，超过 90%，而左侧颈内动脉表现为线状的严重狭窄。目前身体一般情况尚可。双侧颈内动脉斑块呈环状，且钙化严重。因此，颈动脉支架置入术并不是 A 的最佳治疗选择。另外，胸外科医生将为 A 择期行肺部肿块切除术，若行支架置入术则需行抗凝治疗，而这样的话，会推迟手术计划。

经本人与 X 医生讨论后，我们一致认为首先应该做左侧颈动脉内膜剥脱术，因为作为 A 责任症状侧的血管，残余线状血流，未完全闭塞。随后，约 1 周后，根据狭窄的严重程度，再行右侧颈动脉内膜剥脱术。

三、原因不明的栓塞性脑卒中与隐源性脑卒中

虽然大多数脑卒中为缺血性，但在经过标准化评估后，高达 1/3 的缺血性脑卒中病因未知。经过全面的诊断评估，仍无法确定可能病因的一类缺血性脑卒中被称为隐源性脑卒中。美国国家神经疾病和脑卒中研究所（NINDS）的脑卒中数据库研究和 TOAST 试验指引临床医生在临床实践中启用这个术语，以寻找与患者潜在脑卒中机制相关的最佳治疗策略。2014 年，人们用"原因不明的栓塞性脑卒中"（embolic stroke of undetermined source，ESUS）来取代"隐源性脑卒中"。自 2014 年以来。数百项已发表的研究试图阐明 ESUS 的潜在机制、其自然史及栓塞性脑卒中的二级预防。目前已认识到，多种隐匿性栓塞机制可能同时发挥作用，因此采取抗血小板和（或）抗凝治疗相结合的综合治疗策略更为适宜[15, 16]。

George Ntaios 博士在 2020 年发表在《美国心脏病学会杂志》(*Journal of the American College of Cardiology*)上的一篇回顾性文章中阐述了神经血管成像模式对未来研究的重要性。可以预见,大部分的研究都将在门诊实验室进行。他指出,"ESUS 患者的高患病率、较高的脑卒中风险、精准诊断模式的实用性、新型抗血栓策略的制订(如低剂量利伐沙班 / 阿司匹林联合使用)以及新型口服抗凝药(如 FXIa 抑制药)的开发,都突出了 ESUS 在未来几年脑卒中研究中的重要优先地位"[17]。尤其是 TCD 特有的微栓子监测技术(图 27–14),使其成为阐明 ESUS、寻求有效治疗方法和脑卒中预防的重要研究和临床工具。

癌症和脑卒中这两大现代杀手在世界范围内的流行给许多同时患有恶性肿瘤和急性或复发脑卒中的患者带来双重影响——虽然对于患者来说,这两种疾病之中任何一个已经够折磨了。这也是门诊实验室研究的重要前沿之一,即目前已是为了能更好地了解和治疗所有 ESUS 亚群的研究工作的一个方向。MOST-Cancer 试验

(NCT02604667)于 2020 年结束,其结果和讨论发表在 2021 年 6 月的《神经病学年鉴》(*Annals of Neurology*)上[18]。该项前瞻性横断面研究自 2016 年至 2020 年在两家医院的门诊 NVUL 开展了 TCD 微栓子监测研究(总共 150 例患者,分成三组,每组 50 例)。

MOST-Cancer 试验的研究人员发现,"32%的癌症患者合并脑卒中、16% 的单纯脑卒中患者和 6% 的单纯癌症患者可通过经颅多普勒超声检测到微栓子信号(P=0.005)"[18]。研究人员得出结论,即与对照组相比,癌症相关脑卒中患者具有更高的凝血、血小板和内皮功能障碍相关的标志物,以及循环中有更多的微栓子[18]。未来的研究需要评估目前已确定的生物标志物是否可作为预测实体肿瘤患者脑卒中事件和复发风险以及抗血栓治疗反应性能的指标。

MOST-Cancer 试验的结论是"临床医生应该探索癌症和脑卒中患者的血栓形成前及血栓形成的病理生理学,特别是经过标准化评估后脑卒中机制尚不明确的情况下"[18]。

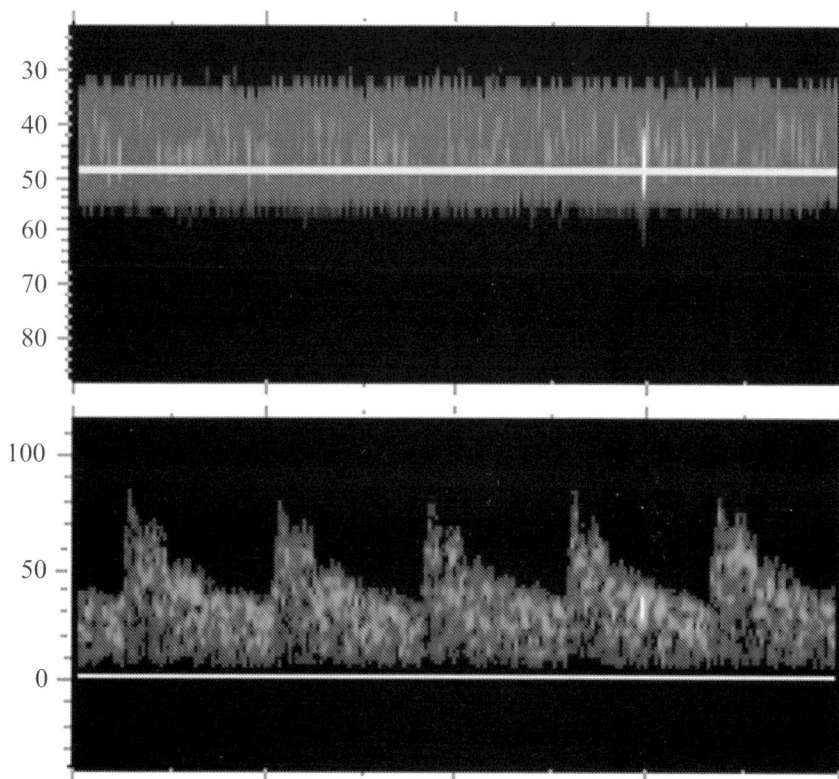

◀ 图 27–14 **MOST-Cancer 试验中经颅多普勒超声一个高强度瞬时信号示例**(经作者许可转载)

研究 ESUS 及其他脑卒中来源和机制是门诊 NVUL 所关注的众多前沿之一。TCD 技术在其他相关医学领域也有应用，且可在门诊实验室轻松开展研究。例如，现在有大量文献研究了血管认知障碍（VCI）和轻度认知障碍（MCI）的病理生理学。VCI 被认为是老年人最常见的认知障碍。然而，血管病变、认知和神经可塑性之间的确切关系仍未完全阐明。最新研究结果表明，可能可以确定一组生物标志物来预测血管性或混合性痴呆"高危脑"的认知功能恶化。对此领域感兴趣的研究者和带头人注意到了 TCD 的作用。

TCD 是一种无创且可靠的神经超声技术，能够评估脑血流速度、动脉灌注完整性和颅内小血管顺应性。在血管性痴呆（VaD）和阿尔茨海默病（AD）中均表现出微血管病变，可导致小动脉硬化、血管收缩和血管硬化，从而导致动脉管腔缩小、脑血流减少。在最近的一项 TCD 研究中，轻度 VCI 患者呈现出脑灌注不足和血管阻力增高的血流动力学模式，可能源于微小血管，然后累及大动脉。这一结果为评估有潜在痴呆风险的老年将来罹患小血管疾病和执行功能障碍的发生率和严重程度提供了证据。类似的血流动力学障碍可能在血管性抑郁和以白质病变为主的认知障碍的发展中扮演致病角色，这一点也得到了研究证实。下一步的研究则需要直接比较 AD 和 VaD 及其临床前阶段（分别为 MCI 和 VCI）不同的 TCD 脑血流动力学改变[19]。

门诊 NVUL 对于脑卒中团队的医生和临床医生来说是一个很有价值的工具，然而，对于从事功能神经科学研究以及神经生理学和神经肿瘤的临床或转化研究人员来说，它同样具有价值。本章提供了神经血管超声实验室发展所需的信息、参考标准、资源、实用的提示及技巧的概要。

利益冲突：作者声明与本章的研究、作者身份和（或）发表没有潜在的利益冲突。

参考文献

[1] Adams RJ, Brambilla DJ, Granger S, Gallagher D, Vichinsky E, Abboud MR, et al. Stroke and conversion to high risk in children screened with transcranial Doppler ultrasound during the STOP study. Blood. 2004;103(10):3689–94.

[2] The management of sickle cell disease. NIH Publication No. 02–2117. Revised June 2002. 4th ed. https://www.nhlbi.nih.gov/files/docs/guide-lines/sc_mngt.pdf.

[3] Evidence-based management of sickle cell disease, expert panel report 2014. NIH (National Heart, Lung and Blood Institute). https://www.nhlbi.nih.gov/sites/default/files/media/docs/sickle-cell-disease-report%20020200816_0.pdf.

[4] DeBaun MR, Jordan LC, King AA, Schatz J, Vichinsky E, Fox CK, et al. American Society of Hematology 2020 guidelines for sickle cell disease: prevention, diagnosis, and treatment of cerebrovascular disease in chil-dren and adults. Blood Adv. 2020;4(8):1554–88.

[5] Transcranial ultrasound in pediatric patients with sickle cell disease. SVU vascular technology professional performance guidelines. 2019. https://www.svu.org/practice-resources/professional-performance-guidelines/.

[6] Kolata G. These sisters with sickle cell had devastating, and preventable, strokes. New York Times. 2021 May 23. https://www.nytimes.com/2021/05/23/health/sickle-cell-black-children.html.

[7] Alexander TH Jr, Collins L, Harrison P, Hostetler W, Rountree S, Ulrich R. Transcranial Doppler will resolve discrepancies between extracranial vascular test results, angiography, and clinical symptomatology—a case study. J Vasc Technol. 1998;22(4):209–12.

[8] USPSTF recommends (again) against screening for carotid artery steno-sis in asymptomatic patients, Comment by Thomas L. Schwenk. NEJM Journal Watch-General Medicine. 2021;1(5).

[9] Sloper T, CMP, Director of IAC Marketing/Communications, email to the author. 2019 February 21.

[10] Sloper T, CMP, Director of IAC Marketing/Communications, email to the author. 2021 June 21.

[11] Kim JS, Caplan LR, Wong KS, editors. Intracranial atherosclerosis: pathophysiology, diagnosis and treatment. Front Neurol Neurosci, vol. 40. Basel: Karger; 2016. p. 1–20.

[12] Kim ES, Sharma AM, Scissons R, Dawson D, Eberhardt RT,

Gerhard-Herman M, et al. Interpretation of peripheral arterial and venous Doppler waveforms: a consensus statement from the Society for Vascular Medicine and Society for Vascular Ultrasound. Vasc Med. 2020;25(5):484–506.

[13] Lally M, Sloper T. IAC News Release. Study exploring optimization of duplex velocity criteria for diagnosis of internal carotid artery (ICA) ste-nosis published online today. 2021 May 19. https://www.intersocietal. org/vascular/forms/IACVascularTesting_ICADiagCriteria_News%20 Release.pdf.

[14] Gornik HL, Rundek T, Gardener H, Benenati JF, Dahiya N, Hamburg NM, et al. Optimization of duplex velocity criteria for diagnosis of internal carotid artery (ICA) stenosis: a report of the Intersocietal Accreditation Commission (IAC) Vascular Testing Division Carotid Diagnostic Criteria Committee. Vasc Med. 2021;26(5):515–25.

[15] Strambo D, Sirimarco G, Nannoni S, Perlepe K, Ntaios G, Vemmos K, Michel P. Embolic stroke of undetermined source and patent foramen ovale: risk of paradoxical embolism score validation and atrial fibrillation prediction. Stroke. 2021;2021(52):1643–52. https://doi.org/10.1161/STROKEAHA.120.032453.

[16] Prabhakaran S, Elkind MS. Cryptogenic stroke. UpToDate (accessed 7/7/21), last topic update 5/25/21. https://www.uptodate.com/contents/ cryptogenic-stroke?search=Elkind%20cryptogenic%20stroke.

[17] Ntaios G. Embolic stroke of undetermined source. JACC review topic of the week. J Am Coll Cardiol. 2020;75(3):333–40.

[18] Navi BB, Sherman CP, Genova R, Mathias R, Lansdale KN, LeMoss NM, et al. Mechanisms of ischemic stroke in patients with cancer: a pro-spective study. Ann Neurol. 2021;90(1):159–69.

[19] Vinciguerra L, Lanza G, Puglisi V, Fisicaro F, Pennisi M, Bella R, et al. Update on the neurobiology of vascular cognitive impairment: from lab to clinic. Int J Mol Sci. 2020;21(8):2977.

第 28 章 成人经颅多普勒超声（非成像）
Transcranial Doppler Non-Imaging for Adults

Christy L. Cornwell 著

胡鸣一 译 韩 珂 校

颅内血管超声检查方法有两种，各有优缺点。非成像的经颅多普勒超声（transcranial doppler，TCD）（图 28-1）探头较小，方便置于骨窗，易于定位多普勒信号，但通常基于检查者对每根血管的识别能力。经颅彩色多普勒成像（transcranial color doppler imaging，TCDI）（图 28-2）显示的是 Willis 环（circle of Willis，CoW）的彩色血流图，通过血流成像识别血管，并获得血流频谱；但探头较大（是 2MHz 的心脏探头），经常仅能显示部分血管。无论哪种方法，最终都是基于频谱形态得出超声结论。TCD 应用于多个专业领域，包括神经血管、心脏病学、术中监测、血管外科和实验室研究。除此之外，TCD 还应用于其他方面，如微栓子监测、血管反应性评估、卵圆孔未闭（patent foramen ovale，PFO）的评估，具体内容详见其他章。TCDI 检查方案详见第 29 章。本章将重点介绍 TCD 评估 CoW。

目的

利用 TCD 非成像技术，对 CoW 颅内血管进行无创评估。取一个心动周期内的所有峰值流速的平均值即均值血流速度的平均值（time average mean velocity，TAMV）评估生理信息。该方案需完整评估双侧。

一、经颅多普勒超声的适应证

- 监测蛛网膜下腔出血后的血管痉挛。
- 诊断颅内动脉闭塞性疾病。
- 评估颅外动脉狭窄对颅内血流动力学的影响。
- 头外伤后脑血流的评估。
- 评估大脑主要颅内动脉的狭窄程度。
- 椎 - 基底动脉（后循环）血流评估。
- 监测急性脑卒中再通治疗的疗效。
- 镰状细胞病。

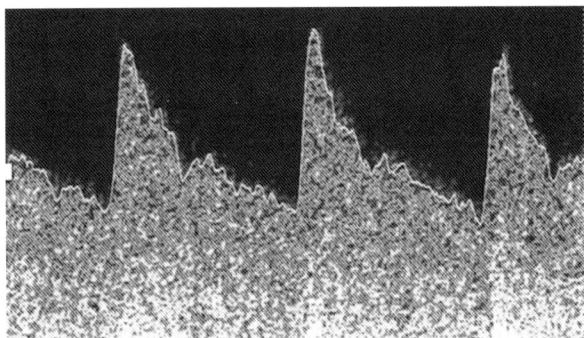

▲ 图 28-1 经颅多普勒超声（此图彩色版本见书末）

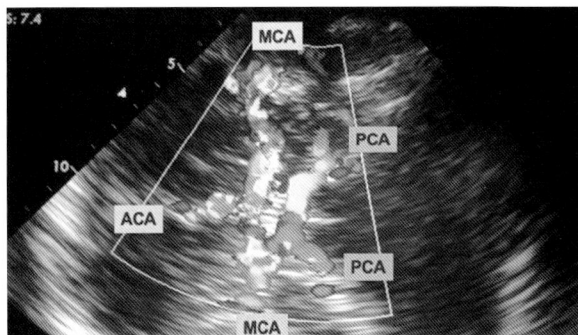

▲ 图 28-2 经颅彩色多普勒成像（此图彩色版本见书末）
ACA. 大脑前动脉；MCA. 大脑中动脉；PCA. 大脑后动脉

- 微栓子检测。
- 烟雾病。
- 脑循环停止。

二、设备

经颅多普勒超声专用设备。

- 用于频谱分析的带 M 模式软件的 2MHz 脉冲波探头。
- 对方向敏感的多普勒血流仪。
- 显示双向血流和信号强度的多普勒波形显示器。
- 可以输出声音并持续记录波形。
- 用于微栓子监测的软件，需要提供对预期应用有效性的验证的证据。
- 超声凝胶。
- 清洁布，固定患者头部的毛巾（卷）。
- 手套。
- 口罩。

设备的质量控制。

- 用于诊断性检查的设备保持良好的运行状态。
- 设备的保养，包括供应商每季度进行预防性维护检查。

三、局限性

- 患者不合作。
- 检查部位术后敷料覆盖。
- 患者体位受限。
- 骨窗穿透不良。

四、操作流程

患者体位

因神经危重症监护病房的不能配合的患者经常出现头偏向一侧，所以有时必须人为地将患者头部固定在适合颞窗探查的位置。门诊患者取仰卧位，舒适地仰卧在检查床上，头位固定以配合颞窗检查，颈转向对侧充分显露枕骨大孔以配合枕窗检查。

- 病史采集。通过查阅患者病历，问诊患者或患者家属获取患者病史。记录患者的年龄、性别、种族和当前诊疗状况。记录患者的症状、相关危险因素和相关实验室检查结果。
- 危险因素可能包括但不限于吸烟、糖尿病、高血压病、外周血管疾病、冠状动脉疾病。
- 实验室检查应包括红细胞压积、血红蛋白、心率、心输出量、血压、$PaCO_2$ 和颅内压[1]。
- 调试设备。

五、TCD 声窗

声窗指骨的天然薄弱部位，通过声窗对颅内动脉进行评估[1]（图 28-3）。

超声检查流程始于大脑中动脉

大脑中动脉（middle cerebral artery，MCA）是 TCD 常规检测颅内动脉中最先探查的动脉。首先，经右侧颞中窗探查右侧 MCA，深度 50～55mm 的血流信号为 M_1 段（表 28-1 和表 28-4）。检查前，先用食指摸到患者颞窗内颅骨的天然凹痕处，在患者颅骨颞区的颧弓上方涂足量的凝胶。将探头放到颞中窗（图 28-4），略向上、向前调整探头方向，寻找声音最强的信号。如果探查不到血流信号，则继续在骨窗范围内，移动探头至颞后窗，继续探查。注意，需要明确

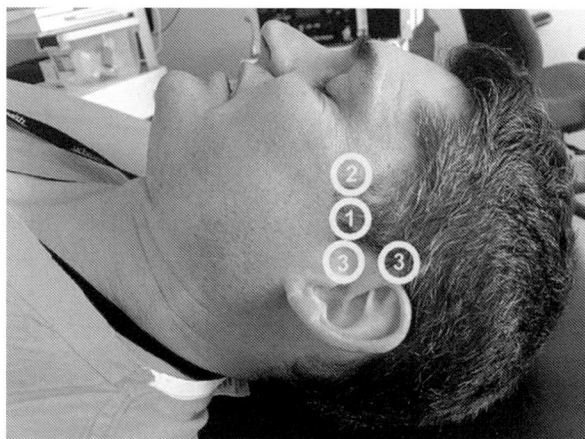

▲ 图 28-3 TCD 声窗。获取 CoW 前循环的 TCD 的声窗。1= 颞中窗，2= 颞前窗，3= 颞后窗[1]

探测到的是 MCA，而不是 PCA（图 28-10）。

表 28-1　MCA 血管痉挛的诊断标准

MFV（cm/s）	Lindegaard 指数	临床意义
<120	<3	充血
>80	3～4	充血 + 可能的轻度痉挛
≥120	3～4	轻度痉挛 + 充血
≥120	4～5	中度痉挛 + 充血
≥120	5～6	中度痉挛
≥180	6	中至重度痉挛
≥200	≥6	重度痉挛
>200	4～6	中度痉挛 + 充血
>200	3～4	充血 + 轻度 / 残余痉挛
>200	<3	充血

参考文献 [1, 2, 4]

MCA 的血流方向朝向探头，对应于屏幕上的 MCA 血流信号位于基线上方（图 28-5）。保存 MCA 的频谱。在探头不离开颞窗范围的情况下，以小幅度旋转的方式微调探头，以寻找最强的血流信号。在获得清晰的血流信号后（图 28-6A），将深度减到 30～40mm，探查 M₂ 段血流频谱。M₂ 段的血流信号也是朝向探头的，位于基线上方（图 28-6B）。同样地，在不移离探头的情况下，以非常小幅度旋转的方式微调探头，同时倾听声音，以获得最高的平均血流速度。M₁ 和 M₂ 段需多深度探查（图 28-6，表 28-1 和表 28-4）[1]。

六、大脑前动脉 / 大脑中动脉分叉部

调整探头角度前倾，听声音的同时增加深度，直到血流信号变成双向（分别位于基线上、下），此时得到是 ACA/MCA 分叉部的血流频谱（图 28-7）。作为定位标志，如果在扫描其他血管时，信号丢失，可返回到分叉部，重新探测。保存 ACA/MCA 分叉部的血流频谱[1]。

深度：55～65mm。

血流方向：双向。

空间关系：前和后。

作为定位标志，流速无硬性要求。图 28-7。

七、大脑前动脉

听声音经过分叉部后，继续增加深度到 60～65mm，探测大脑前动脉（ACA）（图 28-8）[4]，得到一个背离探头的血流信号，因此，屏幕上的血流信号位于基线下方。多深度探查 A₁ 段，直至加深至 75mm，存储频谱。注意，受限于 A₂ 段的走行角度，TCD 只能探测到 A₁ 段（表 28-3 和表 28-4）。

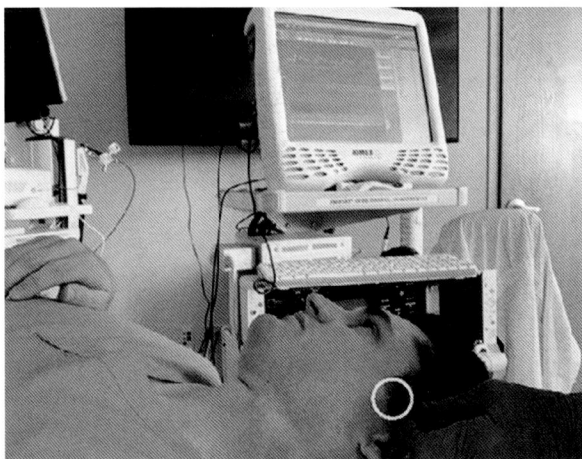

▲ 图 28-4　TCD 显示：经颞中窗探查 MCA，血流方向朝向探头

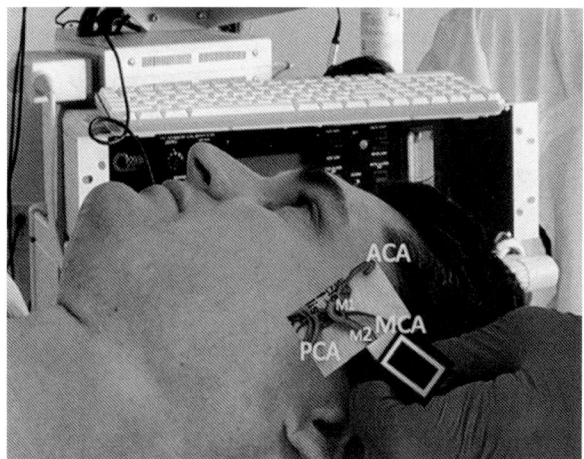

▲ 图 28-5　经颞窗探查 MCA、ACA 和 PCA[1]

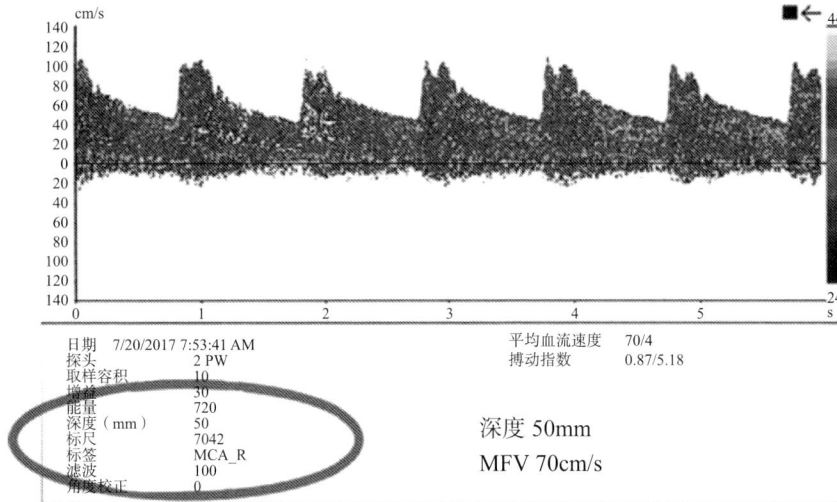

▲图 28-6 说明略

深度 50mm
MFV 70cm/s

深度 34mm
MFV 47cm/s

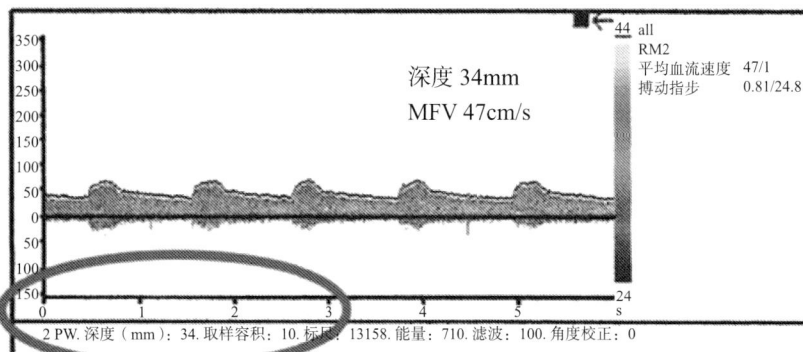

◀ 图 28-7　ACA/MCA 分叉部（此图彩色版本见书末）

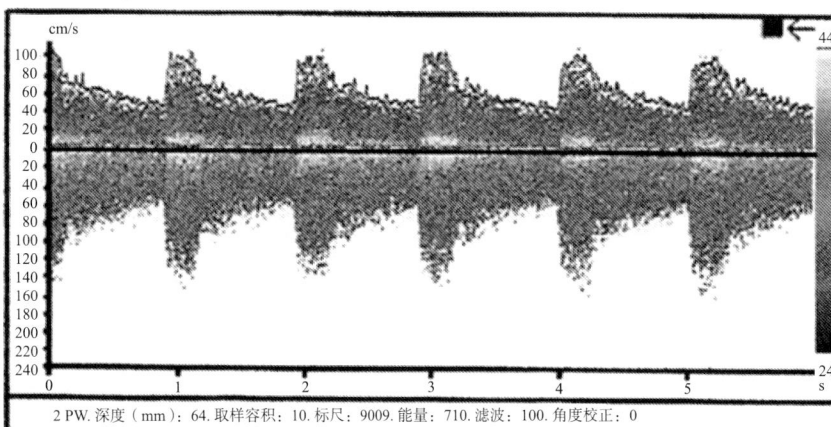

深度：60～80mm。

血流方向：背离探头。

空间关系：前。

平均血流速度：（50±11）cm/s。

八、颈内动脉终末段

在 60mm 深度返回 M₁ 段，将探头稍向下移动，探测颈内动脉终末段（terminal internal carotid artery，tICA）（图 28-9），并保存血流信号。tICA 血流信号位于分叉部的下方，深度 60～65mm。与 MCA 相比，tICA 声音更低，搏动更强（表 28-3 和表 28-4）。

深度：60～65mm。

血流方向：朝向探头。

空间关系：MCA/ICA 分叉部的下方。

平均血流速度：（39±9）cm/s。

九、大脑后动脉

返回分叉部，稍微向后移动探头。在 60mm 深度，将探头缓慢向后旋转 10°～30°，通常从分叉部至大脑后动脉（posterior cerebral artery，PCA），声音会发生改变（图 28-10）。PCA 流速较慢，随着深度的逐渐增加，声音逐渐增强，当探测到 P_2 段时，血流信号为双向。采集并保存 P_1 段和 P_2 段的血流频谱（表 28-3 和表 28-4）。

深度：60～80mm。

血流方向：PCA（P_1）朝向探头，PCA（P_2）背离探头。

空间关系：MCA/ACA 分叉部的后、下方。

平均血流速度：（39±10）cm/s。

十、Lindegaard 指数

Lindegaard 指数用于确定血管痉挛的严重程度，并与充血导致的平均血流速度升高进行鉴别。该指数是同侧 MCA 的平均血流速度与同侧下颌下窗的 ICA 颅外段的平均血流速度的比值（图 28-11）。当指数为 3～6，提示轻度 / 中度血管痉挛，大于 6，提示重度血管痉挛。当平均血流速度升高且 Lindegaard 指数小于 3 时，提示充血[2]（表 28-1）。

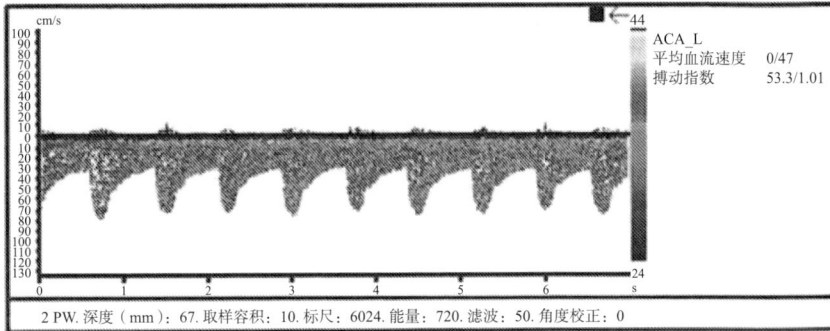

◀ 图 28-8　大脑前动脉（ACA）血流频谱（此图彩色版本见书末）

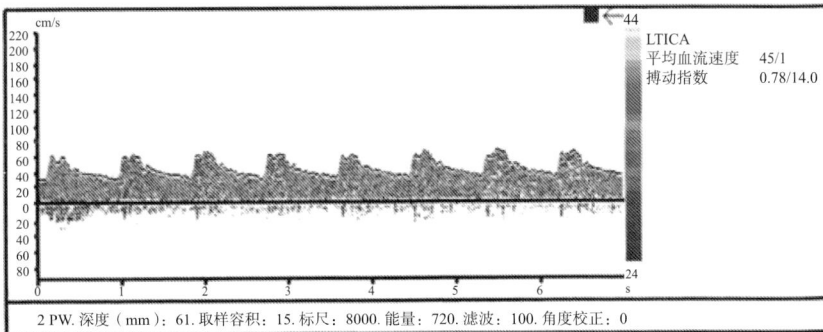

◀ 图 28-9　颈内动脉终末段（LTICA）（此图彩色版本见书末）

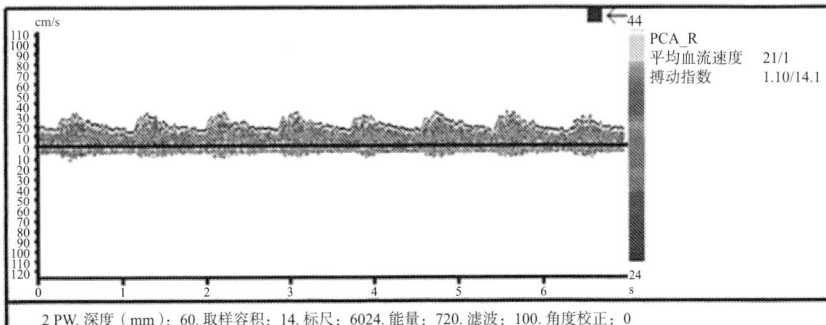

◀ 图 28-10　大脑后动脉（PCA）（此图彩色版本见书末）

（一）经枕窗探查椎动脉和基底动脉

经枕窗探查椎基底动脉系统，需要患者轻微转头，暴露枕窗。先在发际线下方用食指触及枕骨大孔位置，定位枕窗，然后将探头涂足量的凝胶，置于枕窗，方向朝向患者的眼睛（图28-12）。以小幅度旋转的方式微调探头，在60mm深度获取椎动脉（vertebral artery，VA）。因椎动脉血流方向背离探头，其血流信号位于基

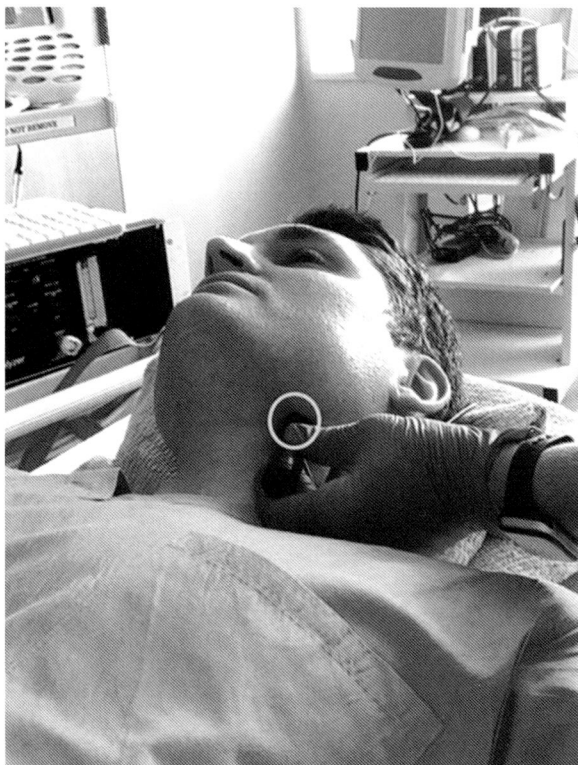

▲ 图 28-11　经下颌下窗探查 ICA 颅外段

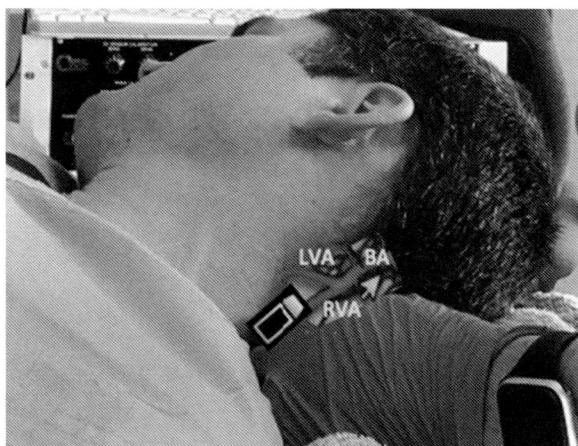

▲ 图 28-12　经枕窗探查椎动脉和基底动脉

线下方。从左向右缓慢地移动探头，进一步明确椎动脉的侧别。用同样的方法探测右侧VA。确定是椎动脉后，保存血流频谱。探头的位置和方向保持不变，从60mm深度，加深度至75mm，同时听声音，以探测右侧VA远段（图28-13A）。继续加深度至80mm，同时听声音，探测到基底动脉（basilar artery，BA）近段（图28-13B）。继续听声音，加深度至90mm时，可探测到BA中段，在探测过程中保存BA的血流频谱。继续加深度至100mm或更深，可探测到BA远段，同时保存BA的血流频谱。探头的位置和方向保持不变，开始缓慢减深度，并听声音，直至返回左侧VA。多深度多角度取样，在75mm深度保存VA远段的血流频谱，在60mm深度保存VA近段的血流频谱[1, 3, 5]（表28-2）。Sviri指数是BA的平均血流速度/VA颅外段的平均血流速度的比值[2]（表28-2）。

计算 Sviri 指数[3]（表28-2）：基底动脉（平均流速）/[（右侧 VA+ 左侧 VA）/2]

（二）经眼窗探测眼动脉和颈内动脉虹吸部

注：将功率降低至10%，以避免视网膜损伤
以合适的角度将探头置于眼睑上
深度：眼动脉：位于45～52mm（图28-14和图28-15），颈内动脉虹吸部位于60～64mm（图28-16，表28-3和表28-4）[1]。

因眼动脉较小分支可以与颈外动脉（ECA）远端的分支形成侧支，血流方向非常重要。眼动脉的血流方向是朝向探头的，在屏幕上显示血流信号在基线上方。颈内动脉虹吸部的血流方向可能是双向的，注意增快的血流速度和保存图像。

（三）血管痉挛

TCD最广泛的应用是无创监测蛛网膜下腔出血患者的血管痉挛，这是综合脑卒中中心必备的条件。每天监测平均血流速度（mean flow

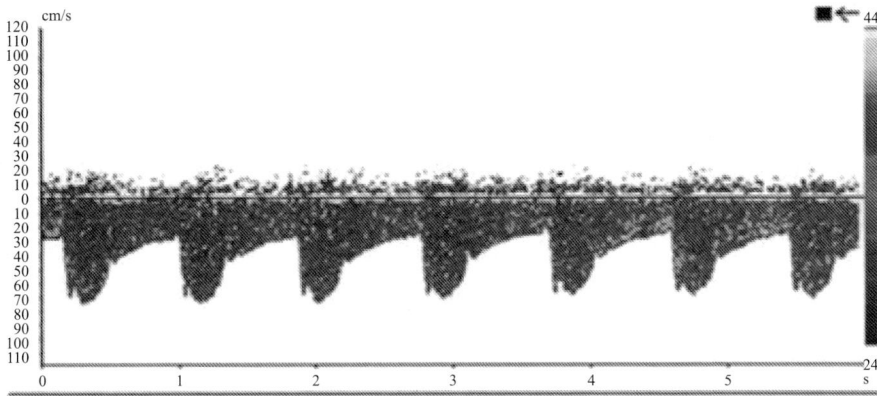

探头	2 PW
取样容积	10
增益	38
能量	720
深度（mm）	61
标尺	6024
标签	VA_R
滤波	100
角度校正	0

平均血流速度　6/46
搏动指数　3.63/1.07

A

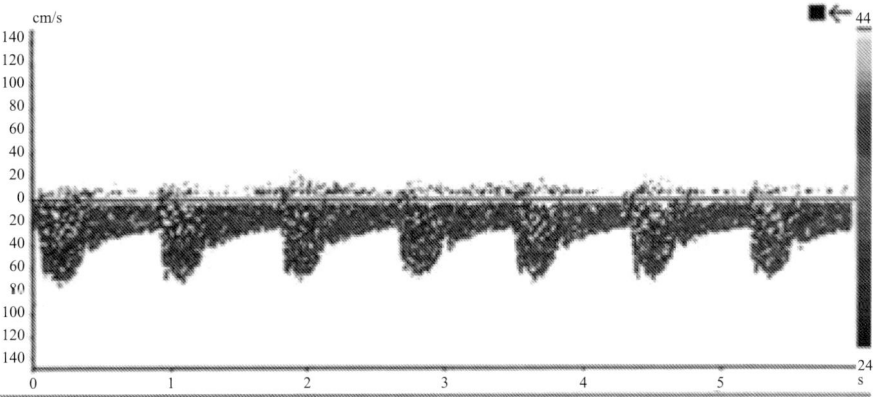

探头	2 PW
取样容积	10
增益	50
能量	720
深度（mm）	83
标尺	7519
标签	BAS
滤波	100
角度校正	0

平均血流速度　0/43
搏动指数　33.9/1.18

B

◀ 图 28-13　**A. 椎动脉（VA）。深度：60～75mm，血流方向：背离探头，平均血流速度：（38±10）cm/s。B. 基底动脉（BA）。深度：80～120mm，血流方向：背离探头，平均血流速度：（41±10）cm/s**（此图彩色版本见书末）

velocities，MFV），持续约 15 天，并将每次监测的数据与之前的数据进行比较。必须获得 Lindegaard 指数和 Sviri 指数，用于明确 MFV 升高是血管痉挛，还是充血，或两者兼有（表 28-1 和表 28-2）。

举例血管痉挛的经典模式，前、后循环均从第 3～5 天开始，第 7 天 MFV 达到最高峰，第 15 天恢复到正常基线水平（图 28-17）。

十一、归档

归档包括以下动脉的灰阶图像、血流频谱、深度范围和血流速度的测量值[1]。

- MCA 的 M_1 段和 M_2 段。
- ACA。
- 通过前交通动脉的交叉供血（可检测到时）。

213

表 28-2　基底动脉血管痉挛的标准

平均流速 cm/s	Sviri 指数	临床意义
>70	>2	血管痉挛
>85	>2.5	中度或重度血管痉挛
>85	>3	重度血管痉挛

参考文献 [3]

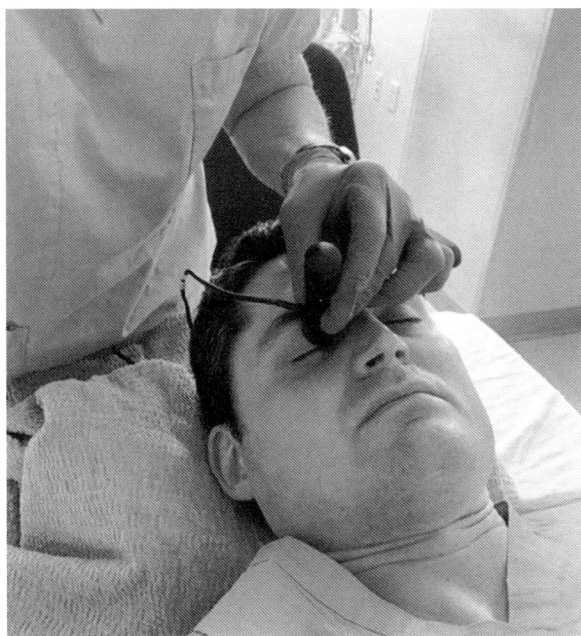

▲ 图 28-14　经眼窗探查眼动脉和颈内动脉虹吸部

– tICA（可检测到时）。
– 通过 PCA 的侧支血流（可检测到）。
– PCA 的 P$_1$ 段或 P$_2$ 段。
– 眼动脉（在适当的时候）。
– 颈内动脉（颈内动脉虹吸部）。
– 椎动脉末段（VA）。
– 基底动脉近段、中段和远段。
– 搏动指数（PI）。

• 疑似狭窄或闭塞的区域，包括狭窄或闭塞处及其远段的频谱形态和血流速度。

• Lindegaard 指数和 Sviri 指数用来评估 SAH 患者的血管痉挛。

• 保存所有异常频谱，可能包括达峰时间延迟、搏动指数增加、舒张期血流速度增高或降低、振荡波、钉子波、充血、高动力循环状态或狭窄。

十二、回顾诊断结果

• 核查数据，确保检查完整，且记录。

• 在工作表上记录完成诊断所需的所有技术信息，并根据实验室诊断标准对结果进行分类。

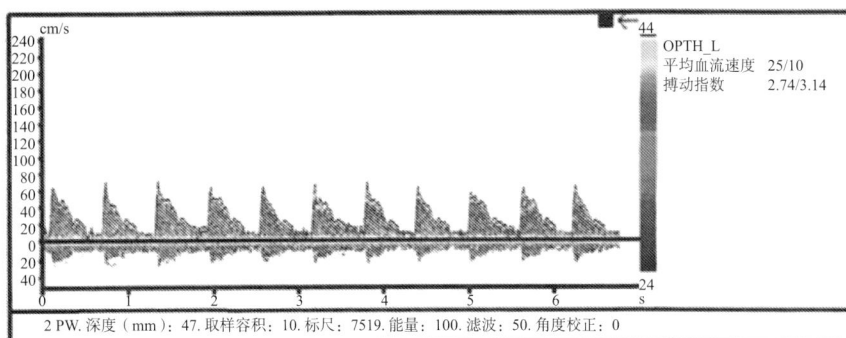

◀ 图 28-15　眼动脉的血流频谱（此图彩色版本见书末）

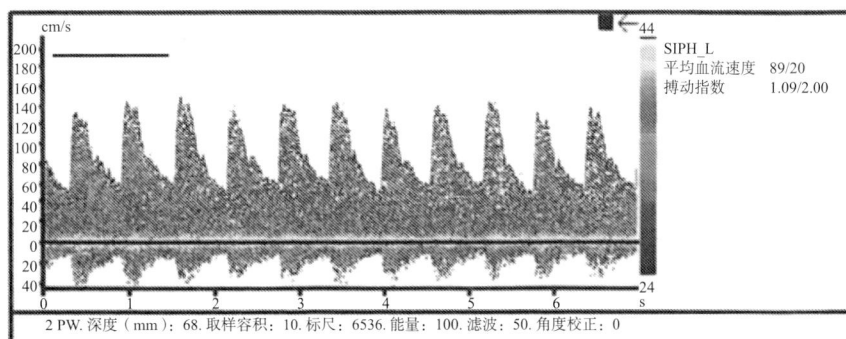

◀ 图 28-16　颈内动脉虹吸部的血流频谱（此图彩色版本见书末）

- 在日志中记录所有信息，包括日期、技术方法、标识、软件、开单医生和任何其他必要的信息。

- 对于 SAH 患者，记录 Lindegaard 指数和

Sviri 指数，包括之前的检查结果[1-5]。

- TCD 正常值。

- MCA、ACA 和 PCA 血管痉挛的诊断标准。

- BA 和 VA 血管痉挛的诊断标准。

表 28-3　ACA、ICA、PCA 和 VA 血管痉挛的分级标准

动脉名称	可能的血管痉挛 平均流速 cm/s	很可能的血管痉挛 平均流速 cm/s	肯定的血管痉挛 平均流速 cm/s
ICA	>80	>110	>130
ACA	>90	>110	>120
PCA	>60	>80	>90
VA	>60	>80	90

参考文献 [4]

表 28-4　颅内动脉狭窄的诊断标准

动脉名称	深度（mm）	平均流速（cm/s）	平均流速≥ 50% 狭窄（cm/s）	平均流速≥ 70% 狭窄（cm/s）
M₁~M₂ MCA	30~65	≥80	≥100（用1∶2 的比例）	≥128（用1∶4 的比例）
A₁ ACA	60~75	≥80	N/A	N/A
ICA Siphon	60~65	≥70	≥90（用1∶2 的比例）	≥128（用1∶4 的比例）
PCA	60~72	≥50	N/A	N/A
BA	80~100+	≥60	≥80（用1∶2 的比例）	≥119（用1∶4 的比例）
VA	40·80	≥50	≥80（用1∶2 的比例）	≥119（用1∶4 的比例）

参考文献 [1]

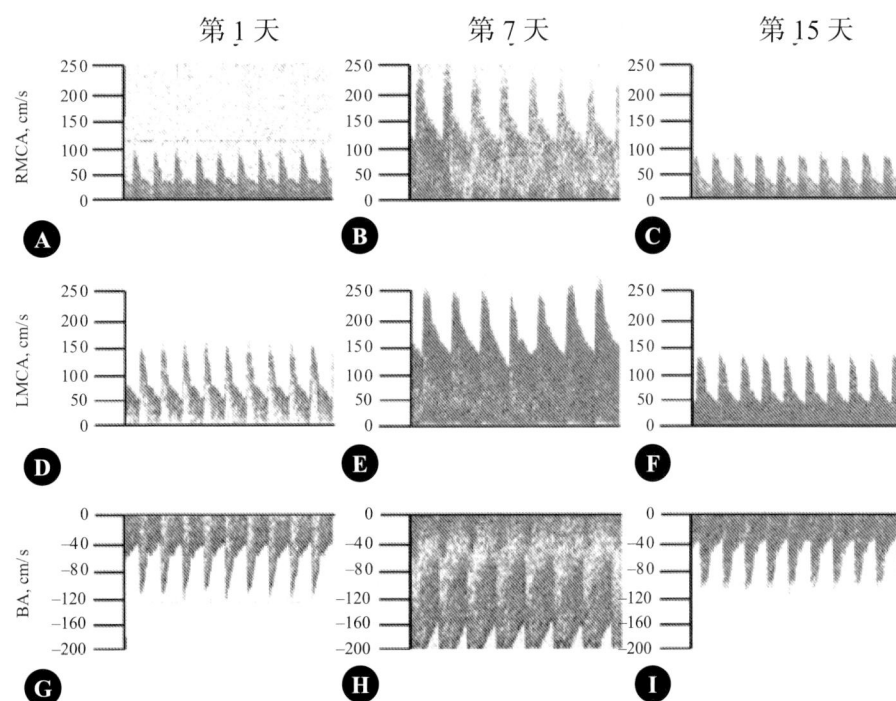

◀ 图 28-17　血管痉挛（此图彩色版本见书末）

A 至 C. 分别对应 RMCA 第 1 天、第 7 天和第 15 天。D 至 F. 分别对应 LMCA 第 1 天、第 7 天和第 15 天。G 至 I. 分别对应 BA 第 1 天、第 7 天和第 15 天

十三、频谱形态病例分析（图 28-18 至图 28-28）

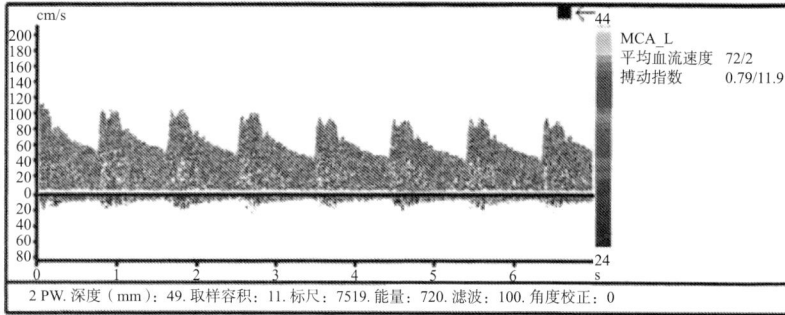

◀ 图 28-18　正常频谱（此图彩色版本见书末）

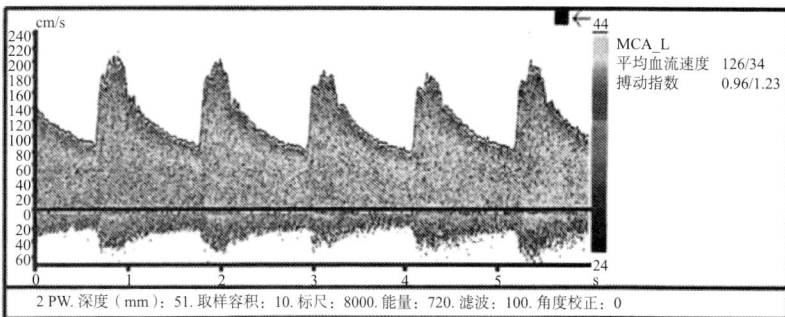

◀ 图 28-19　轻度血管痉挛（此图彩色版本见书末）

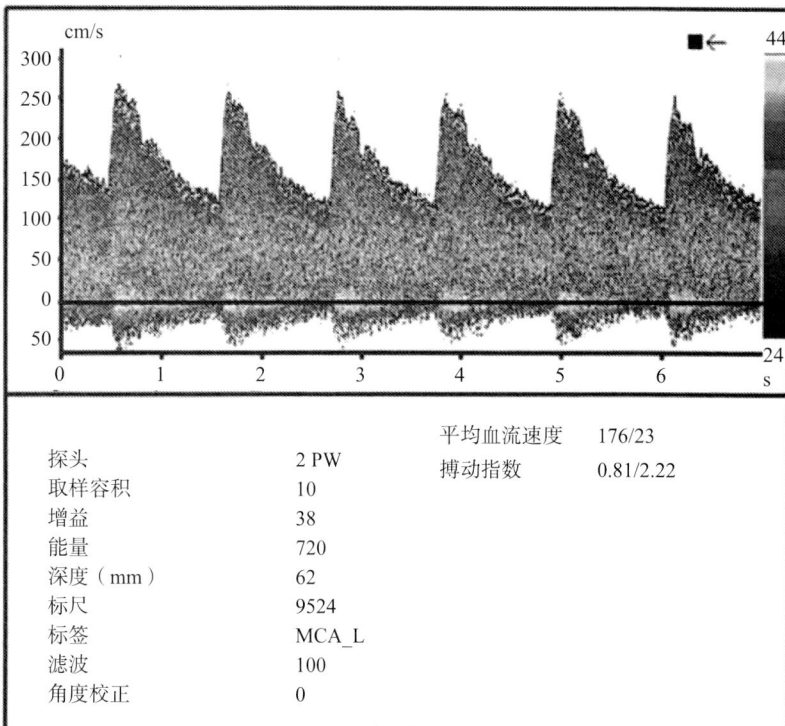

◀ 图 28-20　中度血管痉挛（此图彩色版本见书末）

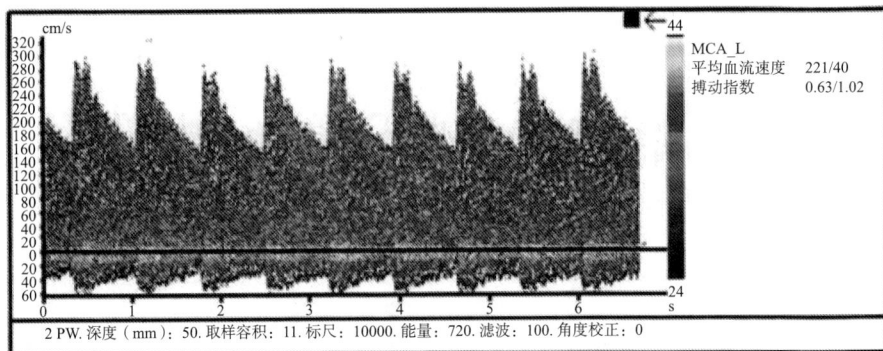

◀ 图 28-21　M₁ 段重度血管痉挛（深度 51mm）（此图彩色版本见书末）

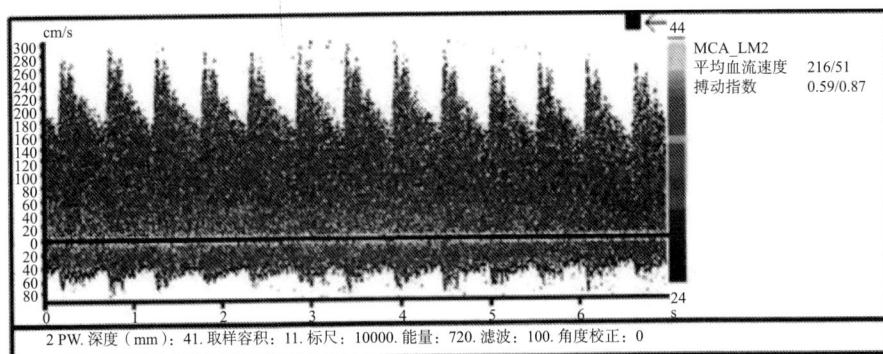

◀ 图 28-22　M₂ 段重度血管痉挛（深度 41mm）（此图彩色版本见书末）

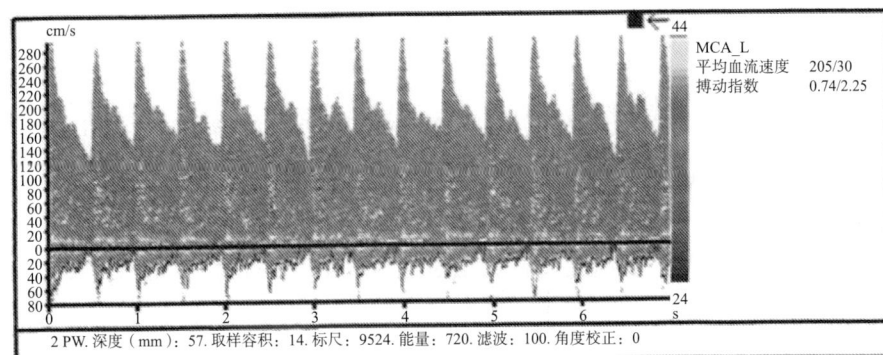

◀ 图 28-23　高动力循环状态的频谱（此图彩色版本见书末）

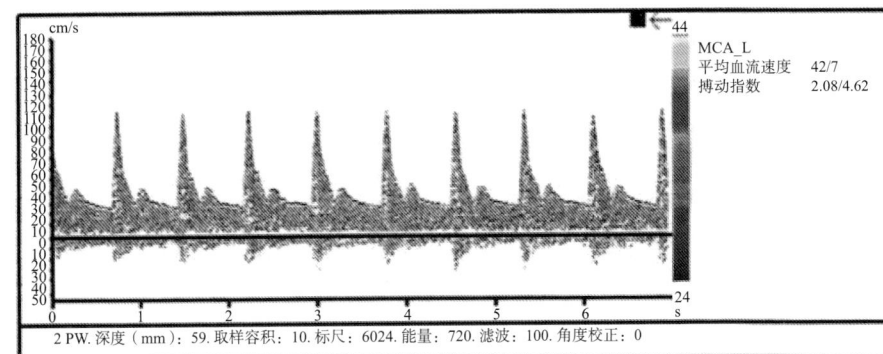

◀ 图 28-24　搏动指数升高（PI），颅内压（ICP）升高导致舒张期血流速度降低（此图彩色版本见书末）

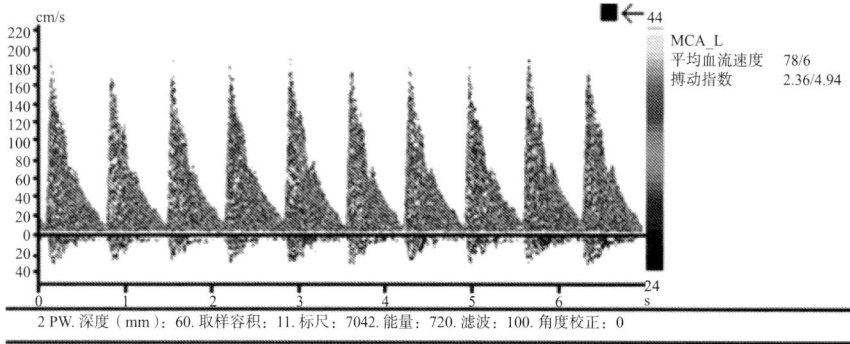

◀ 图 28-25 颅内压升高导致脑循环接近停止（此图彩色版本见书末）

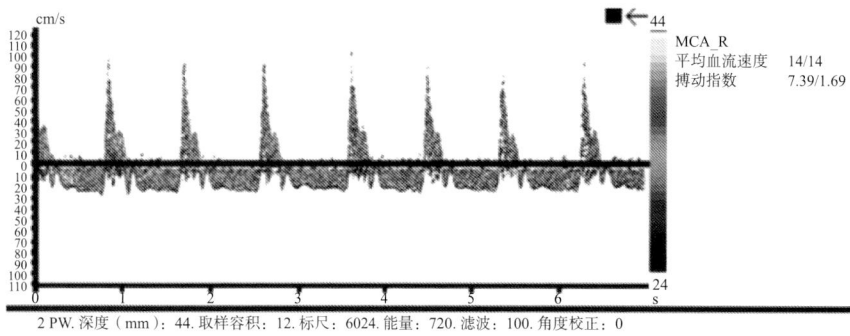

◀ 图 28-26 脑循环终止，振荡波，舒张期血流信号反向（此图彩色版本见书末）

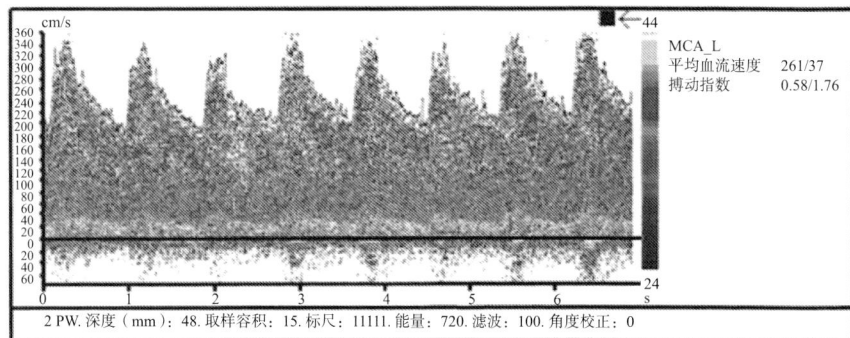

◀ 图 28-27 MCA 狭窄，伴血流速度增快、湍流和杂音（此图彩色版本见书末）

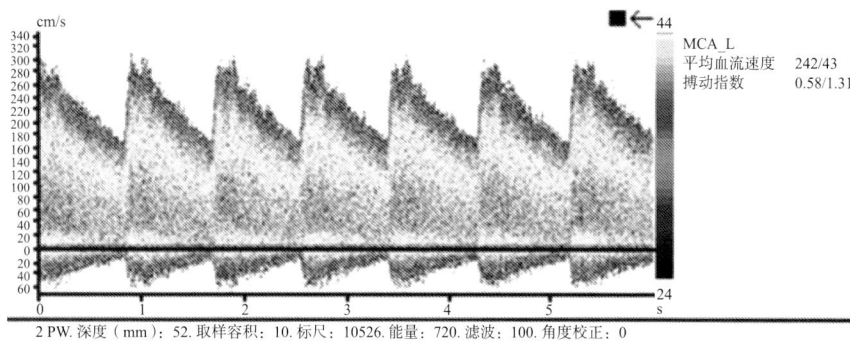

◀ 图 28-28 脑膜炎伴血流速度增快，继发于血管痉挛或动脉壁炎症（此图彩色版本见书末）

参考文献

[1] Alexandrov AV. Cerebrovascular ultrasound in stroke prevention and treatment. 2nd ed. Oxford, Hoboken: Blackwell Publishing Ltd; 2011.

[2] Lindegaard KF, Nornes H, Bakke SJ, Sorteberg W, Nakstad P. Cerebral vasospasm diagnosis by means of angiography and blood velocity mea-surements. Acta Neurochir. 1989;100:12–24.

[3] Sviri GE, Ghodke B, Britz GW, et al. Transcranial Doppler grading crite-ria for basilar artery vasospasm. Neurosurgery. 2006;59:360–6.

[4] Kumar G, Alexandrov AV. Vasospasm surveillance with transcranial Doppler sonography in subarachnoid hemorrhage. J Ultrasound Med. 2015;34:1345–50.

[5] Britz GW, Sviri GE. Vertebrobasilar vasospasm after aneurysmal sub-arachnoid hemorrhage: review. J Neurol Stroke. 2018;8. https://doi. org/10.15406/jnsk.2018.08.00278.

第 29 章　成人经颅彩色多普勒
Transcranial Color Doppler Imaging for Adults

Colleen Douville　著

张　峰　译　　韩　珂　校

缩略语

ACA_2	大脑前动脉（前交通动脉后段）
ACA_1	大脑前动脉（前交通动脉前段）
ACOA	前交通动脉
BA	基底动脉
C_1-terminal	C_1– 颈内动脉终末段
C_2-supraclinoid	C_2– 颈内动脉床突上段
C_3 genu	C_3 颈内动脉膝段
C_4 parasellar	C_4 颈内动脉蝶鞍段
C_5-proximal	C_5– 颈内动脉近段
Cavernous	颈内动脉海绵窦
EC-ICA	颅外段颈内动脉
IAC	学会联合认证委员会
MCA_1	大脑中动脉主干
MCA_2	大脑中动脉近端分支
OA	眼动脉
PCA_1	大脑后动脉（后交通动脉前段）
PCA_2	大脑后动脉（后交通动脉后段）
PCOA	后交通动脉
PICA	小脑下后动脉
SCA	小脑上动脉
SMW	下颌下窗

SOW	枕下窗
TICA	颈内动脉终末段
TOW	眼窗
TTW	颞窗
VA（V_3）	椎动脉寰枢段
VA（V_4）	椎动脉颅内段

经颅彩色多普勒成像（transcranial color doppler imaging，TCDI）是一种可在床边或门诊完成的无创检查脑动脉的超声技术，为脑血管病患者提供实时动脉血流信息，并可连续重复性检查。但检查者需掌握良好的操作技巧并熟悉脑血流动力学，才能达到预期结果。掌握了脑动脉检查基础知识之后，可在急诊场景下快速地对感兴趣血管进行简捷有效的检查。

一、流程和目的

与计算机体层血管成像（CTA）、磁共振血管成像（MRA）和脑血管造影相比，TCDI可以连续地监测复杂的动态的血流变化，提供实时的生理参数，用于各种脑血管疾病的临床管理。TCDI的优势在于可精准识别血管、学习曲线短和拓展应用潜力广泛，与TCD只能单纯获得生理参数相比，TCDI可在B模式下显示骨性和实质解剖标志，提供血管可视化的彩色血流图，从而更容易评估椎动脉和基底动脉的迂曲度、发出分支的位置及椎基底动脉的汇合处。双功多普勒超声的能量多普勒可用于增强显示血流信号。

二、适应证

使用TCDI诊断颅内血管的疾病包括：继发于蛛网膜下腔出血的脑血管痉挛[1, 2]；颅内血管狭窄、栓塞和闭塞[2, 3]；Willis环的侧支血流[4-6]；颅内压的明显变化和脑循环停止[7-9]（作为次要支持证据）和儿童镰状细胞病[10-12]。也可用于评估静脉血栓形成、动静脉畸形和脑实质异常，但其实用性和可靠性未知[2]。

严重的阻塞性病变会影响颅内血流动力学，因此准确判读颅内血管病变需要了解颅外段颈动脉和椎动脉[3]，可通过颈动脉双功多普勒超声、CTA、MRA和DSA获取相关信息。

三、局限性

由于TCDI相控阵探头体积较大，对于骨窗较小的患者，颞窗和枕窗穿透受限，TCD效果优于TCDI。TCD监测时，通过头架将探头固定到患者头部获取连续性信号，但TCDI由于探头太大，不能固定在头架上，加上相关应用未得到验证，尚未被FDA批准使用，故栓子监测、右向左分流检测和术中监测，包括颈动脉内膜剥脱术、支架置入术或心脏外科手术等适应证被排除在外。部分设备可能未获批经眼窗评估。使用TCDI行颅内疾病的检测和分级的诊断标准也较少。

在彩色血流图中，通过放置取样容积在不同深度获取血流速度频谱。由于血管的迂曲和分支，彩色图像可能不能显示在同一个平面上，即使在没有彩色多普勒的情况下，操作者也需要掌握操作相关技巧和解剖知识来正确地放置取样容积。速度是频谱多普勒的主要定量参数，速度的准确性依赖于获取一个和血流方向较小的声束角度（零度）。通过倾听多普勒信号的最高音调并进行微调，根据音调的变化调小角度，提升识别多普勒信号音调的能力可改善检查的质量和准确性。

四、设备

检查需要一个标准的双功多普勒超声机、专门的 TCDI 软件和一个相控阵探头（1～5MHz，中心频率 2MHz）（图 29-1）。

（一）消耗品

超声凝胶可有效地将声波从探头传导到体内。常规操作时通常使用医用手套。破损皮肤或开放性伤口使用无菌探头套和无菌凝胶。

使用机器制造商推荐的探头清洁后消毒剂。有些消毒剂会导致探头表面老化，因此需要咨询设备公司的售后工程师。

超声主机采用标准的医院规程和隔离预防措施进行清洁。

（二）设备质量与控制

超声仪器应每 6 个月由生物医学工程部门

▲ 图 29-1　A. 相控阵探头；B. 显示器上的显示形状由探头决定，相控阵探头显示为带斜面的弯的近场

进行一次电气安全检查。建议在保修期到期后续保，保持最佳功能并进行软件更新。

五、患者评估和沟通

TCDI 的诊断适用范围从门诊血管实验室到重症监护病房床边。根据适应证、地点和检查者（主治医生或超声医生）的情况决定患者的评估和准备工作。有可能需要对脑底动脉的前、后循环进行全面的诊断检查，或仅限于对某一条动脉的检查，比如溶栓后的评估，才能获取最终的检查结果。

对敏感的患者解释超声为非侵入性的检查，可缓解其对操作的焦虑。指引他们检查中保持安静休息，不要说话。有需要可从患者和（或）医疗记录中获取相关的病史。

需要测量或记录所有患者的血压。在 ICU 中，还要记录红细胞压积、CO_2、颅内压和脑灌注压等影响血流速度的参数，以明确最后的检查判读。

六、检查方案和技术

除了枕窗外，TCDI 检查的最佳体位是仰卧位，头部适当抬高。一般用毛巾卷代替枕头，这样可为超声医生提供更好的操作空间，半暗室便于患者放松和改善显示器的图像显示。

用小枕头支撑头部的侧卧位可为检测椎基底动脉提供良好的枕窗。如果患者不能侧卧，可使其头部向左或右侧转动，侧向入路探测枕骨大孔。

超声医生可选择检查床床头或侧旁进行检查（表 29-1）。习惯上默认红色表示血流朝向探头，蓝色为血流远离探头。当血流的方向发生改变时，例如，Willis 环侧支开放，彩色多普勒方向随之改变。当动脉侧支开放时，任何非末端动脉（ACA_1、ICA、PCA_1、VA 和 BA）的血流方向都会发生改变，彩色血流图也会相应改变。

彩色多普勒的改变也出现在走行纤曲或解剖

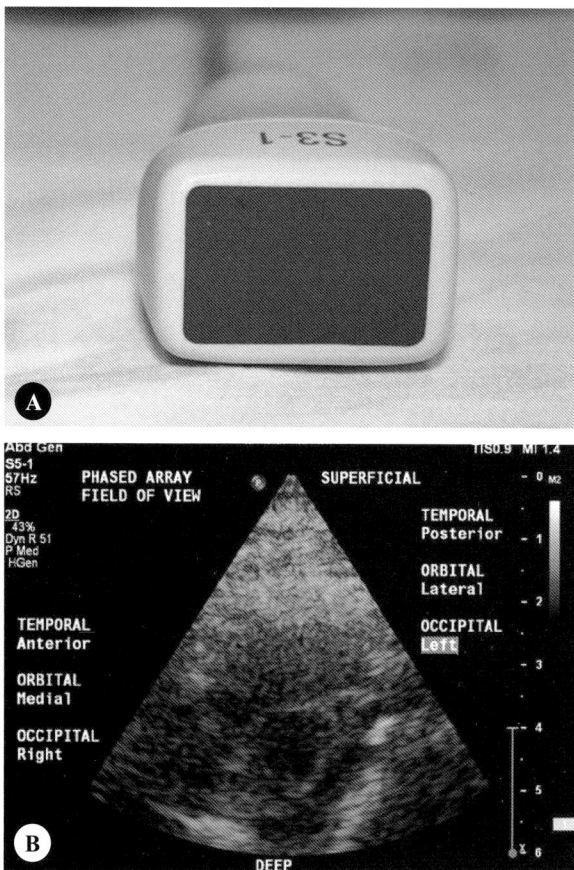

纤曲的血管中，如颈内动脉海绵窦段。此时血管内血流方向（顺行 / 逆行）不变，但相对于探头，声束的方向变化了。

七、角度校正说明

TCD 计算流速默认所有血管与声束的角度均为零，而 TCDI 可在角度校正后，根据多普勒方程 $[V=c(Fd)/2f(\cos\theta)]$ 进行换算获取速度，关键点是把取样容积放在合适长度的血管中，显示速度向量并以尽可能小的角度进行校正[3]（表 29-2）。

八、颞窗探查

TTW 的图像质量取决于颞骨厚度，约 10%

表 29-1　利用四个声窗，可识别的动脉

TTW 血管	TOW 血管	SOW 血管	SMW 血管
• 颈内动脉虹吸段 • OA（冠状面） • TICA（长轴） • MCA_1、MCA_2（近段） • ACA_1、ACA_2（近段） • ACOA（侧支开放时） • PCA_1、PCA_2（近段） • PCOA（侧支开放时）	• OA • ICA- 虹吸段 • *与制造商确认，已获得 FDA 批准（M.I.≤0.23）	• VA（V_3） • VA（V_4） • PICA • BA	• 位于下颌角处的 ICA（EC-ICA）

表 29-2　B 模式、彩色多普勒、频谱多普勒的超声配置

B 模式

• 选择 1.0～5.0MHz 的相控阵探头和 TCD 检查预设条件
• 增加或降低 B 模式增益（B-mode gain）调节图像亮度

彩色多普勒

• 预设高彩色余辉（color persistence）
• 彩色取样框（color doppler box）宽度尽可能窄，以提高帧率和彩色血流信号采集
• 增加彩色多普勒增益（color doppler gain）使血管充盈，彩色外溢时减少增益
• 低速血流时将彩色标尺（color scale）/PRF 调低，高速血流时则调高
• 反转彩色标尺（inverting the color scale）会改变图像上正向多普勒频移（方向和颜色）的显示方式

频谱多普勒

• 频谱多普勒取样容积（sample volume）选择 3.0～10.0mm，调整 SV 深度和位置，可获取不同深度或位置的血管信息
• 将频谱多普勒速度标尺 velocity scale）设置为正常值，根据血流速度调整基线和标尺，使频谱波形占据 2/3 的区域，避免接触显示图像的顶部或底部
• 优化频谱增益（spectral gain），使波形清晰可见且没有噪声背景
• 角度校正（angle correction）一般设置为 0°，血管偏离轴向应不超过 45°，以避免高估血流速度

其他设置

• 为了分析频谱形态，调整扫描速度（sweep speed）使每屏显示约 4 个心脏周期。关注频谱随时间或激发试验的变化时，则需调慢扫描速度
• 反转（invert）用于改变血流频谱的显示方向，一般默认基线上为朝向探头和基线下为背离探头
• 使用缩放（zoom）功能放大感兴趣的区域
• 功率输出采用 ALARA（尽可能低至合理可取）原则

的患者由于骨质增生导致声窗不佳或不穿透，无法识别脑底血管[3]。双侧大脑半球应分别从同侧探查，但仅有一侧声窗时例外。中线远场显示对侧血管会因信号强度降低，导致多普勒角度调整受限（图 29-2）。

涂上凝胶，将探头置于颧弓上方及外耳道前，打开 B 模式，将深度设置为 8～10cm，观察颅底图像。如果声窗良好，在约 5cm 深度显示明亮的新月形骨性结构，分别是蝶骨小翼（前）和颞骨嵴（后部）；如果没有声窗，则可能回声均匀。

继续增加深度到 15～16cm，将探头水平置于颧弓，可显示中脑切面：大脑脚、脑中线、视神经交叉和对侧颅骨（图 29-3 和图 29-4，表

29-3 和表 29-4）。

表 29-3 颞窗横切面扫查及解剖结构

扫查层面	探头水平	B 模式的解剖结构
颅底	倾斜向下	蝶骨小翼，颞骨嵴，前床突
中脑	平行于颧弓	中脑，中脑脚（蝴蝶型）

（一）识别 TICA

（1）B 模式下，深度降至 8～10mm 以关注同侧大脑半球。

（2）选择颅底扫查层面。

（3）打开彩色多普勒，将彩色取样框置于 ICA 经过的前斜突上，TICA（C_1）在横切面的显示为一个小圆圈。

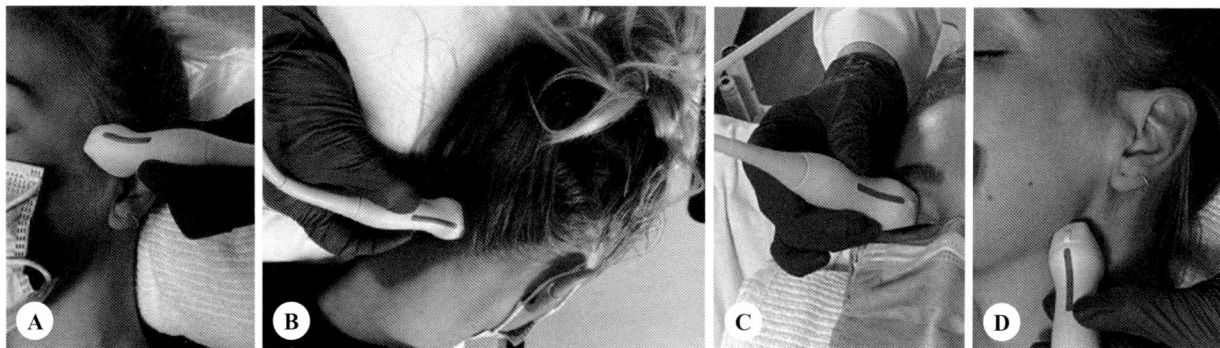

▲ 图 29-2　A. TOW：探头置于颧弓上方，标记指向前上；B. SOW：探头置于枕骨大孔下方，标记指向右；C. TOW：探头置于闭合的眼睛的上方，标记指向内 / 鼻侧；D. SMW：探头置于下颌下角，标记指向前上

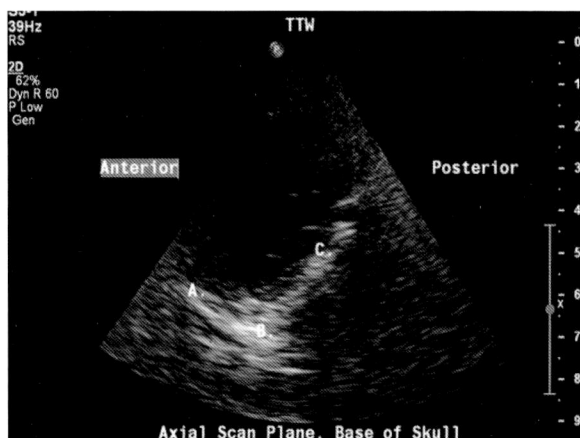

▲ 图 29-3　颅底水平的横切面扫查亮回声的骨性结构蝶骨小翼（A）、床突（B）前、颞骨嵴（C）

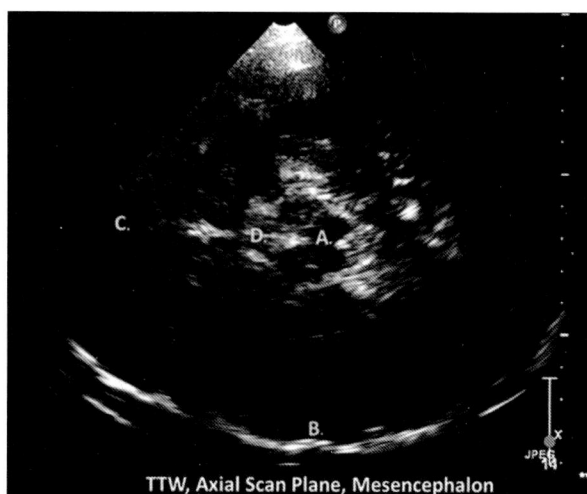

▲ 图 29-4　中脑水平的横切面扫查大脑脚（A）、对侧颅骨（B）、中线（C）、视交叉、视束（D）

表 29-4　正常成年人的声窗、深度、颜色 / 血流方向和平均速度[13-16]

声窗	动脉	深度范围 (mm)	血流相对探头方向	血流颜色	ICD, TCDI: 正常平均速度 (cm/s), 无角度校正, 所有年龄	TCDI: 正常平均速度 (cm/s), 角度校正, 年龄 20—39 岁	TCDI: 正常平均速度 (cm/s), 角度校正, 年龄 40—59 岁	TCDI: 正常平均速度 (cm/s), 角度校正, 年龄≥ 60 岁
颞窗	MCA₁	35~60	朝向	红色	51（24—79）	74（71—76）	72（69—76）	58（55—61）
颞窗	MCA₂	25~35	朝向或背离	红色 / 蓝色				
颞窗	TICA（冠状面）	60~70	朝向或背离	红色 / 蓝色	41（37—45）			
颞窗	TICA 分叉	60~70	朝向或背离	红色 / 蓝色				
颞窗	ACA₁	60~75	背离	蓝色	45（24—67）	60（57—62）	61（57—64）	51（48—54）
颞窗	ACA₂	65~75	背离	蓝色				
颞窗	ACOA	65~75	不确定					
颞窗	PCA₁	60~75	朝向	红色	37（19—55）	53（51—55）	49（48—51）	42（40—45）
颞窗	PCA₂	60~65	背离	蓝色		47（45—49）	48（46—51）	42（39—45）
颞窗	PCOA	60~65	不确定	蓝色				
枕窗	VA₃（寰椎）	40~50	两种（纡曲）					
枕窗	VA₄	60~90	背离	蓝色	33±10	44（42—47）	40（38—43）	33（30—36）
枕窗	PICA	60~90	朝向	红色				
枕窗	BA	70~120	背离	蓝色	4 ±10	50（47—53）	44（39—48）	35（31—40）
下颌下窗	颅外段 ICA	35~80	背离	蓝色	30±9			
眼窗	OA	35~55	朝向	红色	21±5			
眼窗	ICA（C₄，C₃，C₂）	65~80	C₄ 朝向，C₃ 双向，C₂ 背离	C₄ 红色，C₃ 红色 / 蓝色，C₂ 蓝色	C4: 47±14; C2: 41±11			

(4) 取 TICA 频谱多普勒，并记录最高速度。由于该动脉相对于声束的方向是垂直的，声束的角度可能不是最佳的，由于技术限制，所测速度较实际流速可能偏低。

(5) 改变探头方向，纵向（冠状面）沿血管走行展开，由于 ICA 走行弯曲，其颜色可显示为蓝色、红色或两者。该方法以更好的声束角度探查颈内动脉海绵窦段（图 29-5）。

（二）识别 MCA

(1) 在蝶骨小翼上方，调大彩色取样框；MCA 平行走行于该骨性标志上方，血流朝向探头，彩色多普勒显示为红色。

(2) 将探头斜向上以显示 M_2 近段，沿外侧裂走行并远离探头，可能呈蓝色。

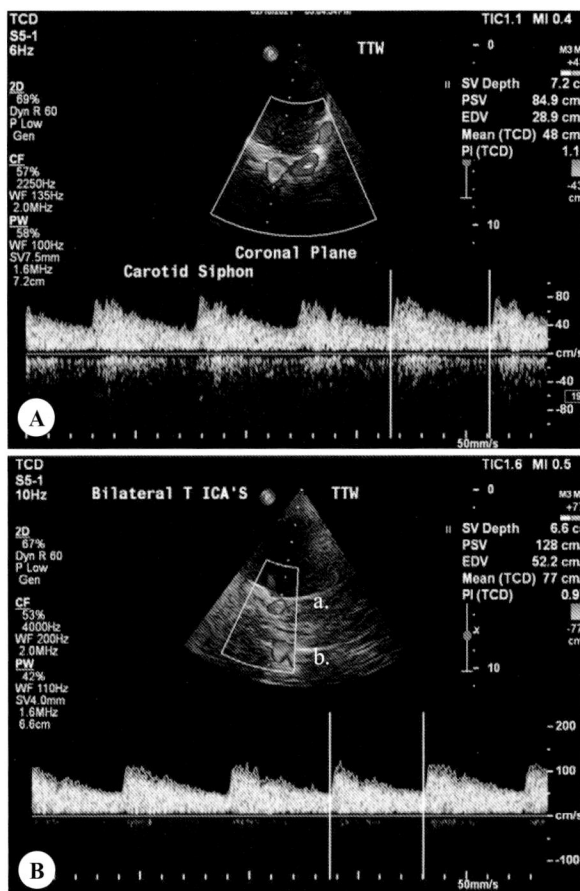

▲ 图 29-5　A. TTW，冠切面，彩色取样框放置于颈内动脉海绵窦处，取 ICA 床突上段的频谱。B. TTW，轴切面（横切面）。同侧 **TICA（a）**，对侧 **TICA（b）**（此图彩色版本见书末）

(3) 将频谱多普勒取样容积置于 M_2 段远端，以 2.0～5.0mm 为单位进行取样，获得每个深度的频谱。

(4) 记录 MCA_1 主干的近、中、远段和 M_2 分支的最高速度。

九、分叉标志

ICA 终末发出大脑中动脉和大脑前动脉处可以作为 Willis 环其他动脉的定位标志，血流在这里分为 MCA（朝向探头 / 红色）和 ACA（远离探头 / 蓝色）。以该定位标志为界，TICA 在此之前，PCA 在此之后。

（一）识别 ACA

(1) ACA（A_1）靠近中线，通常在分叉标志之前（屏幕左侧），血流方向正常为远离探头。将探头调整为冠状面后通常可以很好地显示 ACA，缩放功能有助于显示较短的 A_1 段。ACA 2 部分位于中线水平，与 ACA_1 垂直，向前走行。获得每个节段的频谱，记录最高速度。

(2) 小技巧：ACA 周围没有骨性标志，如果看到 TICA，向前移动调整探头。

(3) 小技巧：如果没有彩色充盈，可尝试将频谱多普勒放置在 ACA 常规显示区域（图 29-6）。

（二）识别 PCA

(1) B 模式下定位中脑脑干。

(2) 将彩色取样框置于被 PCA 环绕的中脑脚上，PCA_1 和 PCA_2 近段显示为红色（朝向探头），而环绕中脑脚走行弯曲的 PCA_2 远段，颜色变为蓝色（背离探头）。

(3) 为了区分 PCA_1 和 PCA_2，将 TICA 和 PCA 纳入同一彩色取样框，并在两者之间画一条想象的线，即为 PCOA。当侧支开放或为胚胎型血管时，PCOA 往往比较粗大，此时血流充盈良好并可获取频谱多普勒信号，如果声束角度不佳，也可能无法获取。

(4) 测量 PCA_1 和 PCA_2 的频谱多普勒信号

（图 29–7）。

十、眼窗探查

（一）注意事项

经眼窗检查前，需明确设备已被 FDA 批准用于眼窗成像，选择机器预设条件，确保功率输出限定。为避免眼球损伤，需在较低的功率下（机械指数≤0.23）进行[17]。禁忌证包括最近未愈合的创伤或手术及人工眼球。尽量少用凝胶，其中的盐化合物可能会刺激或引起眼睛不适。整个检查过程中，嘱患者保持眼睑闭合，并避免对眼睛施压，在患者睁开眼睛之前应擦净凝胶。

(1) 探头标记指向鼻侧（两侧均是），使屏幕左侧显示为内侧，右侧为外侧。

(2) 轻轻将探头置于眼睑的中央。

(3) B 模式下，从 6.0cm 深度开始检查。

(4) 在探头上放置一层薄薄的凝胶，并将探头置于前、后方向的水平切面上。

(5) 识别近场的眼球和球后的视神经声影。

（二）识别 OA

(1) 旋转探头，使声束朝向内侧 15°～20°，视神经声影变形或消失。打开彩色多普勒，将取样框放置在 3.0～6.0cm 深度，定位于球后下方和视神经影上方。

(2) 眼动脉在穿过视神经之前位于其外侧，然后移行到内侧发出分支。血流朝向探头，呈红色。

(3) 根据最佳可视化成像，在 3.0～6.0cm 深度取频谱多普勒信号，眼动脉频谱显示高阻力特征。评估其血流方向、频谱形态、速度并记录。

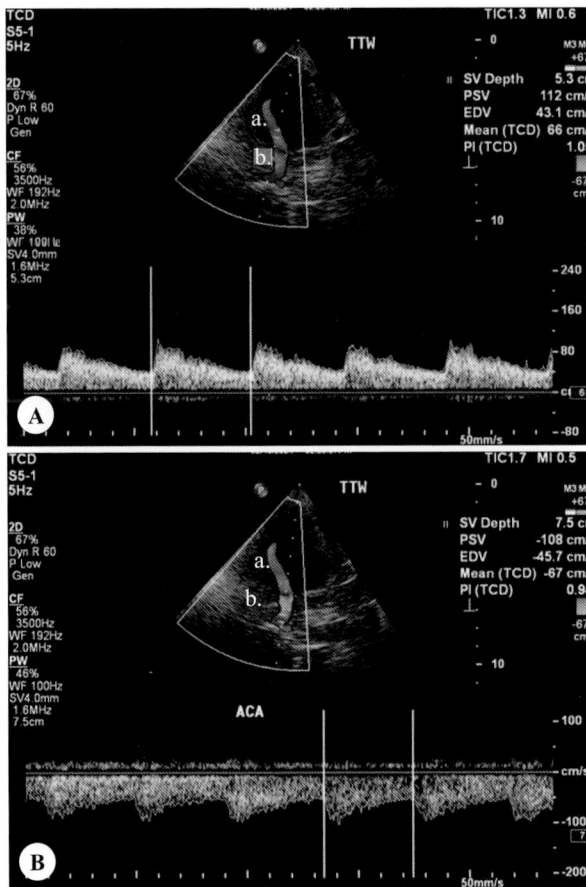

▲ 图 29–6　A. MCA 主干血流和频谱（a），点 ACA₁ 段血流（蓝色）(b)。B. MCA 主干血流（红色）(a)，ACA₁ 段血流及频谱（b）（此图彩色版本见书末）

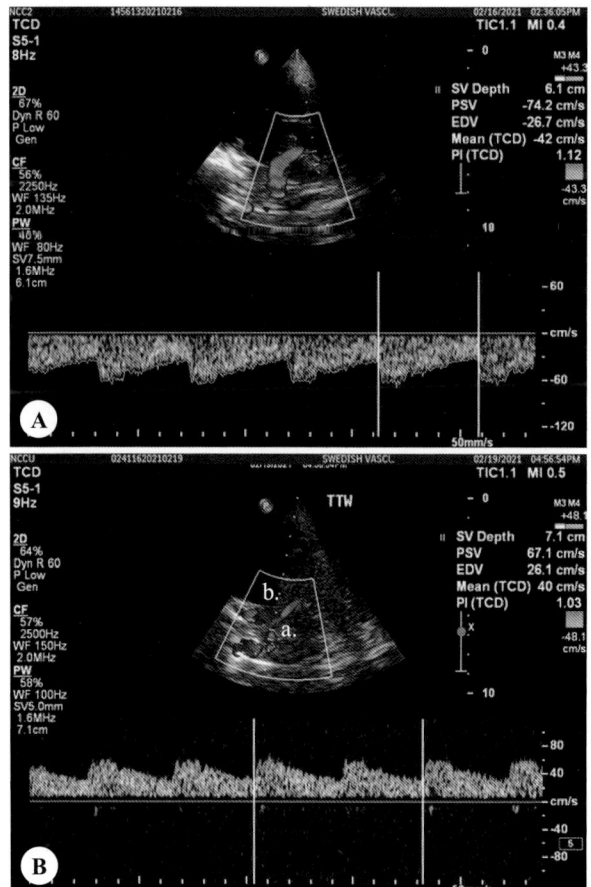

▲ 图 29–7　A. 同侧 PCA₂ 频谱；B. 同侧 TICA、PCOA 和血流方向背离探头的 PCA₂（此图彩色版本见书末）

227

（三）识别 ICA（颈动脉虹吸段）

(1) B 模式下，深度设置为 8.0cm，定位眼眶深处由内直肌和外直肌回声反射形成的"V"形窝。

(2) 将彩色取样框置于 6.0～7.0cm 深度，慢慢地从屏幕的左边扫查到右边。ICA 虹吸段走行迂曲，血流表现为蓝色（远离探头）或红色（朝向探头），分别为 ICA 的蝶鞍段、膝段和床突上段。

(3) 频谱多普勒：采样记录所有可见段的最高流速（图 29-8）。

（四）枕窗探查

(1) 将探头置于枕骨大孔下方，探头标记指向患者右侧（定位屏幕左侧为右侧椎动脉）。

(2) 将探头置于颅底下方两指宽度的中线处，声束指向鼻窦；或者将探头置于中线的稍外侧，声束指向对侧眼眶。

(3) B 模式下，约 5.0cm 深度，可见无回声的圆形的枕骨大孔，周围环绕着亮回声的枕骨。

（五）识别 VA 和 BA

(1) 将彩色取样框置于 5.0～9.0cm 深度。在近场（5.0～5.5cm 深度），受动脉走行影响，彩色多普勒可表现为双向，当椎动脉离开寰椎进入枕骨大孔并移行为 V₄ 段时，血流方向背离探头（蓝色）。两侧 VA 受血管的走行、是否在同一平面和迂曲度影响，可同时显示或不能同时显示。

(2) 双侧 VA 汇合的深度范围（7.0～9.0cm），取决于个体。VA 汇合后形成"V"形，延伸为 BA 后形成 Y 形。通常情况下，PICA 被认为是 VA 汇合之前发出的分支，血流方向朝向探头（红色）。

(3) 以 2.0～5.0mm 为单位，从近到远，逐渐增加取样深度，获取频谱多普勒信号。

(4) 为了探查 BA，将深度置于 7.0～10.0cm，并缩小彩色取样框，BA 经常走行弯曲，屏幕上显示 BA 呈左或右 C 字形。为了充分显示 BA 中

远段，稍向下移动探头，使声束斜向前上，如果未显示彩色血流，则将频谱多普勒置于预期位置，获取信号。

(5) 尽可能获取双侧 VA 和 BA 近、中、远段频谱多普勒信号，记录最高流速（图 29-9）。

十一、下颌下窗探查

通过获取位于下颌后的颅外段的 ICA，计

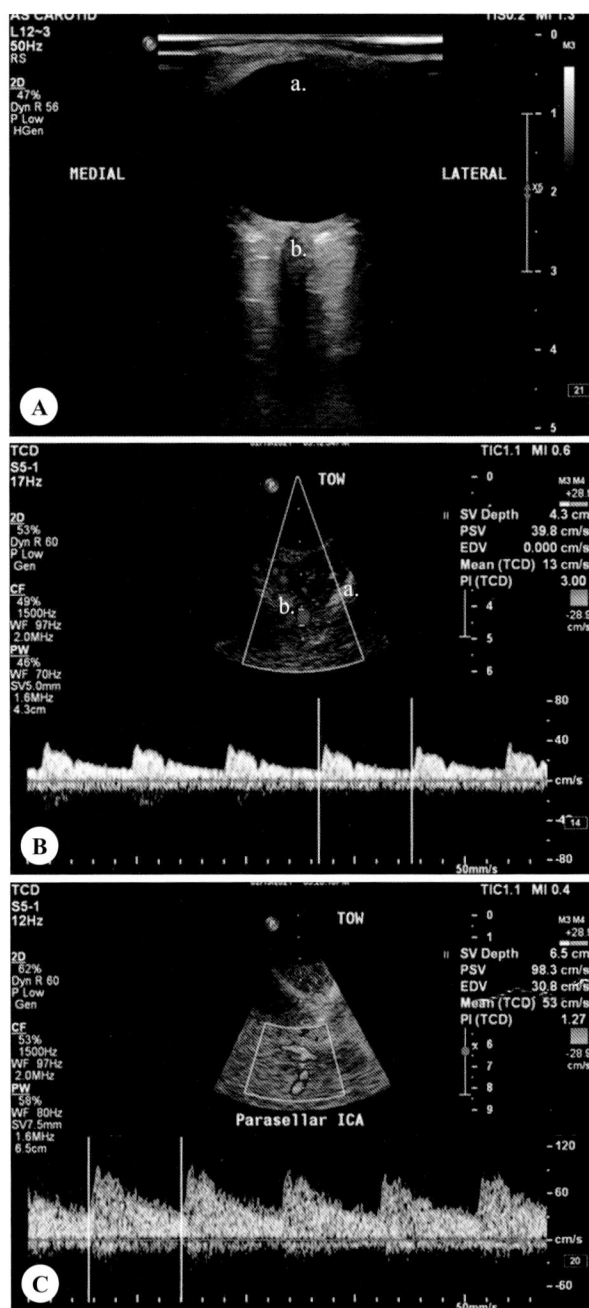

▲ 图 29-8　A. 眼球（a）；视神经（b）。B. 眼动脉。C. 颈内动脉虹吸段（此图彩色版本见书末）

算 Lindegaard 指数，该方法可用于蛛网膜下腔出血患者区分是血管痉挛导致的 MCA 高流速，还是过度灌注导致的 MCA 高流速；也可用于识别颅内狭窄、动静脉畸形和动静脉瘘的供血血管和其他引起脑血流增快的原因；还可用于鉴别是夹层，还是纤维性肌发育不良所致的 EC-ICA 远段狭窄。

由于没有骨性结构影响穿透力，可以适当降低输出功率，深度设置为 7.0cm。

将探头标记指向前，频谱多普勒的声束角度调整为零度，避免按照颈动脉双功超声的惯例，行侧边探查。

将探头放置在下颌角，声束角度轻微朝向后内侧，EC-ICA 出现在近场中，从屏幕的右侧走行至左侧，血流方向背离探头，于 4.0～5.0cm 深度零度角获取频谱，取最高流速。如果因技术原因，未能测到最高流速，会导致 Lindegaard 指数结果呈假阳性（图 29-10）。

（一）归档

在 IAC 标准中，完整的 TCDI 检查包括记录以下动脉的 B 模式、彩色多普勒和频谱多普勒：MCA_1 近段、ACA_1、开放的 ACOA、TICA、PCA_1 或 PCA_2，开放的 PCOA、OA、ICA（虹吸段），VA_4，BA 近段和远段，EC-ICA（用于计算 Lindegaard 指数）[18]。

记录和存储用于判读的所有图像的固定信息和临时信息，图像应注明患者身份信息、检查日期和解剖侧别（右或左）。将正式报告归档至患者的医疗记录中，注意应符合临床和法规要求[17]。

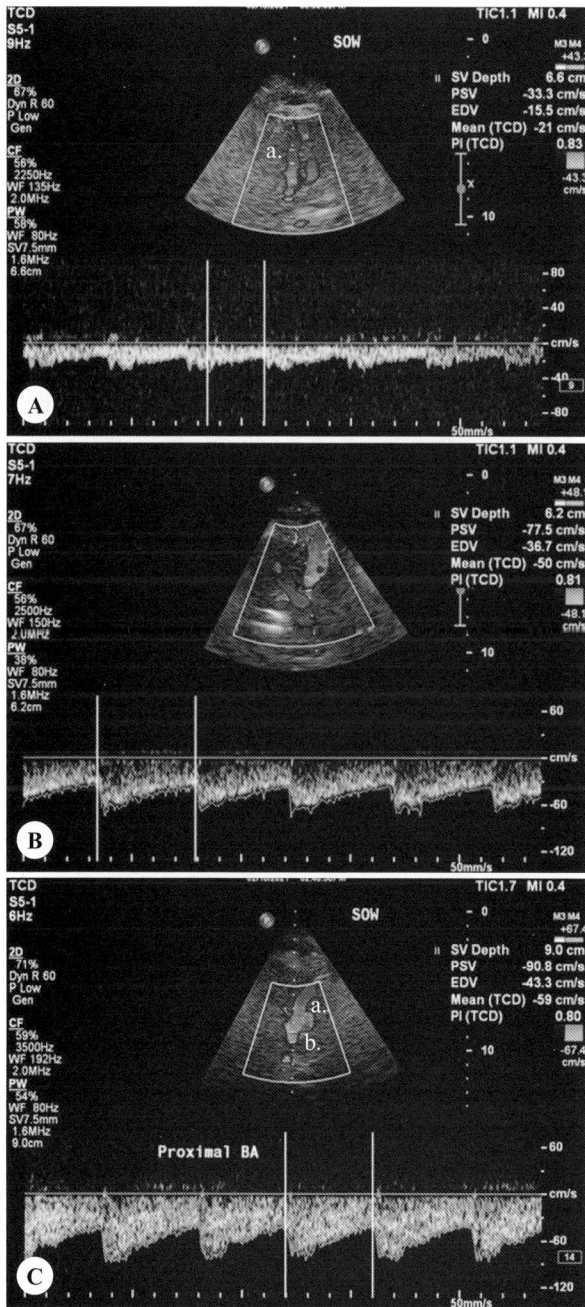

▲ 图 29-9　枕窗（此图彩色版本见书末）
A. 左侧 VA；B. 右侧 VA；C. BA

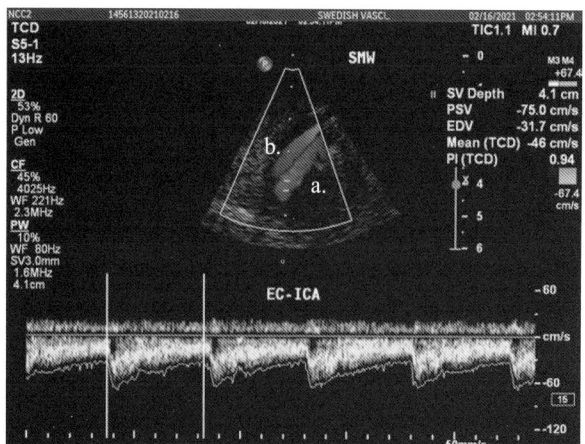

▲ 图 29-10　A. EC-ICA 血流背离探头方向；B. 颈内静脉血流朝向探头（此图彩色版本见书末）

（二）诊断结果（图 29-11）

判读颅内血流动力学的多普勒频谱包括 4 个主要特征，即血流速度、搏动性、收缩期达峰时间和频谱分布。

1. 血流速度

频谱分析需要量化血流速度，TCDI 模式下习惯取峰值流速包络线的时间平均值或描记所有峰值流速获得的"平均"流速作为时间函数。需要调整多普勒增益设置，使包络线精确地追踪到频谱波形并对平均血流速度自动测量。有时需要手动描记以实现精确测量[19]。

2. 搏动性

用于描述由于心脏搏动导致的收缩期和舒张期血流速度之间差异的变量，差异越小，搏动性越低；反之，差异越大，搏动性越高。搏动性参数适用于成人，受脑动脉远端阻力和近端效应（通常来自心脏）的影响[19]。

3. 收缩期达峰时间

收缩期峰值流速的包络线在收缩早期加速形成了一个陡直的斜率，即从开始到达峰所需时间很短，但在血管病变的远端，达峰时间会出现延迟[19]。

4. 频谱分布

频谱分布是指频谱波形内的速度分布，也称为频带宽。较窄的带宽表明高振幅信号集中在频谱波形的周边，提示为层流；当振幅信号从频谱周边移动至频谱内部，且在基线附近最大时，提示为湍流[19]。

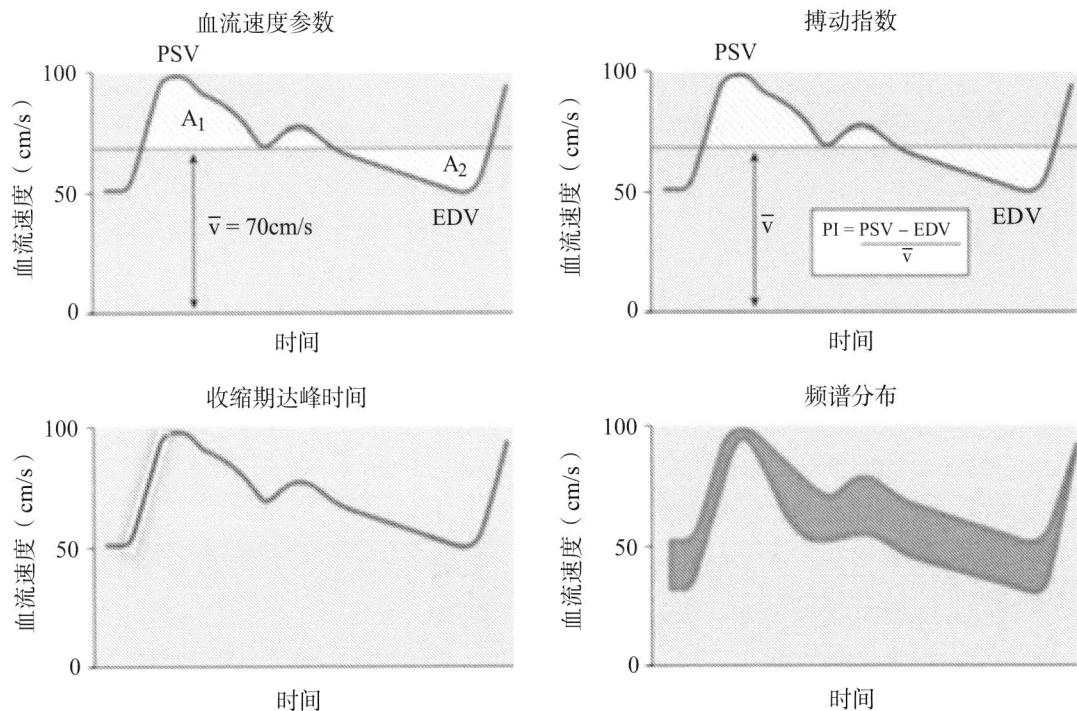

▲ 图 29-11 频谱分析

EDV. 舒张期末流速；PSV. 收缩期峰值流速（改编自 Douville[20]）

十二、报告示例

描述及印诊

　　临床适应证：患者因一生中最严重的头痛伴恶心、呕吐和视物模糊就诊。影像学显示左侧大脑前动脉动脉瘤破裂，继发蛛网膜下腔出血。目前（2021 年 2 月 4 日）处于左侧大脑前动脉动脉瘤破裂线圈栓塞后状态。未见易感血管危险因素。申请用非成像的 TCD 评估颅内、外血管的血流。

　　检查结果：除了特别标注的，超声显示所有颅内动脉（大脑中动脉、前动脉、后动脉、眼动脉、基底动脉、颅内段椎动脉）频谱多普勒的血流波形，血流速度和血流方向均在正常范围内。

出血后天数：11
术后天数：11
心率：76
血压：141/87
平均动脉压：103
颅内压：N/A
灌注压：N/A
红细胞比容：37.6
CO_2：N/A
格拉斯哥昏迷评分：15

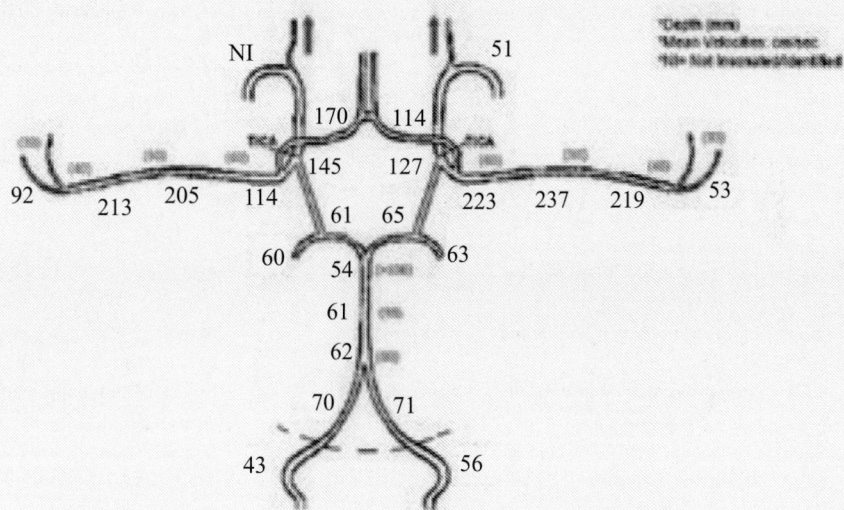

右侧		左侧
0.64～0.76	大脑中动脉 – 搏动指数	0.57～0.83
47	颈内动脉颅外段	37
4.6	大脑中动脉 / 颈内动脉比值	6.51
3.1	颈内动脉 / 颈内动脉比值	3.4
	椎动脉 / 基底动脉比值：1.3	

解读
- 与昨日 TCD 结果相比，无明显变化
- 左侧大脑中动脉重度血管痉挛
- 右侧大脑中动脉中度血管痉挛
- 双侧大脑前动脉血管痉挛与侧支循环形成
- 双侧颈内动脉终末段高流量
- 余颅内动脉未见异常

总结
左侧大脑中动脉重度血管痉挛
右侧大脑中动脉中度血管痉挛
双侧大脑前动脉血管痉挛与侧支血流
颈内动脉终末段高流量

参考文献

[1] Krejza J, Kochanowicz J, Mariak Z, Lewko J, Melhem ER. Middle cere-bral artery spasm after subarachnoid hemorrhage: detection with transcranial color-coded duplex US. Radiology. 2005;236(2):621–9.

[2] Baumgartner RW. Transcranial color duplex sonography in cerebrovascular disease: a systematic review. Cerebrovasc Dis. 2003;16:4–13.

[3] Nedelmann M, Stolz E, Gerriets T, Baumgartner RW, Malferrare G, Seidel G. Consensus recommendations for transcranial color-coded duplex sonography for the assessment of intracranial arteries in clinical trials on acute stroke. Stroke. 2009;40:3238–44.

[4] Baumgartner RW, Baumgartner I, Mattle HP, Schroth G. Transcranial color-coded duplex sonography in the evaluation of collateral flow through the circle of Willis. AJNR Am J Neuroradiol. 1997;18(1):127–33.

[5] Sallustio F, Kern R, Gunther M, Szabo K, Greibe M, Meairs S, et al. Assessment of intracranial collateral flow by using dynamic arterial spin labeling MRA and transcranial color-coded duplex ultrasound. Stroke. 2008;39:1894–7.

[6] Saqqur M, Khan K, Derksen C, Alexandrov A, Shuaib A. Transcranial Doppler and transcranial color duplex in defining collateral cerebral blood flow. J Neuroimaging. 2018;28(5):455–76.

[7] Krejza J, Baumgartner RW. Clinical applications of transcranial colorcoded duplex sonography. J Neuroimaging. 2004;14(3):215–25.

[8] Blanco P. Cerebral circulatory arrest detected by transcranial color-coded duplex sonography: a feasible diagnosis for intensivists. J Ultrasound Med. 2015;34:1337–40.

[9] Chang JJ, Tsivgoulis G, Katsanos AH, Malkoff MD, Alexandrov AV. Diagnostic accuracy of transcranial Doppler for brain death confirmation: systematic review and meta-analysis. AJNR Am J Neuroradiol. 2016;37:408–14.

[10] Bulas DI, Jones A, Seibert JJ, Driscoll C, O'Donnell R, Adams RJ. Transcranial Doppler (TCD) screening for stroke prevention in sickle cell anemia: pitfalls in technique variation. Pediatr Radiol. 2000;30(11):733–8.

[11] Krejza J, Rudzinski W, Pawlak MA, Tomaszewski M, Ichord R, Kwiatkowski J, et al. Angle-corrected imaging transcranial Doppler sonography versus imaging and nonimaging transcranial Doppler sonog-raphy in children with sickle cell disease. AJNR Am J Neuroradiol. 2008;28:1613–8.

[12] McCarville MB. Comparison of duplex and nonduplex transcranial Doppler ultrasonography. Ultrasound Q. 2008;24(3):167–71.

[13] Barrientos-Guerra JD, Flores-Silva F, Cantú-Brito C, Chiquete E. Evaluation of cerebral hemodynamics with color-coded duplex sonog-raphy: normative values with correction of insonation angles. J Stroke Cerebrovasc Dis. 2020;29(3):104595.

[14] Martin PJ, Evans DH, Ar N. Transcranial color-coded sonography of the basal cerebral circulation: reference data from 115 volunteers. Stroke. 1994;25(2):390–6.

[15] Valaikiene J, Schlachetzki F, Hoelscher T, May A, Bogdahn U. Transcranial color-coded duplex sonography of the carotid siphon, the coronal approach. J Clin Imaging. 2002;26:81–5.

[16] Nabavi DG, Otis SM, Ringelstein EB. Ultrasound assessment of the intracranial arteries. In: Zweibel WJ, Pellerito JS, editors. Introduction to vascular ultrasonography. Philadelphia: Elsevier Saunders; 2005. p. 225–50.

[17] American College of Radiology (ACR), Society for Pediatric Radiology (SPR), Society of Radiologists in Ultrasound (SRU). AIUM practice guideline for the performance of a transcranial Doppler ultrasound exam-ination for adults and children. J Ultrasound Med. 2012;31(9):1489–500.

[18] IAC Standards and Guidelines for Vascular Testing Accreditation (Published November 1, 2020) 31 ©2020 Intersocietal Accreditation Commission. All Rights Reserved.

[19] Fujioka KA, Douville CM. Anatomy and freehand examination tech-niques. In: Newell DW, Aaslid R, editors. Transcranial Doppler. New York: Raven Press; 1992. p. 9–31.

[20] Douville CM. Intracranial cerebrovascular examination. In: Kupinski AM, editor. The vascular system. Philadelphia: Wolters Kluwer; 2018. p. 123–50.

第 30 章　TCD 微栓子监测及发泡试验的操作流程和检查方案

TCD Procedures and Protocols: Protocol for Monitoring for Emboli Detection (and With Microbubbles)

Larry N. Raber　著

林　攀　译　韩　珂　校

TCD 微栓子监测采用了超声盲探技术，由配备了 2MHz 脉冲多普勒探头的 TCD 专业设备完成。

检查前，须向患者详细说明并取得配合。检查时，患者取仰卧位，头居中位。

需要识别栓子监测的血管，大脑中动脉（MCA）是最易被监测的血管。根据栓子的疑似来源，选择监测双侧或单侧 MCA。如果疑是心源性的栓子（如心脏的病变、心房纤颤、主动脉弓病变），建议监测双侧 MCA。如果疑是颈动脉病变源性的栓子，则监测病变侧 MCA。

与 TCD 的诊断检查相同，通常在距离皮肤表面 45～65mm 深度，经颞窗探查 MCA。正常情况下，MCA 的血流方向是朝向探头。以声波穿透性最强为前提，设置最低功率。调节增益以优化频谱图像。

监测头架被置于患者头部之前，先用 2MHz 的诊断探头寻找颞窗，它比监测探头更容易确定声窗的最佳位置，这有助于我们识别监测探头放置的位置及最佳角度，进而获取满意的 MCA 频谱信号。在使用诊断探头找到患者最佳频谱的声窗后，可以用工具在相应的皮肤上做一个小标记，易于识别最佳声窗并固定头架上的监测探头。

定位好最佳的颞窗之后，根据监测头架的产品说明，将头架置于患者的头部，并安装监测探头。头架和监测探头的正确位置如图 30-1 所示。

大脑中动脉的双通道监测需在相同深度进行，根据本机构的情况设置监测时间。若怀疑 MCA 狭窄，应将监测深度设置在狭窄的远端以发现栓子。

常规选择持续监测双侧大脑中动脉 30～60min，根据患者的临床表现，有时可能需要延长监测时间。

启动设备上的自动栓子监测软件，将整个检查过程备份在硬盘上，以便回顾分析。

记录所有疑似的栓子信号，后期通过回放视频和音频进行分析核查。统计并在报告中记录栓子的数量。雨帘状的栓子需记录雨帘持续的秒数。根据栓子诊断标准，鉴别栓子和伪差。微栓

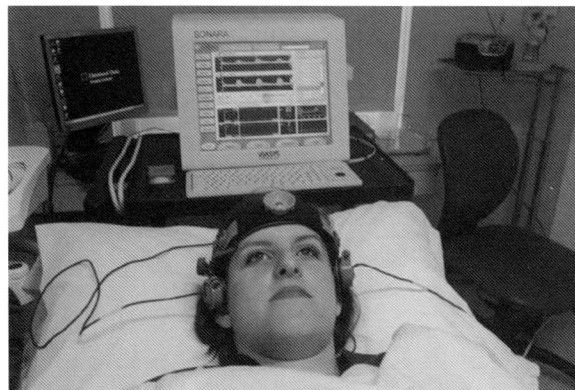

▲ 图 30-1　监测头架的正确放置

子信号具有特征性，随机出现在心动周期内，且通常持续时间短（0.01～0.1s）。但是，雨帘状的栓子也可表现为像伪差一样的持续时间长的粗糙信号。微栓子信号通常比背景多普勒信号的强度大 3dB。即使是同一个患者，栓子的信号强度也可以不同。栓子产生的声音为悦耳的乐音，类似啾啾声、吹哨声或啪嗒声。

第九届国际脑血流动力学研讨会共识委员会。栓子信号的多普勒基本诊断标准。Stroke. 1995；26：1123。

报告

报告中需记录双侧栓子的数量，大脑中动脉在监测深度内的平均血流速度和 PI 值。如果双侧的平均血流速度或 PI 值不对称＞20%，可能需要进一步行一个完整的 TCD 诊断检查。

激活生理盐水的方案：TCD 发泡试验

TCD 发泡试验是采用了超声盲探技术，由配备了 2MHz 脉冲多普勒探头的 TCD 专业设备完成。

TCD 发泡试验是一种简单的筛查卵圆孔未闭或肺动静脉瘘所致的右向左分流的方法。通过该检查，很容易识别出疑似反常性栓塞导致脑卒中的患者。

检查前，需向患者详细说明并取得配合。检查时，患者取仰卧位，头居中位。

通过 TCD 常规检查的方法获取满意的 MCA 频谱。

将经颅多普勒超声头架固定在患者的头部，采用 TCD 微栓子监测的双通道方案进行操作。

识别双侧 MCA，并在检查中持续监测。由接受过静脉穿刺培训的护理人员建立静脉通路。

启动设备上的自动栓子监测软件，将整个检查过程备份在硬盘上，以便回顾分析。

检查装置包括如下。

- 2 个 10ml 注射器。
- 1 个三通管。
- 9ml 生理盐水。

TCD 发泡试验所用的装置（图 30-2），将一个装 9ml 生理盐水的 10ml 注射器，连接在三通管上，另一个空的 10ml 注射器连接在三通管的另一个接口上。

一个注射器装 9ml 生理盐水，另一个注射器装 1ml 空气。用装生理盐水的注射器回抽患者的几滴血作为乳化剂。

将三通管朝向静脉通路方向的旋塞阀关闭之后，在 2 个注射器之间来回推注上述混合溶液，充分搅拌（至少 10 次），完成混合液的激活。最后将搅拌好的激活生理盐水集中到一个注射器，打开三通阀，将激活生理盐水迅速注射到患者的静脉里。注射后，立即嘱患者进行 Valsalva 动作，以增加右向左的分流。在操作前需向患者介绍和训练 Valsalva 动作，确保其能正确执行 Valsalva 动作。检测和记录所有的气体栓子信号。

报告

监测并记录气体栓子，对栓子进行计数，并按注射、Valsalva 动作和 Valsalva 动作后进行分类。分别报告双侧 MCA 检测到的气体栓子数量。如果监测到雨帘状栓子，需报告栓子雨持续时间（秒数）。如果仅在 Valsalva 动作后，心动周期晚期监测到栓子，这更可能是肺水平的分流（与心内水平的分流相比）。如果检查中未监测到栓子，则报告阴性，不支持右向左分流。

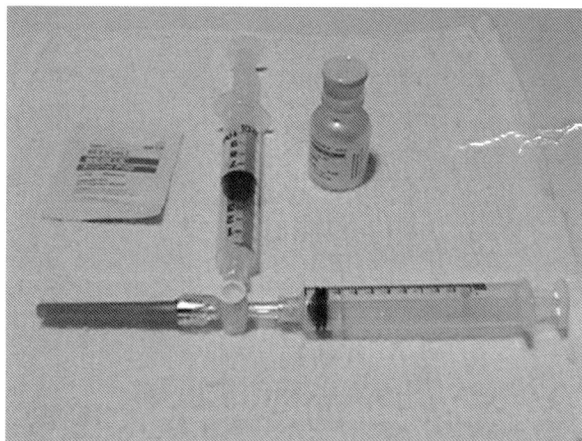

▲ 图 30-2 TCD 发泡试验的装置

第 31 章 床旁眼部超声测量成人和儿童的视神经鞘直径的操作流程和检查方案

Protocol for Procedures: How to Obtain Measurements of the Optic Nerve Sheath Diameter in Adults and Children Utilizing Point-of-Care Ophthalmic Ultrasonography

Becky J. Riggs　Megan F. Hunt　著

王丽娟　译　韩珂　校

• 目的：运用无创的诊断和监测工具检测颅内高压。

• 适应证：临床检查或病理学提示可能存在颅内高压的情况。病理情况包括创伤性脑损伤、脑肿瘤、脑卒中、肝功能衰竭、糖尿病酮症酸中毒、脑水肿和脑室 – 腹腔分流失败。关于超声测量 ONSD 的扩展临床应用，请详见其他章。

• 设备：床旁超声机器、线阵超声探头、眼用安全凝胶或涂有超声凝胶的 Tegaderm™。

一、背景

快速评估颅内压对于急性颅内损伤的诊断和治疗至关重要。最近的文献综述得出结论，经临床实践证明，视神经鞘直径（optic nerve sheath diameter，ONSD）和经颅多普勒超声是用于检测颅内高压的首选的非侵入性工具[1]。床旁超声测量 ONSD 是一种准确、无创、无辐射且易于重复的检测成人和儿童颅内高压的方法[2-11]。作为中枢神经系统的组成部分，视神经周围包围着脑脊液，并被包裹在视神经鞘内[12-14]。颅内压力的波动通过蛛网膜下腔传递，导致视神经鞘柔韧的球后段随着颅内压的变化而扩张和收缩[12-14]。眼部超声测量和监测 ONSD 随颅内压的变化已被广泛研究，并在儿童和成人中具有良好的可重复性[2-5, 8-11]。本章详细介绍了培训、所需设备，以及设备的设置和对患者的建议，并逐步说明了如何获取、测量和诠释超声测量 ONSD 结果。关于超声测量 ONSD 的生理学基础、临床应用、结果判读以及局限性的详细信息，请参考其他章。

二、培训超声测量视神经鞘直径的建议

一般认为，学习如何安全、有效和准确地进行超声测量 ONSD 的操作技术非常简单，但培训的程度仍有争议。有学者提出，为了掌握该技术，可以先由专家指导如何测量 ONSD，再由专家监督检查 ONSD 测量质量，对于经验丰富的超声医生，练习 10 次，而对于经验不足的超声医生，至少练习 25 次[3, 15]。建议练习 25 次 ONSD 测量是超声测量的通用的标准学习曲线[16, 17]。因此，推荐进行集中培训和定期练习以学会该技术。多项研究表明，在接受 15～25 次的观察性培训后，关于超声测量 ONSD 技术的检查者间的可靠性被提高[18-20]。

三、如何设置机器和患者如何配合

高频（10～22mHz）线阵探头是眼部超声的理想选择；但由于实用性，低频（6～13MHz）线性阵探头，通常被称为"血管探头"，更常用[21]。为了安全地进行床旁超声检查，连接线阵探头后，超声机必须被设置在"眼部安全模式"，或者手动降低功率（<30%）、机械指数（<0.23）、热指数（<1）至安全阈值内[21-24]。为了保护角膜，必须降低由超声波产生的热量（热指数）和振动（机械指数）。动物研究表明，如果不降低热量和振动，角膜将会受到损伤[25-27]。眼睛的角膜和晶状体含有大量胶原蛋白，在超声暴露期间吸收热量，如果超声波持续辐射，可导致短暂性球结膜水肿、结膜充血、晶状体混浊、角膜混浊、眼压降低或睫状体永久性破坏[24, 28]。请联系超声供应商，了解如何手动将功率降至30%以下、机械指数降至0.23以下，及热指数降至1以下[29-31]。床旁超声设备的所有预设"眼部安全模式"均会自动将功率、机械指数和热指数降低到上述安全阈值以内。要查找"眼部安全模式"，请按下检查按钮并浏览可用的检查选项，通常"眼部安全模式（ophthalmic safety modes）"嵌入在"小部位（small parts）""ED""其他"检查模式内。如果不能找到"眼部安全模式"，请联系机器供应商以获得帮助。眼部超声检查的持续时间应始终保持最短，特别是在进行多普勒血流分析期间，以缩短脆弱的角膜在高频超声波下的暴露时间[25-27]。角膜脆弱的性质使其在长时间的超声检查时，即使在"眼科安全模式"下，也有热损伤的风险[27, 32]。如果存在青光眼、穿透性或直接眼外伤的问题，切勿进行检查。

床旁眼部超声检查过程中应始终保持闭合眼睑。切勿让超声探头接触睁开的眼睛，因为这可能导致角膜擦伤，并使患者面临眼部感染的风险。只有接受过专业培训且配备特殊设备的高度训练有素的眼部超声检查人员，才能通过睁开的眼睑进行眼部超声检查（A-模式扫描）。为了保护患者的眼睛，可以在超声探头上涂抹大量的眼科安全的眼用凝胶（而不是超声凝胶），或者将 Tegaderm™ 放置在闭合的眼睛上，然后用超声凝胶覆盖 Tegaderm™[17, 33]。两种常用的非处方眼用安全润滑凝胶是 GenTeal® 眼用润滑剂（Novartis Pharmaceuticals Corporation，East Hanover，NJ）和 Systane® 眼用润滑剂（Alcon laboratories，Inc.，Fort Worth，TX）。在放置探头之前，必须在闭合的上眼睑上或直接在超声探头上涂厚厚的凝胶。

最容易获得 ONSD 图像的方式是患者取仰卧位，与水平方向成15°～30°[3, 17, 34]。最理想的状态是让患者的头部及眼睛朝向前方，颈部伸直，但对于儿科患者，经常不易获得[3, 19, 35, 36]。为获得视神经的最佳成像，在检查时，可以让患者闭合待检眼，并让另一只眼睛聚焦在正前方的物体。然而，如果超声探头非常容易探查到进行 ONSD 测量的眼部结构，那么患者可以取任何体位。超声机器应设置在具有眼科安全模式的二维 B 模式下，深度设置：儿童取2.0～3.5cm，成人取3.0～4.5cm，理想情况下，能看到整个眼球和0.5～1.0cm 的视神经。应注意清洁高频线阵探头，使用眼用安全凝胶，或者将 Tegaderm™ 贴在覆盖超声凝胶的闭合的眼睛上。推荐检查的最佳体位是超声医生坐在或站在患者头部后面（图31-1B），但部分医生喜欢面对患者（图31-1A），检查中应尽量避免牵拉探头线，以提高探头的稳定性[17]。用拇指和食指轻轻握住超声探头，同时始终将握住探头的手固定在患者的面部（前额、脸颊、鼻子或眶缘），以最大限度地减少通过闭合眼睑施加在眼睛上的压力（图31-1 至图31-3）。如果无法将手放在患者面部以固定，则在患者面部旁边放个枕头或卷好的毛巾卷，以稳定手，避免对闭合的眼睛施加压力（图31-2C）。

四、如何获得视神经鞘直径图像

检查时，应轻轻地将超声探头放在闭合的眼睛上方的中线位置，可以采用矢状面（纵向）（图31-2）或横切面（水平）（图31-3）探查，并施加最小的压力。嘱患者在检查过程中眼睛直视前方并放松[17]，但如果无法配合，超声医生必须追踪视神经，使超声束与直的且对称的视神经完全平行，或者得到位于眼框后方完美的 90° 的视神经横切面。调整探头的位置，找到显示视神经进入眼球的最佳角度。为了确保视神经的 90° 横切面准确无误，须调整探头的位置以获得视神经的双圆圈或"靶心"外观（图 31-5）。理想情况下，横向（图 31-3）和纵向各保存 3 张质量好的"靶心"图像（图 31-5），以供测量。为了确保超声束与视神经完全平行，图像中必须看到晶状体 / 角膜与视神经对齐，视神经呈直线、对称（图 31-4）。如果无法获得精确的 90° 的横切面或

完全平行的视神经图像，则 ONSD 测量将不准确，应该中止该检查。关于无法被准确测量的视神经图像示例，详见图 31-6。

五、如何从保存的图像中测量视神经鞘直径

实时测量 ONSD 可以通过获得准确的图像、"冻结"图像并利用超声机器的电子测量卡尺来获得测量结果。必须对每只眼睛重复以上过程 3 次，以确保测量 ONSD 的准确性[3, 19]。如果时间允许，建议每只眼睛获得 3 个准确的 ONSD 图像或短动态视频，并将每个图像或视频保存到机器中，随后对这 6 个图像进行测量。后一种测量方

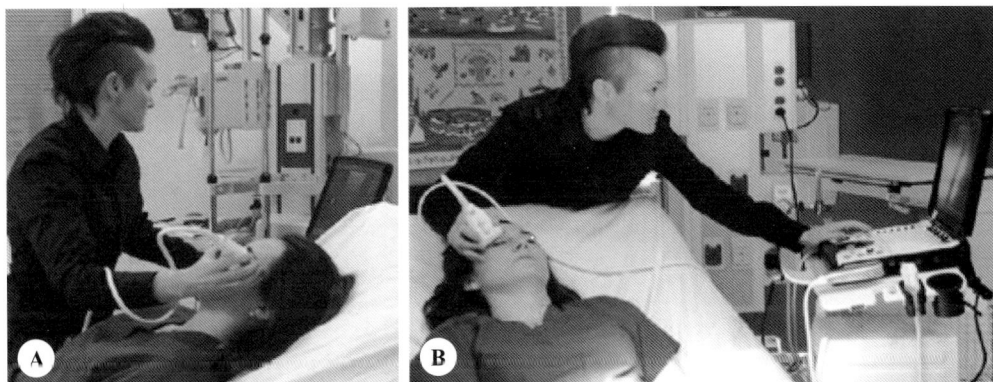

▲ 图 31-1　A. 超声医生面对患者，将高频线阵探头轻轻地放在闭合的左眼上，以横向位置获得眼部超声图像。超声医生的右手牢固地扶在患者的左下颌上，最大限度地减小对眼睛的压力，同时调整探头进行扫描。B. 采用传统的位置，超声医生站在患者身后。超声检查医生将高频线阵探头放在闭合的右眼上，以横向位置扫查，同时将右手固定在患者的右前额上，最大限度地减少对眼睛的压力

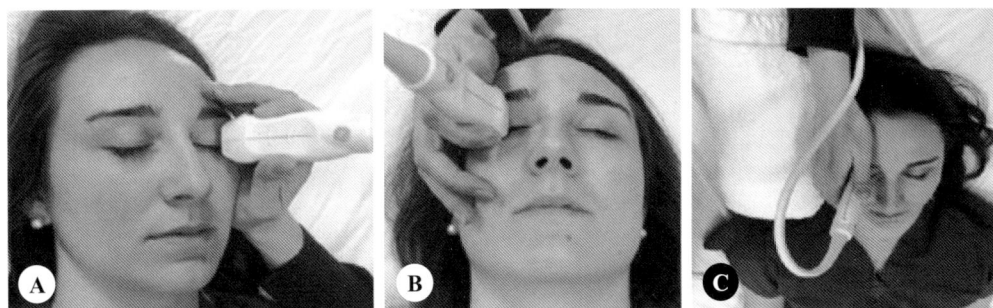

▲ 图 31-2　A. 超声医生将覆盖了眼科凝胶的高频线阵超声探头，放置在患者闭合的左眼睑上，获得矢状面视图；超声医生像握笔一样轻轻握住探头，同时手要固定在患者的左脸颊和额头，以稳定探头，避免探头对眼睛施加压力。B. 正确放置探头，以获得患者右眼的矢状面视图。C. 超声医生站在患者身后，手握探头获取患者右眼的矢状面超声图像，其手靠在患者脸旁的毛巾卷上，避免对闭合的眼睛施加压力

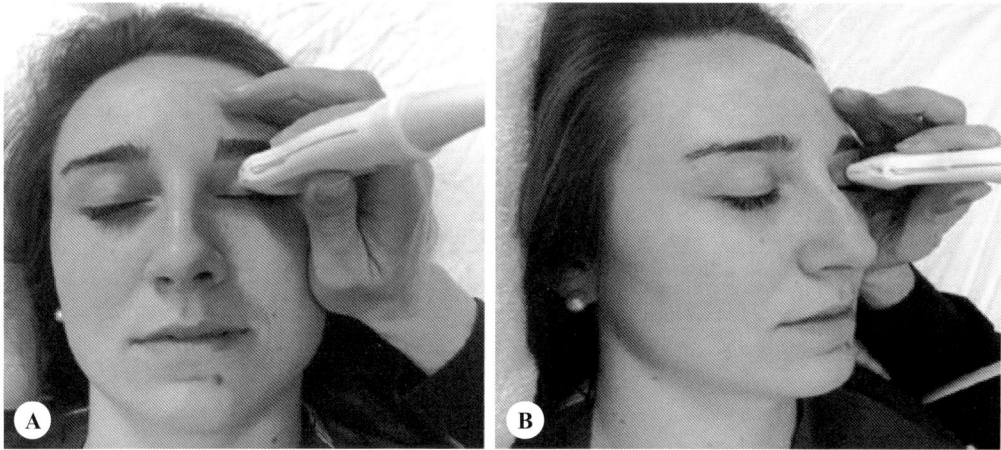

▲ 图 31-3 **A.** 在眼用凝胶覆盖下，将高频线阵探头横向轻轻放在闭合的左眼上方。像握笔一样轻轻握住探头，超声医生的手固定在患者的左脸颊和前额，以稳定探头并避免探头对眼睛施加压力。**B.** 正确放置探头以获得患者左眼的横向视神经图

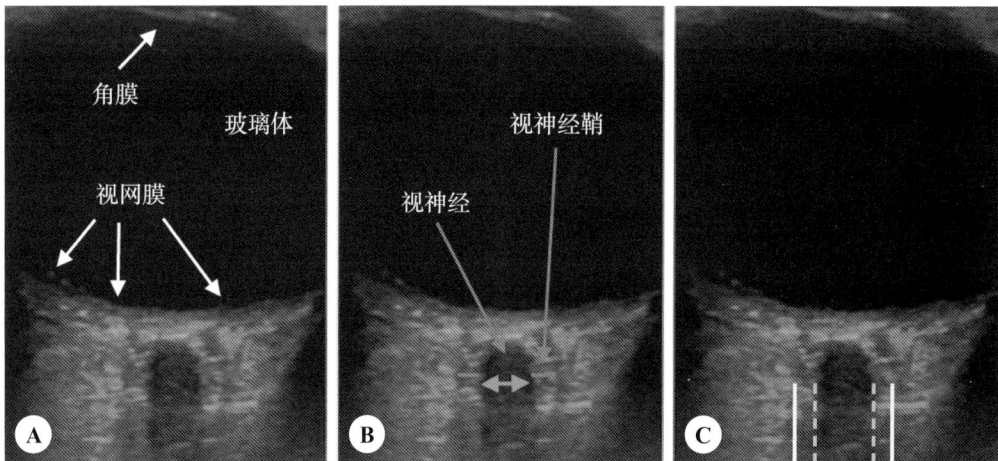

▲ 图 31-4 **A.** 采用横切面获得的正常的眼部超声图像，眼球的前部朝上，低回声视神经位于其后面。**B.** 同一超声图像，显示了纵切面的对称的、直的视神经，周围包裹着对称的、直的高回声视神经鞘。**C.** 同一图像，显示了沿着视神经和视神经鞘内缘标记的虚线，沿着视神经鞘外缘标记的直线，强调了视神经和视神经鞘是直的和对称排列的

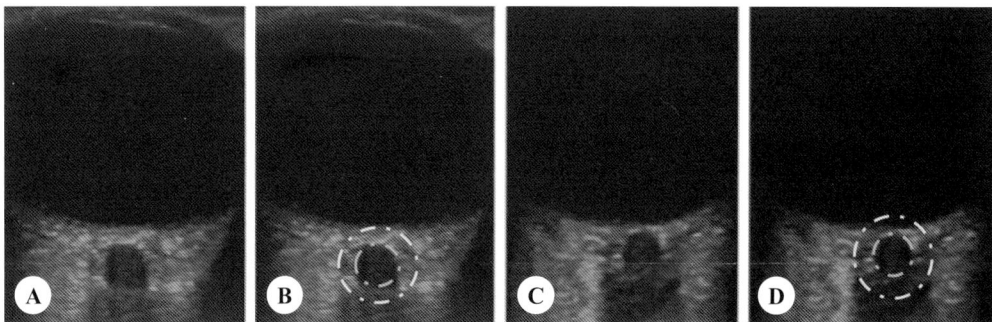

▲ 图 31-5 **A.** 采用横切面获得的正常的眼部超声图像，显示了一个环形的横切面的视神经（黑圆），被视神经鞘包围，看起来像一个靶心。**B.** 同一超声图像中，内虚线勾勒出视神经的外缘，外虚线勾勒出视神经鞘的外缘，突出了"靶心"的外观。**C.** 采用横切面获得的眼部超声图像，显示了环形的横切面的视神经，被视神经鞘包围，看起来像一个靶心。**D.** 同一图像，内虚线勾勒出视神经的外缘，外虚线勾勒出视神经鞘的外缘

法较耗时，但它最大限度地减少了实际应用中在危重患者床边操作超声机器的时间。对于每只眼睛，取 3 次测量得到的 ONSD 值的平均值，作为该侧眼的 ONSD 值。取平均值降低了观察者内部的变异性，同时质控 3 次测量结果趋近相似[3, 19]。大多数文献报道的研究显示患者的左、右眼 ONSD 测量值未见显著差异，因此，在时间不允许进行 6 次测量的少数情况下，一些研究建议获取单只眼睛的 3 次高质量 ONSD 图像的平均值即可。然而，确定患者 ONSD 的标准做法应当是针对每只眼睛获得 3 次高质量图像，并取测量值的平均值，以得到每只眼睛的最终 ONSD 值[3, 19]。两只眼睛的 ONSD 测量值应该非常相似，如果测量结果有显著差异，应该中止该研究，因为技术不准确，除非患者的遗传或基础病理学解释了为什么两只眼睛的 ONSD 之间存在差异。

在测量 ONSD 之前，先确保获得准确的图像。经过眼睛和视神经的准确的横切面应显示直的纵向的视神经（图 31-4）。视神经的横切面通常用于不配合的儿科患者，图 31-5 显示了视神经的双圆形或"靶心"外观（图 31-5）。不准确的弯曲的视神经图像的例子如图 31-6 所示。要从保存的图像中获得 ONSD 的测量值，首先在眼眶和视神经交汇处的正后方向后测量 3mm，详见图 31-7B 和 C。然后，从鞘的一端到另一端以直

线测量视神经鞘，该测量线垂直通过 3mm 标记线（图 31-7B 和 C）[3, 29, 30]。研究证明，在视盘后 3mm 处，由于 ICP 变化，视神经鞘的直径波动最大。此外，3mm 的标记处，伪影最小[17, 29, 30, 36]。

大多数已发表的诊断 ICH 的 ONSD 临界值是取从视神经鞘的外缘或低回声硬脑膜下（亮）蛛网膜下腔的高回声（暗）外侧缘的测量值[17, 35, 37, 38]。因此，正确测量 ONSD 的方法是硬脑膜内侧的距离，而不是硬脑膜外侧的距离（图 31-7）。有些研究错误地测量了视神经鞘内缘之间的距离或软脑膜外缘之间的距离，视神经鞘内缘之间的测量值要小于外缘之间的测量值，这可能导致 ONSD 数据不一致[35, 38]。还有一些研究错误地测量了硬脑膜外缘外侧低回声之间的距离，导致 ONSD 值较真实值偏大[38, 39]。因此，读文献时了解 ONSD 是如何测量的，非常重要。

六、成人患者视神经鞘直径测量结果的判读

作为一种辅助技术，获取 ONSD 图像并确定测量值之后，应结合临床检查和标准神经影像学结果，指导患者的治疗。2011 年，Dubourg 等对成人患者 ONSD 的研究进行了系统回顾和 Meta 分析，其灵敏度为 0.90（95%CI 0.8～0.95），特异度为 0.85（95%CI 0.73～0.93），诊断优势比

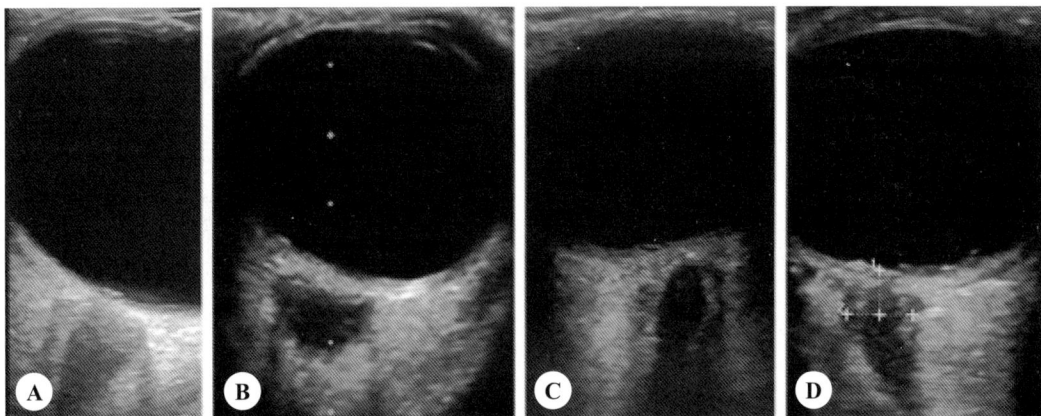

▲ 图 31-6 图像显示了被高回声 / 浅色的视神经鞘包围的呈低回声 / 深色的视神经，是未对齐的、不对称的和歪斜的；其最外侧（脑脊液通过蛛网膜下腔处）呈低回声 / 黑色。D 图显示视神经鞘直径测量不准确（未对齐导致），测量值取球后 **3mm** 处

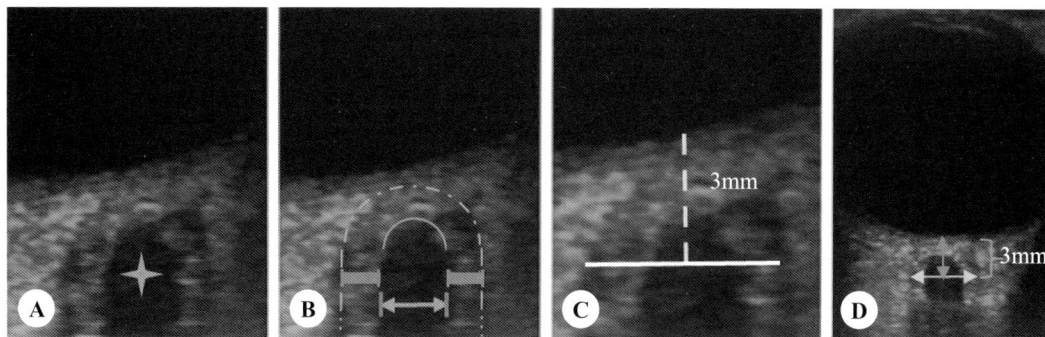

▲ 图 31-7　A. 正常眼部超声图，放大并聚焦于眼后方，其中视神经（星号）与眼眶相交处通常称为视盘。B. 同一超声图，箭代表视神经的横切面。沿着软脑膜的蓝线强调了视神经（低回声）与视神经鞘（高回声）内缘的分离。粗线代表视神经鞘的内侧缘和外侧缘之间的距离。虚线沿着视神经鞘外缘进行测量，具体指低回声硬脑膜下（亮）或蛛网膜下腔高回声边界外缘（暗）。C. 同一图中，虚线位于视盘后方 **3mm** 处，穿过此点的实线横切视神经鞘，测量蛛网膜下腔的外缘之间的距离。D. 上下箭位于视盘下方，与视神经相距 **3mm**，左右箭则代表蛛网膜下腔外缘之间距离的视神经鞘直径

为 51（95%CI 22～121），SROC 曲线下面积为 0.94（95%CI 0.91～0.96）[11]。但在这项系统回顾中，用于鉴别 ICH 与正常 ICP 的最佳 ONSD 的临界值为 5.0～5.9mm。8 年后，Koziarz 等对系统回顾和 Meta 分析进行了更新，纳入了儿童和成人的研究，比 Dubourge 等的研究样本量多了 10 倍。同时分别针对创伤性脑损伤和非创伤性脑损伤进行了分析，发现超声测量 ONSD 诊断创伤性脑损伤患者 ICH 的灵敏度和特异度分别为 97%（95%CI 92%～99%）和 86%（95%CI 74%～93%）[2]；而对于非创伤性脑损伤患者，灵敏度为 92%（95%CI 86%～96%），特异度为 86%（95%CI 77%～92%）。所有患者的 SROC 曲线显示，合并的灵敏度和特异度分别为 94%（95%CI 91%～96%）　和 87%（95%CI 82%～91%）[2]。Koziarz 等是第一个通过系统性综述和 Meta 分析比较变量临界值和计算方法并确定 5.0mm 是诊断成人 ICH 的最佳临界值[2]。然而，其他研究表明，正常人的 ONSD 是 5.5mm，因此，预测 ICH 的更可靠的临界值是 5.7～6.0mm，灵敏度为 87%～95%，特异度为 79%～100%[37, 40-43]。

需要进一步探讨的问题是，测量 ONSD 值的整体意义。关于 ONSD，个体趋势比绝对的数字更有意义。我们建议至少取 3 次测量值的平均值，因为平均值能弱化技术、图像异常和解剖变异[3, 19]。关于急性和慢性颅内压变化中 ONSD 的有效性存在争议，急性 ICP 变化中 ONSD 的效用已经被深入研究，而慢性增高的 ICP 可能会导致视神经鞘的扩张性降低，使得测量结果不能准确地反映临床情况。因此，解读 ONSD 值时，颅内病理改变的持续时间是一个需要考虑的因素。

七、儿科患者视神经鞘直径测量结果的判读

尽管与成人研究相比，超声测量 ONSD 以检测颅内高压的儿童特异度研究数量有限，但第一个超声测量儿童 ONSD 的推荐的临界值已发表 25 年了，该研究以 39 例年龄在 4 岁以上的儿童为研究对象，建议临界值为 5.0mm[30, 36]。3 年后，Ballantyne 等对 102 例 0—15 岁的儿童视神经生长曲线进行研究，建立了儿童正常 ONSD 的标准，并提出了 1 岁以下的婴儿的临界值为 4.0mm，1 岁以上幼儿的临界值为 4.5mm[44]。在接下来的 10 年里，同样的临界值一直被沿用[4, 5, 29, 45, 46]，之后 Moretti 和 Pizzi 建议，≤1 岁的儿童，临界值为 4.0mm，1—4 岁的儿童，临界值为 4.5mm，＞4 岁的儿童临界值为 5.0mm[18]。然而，Le 等对 64 例儿科患者进行研究，以 4.0mm 和 4.5mm 为临

第 31 章　床旁眼部超声测量成人和儿童的视神经鞘直径的操作流程和检查方案

Protocol for Procedures: How to Obtain Measurements of the Optic Nerve Sheath Diameter in Adults and Children Utilizing Point-of-Care Ophthalmic Ultrasonography

界值，发现其灵敏度为 83%，特异度为 38%[47]。Beare 等对 51 例儿科患者的研究发现，>1 岁患儿的临界值为 4.2mm，ONSD 诊断 ICH 的灵敏度和特异度分别为 100% 和 86%[6]。Young 等不建议在儿科患者中直接使用临界值，相反地，他们表示 ONSD<4.9mm 与颅内高压不太相关，建议将最佳临界值设为 6.1mm，灵敏度为 77%，特异度为 91%，ROC 曲线下面积为 0.85[48]，但该研究仅是基于平均年龄为 8 岁的 36 例患儿得出的结论。Padayachy 等对 174 例患儿进行研究发现，≤1 岁患儿的临界值为 5.16mm，而>1 岁，临界值为 5.75mm，总体的临界值为 5.5mm[7, 49]。Steinborn 等建议，在儿童中应使用更高的 ONSD 作为提示 ICH 的临界值[50]。

在过去的几年里，人们认为，在建立儿童 ONSD 临界值时，必须更加重视视神经生长曲线，因为在儿童时期视神经是发育的[51]。神经系统和视觉通路的发育有一个快速的初始生长阶段，到 4 岁时发育显著减慢，并持续缓慢发育到 8—10 岁[51, 52]。因此，年龄分层，对解读儿童 ONSD 是十分必要的。Fontanel 等基于 165 例 4—18 岁正常儿童，建立了视神经生长曲线，结果显示，约 10 岁之前视神经是逐渐增大的；因此他们对 29 例有颅内高压病变和 165 例健康儿童，分别计算了 4—10 岁和 11—18 岁儿童的临界值[53]，对于 4—10 岁年龄组，最佳临界值为 4.1mm，而 11—18 岁年龄组的临界值为 4.4mm，两个临界值的灵敏度均达到 100%，而特异度为 83.9%～98.8%。Fontanel 等将 29 例颅内高压患儿的临界值设为 5.0mm，结果发现其灵敏度为 28.6%，而特异度则为 100%[53]，因此强化了较低的临界值。以前从未有学者提出过如此低的临界值。Fontanel 等研究的局限性可能是，所有患者均为非创伤性慢性 ICH（假性肿瘤 52%，脑肿瘤 38.5%，颅内静脉窦血栓形成 10%），并且 ICH 被定义为腰穿压力值>28cmH$_2$O，而且该研究并未说明腰穿压力是绝对值还是平均值。

据我们所知，目前还没有关于儿童的研究确定新生儿、婴儿和 4 岁以下儿童的视神经生长曲线或更精确的年龄分层测量 ONSD 值。视神经在生命的第一年内快速生长，也有人提出开放的前囟可能会影响测量 ONSD 的准确读数[49, 54]。研究表明，前囟的开放可用于帮助将患儿分层，确定不同的 ICP 临界值[49]。由于婴儿的视神经在出生后第一年生长如此快速，同时囟门闭合，因此有必要制订更严格的年龄分层队列来确定 ONSD 诊断 ICP 的临界值，例如，0—6 月龄、6—12 月龄、12—24 月龄、2—3 岁、3—4 岁。尤其是对于儿童人群，已报道的 ONSD 临界值还没有达成共识，所以应谨慎解读儿童 ONSD 的测量值，尤其是临床决策时，必须将 ONSD 测量值与体格检查和其他影像结果相结合。似乎在儿童人群中 ONSD 的应用主要用于研究，而不是日常临床实践。

结论

床旁超声测量 ONSD 可以快速、安全、实时地评估颅内高压相关的临床疾病，因此我们建议在成人和儿童神经重症监护的多模监测中常规纳入该技术。对于可能发生 ICH 风险的神经系统疾病患者，超声测量 ONSD 应与侵入性 ICP 监测联合使用。超声测量 ONSD 仅作为识别和监测 ICH 的辅助技术，不应替代当前测量 ICP 的标准技术，而且通过间断监测 ICP，可以追踪 ICP 对治疗或疾病进展的反应，但在应用通用临界值识别 ICH 时，应谨慎。虽然需要更多的研究进一步细化和阐明 ONSD 技术及应用，但临床医生可利用该技术诊断疑似颅内病变的儿科患者，尤其在急诊。

参考文献

[1] Narayan V, Mohammed N, Savardekar AR, Patra DP, Notarianni C, Nanda A. Non-invasive intracranial pressure monitoring for severe traumatic brain injury in children: a concise update on current methods. World Neurosurg. 2018;114:293–300.

[2] Koziarz A, Sne N, Kegel F, Nath S, Badhiwala JH, Nassiri F, Mansouri A, Yang K, Zhou Q, Rice T, Faidi S, Passos E, Healey A, Banfield L, Mensour M, Kirkpatrick AW, Nassar A, Fehlings MG, Hawryluk GWJ, Almenawer SA. Bedside optic nerve ultrasonography for diagnosing increased intracranial pressure: a systematic review and meta-analysis. Ann Intern Med. 2019;171(12):896–905.

[3] Lochner P, Czosnyka M, Naldi A, Lyros E, Pelosi P, Mathur S, Fassbender K, Robba C. Optic nerve sheath diameter: present and future perspectives for neurologists and critical care physicians. Neurol Sci. 2019;40(12):2447–57.

[4] Newman WD, Hollman AS, Dutton GN, et al. Measurement of optic nerve sheath diameter by ultrasound: a means of detecting acute raised intracranial pressure in hydrocephalus. Br J Ophthalmol. 2002;86:1109–13.

[5] Malayeri AA, Bavarian S, Mehdizadeh M. Sonographic evaluation of optic nerve diameter in children with raised intracranial pressure. J Ultrasound Med. 2005;24:143–7.

[6] Beare NA, Kampodeni S, Glover SJ, Molyneux E, Taylor TE, Harding SP, Molyneux ME. Detection of raised intracranial pressure by ultrasound measurement of optic nerve sheath diameter in African children. Tropical Med Int Health. 2008;13(11):1400–4.

[7] Padayachy LC, Padayachy V, Galal U, Gray R, Fieggen AG. The relationship between transorbital ultrasound measurement of the optic nerve sheath diameter (ONSD) and invasively measured ICP in children: part I: repeatability, observer variability and general analysis. Childs Nerv Syst. 2016;32(10):1769–78.

[8] Lee SH, Kim HS, Yun SJ. Optic nerve sheath diameter measurement for predicting raised intracranial pressure in adult patients with severe trau-matic brain injury: a meta-analysis. J Crit Care. 2020;56:182–7.

[9] Kim EJ, Koo BN, Choi SH, Park K, Kim MS. Ultrasonographic optic nerve sheath diameter for predicting elevated intracranial pressure during laparoscopic surgery: a systematic review and meta-analysis. Surg Endosc. 2018;32(1):175–82.

[10] Lochner P, et al. B-mode transorbital ultrasonography for the diagnosis of idiopathic intracranial hypertension: a systematic review and meta-analysis. Ultraschall Med. 2019;40(2):247–52.

[11] Dubourg J, Javouhey E, Geeraerts T, Messerer M, Kassai B. Ultrasonography of optic nerve sheath diameter for detection of raised intracranial pressure: a systematic review and meta-analysis. Intensive Care Med. 2011;37(7):1059–68.

[12] Khan M, Shallwani H, Khan M, Shamim M. Noninvasive monitoring intracranial pressure? A review of available modalities. Surg Neurol Int. 2017;8(1):51.

[13] Hansen HC, Helmke K. The subarachnoid space surrounding the optic nerves: an ultrasound study of the optic nerve sheath. Surg Radiol Anat. 1996;18(4):323–8.

[14] Hayreh SS. Pathogenesis of oedema of the optic disc. Doc Ophthalmol. 1968;24(2):289–411.

[15] Tayal VS, Neulander M, Norton HJ, Foster T, Saunders T, Blaivas M. Emergency department sonographic measurement of optic nerve sheath diameter to detect findings of increased intracranial pressure in adult head injury patients. Ann Emerg Med. 2007;49:508–14.

[16] Zeiler FA, Ziesmann MT, Goeres P, Unger B, Park J, Karakitsos D, et al. A unique method for estimating the reliability learning curve of optic nerve sheath diameter ultrasound measurement. Crit Ultrasound J. 2016;8:9.

[17] Aspide R, Bertolini G, Albini Riccioli L, Mazzatenta D, Palandri G, Biasucci DG. A proposal for a new protocol for sonographic assessment of the optic nerve sheath diameter: the CLOSED protocol. Neurocrit Care. 2020;32(1):327–32.

[18] Moretti R, Pizzi B, Cassini F, Vivaldi N. Reliability of optic nerve ultra-sound for the evaluation of patients with spontaneous intracranial hemor-rhage. Neurocrit Care. 2009;11:406.

[19] Bauerle J, Lochner P, Kaps M, Nedelmann M. Intra- and interobsever reliability of sonographic assessment of the optic nerve sheath diameter in healthy adults. J Neuroimaging. 2012;22(1):42–5.

[20] Lochner P, Coppo L, Cantello R, Nardone R, Naldi A, Leone MA, et al. Intra- and interobserver reliability of transorbital sonographic assessment of the optic nerve sheath diameter and optic nerve diameter in healthy adults. J Ultrasound. 2016;11:406.

[21] Shah S, Kimberly H, Marill K, Noble V. Ultrasound techniques to mea-sure the optic nerve sheath: is a specialized probe necessary? Med Sci Monit. 2009;15:63–8.

[22] Fowlkes JB, Holland CK. Mechanical bioeffects from diagnostic ultra-sound: AIUM consensus statements. American Institute of Ultrasound in Medicine. J Ultrasound Med. 2000;19:69–72.

[23] Toms DA. The mechanical index, ultrasound practices, and the ALARA principle. J Ultrasound Med. 2006;25:560–1.

[24] Ertl M, Gamulescu M-A, Schlachetzki F. Application of orbital sonogra-phy in neurology. In: Thoirs K, editor. Sonography. Rijeka: InTech; 2012.

[25] Rosenberg RS, Purnell EW. Effects of ultrasonic radiation to the ciliary body. Am J Ophthalmol. 1967;63:403–9.

[26] Moore CH, Herrick JF, Martens TG. Some effects of ultrasonic energy on the rabbit eye. AMA Arch Ophthalmol. 1955;54:922–30.

[27] Murano N, Ishizaki M, Sato S, Fukuda Y, Takahashi H. Corneal endothe-lial cell damage by free radicals associated with ultrasound oscillation. Arch Ophthalmol. 2008;126:816–21.

[28] Shankar H, Pagel PS. Potential adverse ultrasound-related biological effects: a critical review. Anesthesiology. 2011;115:1109–24.

[29] Hansen HC, Helmke K. Validation of the optic nerve sheath response to changing cerebrospinal fluid pressure: ultrasound findings during intra-thecal infusion tests. J Neurosurg. 1997;87:34–40.

[30] Helmke K, Hansen HC. Fundamentals of transorbital sonographic evalu-ation of optic nerve sheath expansion under intracranial hypertension II. Patient study. Pediatr Radiol. 1996;26:706–10.

[31] Liu D, Li Z, Zhang X, Zhao L, Jia J, Sun F, Wang Y, Ma D, Wei W. Assessment of intracranial pressure with ultrasonographic retrobulbar optic nerve sheath diameter measurement. BMC Neurol. 2017;17:188.

[32] Silverman RH, Lizzi FL, Ursea BG, Cozzarelli L, Ketterling JA, Deng CX, Folberg R, Coleman DJ. Safety levels for exposure of cornea and lens to very high-frequency ultrasound.

第 31 章　床旁眼部超声测量成人和儿童的视神经鞘直径的操作流程和检查方案

Protocol for Procedures: How to Obtain Measurements of the Optic Nerve Sheath Diameter in Adults and Children Utilizing Point-of-Care Ophthalmic Ultrasonography

J Ultrasound Med. 2001;20(9):979–86.

[33] Roque PJ, Hatch N, Barr L, Wu TS. Bedside ocular ultrasound. Crit Care Clin. 2014;30:227–41.

[34] Romagnuolo L, Tayal V, Tomaszewski C, Saunders T, Norton HJ. Optic nerve sheath diameter does not change with patient position. Am J Emerg Med. 2005;23:686–8.

[35] Bauerle J, Schuchardt F, Schroeder L, Egger K, Weigel M, Harloff A. Reproducibility and accuracy of optic nerve sheath diameter assess-ment using ultrasound compared to magnetic resonance imaging. BMC Neurol. 2013;13:187.

[36] Helmke K, Hansen HC. Fundamentals of transorbital sonographic evalu-ation of optic nerve sheath expansion under intracranial hypertension. I. Experimental study. Pediatr Radiol. 1996;26:701–5.

[37] Ertl M, Barinka F, Torka E, Altmann M, Pfister K, Helbig H, Bogdahn U, Gamulescu MA, Schlachetzki F. Ocular color-coded sonography – a promising tool for neurologists and intensive care physicians. Ultraschall Med. 2014;35(5):422–31.

[38] Topcuoglu M, Arsava EM, Bas DF, Kozak HH. Transorbital ultrasono-graphic measurement of optic nerve sheath diameter in brain death. J Neuroimaging. 2015;25(6):906–9.

[39] Krogias C, Ayzenberg I, Schroeder C, Gruter T, Gold R, Yoon MS. Transorbital sonography in CIDP patients: no evidence for optic nerve hypertrophy. J Neurol Sci. 2016;362:206–8.

[40] Soldatos T, Karakitsos D, Chatzimichail K, et al. Optic nerve sonography in the diagnostic evaluation of adult brain injury. Crit Care. 2008;12:R67.

[41] Geeraerts T, Launey Y, Martin L, et al. Ultrasonography of the optic nerve sheath may be useful for detecting raised intracranial pressure after severe brain injury. Intensive Care Med. 2007;33:1704–11.

[42] Watanabe A, Kinouchi H, Horikoshi T, et al. Effect of intracranial pressure on the diameter of the optic nerve sheath. J Neurosurg. 2008;109:255–8.

[43] Geeraerts T, Merceron S, Benhamou D, et al. Non-invasive assessment of intracranial pressure using ocular sonography in neurocritical care patients. Intensive Care Med. 2008;34:2062–7.

[44] Ballantyne J, Hollman AS, Hamilton R, Bradnam MS, Carachi R, Young DG, Dutton GN. Transorbital optic nerve sheath ultrasonography in normal children. Clin Radiol. 1999;54(11):740–2.

[45] Körber F, Scharf M, Moritz J, Dralle D, Alzen G. Sonography of the optical nerve – experience in 483 children. Rofo. 2005;177(2):229–35.

[46] McAuley D, Paterson A, Sweeney L. Optic nerve sheath ultrasound in the assessment of paediatric hydrocephalus. Childs Nerv Syst. 2009;25(1):87–90.

[47] Le A, Hoehn ME, Smith ME, Spentzas T, Schlappy D, Pershad J. Bedside sonographic measurement of opticnerve sheath diameter as a predictor of increased intracranial pressure in children. Ann Emerg Med. 2009;53:785–91.58.

[48] Young AMH, Guilfoyle MR, Donnelly J, Scoffings D, Fernandes H, Garnett M, et al. Correlating optic nerve sheath diameter with opening intracranial pressure in pediatric traumatic brain injury. Pediatr Res. 2017;81(3):443–7.

[49] Padayachy LC, Padayachy V, Galal U, Pollock T, Fieggen AG. The rela-tionship between transorbital ultrasound measurement of the optic nerve sheath diameter (ONSD) and invasively measured ICP in children. : Part II: agerelated ONSD cut-off values and patency of the anterior fonta-nelle. Childs Nerv Syst. 2016;32(10):1779–85.

[50] Steinborn M, Friedmann M, Makowski C, Hahn H, Hapfelmeier A, Juenger H. High resolution transbulbar sonography in children with suspicion of increased intracranial pressure. Childs Nerv Syst. 2016;32:655–60.

[51] De Bernardo M, Vitiello L, Rosa N. Optic nerve sheath diameter ultra-sound: optic nerve growth curve and its application to detect intracranial hypertension in children. Am J Ophthalmol. 2019;208:438.

[52] Yu DY, Cringle SJ, Balaratnasingam C, Morgan WH, Yu PK, Su EN. Retinal ganglion cells: energetics, compartmentation, axonal transport, cytoskeletons and vulnerability. Prog Retin Eye Res. 2013;36:217–46.

[53] Fontanel L, Pensiero S, Ronfani L, Rosolen V, Barbi E. Optic nerve sheath diameter ultrasound: optic nerve growth curve and its application to detect intracranial hypertension in children. Am J Ophthalmol. 2019;208:439.

[54] Kerscher SR, Schöni D, Hurth H, Neunhoeffer F, Haas-Lude K, Wolff M, Schuhmann MU. The relation of optic nerve sheath diameter (ONSD) and intracranial pressure (ICP) in pediatric neurosurgery practice – part I: correlations, age-dependency and cut-off values. Childs Nerv Syst. 2020;36(1):99–106.

第32章 颅外段颈动脉的检查方案
Protocol for Extracranial Carotid Examination

William K. Cornwell 著

颜燕红 译 韩 珂 校

颈动脉多普勒超声检查，通过增高的血流速度评估颈动脉狭窄及程度，已成为确定颅外段颈部动脉是否存在血流狭窄的标准的无创性诊断方法，被推荐用于检查疑似或已知的颈动脉闭塞性疾病的有症状或无症状的患者。通过最先进的双功超声检查仪器，有资质的技术人员很容易识别颈部动脉的不规则斑块、狭窄和闭塞性病变。

颈部动脉检查

（一）适应证

以下是无创性评估颈部动脉的适应证。

- 颈部杂音。
- 脑血管意外。
- 短暂性脑缺血发作。
- 视觉障碍。
- 颈部搏动性肿块。
- 颈部创伤。
- 一过性黑矇。
- 术后或介入后。
- 椎动脉供血不足。
- 血管狭窄的随访。

（二）设备

- 具有彩色血流的多普勒成像系统和4～10MHz频率的探头。
- 超声凝胶[1]。

（三）操作流程

超声通常检查双侧，除非仅检查指定血管。应向患者解释超声检查的操作流程并答疑。患者于检查台或检查床上取仰卧位，头部略抬高，下巴抬起，头部稍偏离被扫查侧（图32-1）。

超声检查通常从右侧开始。为了提高对特殊解剖或病变的识别，推荐从横切面开始扫查，通常从颈总动脉（common carotid artery，CCA）近段在颈部的最低点开始扫查，尽可能找到最低的位置。按顺序扫查CCA、颈动脉分叉（图32-2）、球部、颈外动脉（external carotid artery，ECA）近段以及颈内动脉（internal carotid artery，ICA）的近段、中段和远段。记录观察到的任何斑块的位置和大小。

完成横切面扫查后，遵循相同的顺序，从CCA在颈部最低的位置开始，进行纵切面扫查[2]。

在超声扫查过程中，操作者应随时调整灰阶（grey scale）、彩色血流、深度和聚焦来不断优化图像。

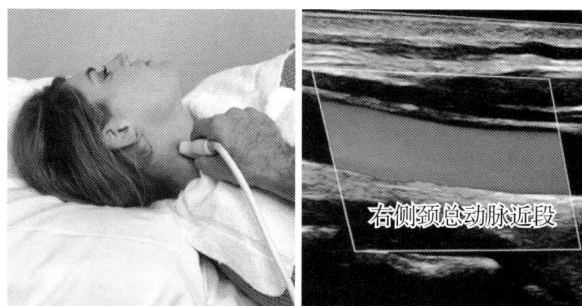

右侧颈总动脉近段

▲ 图32-1 颈动脉超声检查的患者体位和探头位置（此图彩色版本见书末）

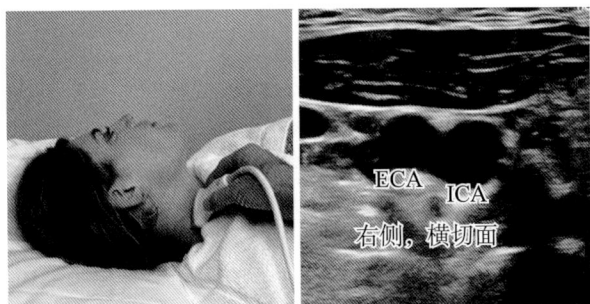

▲ 图 32-2 颈动脉分叉的横切面扫查

ECA. 颈外动脉；ICA. 颈内动脉

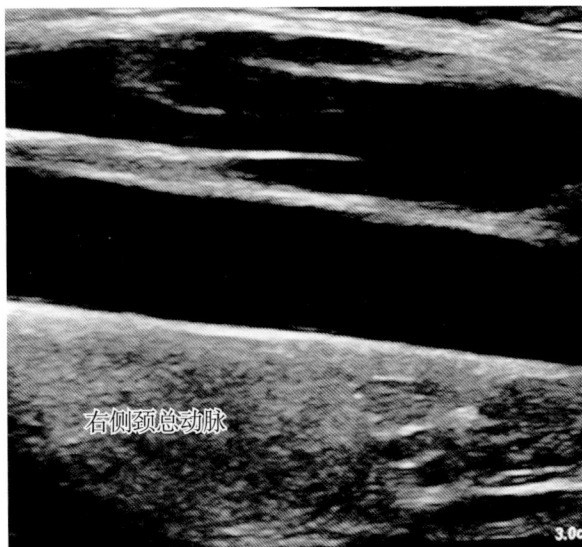

▲ 图 32-3 CCA 中远段的纵切面灰阶图像

（四）解剖变异

正常情况下，颈动脉分叉位于颈部的中部，ICA 向后外侧走行，而 ECA 更多地走行在前内侧。有时，颈动脉分叉的位置可能非常低或非常高，使 CCA 或 ICA 多普勒的多点采样变得非常困难。在少数情况下，只能扫查到 CCA 远段或 ICA 近段。ICA 和 ECA 的位置也可能是反的，在这种情况下，可以通过频谱识别血管，与 ECA 的高阻力频谱相比较，ICA 是低阻力频谱。颞浅动脉敲击试验（temporal tap）或甲状腺上动脉也有助于识别 ECA。

（五）归档

遵循检查方案，记录检查内容，包括灰阶、彩色血流成像和多普勒频谱波形的动态或静态帧图像。例如以下。

- 纵切面灰阶图像存档。
  - CCA 的近段和中 - 远段（图 32-3）。
  - 颈动脉球部。
  - ECA 近段。
  - ICA 的近段、中段和远段。
- 纵切面彩色血流图像存档。
  - 颈动脉球部。
  - ICA 的近段、中段和远段（图 32-4）。
  - ECA 近段。
- 从纵切面获取以下部位的多普勒频谱用以测量收缩期峰值流速（peak systolic velocity，PSV）和舒张期末期流速（end diastolic velocity，EDV）。

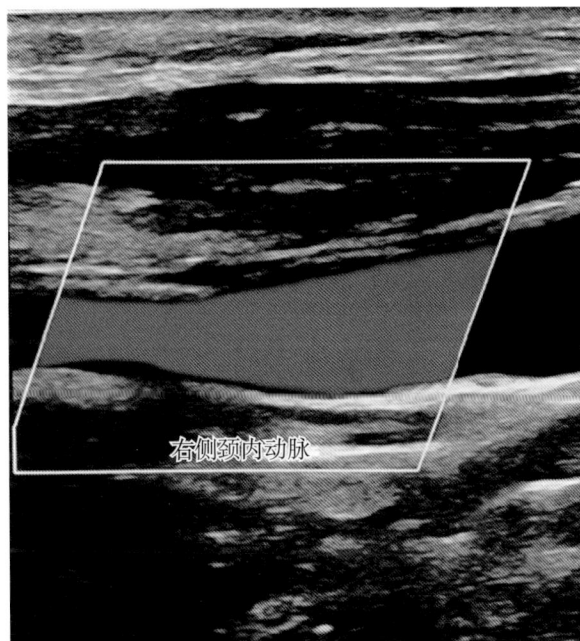

▲ 图 32-4 ICA 近段的纵切面彩色血流图像（此图彩色版本见书末）

  - CCA 近段和中 - 远段。
  - 颈动脉球部。
  - ECA 近段（仅测量 PSV）。
  - ICA 近段、中段和远段（图 32-5）。
  - 椎动脉（尽可能靠近起始部）（图 32-6）。

对于狭窄区域的扫查，采集图像应包括狭窄处的最高流速测值和狭窄即后段的频谱，以记录狭窄后的湍流。

如果是支架置入术后，流速测量位置应包括

支架内的近段、中段和远段以及支架外靠近支架近段和远段的自有动脉。应获取支架近段和远段的纵切面灰阶图像[2]。

在扫查过程中应随时调整速度标尺、增益、取样框大小和角度（小于或等于60°）以获取最

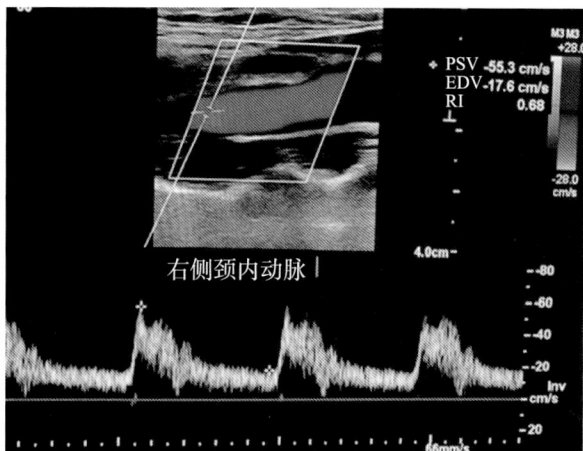

▲ 图 32-5　颈内动脉近段血流速度及频谱图像（此图彩色版本见书末）

PSV. 收缩期峰值流速；EDV. 舒张期末流速；RI. 阻力指数

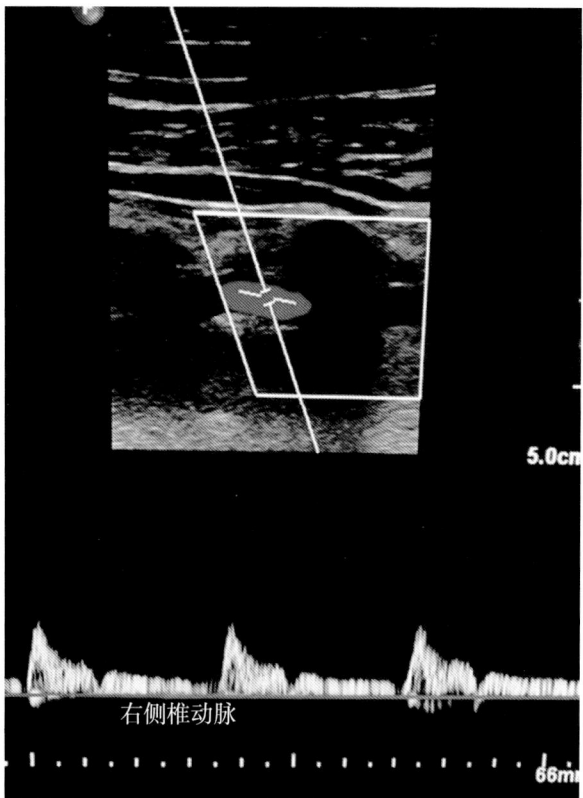

▲ 图 32-6　右侧椎动脉顺向血流频谱图像（此图彩色版本见书末）

优化的多普勒频谱图像。

进行检查的操作人员应仔细而全面地获取动态、静态的灰阶图像和彩色血流图像（包括横切面和纵切面），以及多普勒频谱图像，以向解读（出报告）者充分展示病变。

（六）解读与报告

颈动脉狭窄程度的分级基于颈动脉多普勒流速联合斑块狭窄率的直观测量（图 32-7 和图 32-8）。ICA 的 PSV 和 EDV 是狭窄分级的主要标准（图 32-9 和图 32-10），此外，还可以应用 ICA/CCA 比值。尽管颈动脉狭窄的解读标准存在差异，但每个机构应使用公认的标准之一（表 32-1）或内部制订和验证的速度标准[1]。

支架后再狭窄的诊断标准也存在差异。与 EDV 或 ICA/CCA 比值相比，支架狭窄段的 PSV 被发现是支架内再狭窄的最佳预测因子。支架内再狭窄诊断标准的示例如下。

- PSV≥154cm/s= 狭窄程度＞30%。
- PSV≥222cm/s= 狭窄程度＞50%。
- PSV≥325cm/s= 狭窄程度＞80%。

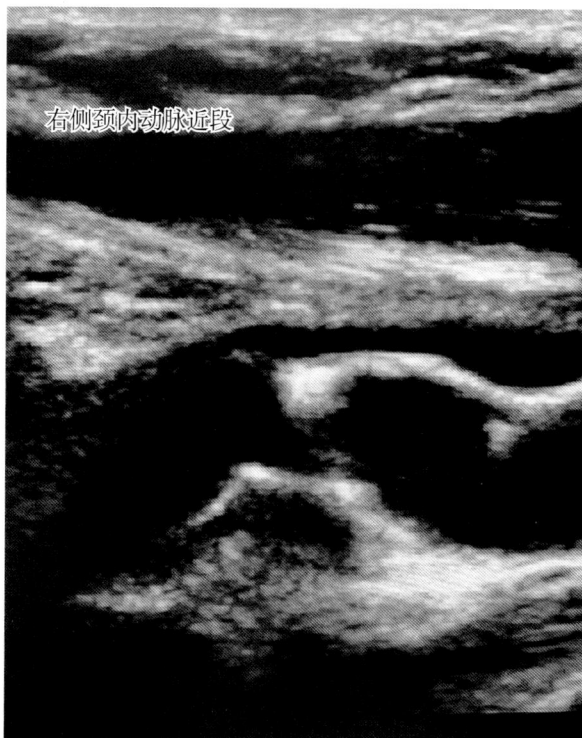

▲ 图 32-7　颈内动脉狭窄的灰阶图像

报告描述通常至少包括右侧和左侧颈动脉系统的狭窄百分率以及斑块，其中斑块的描述包括回声是均质的（具有相似的特征或回声）还是不均质的（混合特征或回声），及斑块表面的轮廓是光滑的还是不规则的[3]。还应描述椎动脉血流是否消失、顺行、逆行或某些变异。

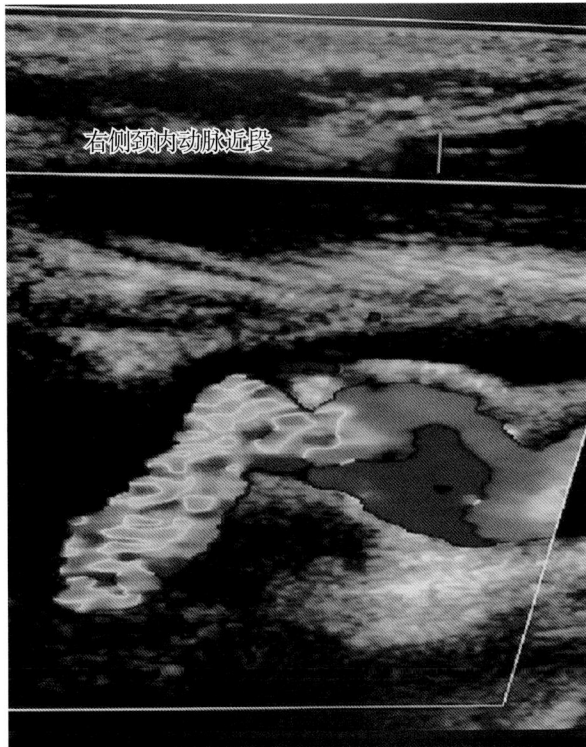

▲ 图 32-9　颈内动脉近段流速增快（此图彩色版本见书末）

PSV. 收缩期峰值流速；EDV. 舒张期末流速

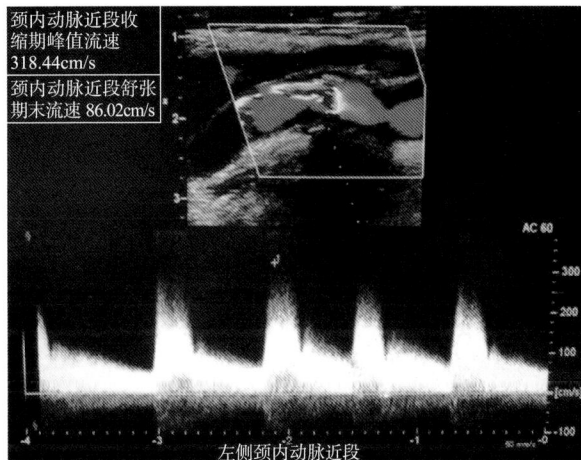

▲ 图 32-8　颈内动脉狭窄的彩色血流图像（此图彩色版本见书末）

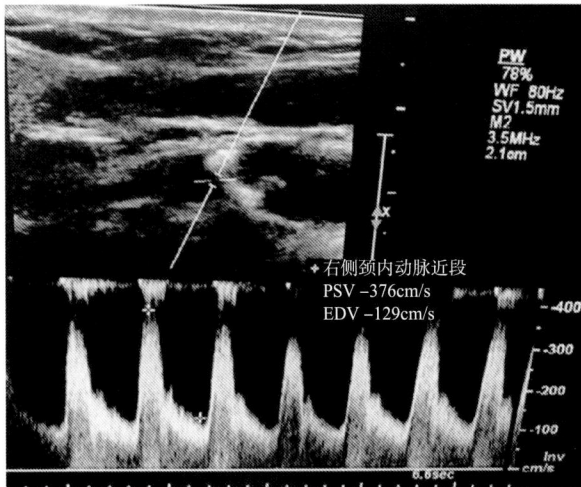

▲ 图 32-10　颈内动脉近段流速增快（此图彩色版本见书末）

表 32-1　放射科医师学会超声分会颈动脉狭窄诊断共识标准

狭窄程度（%）	主要参数		次要参数	
	颈内动脉峰值流速（cm/s）	斑块测量（%[a]）	颈内动脉/颈总动脉峰值流速比值	颈内动脉舒张末期流速，cm/s
正常	<125	无	<2.0	<40
<50	<125	<50	<2.0	<40
50～69	125～230	>50	2.0～4.0	40～100
≥70 但小于次全闭塞	>230	>50	>4.0	>100
次全闭塞	高，低或检测不到	明显的	可变的	可变的
完全闭塞	检测不到	明显的，无可检测的管腔	不适用	不适用

a. 使用灰阶和彩色多普勒超声评估斑块（直径缩小）

放射科医师学会超声分会颈动脉狭窄诊断共识标准（society of radiologists in ultrasound consensus criteria，SRUCC）（表32–1）是使用最广泛的颈动脉狭窄分类标准之一[4]。2021年10月，学会联合认证委员会（Intersocietal Accreditation Commission，IAC）建议修改SRUCC的速度标准[5]。这个建议是基于一项长达6年多的IAC所认证的多个实验室验证SRUCC的速度标准的研究后提出的。简而言之，该研究发现，与血管造影术相比，SRUCC标准倾向于高估中度狭窄（50%～69%）的狭窄率。IAC建议将50%～69%狭窄的PSV阈值提高到180cm/s。表32–2显示了修订后的标准。每个研究机构应将超声检查结果与血管造影术结果相关联，进行验证研究，以得出最匹配其设施的本机构专用的标准。

表 32–2　学会联合认证委员会（IAC）建议修改 SRUCC 速度标准

狭窄程度（%）	主要参数		次要参数	
	颈内动脉峰值流速（cm/s）	斑块测量（%[a]）	颈内动脉/颈总动脉 峰值流速比值	颈内动脉 舒张末期流速（cm/s）
正常	<180	无	<2.0	<40
<50	<180	<50	<2.0	<40
50～69	180～230	>50	2.0～4.0	40～100
≥70 但小于次全闭塞	>230	>50	>4.0	>100
次全闭塞	高、低或检测不到	明显的	可变的	可变的
完全闭塞	检测不到	明显的、无可检测的管腔	不适用	不适用

a. 使用灰阶和彩色多普勒超声测量斑块（指直径缩小）

参考文献

[1] IAC Standards and guidelines for vascular testing accreditation. Intersocietal Accreditation Commission; 2020. p. 1–70.

[2] Alexandrov AV. Neurovascular examination. Wiley Blackwell. West Sussex; 2013.

[3] AbuRahma AF, Abu-Halimah S, Bensenhaver J, Scott Dean L, Keiffer T, Emmett M, Flaherty S. Optimal carotid duplex velocity criteria for defin-ing the severity of carotid in-stent restenosis. J Vasc Surg. 2008;48:589–94.

[4] Grant EG, Benson CB, Moneta GL, Alexandrov AV, Baker JD, Bluth EI, Carroll BA, Eliasziew M, Gocke J, Hertzberg BS, Katanick S, Needleman L, Pellerito J, Polak JF, Rholl KS, Wooster DL, Zierler RE. Carotid artery stenosis: gray-scale and Doppler US diagnosis – Society of Radiologists in Ultrasound Consensus Conference. Radiology. 2003;229:340–6.

[5] Gornik HL, Rundek T, Gardener H, Benenati JF, Dahiya N, Hamburg NM, Kupinski AM, Leers SA, Lilly MP, Lohr JM, Pellerito JS, Rholl KS, Vickery MA, Hutchisson MS and Needleman L. Optimization of duplex velocity criteria for diagnosis of internal carotid artery (ICA) stenosis: a report of the Intersocietal Accreditation Commission (IAC) Vascular Testing Division Carotid Diagnostic Criteria Committee. Vasc Med. 2021:1358863X211011253.

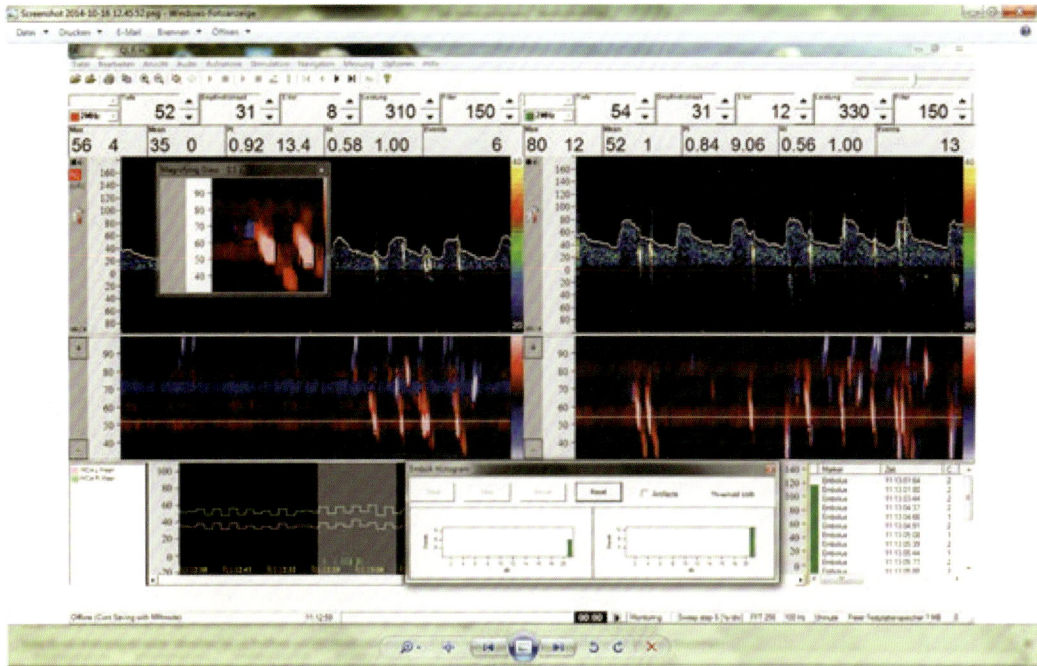

▲ 图 1-10　双通道显示注射激活生理盐水后的双侧大脑中动脉（MCA）频谱波形和平均速度变化趋势的能量 M 模式，用于检测右向左分流

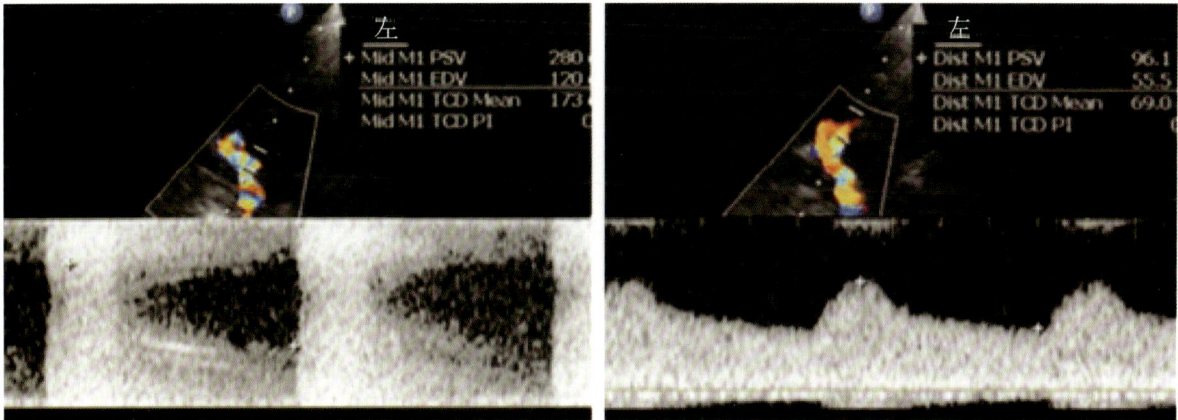

▲ 图 3-5　A. 一例蛛网膜下腔出血合并脑血管痉挛的患者，正在接受诱导性高血压治疗，对其进行连续每日超声监测发现，左侧大脑中动脉血流速度持续增快。B. 在 TCD 监测的第 12 天，检查结果出现了轻微的加重，但 LMCA 的平均血流速度与之前（平均脑血流速度 173cm/s）相比并没有明显变化，进一步波形分析发现大脑中动脉远端出现了狭窄后的波形变化，这是新发的，提示大脑中动脉出现了局灶性急性血流受限的病变。急诊行脑血管造影提示急性血栓形成，急诊取栓，术后血管完全再通

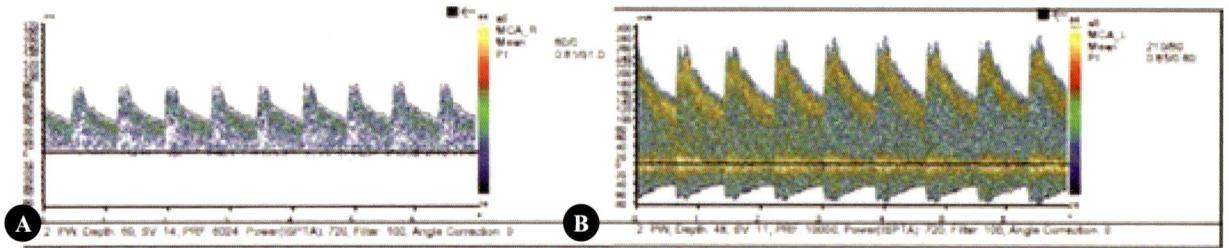

▲ 图 4-1　A. 正常频谱波形（MCA）；B. 重度血管痉挛（MCA）

MCA. 大脑中动脉

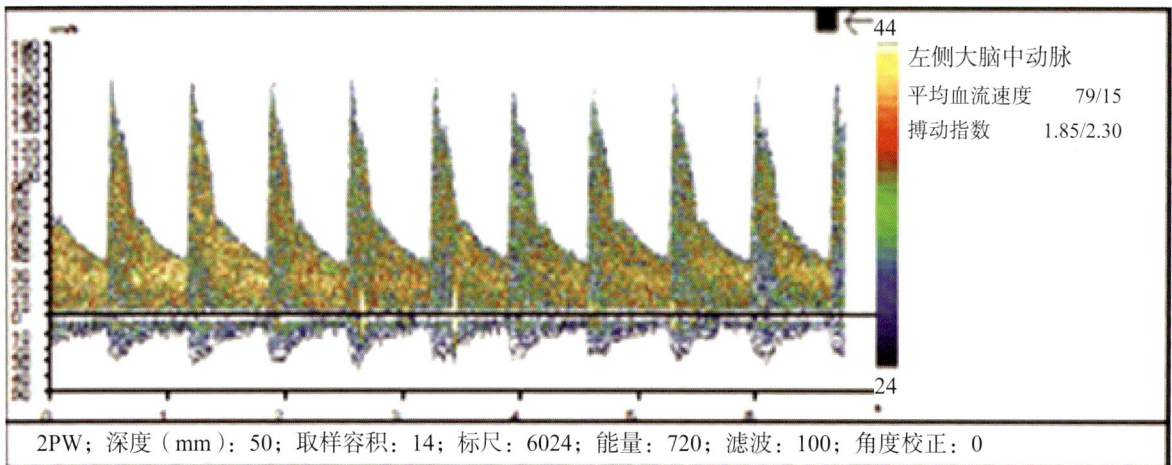

左侧大脑中动脉

平均血流速度　　79/15

搏动指数　　1.85/2.30

2PW；深度（mm）：50；取样容积：14；标尺：6024；能量：720；滤波：100；角度校正：0

▲ 图 4-2　PI 增加时的高阻力血流模式

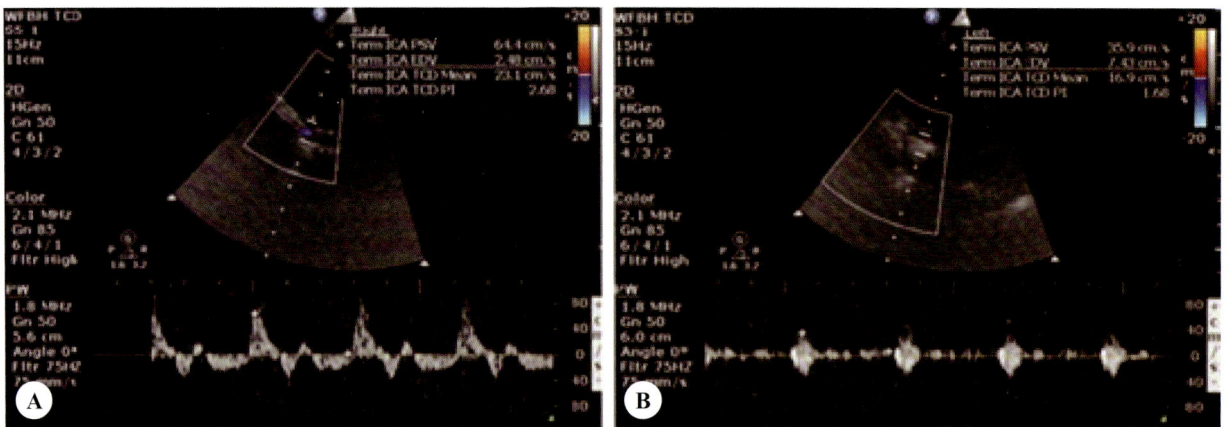

▲ 图 4-4　A. 振荡波模式被定义为一个心动周期中的正向和反向血流波形的包络线下的面积几乎相同。B. 收缩期钉子波是收缩早期的尖小单向信号，持续时间＜ 200ms，收缩期峰值血流速度＜ 50cm/s，在剩余的心动周期中没有血流信号

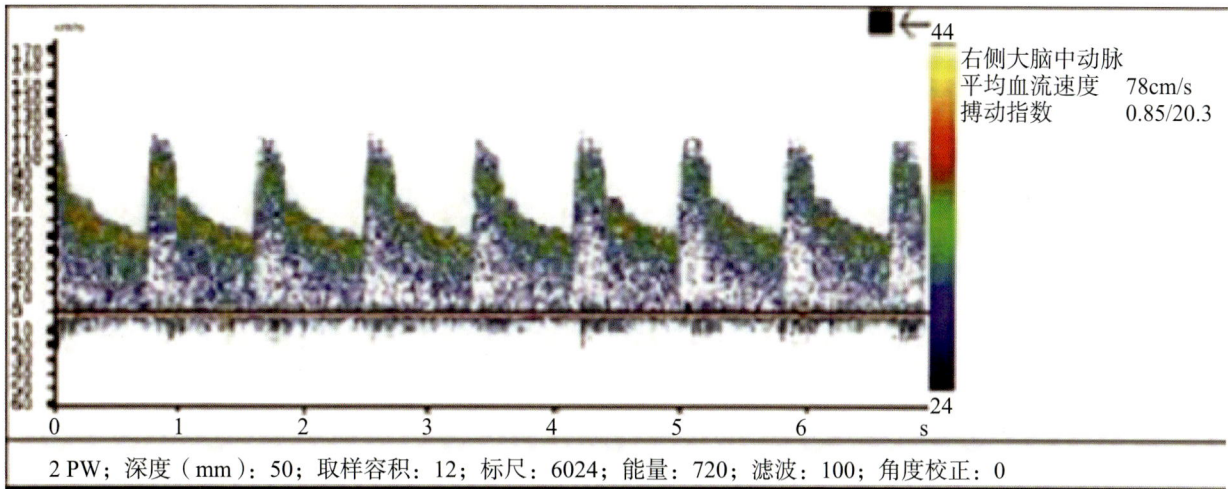

2 PW；深度（mm）：50；取样容积：12；标尺：6024；能量：720；滤波：100；角度校正：0

▲ **图 5-1** TCD 经颞窗检测到基线状态下，动脉瘤性蛛网膜下腔出血患者的右侧大脑中动脉，在 **50mm** 深度，检测到平均血流速度 **78cm/s**（处于正常范围内）

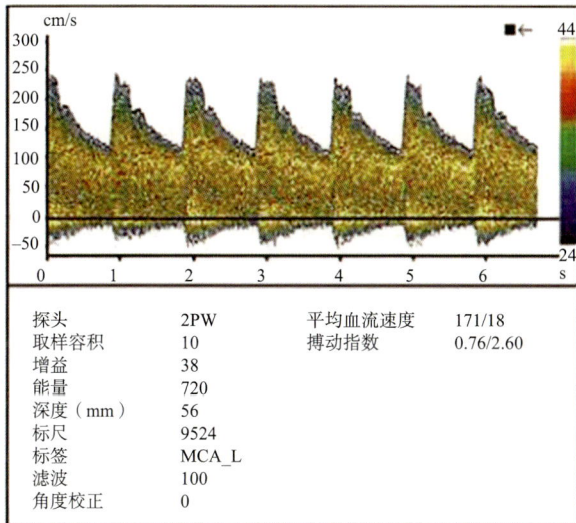

◀ **图 5-2** TCD 经颞窗检测动脉瘤性蛛网膜下腔出血患者左侧大脑中动脉，在 **56mm** 深度，检测到中度脑血管痉挛。平均血流速度为 **171cm/s**

探头	2PW	平均血流速度	171/18
取样容积	10	搏动指数	0.76/2.60
增益	38		
能量	720		
深度（mm）	56		
标尺	9524		
标签	MCA_L		
滤波	100		
角度校正	0		

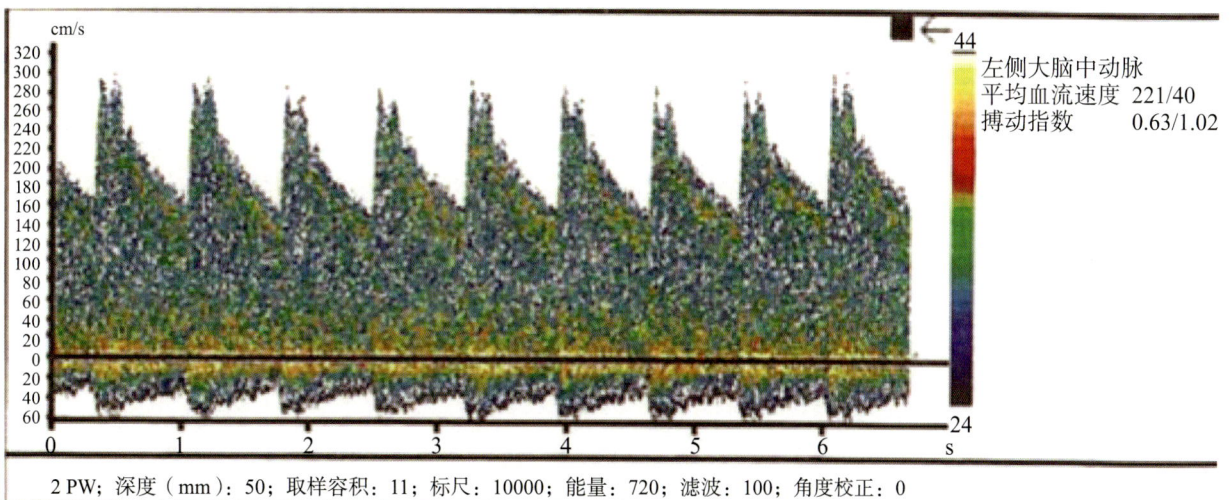

2 PW；深度（mm）：50；取样容积：11；标尺：10000；能量：720；滤波：100；角度校正：0

▲ **图 5-3** TCD 经颞窗检测动脉瘤性蛛网膜下腔出血患者左侧大脑中动脉，在 **50mm** 深度，检测到重度脑血管痉挛。平均血流速度为 **221cm/s**

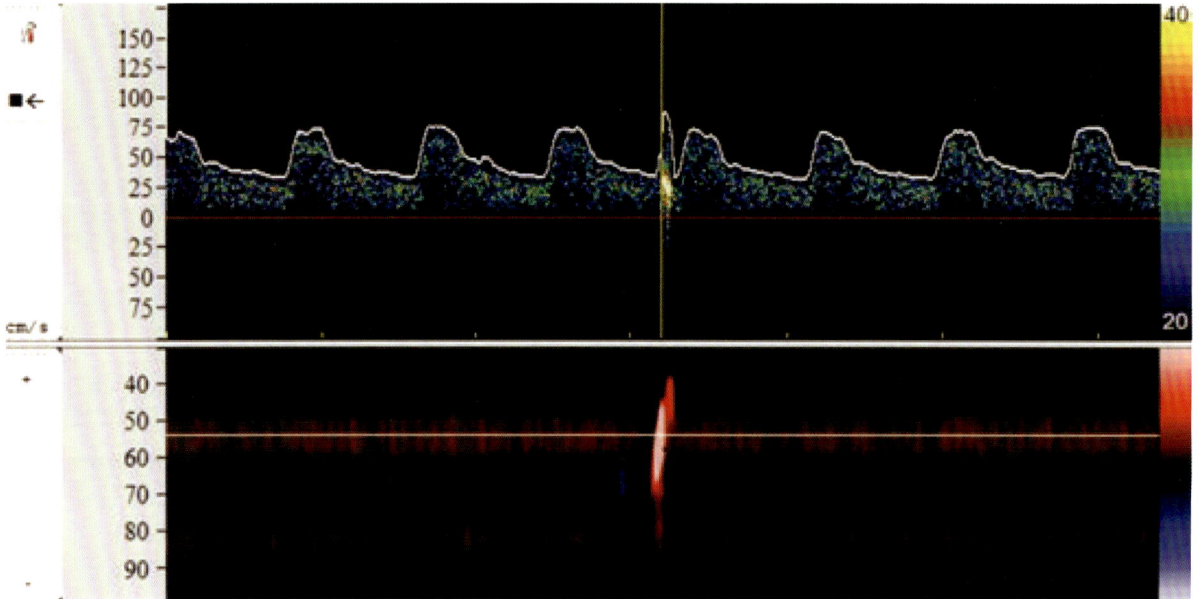

▲ 图 7-1 常规多普勒频谱模式（显示器上部）和 M 模（显示器下部）中的单个微栓子信号（MES）回声

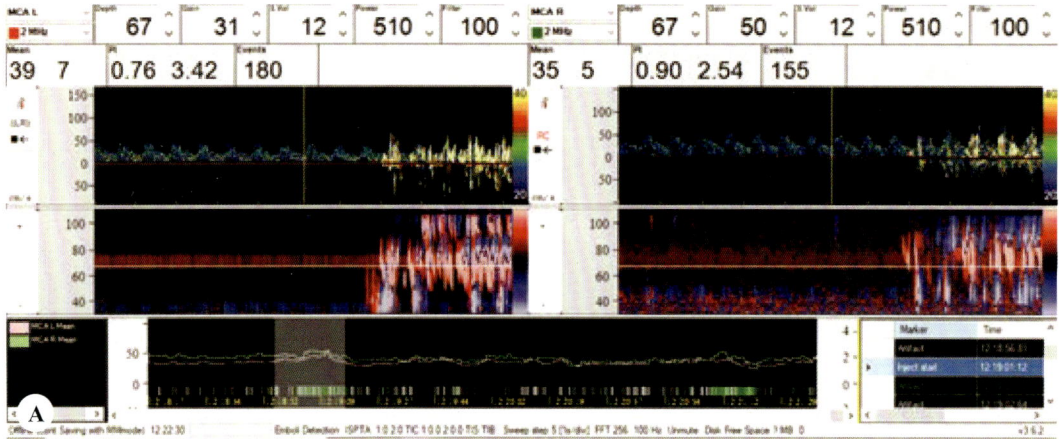

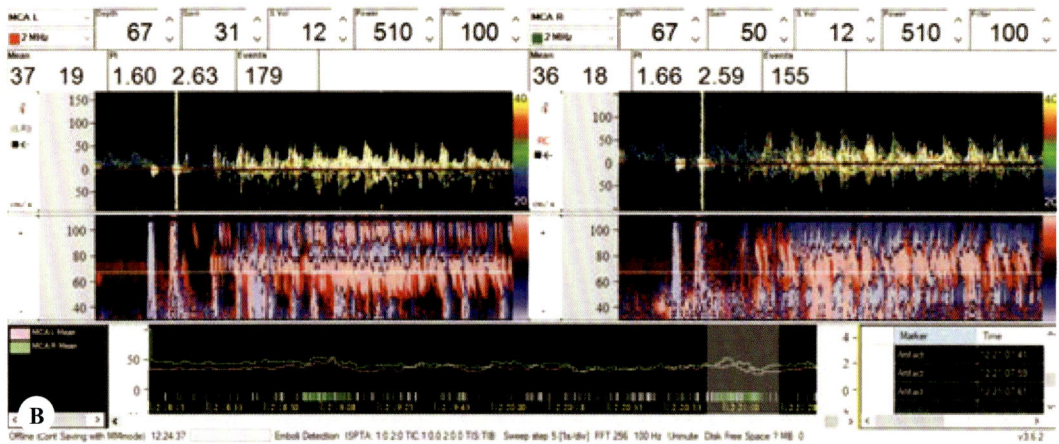

引自 DWL, Germany

▲ 图 7-3 C-TCD 在静息状态（A）和 Valsalva 动作时（B）显示"雨帘状"栓子

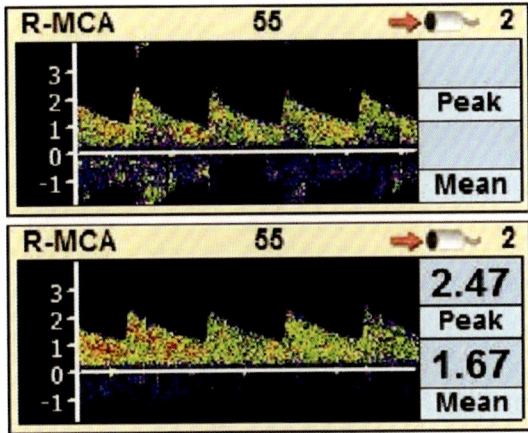

◀ 图 8-1 男性，24 岁，近颈内动脉（ICA）终末段的右侧大脑中动脉（R-MCA）的正常 TCD 频谱

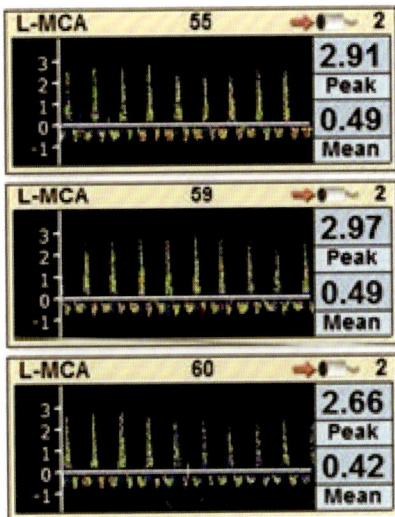

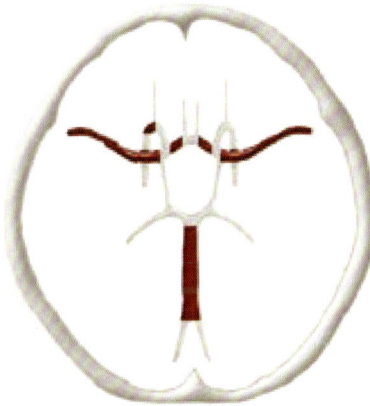

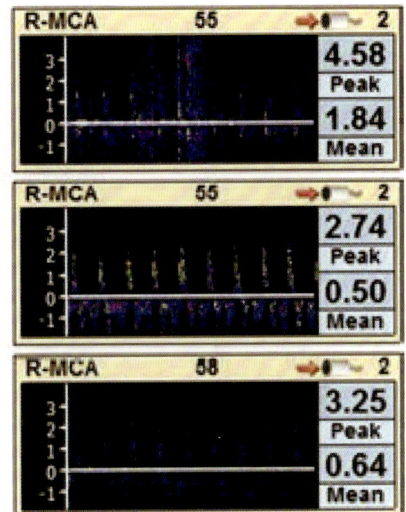

▲ 图 8-2 男性，26 岁，因枪伤导致的创伤性脑损伤（TBI），TCD 监测显示双侧大脑中动脉（MCA）的逆转 / 振荡 / 混合型的舒张期血流频谱模式

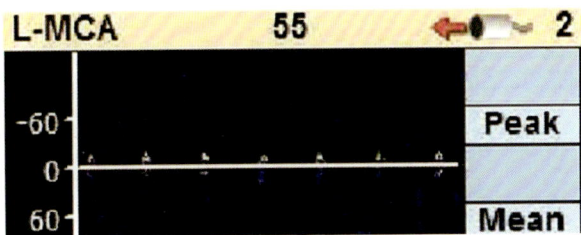

▲ 图 8-3 男性，31 岁，蛛网膜下腔出血，去骨瓣减压术（DC），最终演变为脑循环停止（CCA）。TCD 检测显示左侧大脑中动脉（L-MCA）为收缩早期的尖小收缩波血流频谱

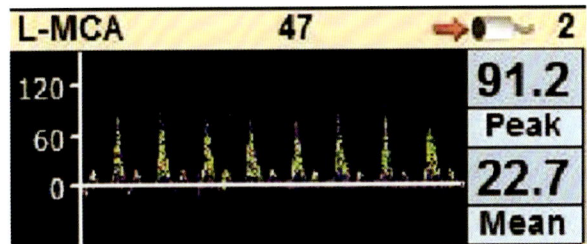

▲ 图 8-4 男性，22 岁，交通事故致重型创伤性脑损伤（TBI），左侧大脑中动脉（L-MCA）记录到收缩期 – 舒张期分离频谱

长节段狭窄
弥漫性病变

脑血流动力学 Spencer 曲线

短节段狭窄
局灶性病变

MFV=26cm/s
PI=1.53

直径减少程度（%）

MFV=180cm/s
PI=0.98

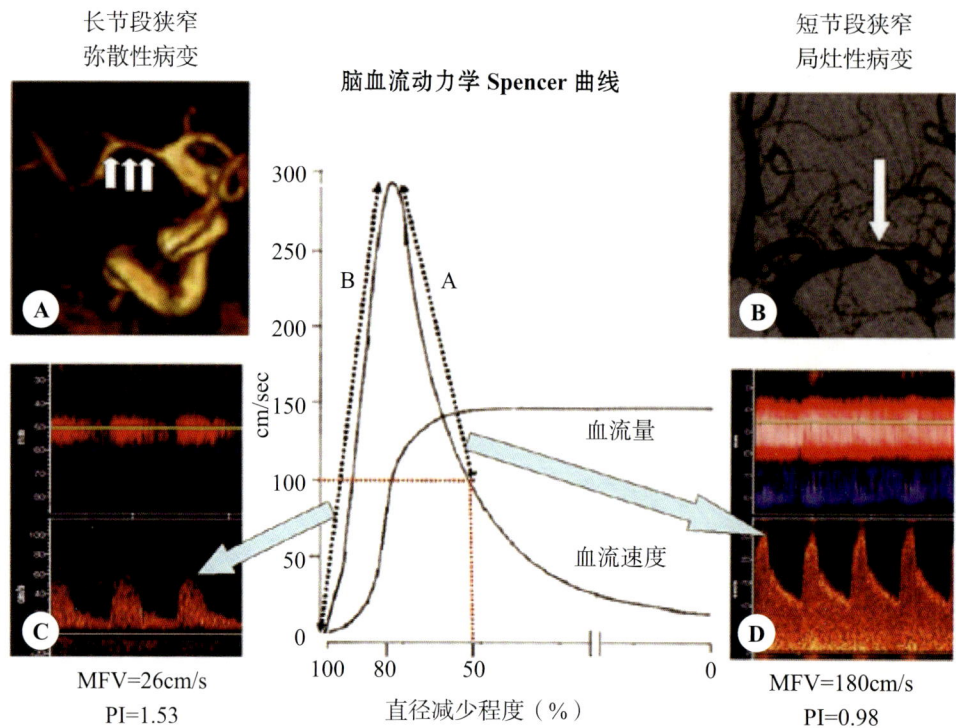

▲ 图 9-1　**Spencer 脑血流动力学曲线** [21]。狭窄引起的颅内动脉血流模式可通过其在 **Spencer** 脑血流动力学曲线上的位置来预测。虚线 **A** 对应于较短的、狭窄程度 ≥ **50%** 的局部狭窄引起的血流速度升高（曲线的"上坡段"），**DSA（B）**可见相应狭窄，**TCD（D）**示血流速度升高。虚线 **B** 表示 **Spencer** 曲线的"下坡段" - 当狭窄严重或病灶较长时，血流阻力增加可导致流速降低；**CTA** 图像（**A**）显示一个较长的（长度 > **1cm**）狭窄病灶，**TCD（C）**显示平均流速较低而搏动指数较高（**C**）

MFV. 平均血流速度；PI. 搏动指数

0 级：无血流信号	• 无血流信号：尽管存在不同程度的背景噪声，但未探及有规律的搏动性血流信号	
1 级：微小血流信号	• 见流速和时程不等的收缩期钉子波 • 在整个心动周期中舒张末期血流信号消失。振荡血流也属于微小血流的一种	
2 级：圆钝血流信号	• 与正常对照相比，收缩期峰达峰时间（时程不等）延迟或波形扁平 • 舒张末期存在正向血流 • 搏动指数（PI）＜ 1.2	
3 级：衰减血流信号	• 收缩期达峰时间正常 • 舒张末期正向血流 • 与对侧相比，平均流速下降 ≥ 30%	
4 级：狭窄血流信号	• 平均流速（MFV）≥ 80cm/s，且与对侧相比流速差 ≥ 30% • 如果病变侧和对侧均由于舒张末期流速过低而导致 MFV ＜ 80cm/s，则需 MFV ≥ 30%（与对照侧相比），且同时伴有涡流	
5 级：正常血流信号	• 与对侧相比，平均流速差 ＜ 30% • 与对侧的波形类似	

▲ 图 9-2　**脑缺血溶栓（TIBI）的血流分级。TIBI 分级量表。**较低的评分与较差的静脉溶栓疗效和较差的临床预后相关。**3-0 级反映了 Spencer 曲线"下坡段"中血流速度的逐渐下降**

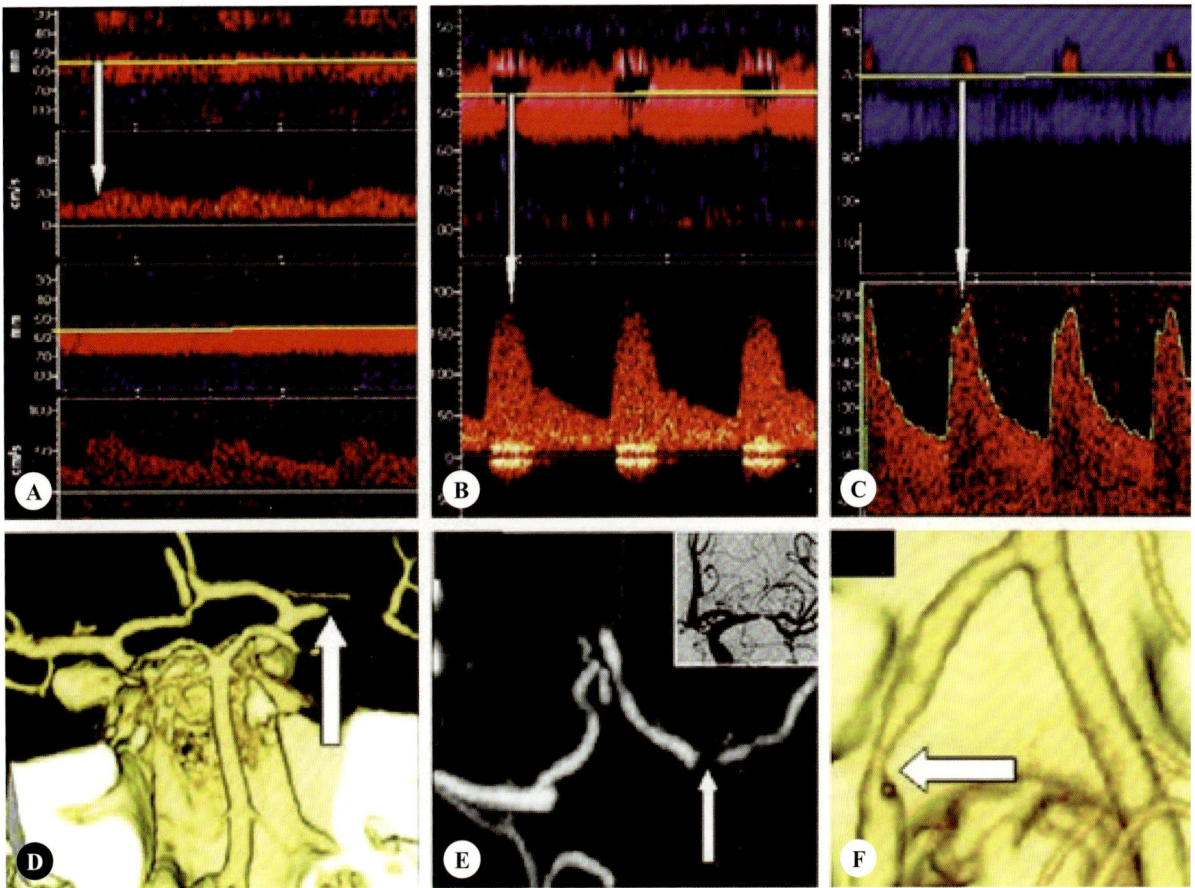

▲ 图 9-3　TCD 及相应的 CTA 检查结果 [15]

A. 能量多普勒（power-motion TCD，又称 M 模式 TCD）显示左侧 M₁-MCA 闭塞（54mm 深度处信号减弱），下图显示对侧 MCA 正常；B. 左侧 M₁-MCA 狭窄（48mm 深度处血流速度增高伴收缩期杂音）；C. 右侧椎动脉末段狭窄［70mm 深度处的平均血流速度（MFV）为 113cm/s］。TCD 检查结果被 CTA 证实，A 至 C 分别对应于 D 至 F；E. 右上角的小图是急诊 DSA 的结果，提示 M₁-MCA 狭窄

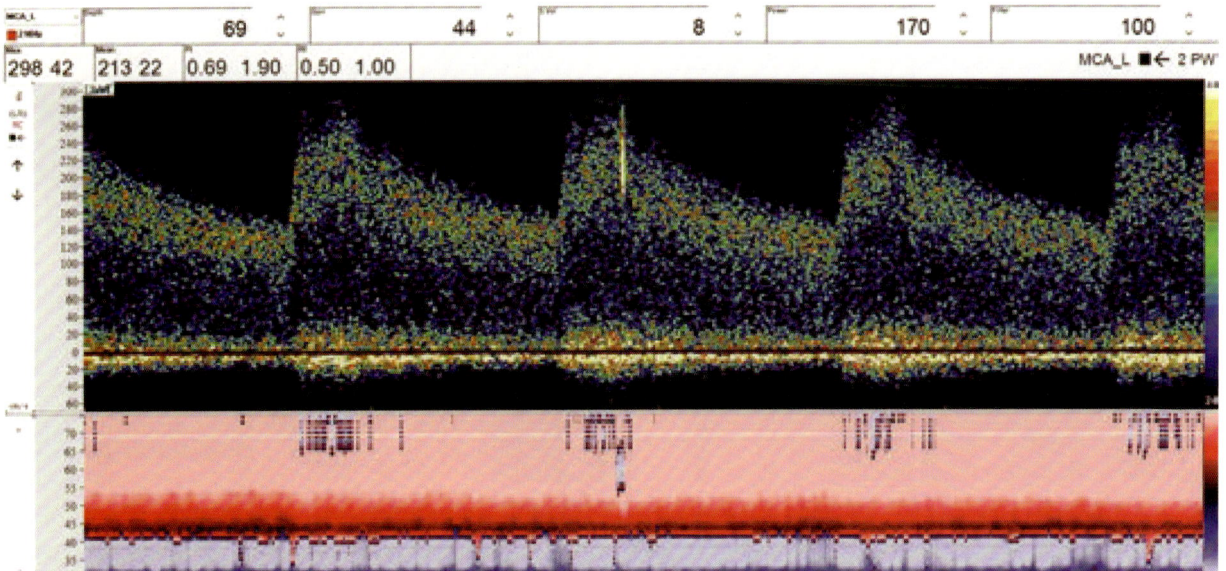

▲ 图 9-4　TCD 诊断动脉瘤性蛛网膜下腔出血并发症。图示左侧颈内动脉末端动脉瘤栓塞后左侧大脑中动脉（MCA）的床旁 TCD 结果：平均血流速度升高到中度至重度动脉痉挛的范围

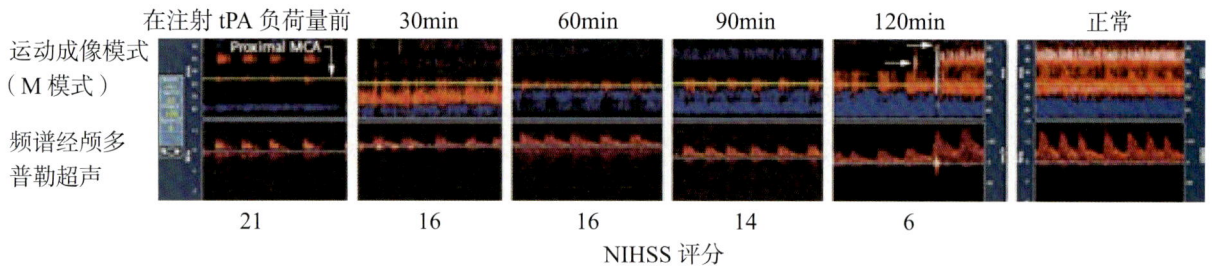

在注射 tPA 负荷量前	30min	60min	90min	120min	正常

运动成像模式（M 模式）

频谱经颅多普勒超声

| 21 | 16 | 16 | 14 | 6 | |

NIHSS 评分

使用 M 模式经颅多普勒超声检查血管的完全再通

经左侧颞窗 58～60mm 深度获得近端大脑中动脉（MCA）的频谱波形（左图，箭）。在注射 t-PA 负荷量前，M 模式（图的上半部分）和频谱经颅多普勒超声（图的下半部分）显示为溶栓脑缺血分级（TIBI）1 级信号、微小血流、无舒张期血流。给予 tPA 30min 后，TIBI 3 级微弱信号（即舒张期末期周期性正向血流）提示近端大脑中动脉开始再通。在 60min 和 90min 时 TIBI 3 级信号保持不变。在 120min 时，M 模式显示了栓子移动的轨迹（图的上半部分，箭），随后近端和远端大脑中动脉恢复了低阻力的正常血流。最右图显示了未受影响的大脑中动脉的正常血流，作为对照。图的下方标示了相应的美国国立卫生研究院卒中量表（NIHSS）评分（在发生脑卒中的一般人群中，得分为 0～34，得分越高，表示神经功能缺损越重）。在 24h 时，该患者的 NIHSS 评分为 4 分；3 个月后，无残余的神经功能缺损，mRS 为 0 分

▲ 图 10-1　通过超声溶栓助力 MCA 再通的实时监测[1]

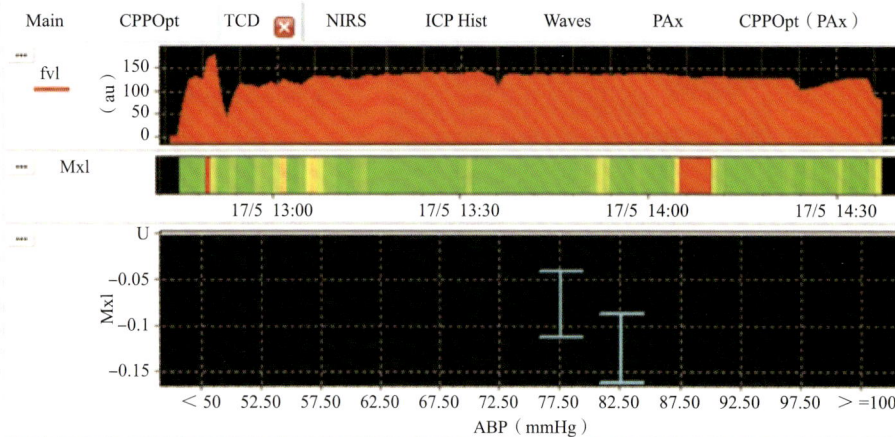

◀ 图 13-3　经颅多普勒超声（TCD）监测左侧大脑动脉的平均血流速度 2h，Mx 几乎总是负值，说明脑血管自动调节功能存在

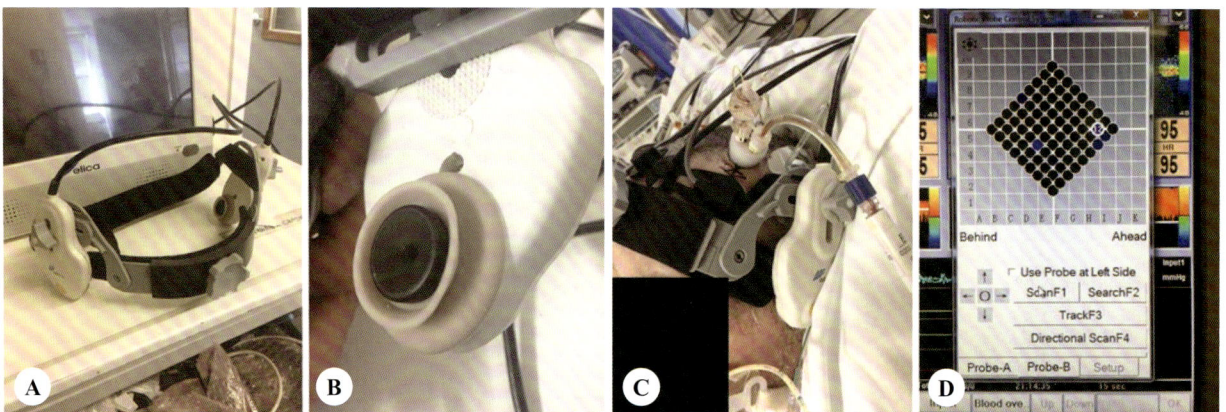

▲ 图 14-2　机器人经颅多普勒超声（TCD）装置

A. 机器人 TCD 头架 - 配备 2 个机器人驱动器的（防倒转的）棘轮头带系统；B. 机器人驱动器中的 TCD 探头的特写；C. 用三螺栓固定在左前额进行多模态监测的示例；D. Delica EMS 9D TCD 显示界面，显示出自动流速采样算法，动态显示采样位置的方形网格。该系统在多点进行声波探测，直到找到信号质量较好的区域。改编自 Zeiler et al（经通讯作者许可）[47]

基线二氧化碳分压 36mmHg

右侧大脑中动脉

3:20:49 PM

深度	50
功率	100
取样容积	6

收缩期峰值血流速度	82
舒张期血流速度	43
平均血流速度	58
搏动指数	0.68

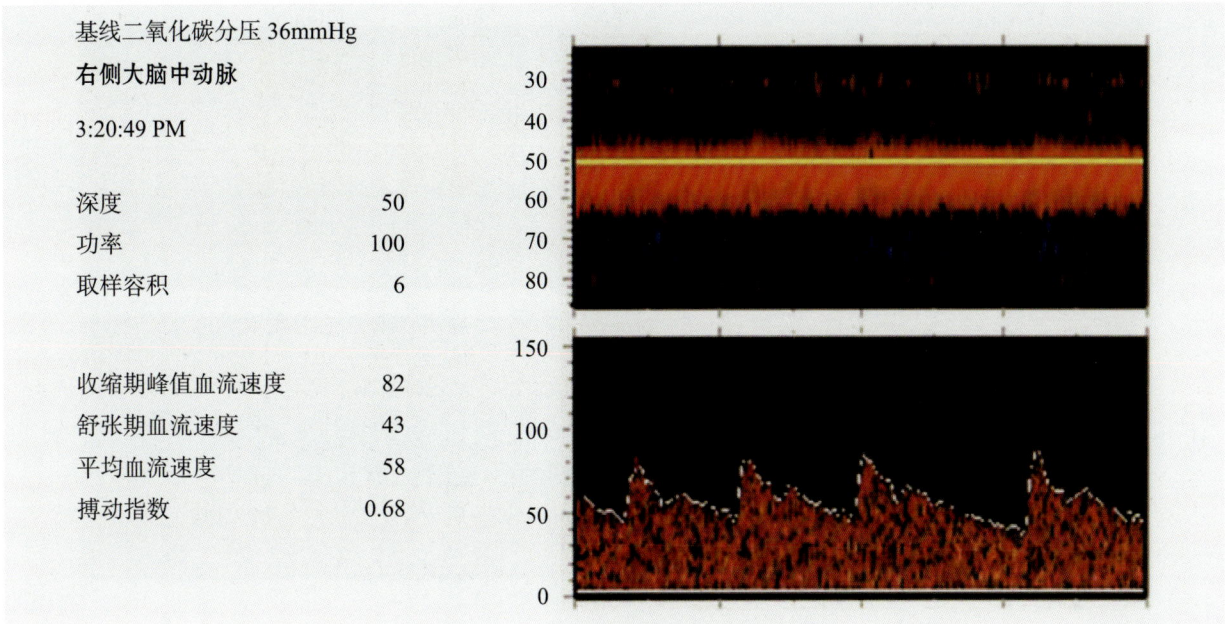

▲ 图 15-2 基线血流速度和呼气末 PCO_2

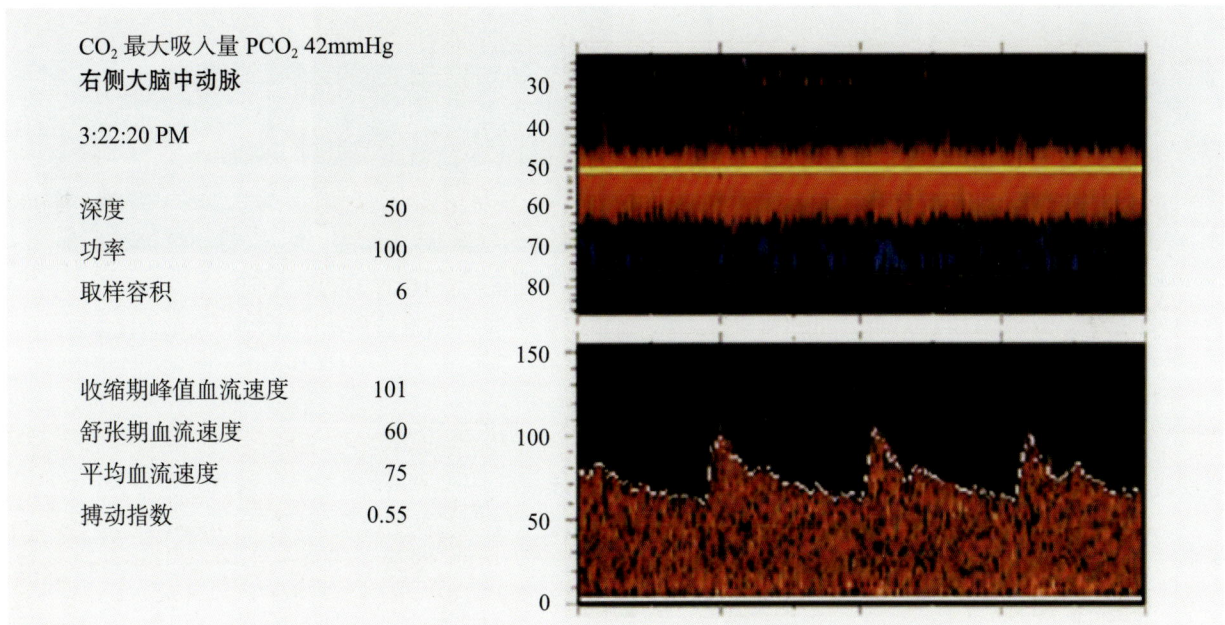

CO_2 最大吸入量 PCO_2 42mmHg

右侧大脑中动脉

3:22:20 PM

深度	50
功率	100
取样容积	6

收缩期峰值血流速度	101
舒张期血流速度	60
平均血流速度	75
搏动指数	0.55

▲ 图 15-4 吸入 CO_2 引起小动脉扩张，血流速度增快，搏动指数降低

过度通气试验 PCO₂ 最小 19mmHg

右侧大脑中动脉

3:24:47 PM

深度	50
功率	100
取样容积	6
收缩期峰值血流速度	69
舒张期血流速度	21
平均血流速度	35
搏动指数	1.36

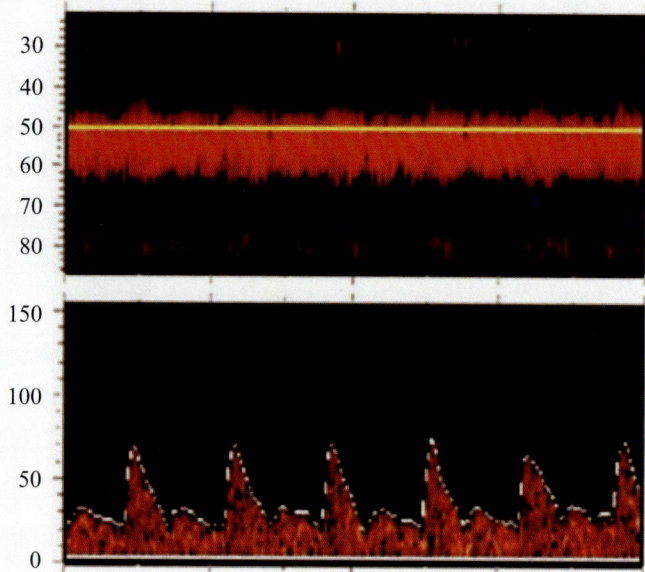

▲ 图 15-5　过度通气使小动脉收缩导致流速降低和搏动指数增加

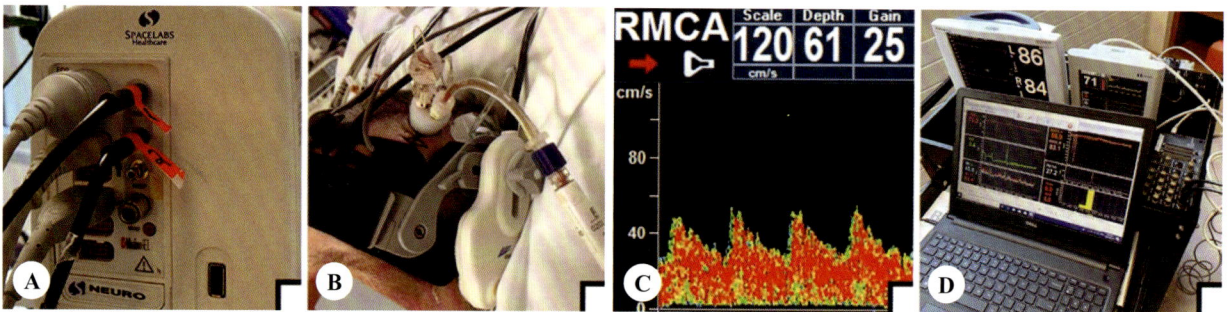

▲ 图 16-1　用于多模式监测的机器人经颅多普勒超声（rTCD）床边设置示例

A. 高电平模拟输出（HLO）端口，用于将数据从患者监护仪流式传输到模数转换器（ADC）；B. 创伤性脑损伤患者的多模态监测，包括 rTCD 探头和头带；C. 右侧大脑中动脉（MCA）的典型 rTCD 监测；D. 笔记本电脑收集和记录同步时间的多模态数据流

改编自 Zeiler et al. Acta Neurochir (Wien). 2018; 160 (11): 2149–57（通讯作者授权）

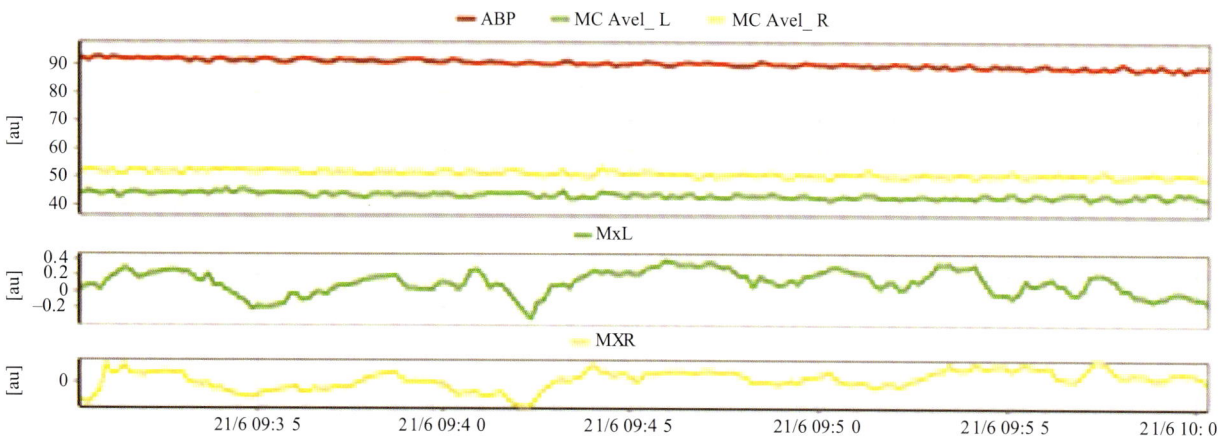

▲ 图 16-2　经颅多普勒超声（TCD）连续监测脑血流自动调节 30min 记录示例

患者 51 岁，重度动脉瘤性蛛网膜下腔出血，入院进入神经危重症监护病房时接受 TCD CA 监测。最上方的传出通道显示了 ABP（平均动脉血压）和左（L）、右（R）大脑中动脉的血流速度（MCAvel）。在底部的 2 个传出通道中显示了由 TCD 得出的 CA 指数 Mx（平均速度指数）。监测期间 Mx < 0.45，提示大脑自动调节功能完好

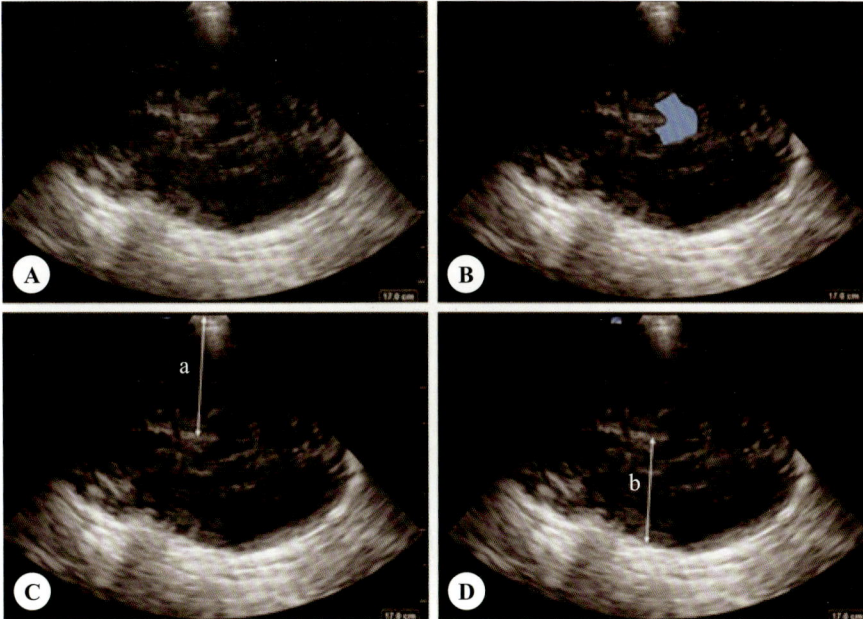

◀ 图 18-1 颅脑超声经颞窗显示了中脑层面的脑的轴切面，像"蝴蝶"。第三脑室常作为计算中线移位的中线标志，通过计算从任意一侧第三脑室到两侧颅骨的距离来确定中线移位（A 和 B）。显示从同一颞窗测量中线移位的方法（C 和 D）

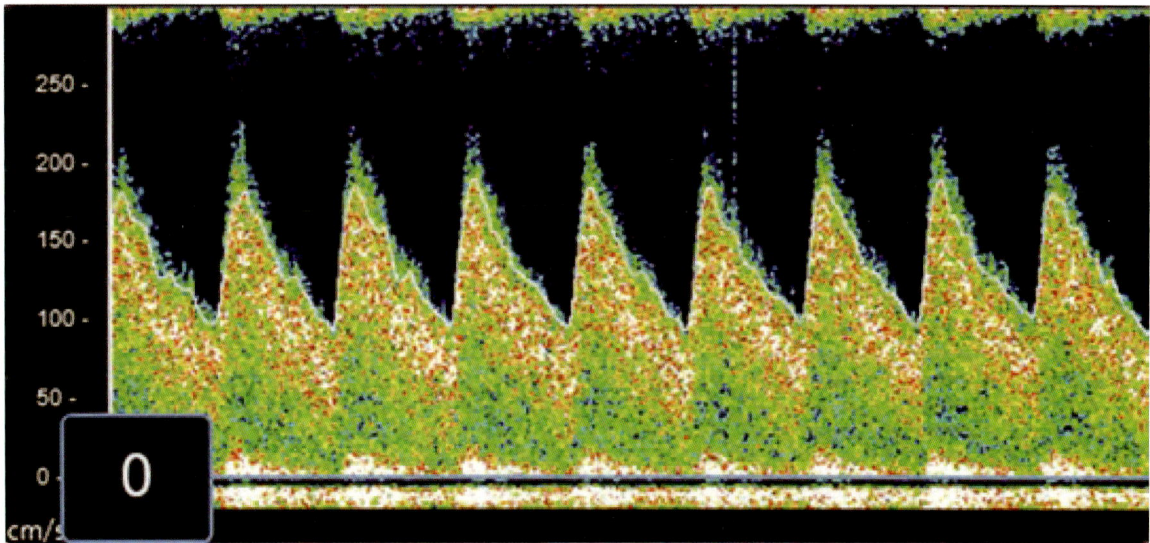

▲ 图 19-1 女婴，24 个月，车祸外伤。TCD 在受伤后第 1 ～ 3 天正常，但受伤后第 4 天，右侧大脑中动脉血流速度增快至 220cm/s，LR 为 6.9。神经系统状态恶化，伴新发左侧偏瘫。根据 TCD 检查结果，行脑血管造影检查，确诊为脑血管痉挛。采取了治疗性干预措施，患儿神经系统检查呈现改善迹象。每日进行 TCD 复查，受伤后第 7 天血管痉挛未出现进一步恶化，血流恢复正常。根据 TCD 监测，患者的血流速度未出现恶化迹象遂停止治疗

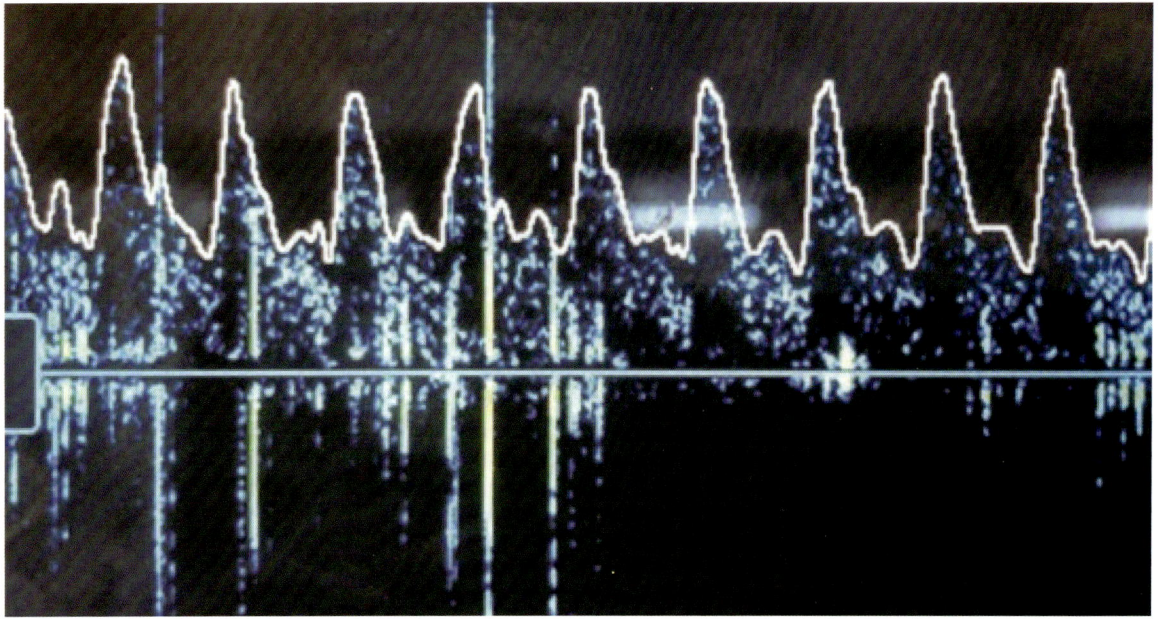

▲ 图 19-2　男婴，7 个月，在体外循环下复杂先天性心脏病矫治手术时进行 TCD 监测。在整个术程中观察到多个高强度信号。这些栓子事件的临床意义尚不明确，因为患儿出院时未表现出任何明显的神经功能缺损

68.5	130	44.1	1.24	0.65	2.95	161
Mean	Peak	EDV	PI	RI	S/D	HR

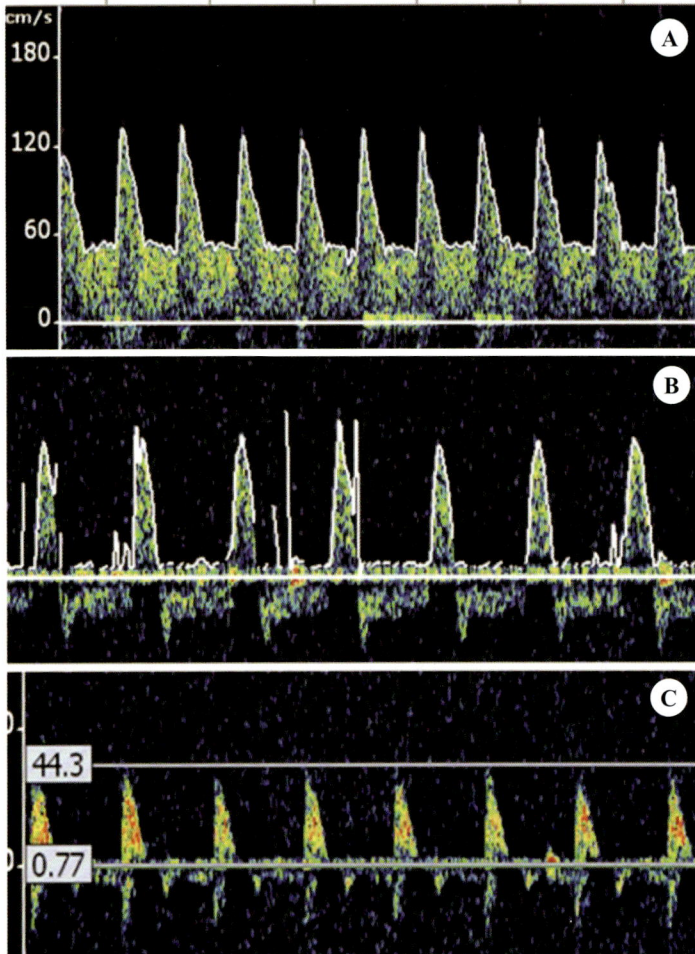

◀ 图 19-3　男性，8 岁，车祸伤导致严重的创伤性脑损伤

A. 入院经颅多普勒超声（TCD），收缩期流速接近正常峰值，但舒张期流速平缓，搏动指数略高。TCD 检查时颅内压（ICP）为 29mmHg。尽管已经给予了一切可能的药物和手术治疗，患者入院后第 3 天的颅内压持续升高，高达 60mmHg。临床检查考虑脑死亡，但由于双侧肺挫伤和撕裂伤继发缺氧而无法进行呼吸暂停测试。B. 入院后第 3 天的 TCD，显示大脑中动脉舒张期血流信号微弱。因此，考虑到当时对临床情况不稳定的患儿进行验证性灌注检查的依据不够，因此推迟了这项研究。C. 入院第 4 天 TCD，显示大脑中动脉舒张期血流完全消失，收缩期尖小收缩波频谱，经灌注检查证实脑死亡

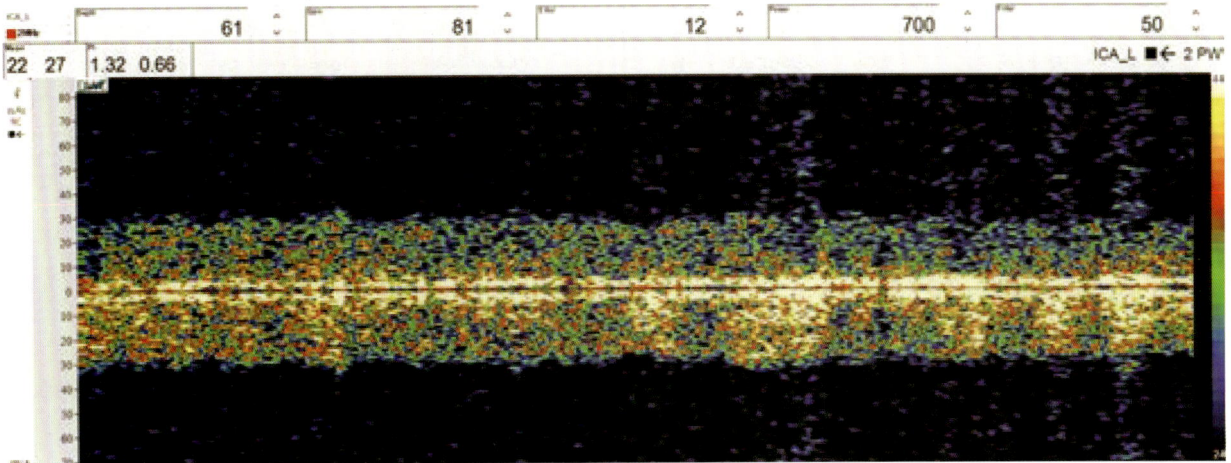

▲ 图 21-4　男，64 岁，发生下壁 ST 段抬高心肌梗死并发游离壁破裂，采用 VA-ECMO 模式支持治疗，现左侧颈内动脉的经颅多普勒超声频谱波形显示完全无搏动血流模式

引自 Ergin Bahattin and Dr. Wendy Ziai，Johns Hopkins University

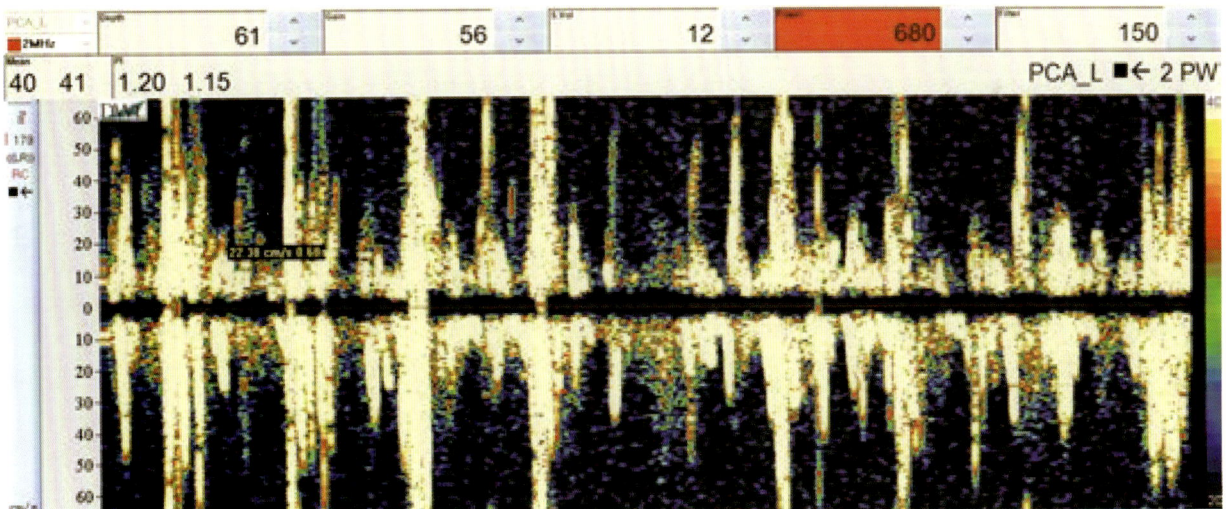

▲ 图 21-5　男，42 岁，该患者为原位心脏移植术后并发原发性移植物功能障碍并接受 VA-ECMO 支持，现经颅多普勒超声监测发现左侧大脑后动脉存在雨帘状栓子

引自 Ergin Bahattin and Dr. Wendy Ziai，Johns Hopkins University

经颅多普勒超声

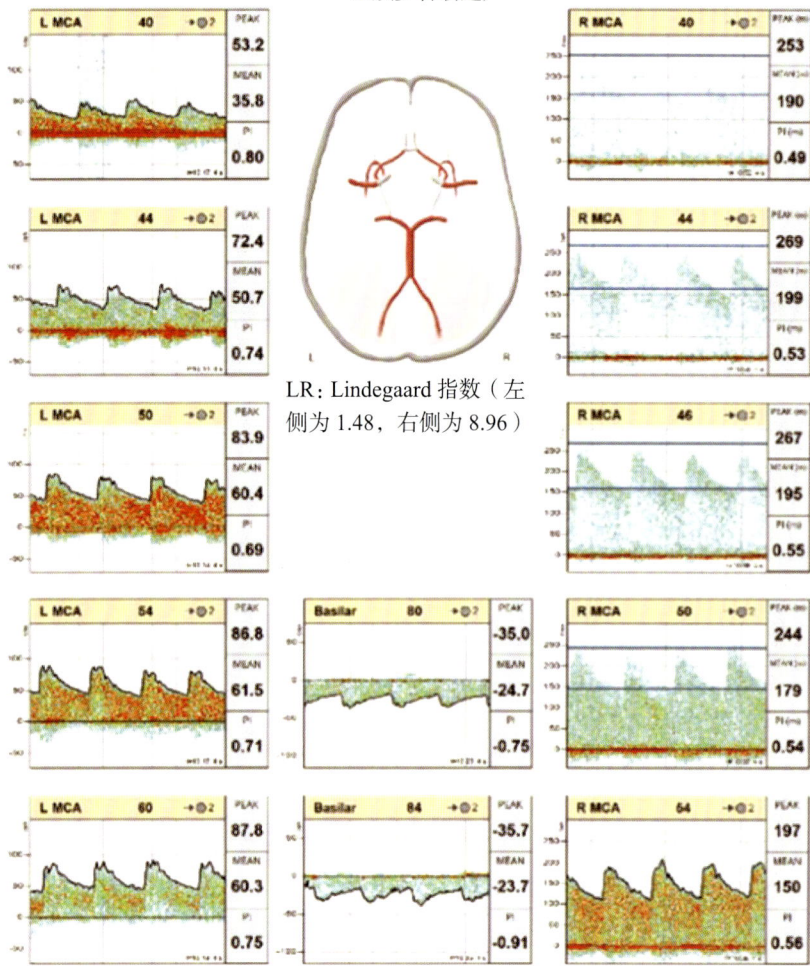

LR: Lindegaard 指数（左侧为 1.48，右侧为 8.96）

◀ 图 22-1　动脉瘤性（右 MCA）SAH 患者（Hunt Hess 2 级；改良 Fischer 3 级）

B. 结合出血后第 7 天的 TCD 检测结果，提示右侧 MCA 严重的血管痉挛（MCA_MFV=199cm/s，Lindegaard 指数 =8.96），而左侧 MCA 和 BA 显示正常血流速度（译者注：蛛网膜下腔出血 Hunt-Hess 分级是基于临床表现预测手术风险和预后，分为 0 ~ 5 级，级别越高临床表现越重；蛛网膜下腔出血改良 Fischer 分级是基于 CT 结果预测迟发性脑梗死及脑血管痉挛风险，分为 0 ~ 4 级，4 级发生率最高）。MCA. 大脑中动脉；BA. 基底动脉

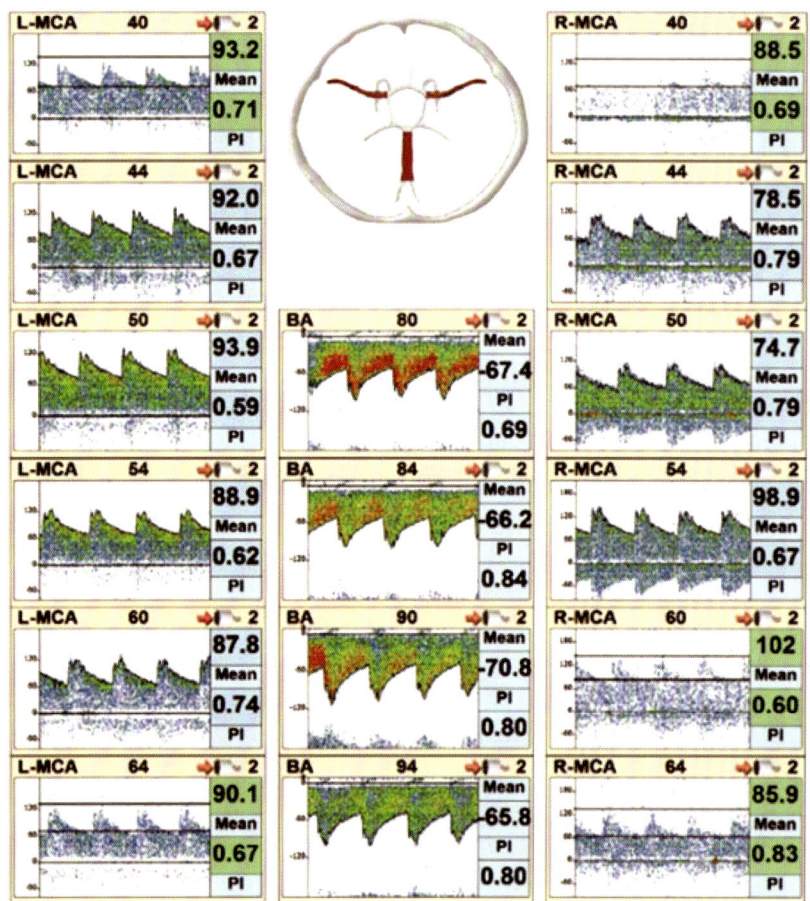

◀ 图 22-3　动脉瘤性蛛网膜下腔出血患者（Hunt Hess 1 级，改良 Fischer 4 级）

B. 出血后第 5 天的 TCD 显示：双侧 MCA 和 BA 平均流速低于血管痉挛阈值 - 双侧 Lindegaard 指数＜ 3，BA/ECVA 比值＜ 2

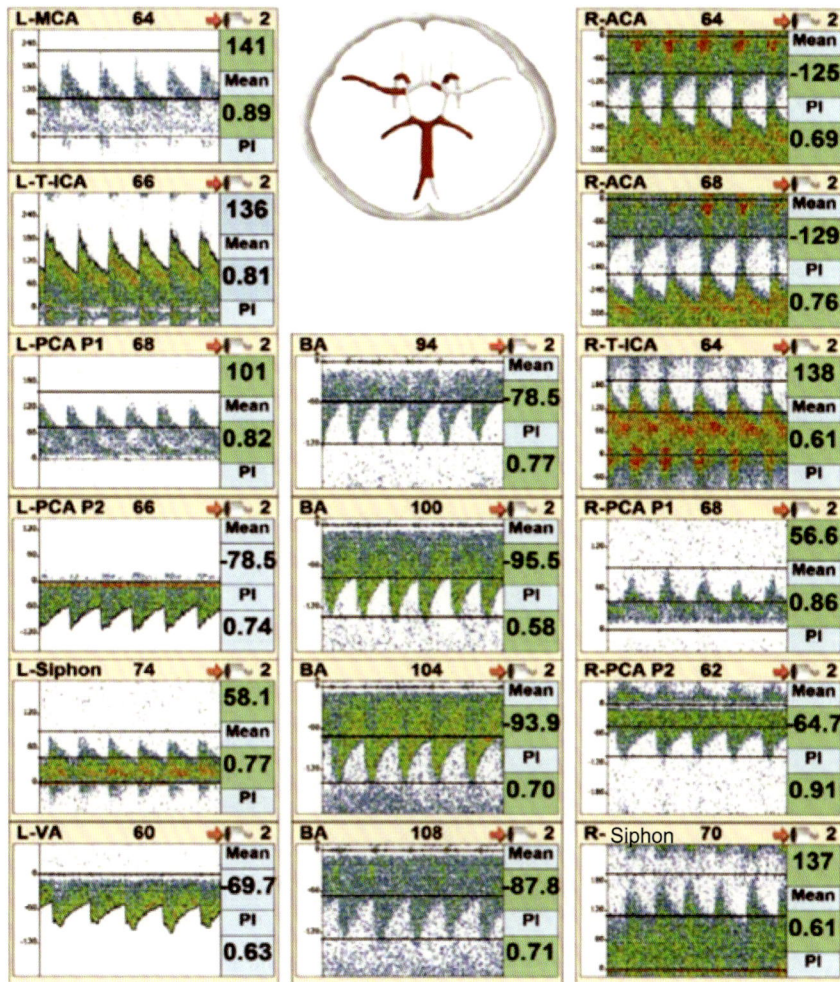

◀ 图 22-3（续） 动脉瘤性蛛网膜下腔出血患者（**Hunt Hess 1 级，改良 Fischer 4 级**）

D. 双侧 MCA 及 BA 平均流速均增快，提示弥漫性轻至中度的血管痉挛（MCA：平均流速为 120～160cm/s，左侧 Lindegaard 指数为 4.0，右侧 Lindegaard 指数为 3.7；BA：平均流速 ≥ 85cm/s，BA/ECVA 比值为 2.85）。MCA. 大脑中动脉；T-ICA. 颈内动脉终末段；PCA. 大脑后动脉；Siphon. 颈内动脉虹吸段；VA. 椎动脉；BA. 基底动脉；ACA. 大脑前动脉

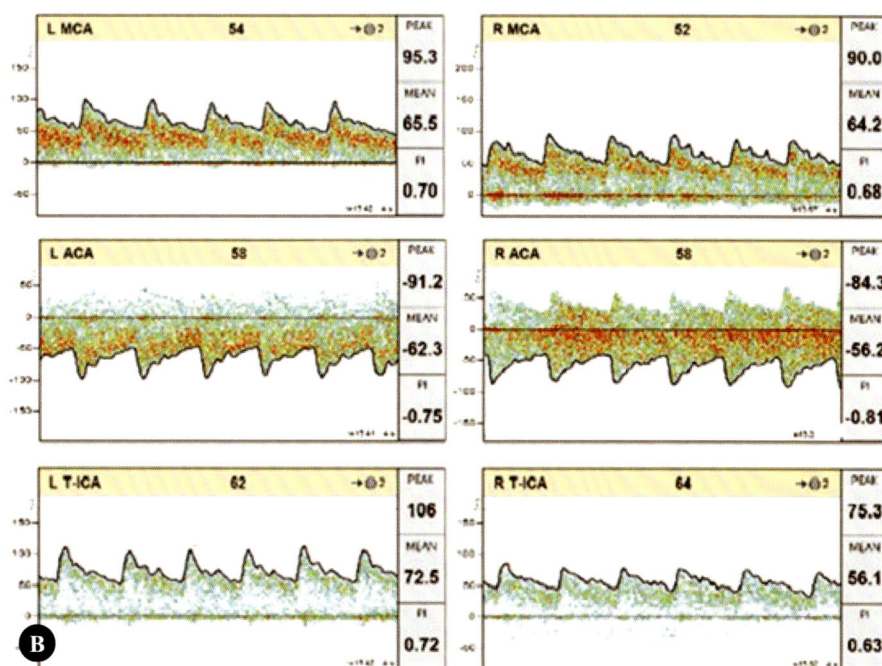

◀ 图 22-4 一例动脉瘤性蛛网膜下腔出血患者（**Hunt Hess 1 级，改良 Fischer 2 级**）

B. 该患者 TCD 显示：双侧 MCA、ACA 和 T-ICA 的 TCD 的平均流速。左侧的 Lindegaard 指数（LR）为 1.46，右侧 LR 为 1.19。MCA. 大脑中动脉；ACA. 大脑前动脉；T-ICA. 颈内动脉终末段

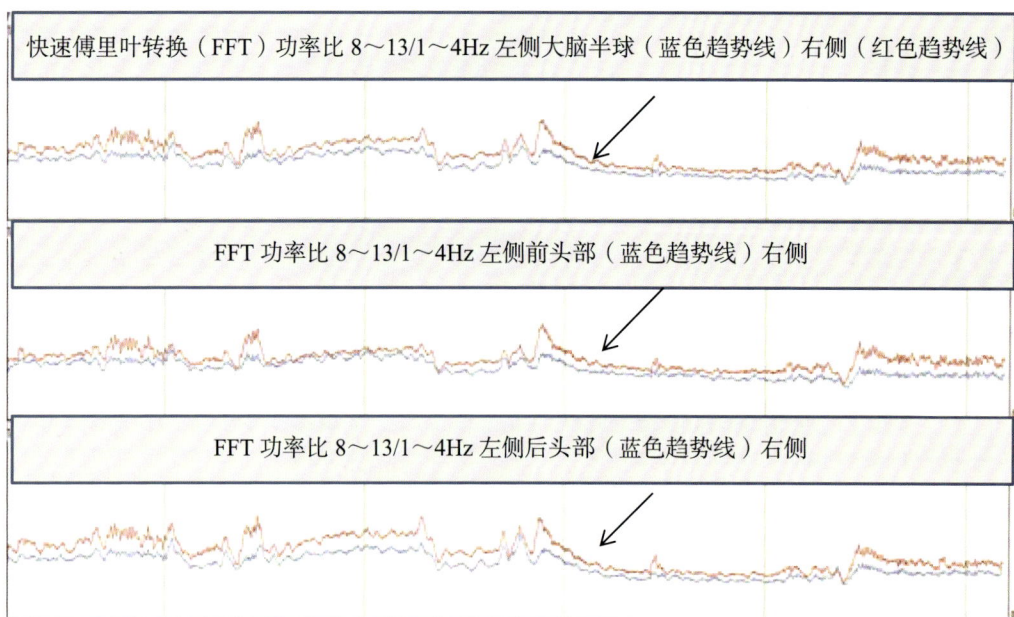

快速傅里叶转换（FFT）功率比 8～13/1～4Hz 左侧大脑半球（蓝色趋势线）右侧（红色趋势线）

FFT 功率比 8～13/1～4Hz 左侧前头部（蓝色趋势线）右侧

FFT 功率比 8～13/1～4Hz 左侧后头部（蓝色趋势线）右侧

▲ 图 22-5　定量脑电图显示动脉瘤性弥漫性蛛网膜下腔出血患者的 α/δ 比值，突然弥漫性下降（黑箭）。每段（绿线之间）代表 1h 12min

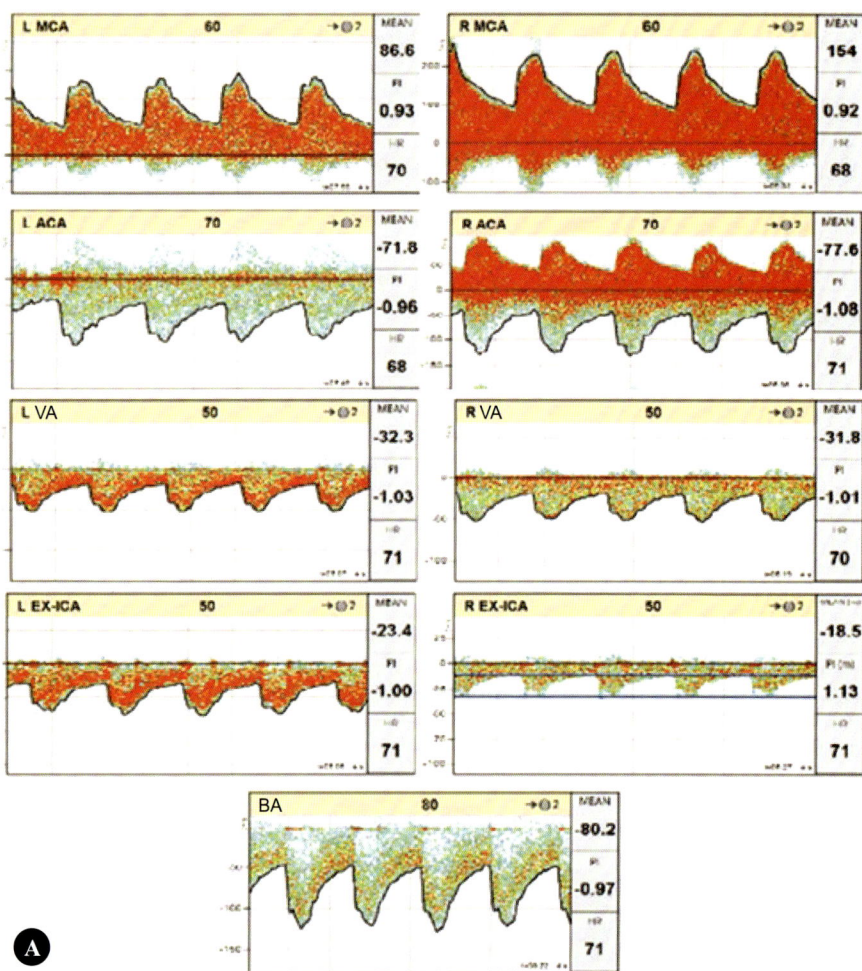

◀ 图 22-7　66 岁女性动脉瘤性蛛网膜下腔出血（Hunt Hess 4 级，改良 Fischer 4 级）患者的 TCD 表现

A. 出血后第 6 天 TCD 显示：搏动指数正常（PI＜1）；MCA. 大脑中动脉；ACA. 大脑前动脉；EX-ICA. 颅外段颈内动脉；VA. 椎动脉；BA. 基底动脉

Ⓐ

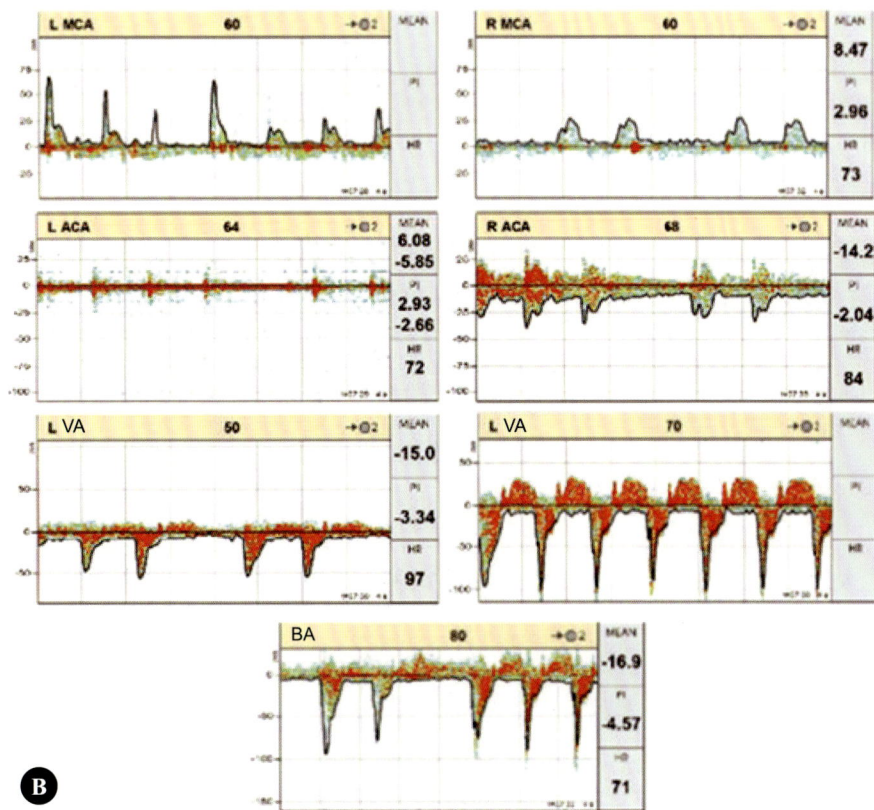

◀ 图 22-7（续） 66 岁女性动脉瘤性蛛网膜下腔出血（Hunt Hess4 级，改良 Fischer4 级）患者的 TCD 表现

B. 出血后第 7 天，临床检查恶化；头颅 CT 显示广泛脑水肿伴脑疝；复查 TCD 显示：振荡和收缩期尖小波，提示符合脑死亡的 TCD 频谱改变。临床证实为脑死亡。MCA. 大脑中动脉；ACA. 大脑前动脉；EX-ICA. 颅外段颈内动脉；VA. 椎动脉；BA. 基底动脉

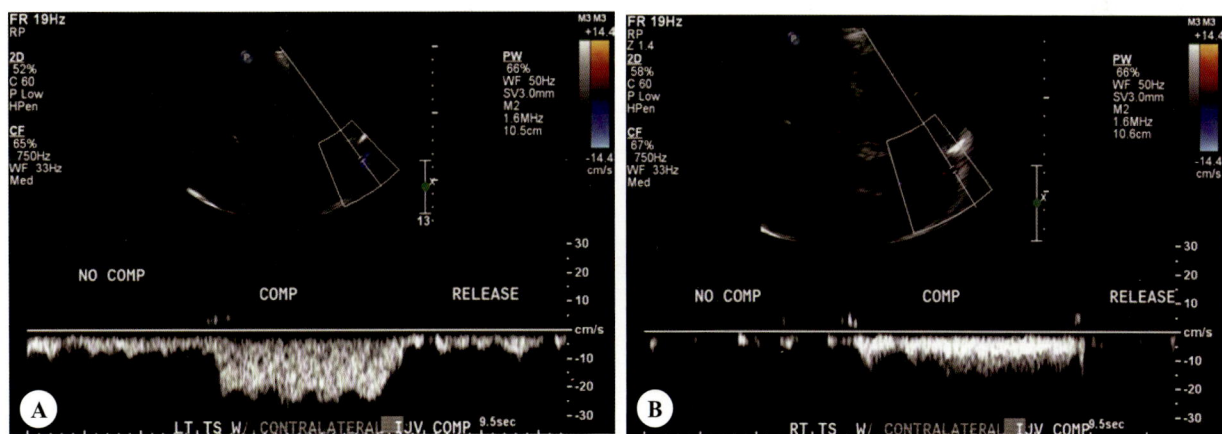

▲ 图 22-8　A. 压迫右侧颈静脉时，TCD 经颞窗显示左侧横窦血流速度明显增快。B. 压迫左侧颈静脉时，TCD 经颞窗显示右侧横窦血流速度轻度增快。上述 TCD 表现可能是静脉部分闭塞（血栓形成）所致，但不能排除发育不全。通过神经影像学（CT 静脉造影）证实了右侧横窦部分血栓形成的诊断

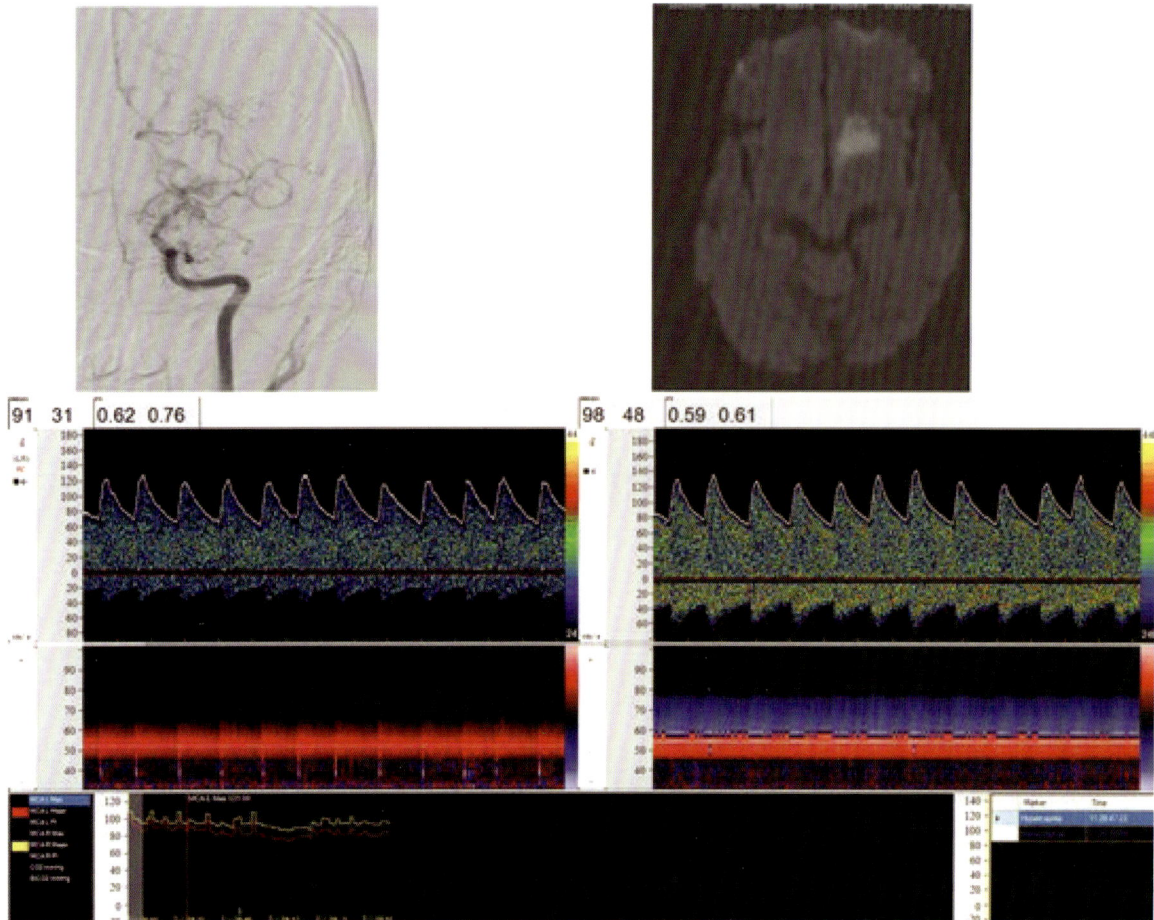

▲ 图 23-2　左上角（**A**）DSA 提示左侧颈内动脉终末段、大脑前动脉、大脑中动脉重度狭窄伴烟雾样改变（侧支循环模式），**Suzuki** 分期Ⅲ期。右上角（**B**）磁共振弥散加权成像—左侧基底节区高信号，提示缺血灶。底部 **TCD** 血管舒缩反应性检查（CO_2 试验）显示双侧大脑半球自动调节功能严重降低

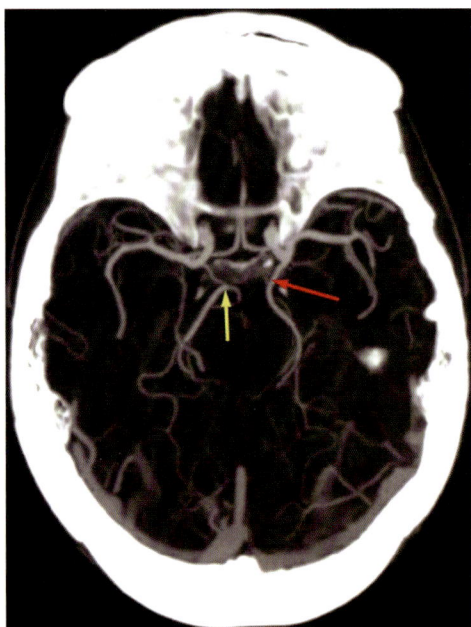

▲ 24-1　右侧 PCA（黄箭）起源于基底动脉。左侧 PCA 主要起源于同侧颈内动脉，通过显著增粗的左侧大脑后交通动脉（红箭）连接，这被称为 PCA 的"胚胎起源"或"胚胎型"

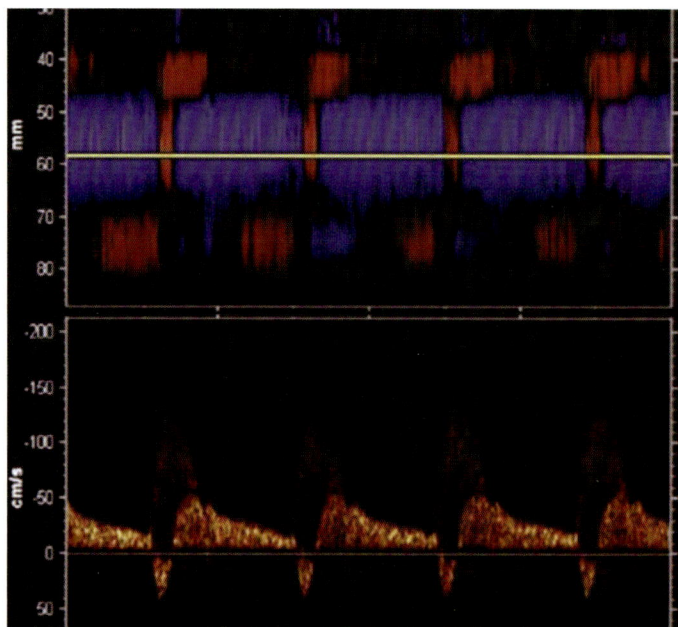

▲ 图 24-2　椎动脉（**VA**）振荡血流信号

PMD 显示：黄线上的红色信号为盗血方向 / 收缩期朝向探头；蓝色为舒张期背离探头（正常方向）。频谱显示与方向变化对应的正负波形（经 Hakimi et al[35] 许可转载）

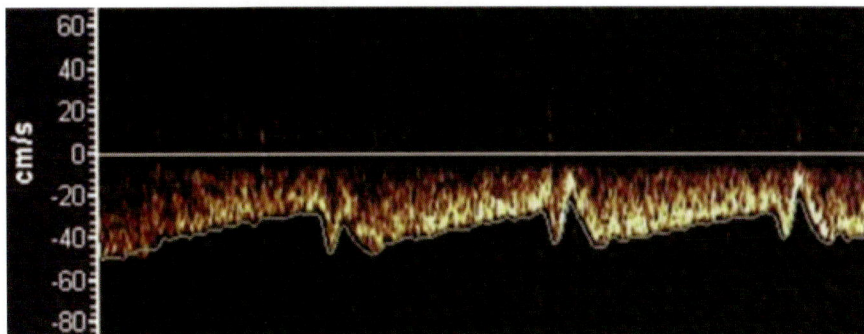

◀ 图 24-3 VA 波形异常提示锁骨下盗血现象。V 形切迹是振荡血流信号的最早表现形式

经 Hakimi et al[35] 许可转载

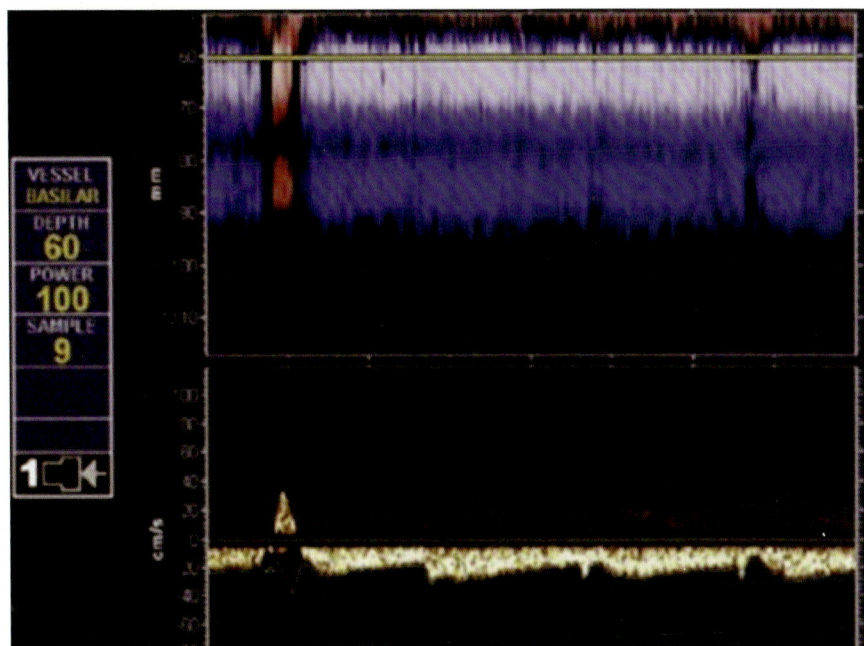

◀ 图 24-4 充血（束臂）试验

加压状态的血压袖带瞬间释放压力，椎－基底动脉系统的血流逆转（红色信号），各种波形恢复到基线（频谱显示）（经 Hakimi et al[35] 许可转载）

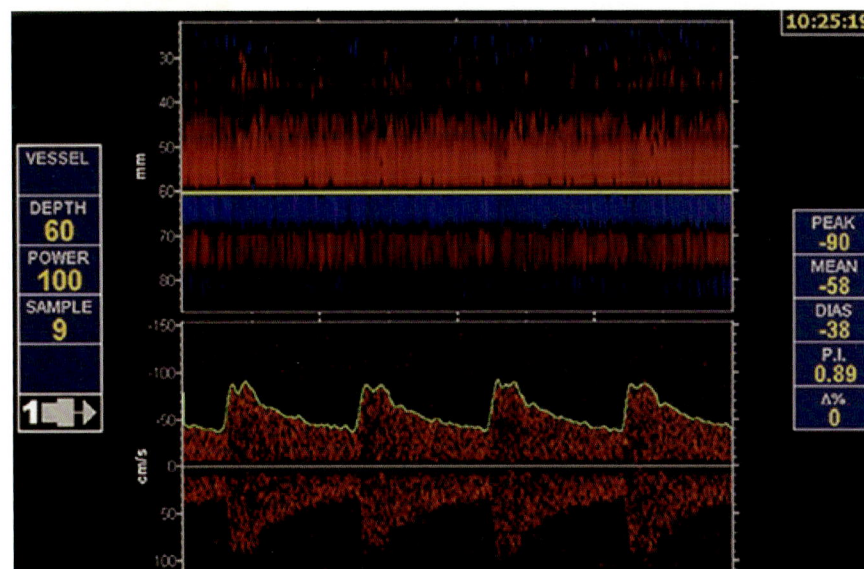

◀ 图 26-1 屏幕显示 M 模式下的正常 TCD 信号：大脑中动脉（MCA）（红色：40～60mm）、大脑前动脉（ACA）（蓝色：60～70mm）、对侧 ACA（红色：70～80mm）、对侧 MCA（蓝色：80～90 mm）

经 Hakimi R, Alexandrov AV, Garami Z. Neuro-ultrasonography. Neurol Clin. 2020 Feb;38(1):215–229; 许可转载

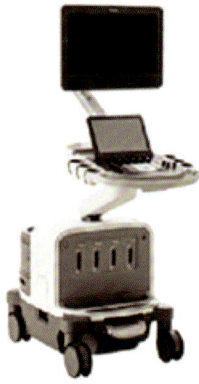

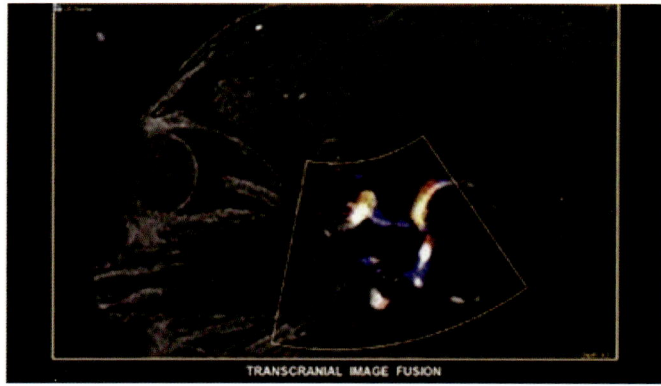

▲ 图 26-3 A. 摘自 https://www.usa.philips.com/healthcare/solutions/ultrasound/all-ultrasound-products#filters=FG_HC_US_SYSTEM%3AShow%20All%2CFG_HC_US_CLINICAL_SEGMENT%3AFK_HC_US_INTERVENTIONAL_RADIOLOGY. 2020 年 9 月 22 日；B. 摘自 https://www.usa.philips.com/healthcare/resources/landing/ultrasound-article-pages/interventional-radiology. 2020 年 9 月 22 日

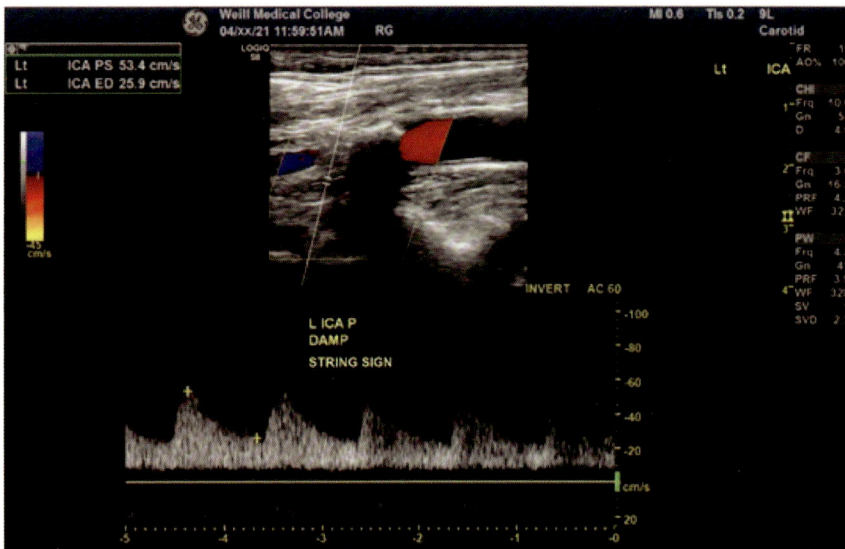

◀ 图 27-2 CTA 证实该血流信号呈连续的线状，即线样征。拟行 CEA

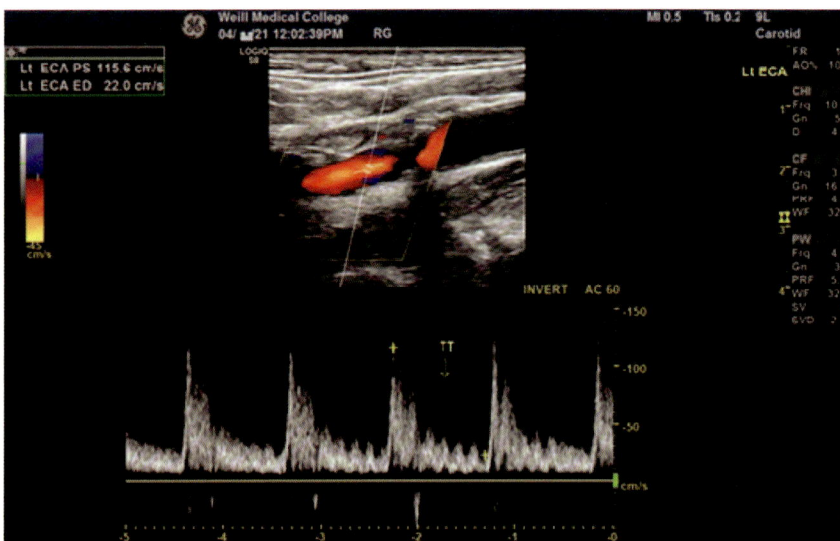

◀ 图 27-3 左侧颈外动脉的颞浅动脉敲击试验（TT）有助于正确辨认血管（然而这不是一定的，因为有文献报道颈内动脉也能出现颞浅动脉敲击试验阳性反应）

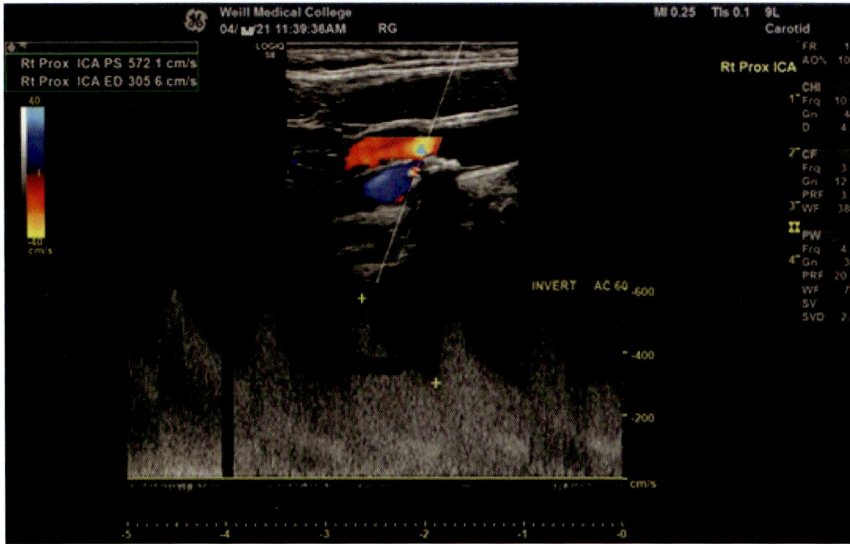

◀ 图 27-4 相对于左侧 ICA 线状狭窄，右侧 ICA 是重度狭窄（70%～99%）。根据超声放射科医师学会 2003 共识标准，符合分级为＞70% 狭窄，显而易见，无论收缩期峰值流速是 500cm/s 还是 600cm/s，其血流动力学表现都符合重度狭窄

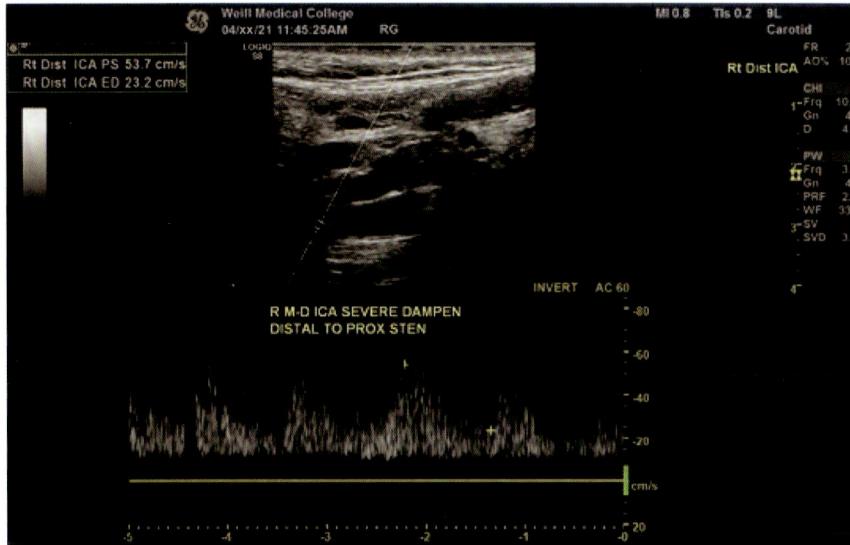

◀ 图 27-5 如果超声医生一开始未探查到局限性狭窄的最严重处，但如果探查到如图频谱 – 低平波形的血流信号，则必须进一步探查近端

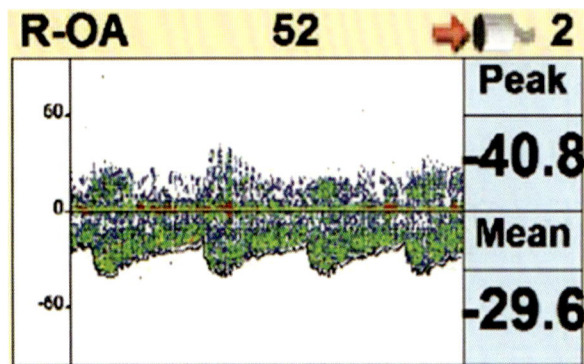

▲ 图 27-6 双侧眼动脉呈双向血流信号，逆向血流信号为主

R-OA. 右侧眼动脉；Peak. 收缩期峰值流速；Mean. 平均流速

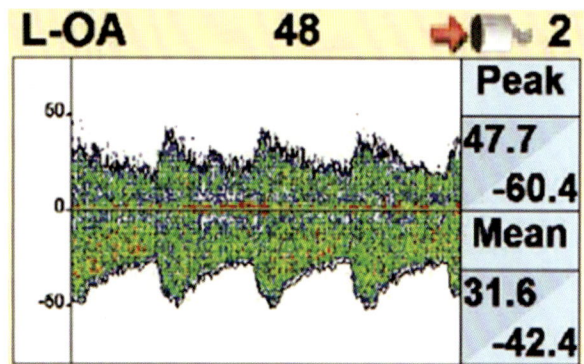

▲ 图 27-7 颈动脉超声检查提示双侧颈内动脉颈外段近端重度狭窄

L-OA. 左侧眼动脉；Peak. 收缩期峰值流速；Mean. 平均流速

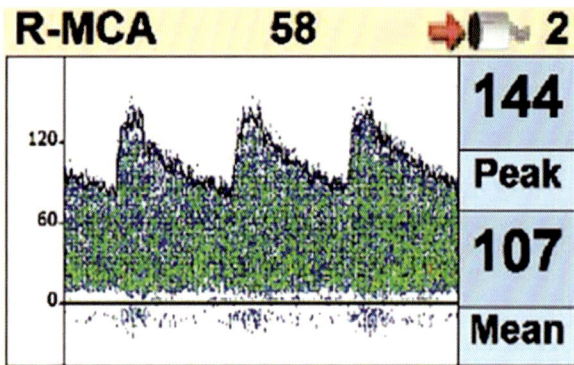

▲ 图 27-8　右侧颈内动脉颈段近端狭窄＞70%，左侧颈内动脉为线状狭窄。右侧大脑中动脉的平均流速增快（＞100cm/s），符合狭窄＞50%。注意：每个 TCD 图像中血流速度刻度尺是不同的

R-MCA. 右侧大脑中动脉；Peak. 收缩期峰值流速；Mean. 平均流速

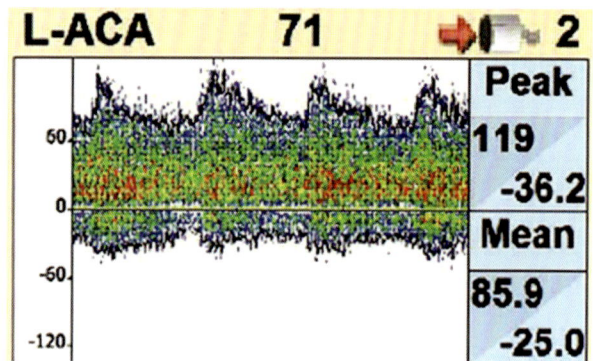

▲ 图 27-11　左侧大脑前动脉的血流反向

L-ACA. 左侧大脑前动脉；Peak. 收缩期峰值流速；Mean. 平均流速

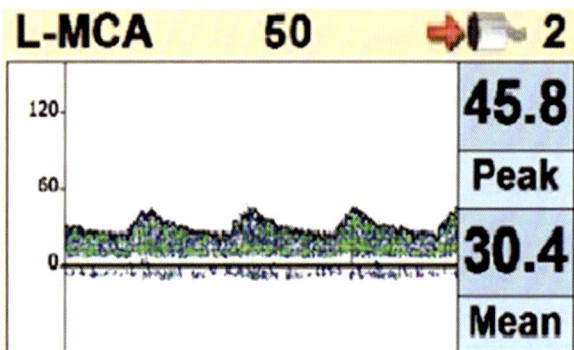

▲ 图 27-9　左侧大脑中动脉与右侧大脑中动脉有明显差异

L-MCA. 左侧大脑中动脉；Peak. 收缩期峰值流速；Mean. 平均流速

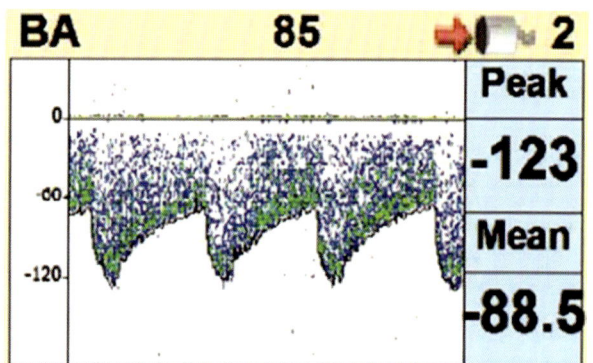

▲ 图 27-12　CTA 证实了存在后循环狭窄

BA. 基底动脉；Peak. 收缩期峰值流速；Mean. 平均流速

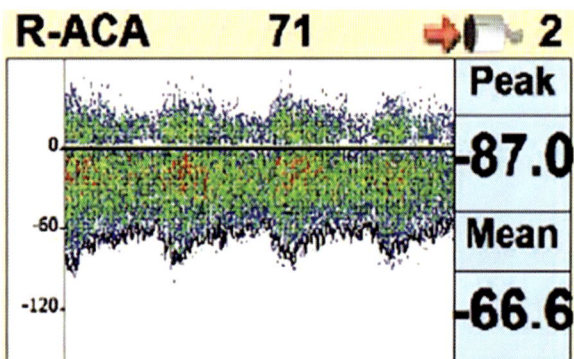

▲ 图 27-10　右侧大脑前动脉的湍流和"乐性杂音"

R-ACA. 右侧大脑前动脉；Peak. 收缩期峰值流速；Mean. 平均流速

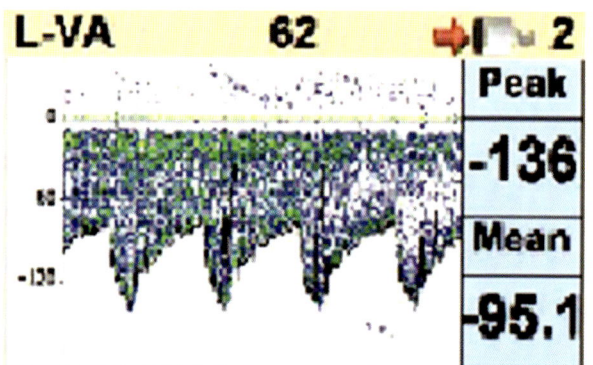

▲ 图 27-13　左侧椎动脉及基底动脉的平均流速增快

L-VA. 左侧椎动脉；Peak. 收缩期峰值流速；Mean. 平均流速

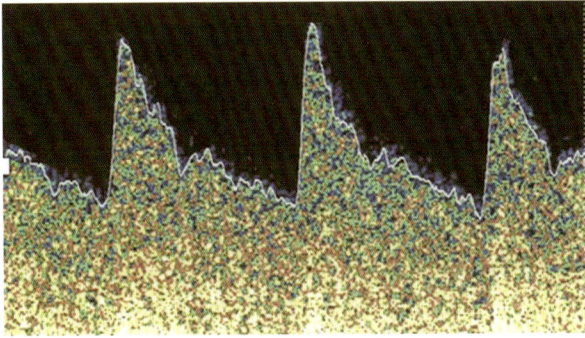

▲ 图 28-1 经颅多普勒超声

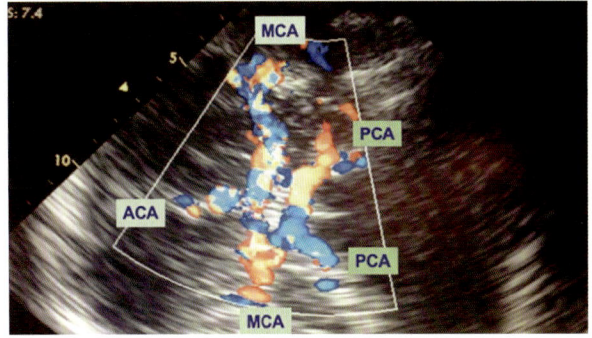

▲ 图 28-2 经颅彩色多普勒成像

ACA. 大脑前动脉；MCA. 大脑中动脉；PCA. 大脑后动脉

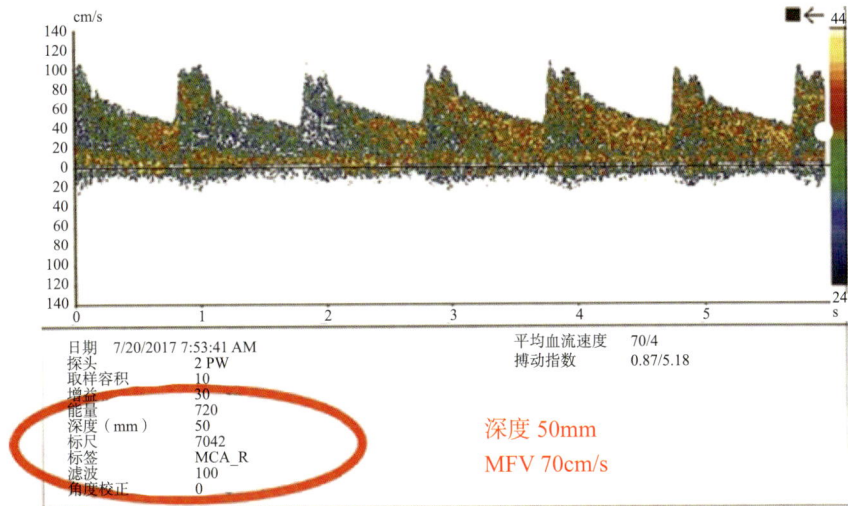

日期 7/20/2017 7:53:41 AM	平均血流速度 70/4
探头 2 PW	搏动指数 0.87/5.18
取样容积 10	
增益 50	
能量 720	
深度（mm） 50	深度 50mm
标尺 7042	MFV 70cm/s
标签 MCA_R	
滤波 100	
角度校正 0	

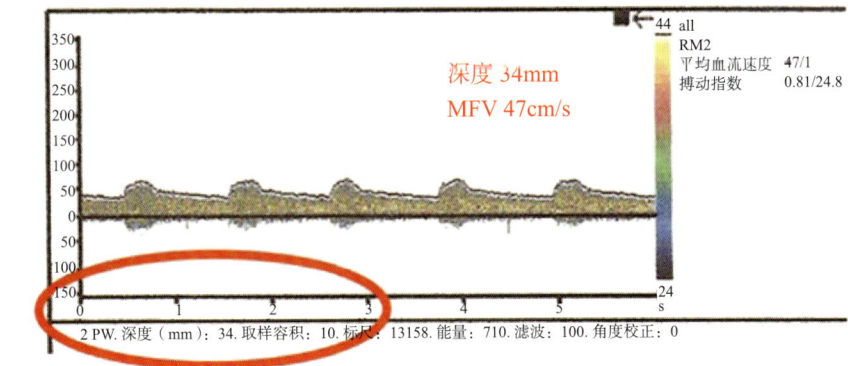

深度 34mm
MFV 47cm/s

RM2
平均血流速度 47/1
搏动指数 0.81/24.8

2 PW. 深度（mm）：34. 取样容积：10. 标尺：13158. 能量：710. 滤波：100. 角度校正：0

◀ 图 28-6 MCA（M₁）深度和
MCA（M₂）深度
Depth. 深度

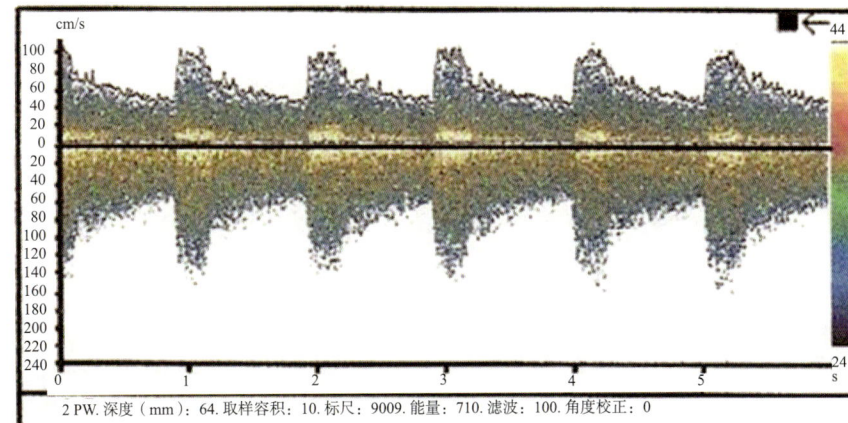

2 PW. 深度（mm）：64. 取样容积：10. 标尺：9009. 能量：710. 滤波：100. 角度校正：0

◀ 图 28-7 ACA/MCA 分叉部

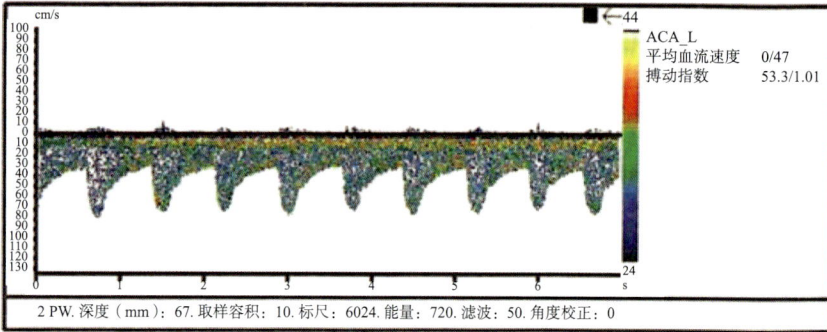

▶ 图 28-8 大脑前动脉（ACA）血流频谱

ACA_L	
平均血流速度	0/47
搏动指数	53.3/1.01

2 PW. 深度（mm）：67. 取样容积：10. 标尺：6024. 能量：720. 滤波：50. 角度校正：0

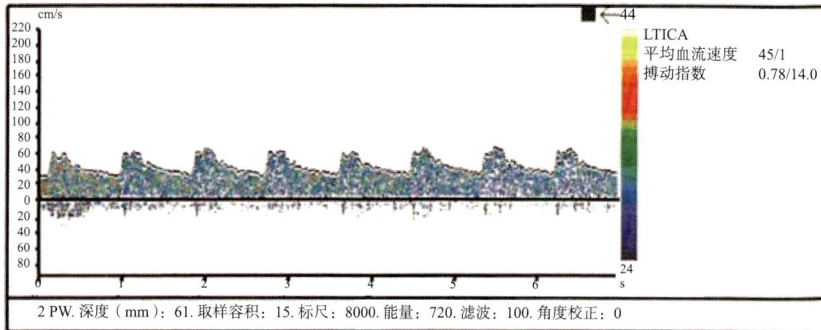

▶ 图 28-9 颈内动脉终末段

LTICA	
平均血流速度	45/1
搏动指数	0.78/14.0

2 PW. 深度（mm）：61. 取样容积：15. 标尺：8000. 能量：720. 滤波：100. 角度校正：0

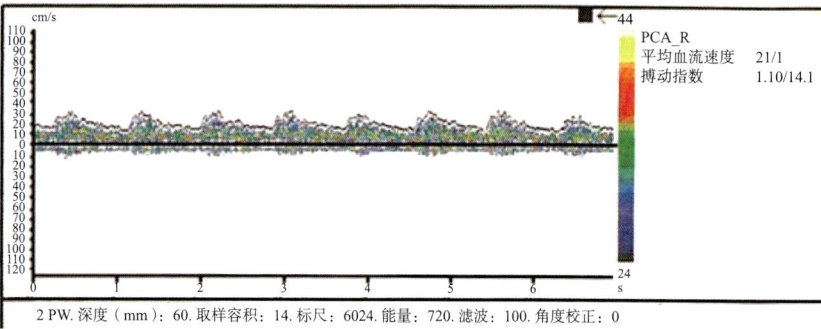

▶ 图 28-10 大脑后动脉（PCA）

PCA_R	
平均血流速度	21/1
搏动指数	1.10/14.1

2 PW. 深度（mm）：60. 取样容积：14. 标尺：6024. 能量：720. 滤波：100. 角度校正：0

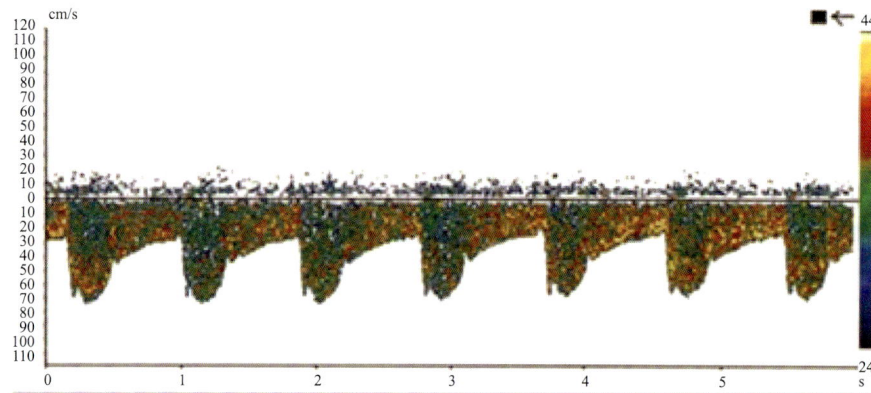

▶ 图 28-13 A. 椎动脉（VA）。深度：60～75mm，血流方向：背离探头，平均血流速度：（38±10）cm/s

探头	2 PW	
取样容积	10	
增益	38	平均血流速度 6/46
能量	720	搏动指数 3.63/1.07
深度（mm）	61	
标尺	6024	
标签	VA_R	
滤波	100	
角度校正	0	

Ⓐ

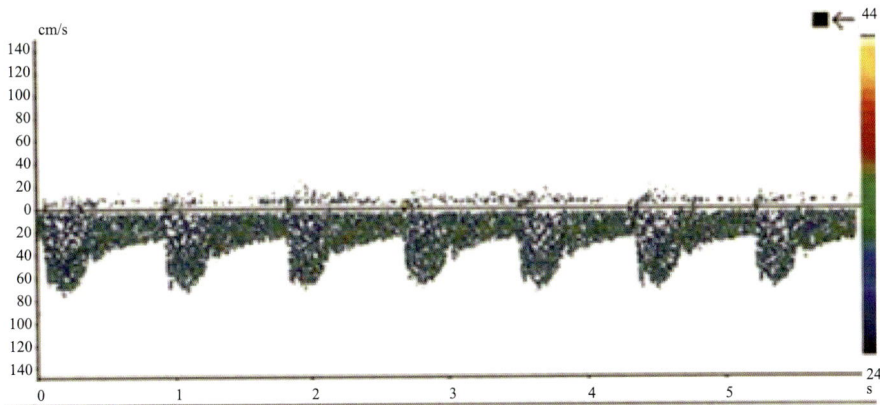

◀ 图 28-13（续） B. 基底动脉（BA）。深度：80～120mm，血流方向：背离探头，平均血流速度：（41±10）cm/s

探头	2 PW		平均血流速度	0/43
取样容积	10		搏动指数	33.9/1.18
增益	50			
能量	720			
深度（mm）	83			
标尺	7519			
标签	BAS			
滤波	100			
角度校正	0			

B

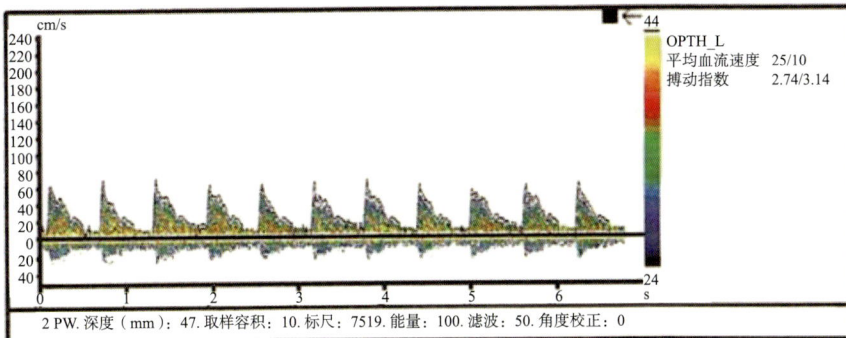

2 PW. 深度（mm）：47. 取样容积：10. 标尺：7519. 能量：100. 滤波：50. 角度校正：0

OPTH_L
平均血流速度 25/10
搏动指数 2.74/3.14

◀ 图 28-15 眼动脉的血流频谱

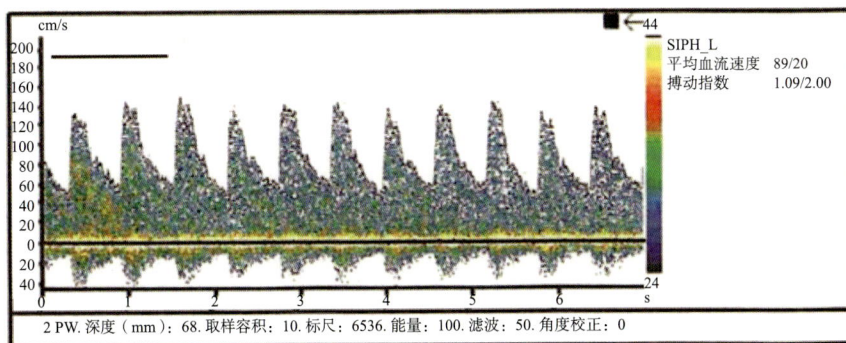

2 PW. 深度（mm）：68. 取样容积：10. 标尺：6536. 能量：100. 滤波：50. 角度校正：0

SIPH_L
平均血流速度 89/20
搏动指数 1.09/2.00

◀ 图 28-16 颈内动脉虹吸部的血流频谱

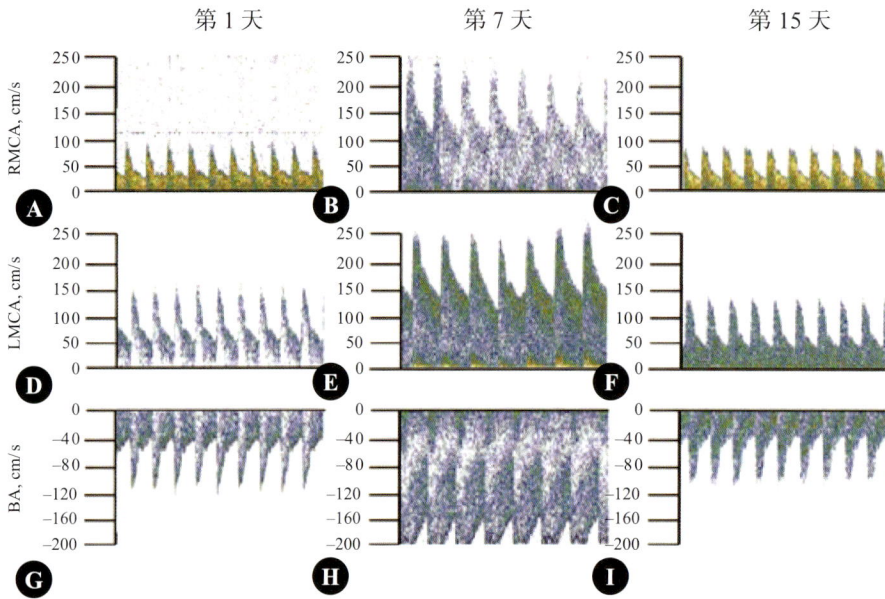

◀ 图 28-17　血管痉挛

A 至 C. 分别对应 RMCA 第 1 天、第 7 天和第 15 天。D 至 F. 分别对应 LMCA 第 1 天、第 7 天和第 15 天。G 至 I. 分别对应 BA 第 1 天、第 7 天和第 15 天

第 1 天　　第 7 天　　第 15 天

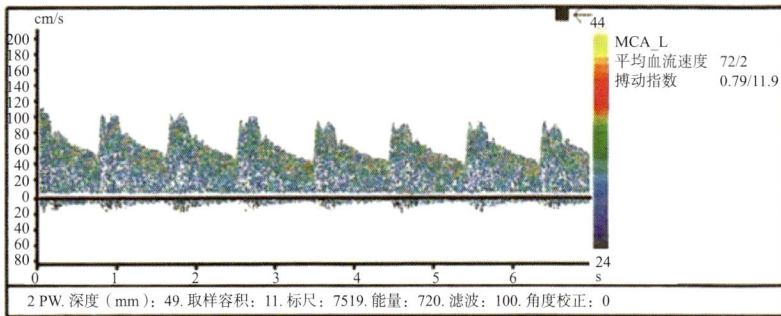

◀ 图 28-18　正常频谱

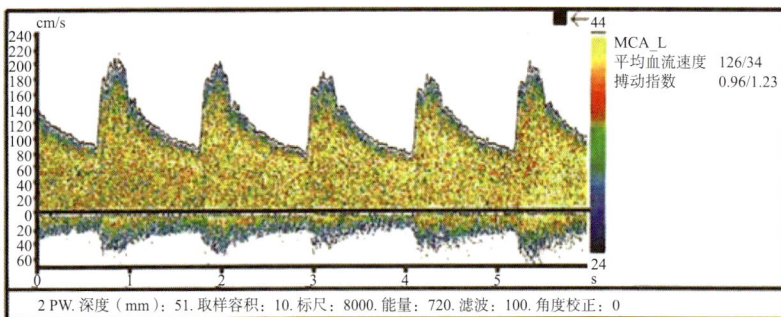

◀ 图 28-19　轻度血管痉挛

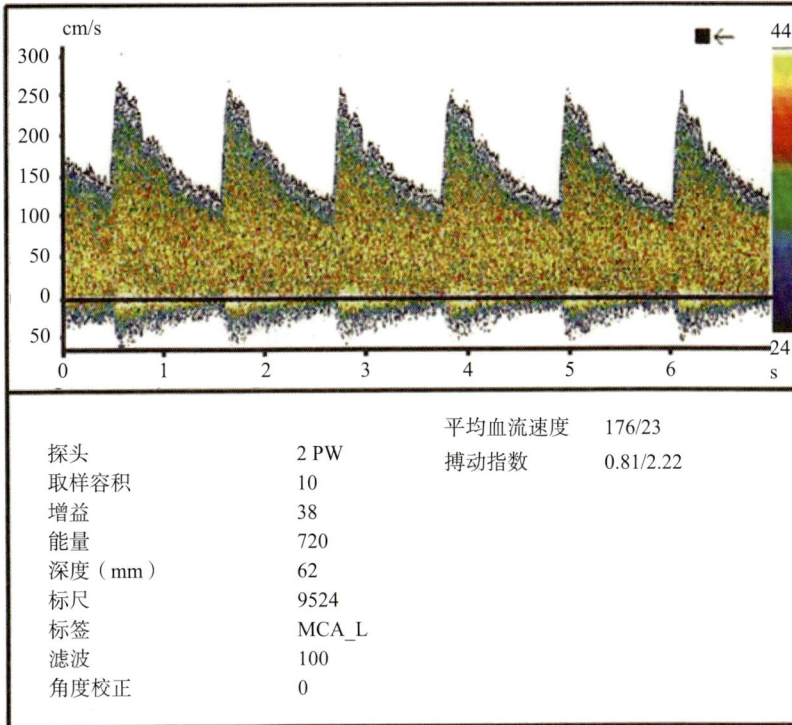

		平均血流速度	176/23
探头	2 PW	搏动指数	0.81/2.22
取样容积	10		
增益	38		
能量	720		
深度（mm）	62		
标尺	9524		
标签	MCA_L		
滤波	100		
角度校正	0		

◀ 图 28-20　中度血管痉挛

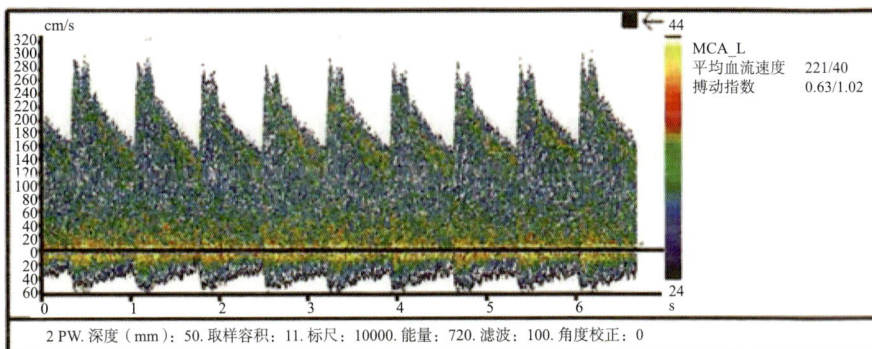

2 PW. 深度（mm）: 50. 取样容积: 11. 标尺: 10000. 能量: 720. 滤波: 100. 角度校正: 0

◀ 图 28-21　M_1 段重度血管
痉挛（深度 51mm）

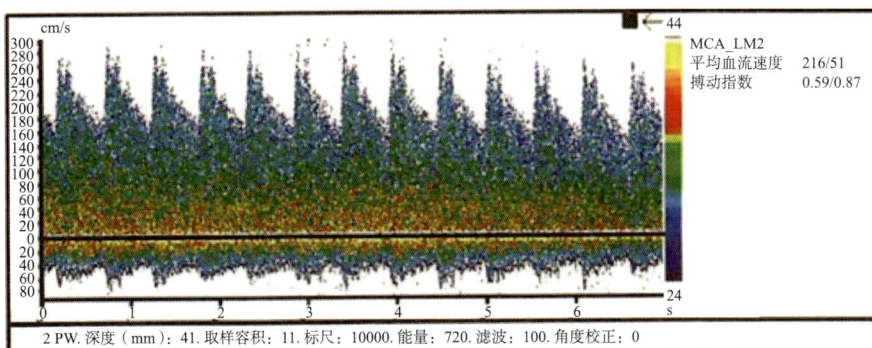

2 PW. 深度（mm）: 41. 取样容积: 11. 标尺: 10000. 能量: 720. 滤波: 100. 角度校正: 0

◀ 图 28-22　M_2 段重度血管
痉挛（深度 41mm）

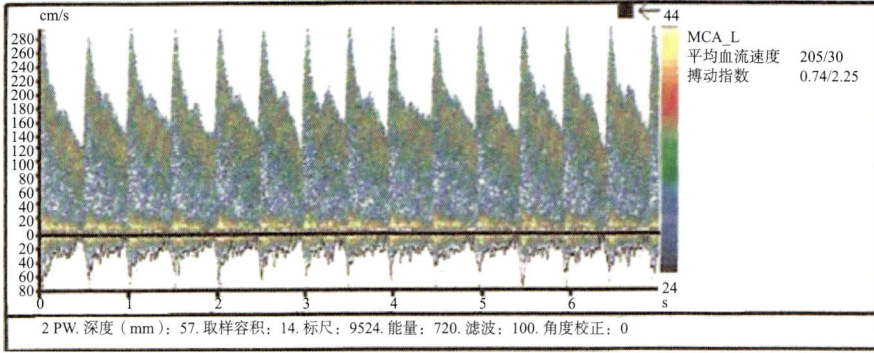

◀ 图 28-23 高动力循环状态的频谱

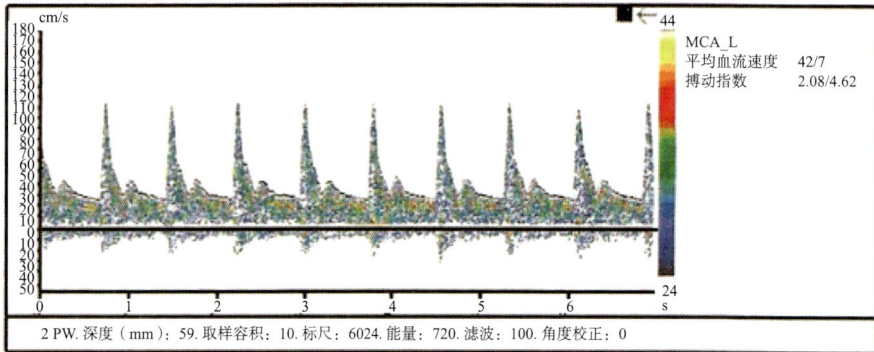

◀ 图 28-24 搏动指数升高（P.I.），颅内压（ICP）升高导致舒张期血流速度降低

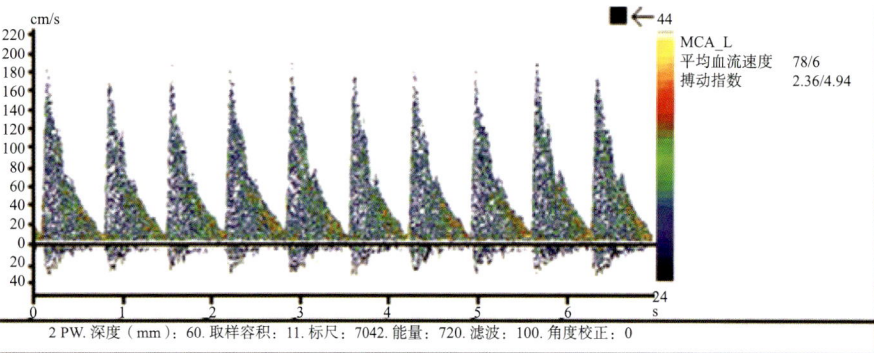

◀ 图 28-25 颅内压升高导致脑循环接近停止

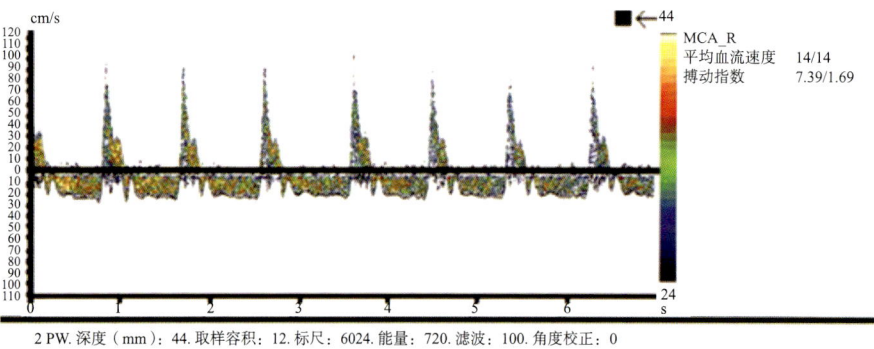

◀ 图 28-26 脑循环终止，振荡波，舒张期血流信号反向

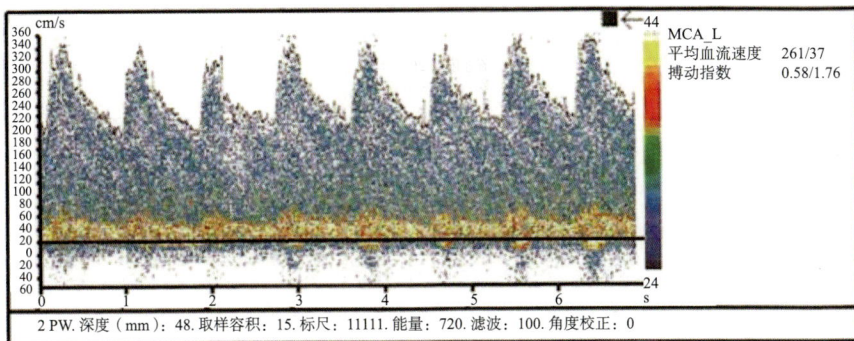

◀ 图 28-27　MCA 狭窄，伴血流速度增快、湍流和杂音

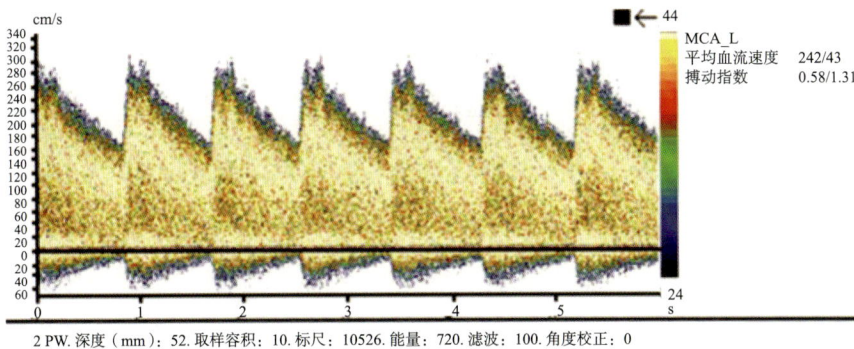

2 PW. 深度（mm）: 48. 取样容积: 15. 标尺: 11111. 能量: 720. 滤波: 100. 角度校正: 0

◀ 图 28-28　脑膜炎伴血流速度增快，继发于血管痉挛或动脉壁炎症

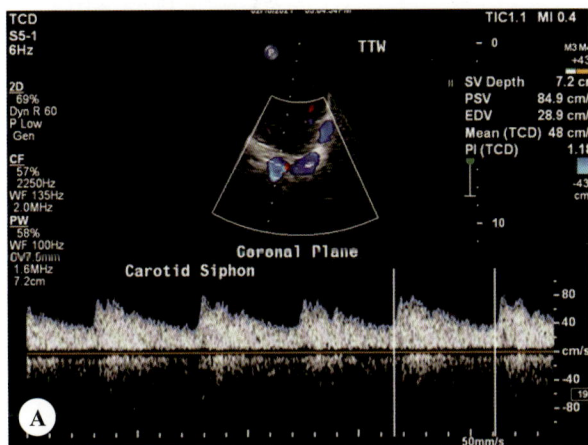

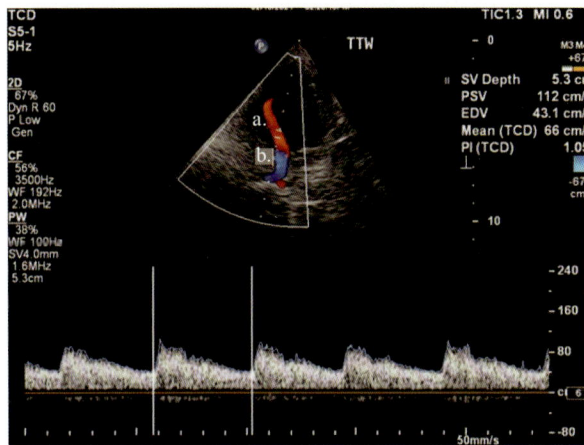

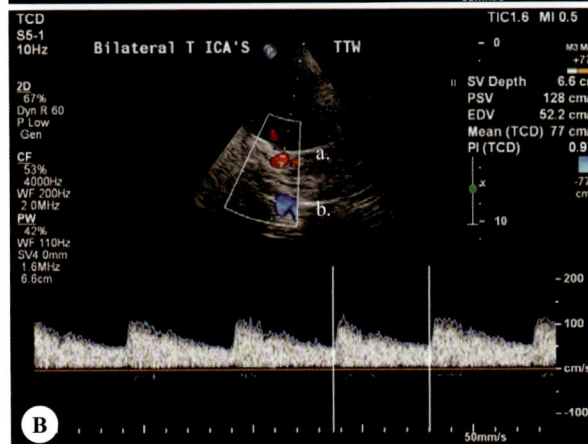

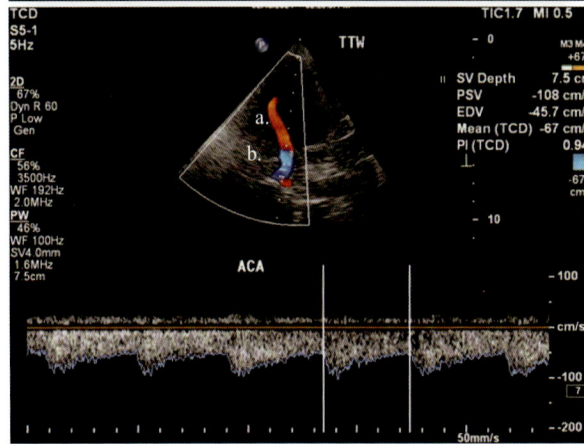

2 PW. 深度（mm）: 52. 取样容积: 10. 标尺: 10526. 能量: 720. 滤波: 100. 角度校正: 0

▲ 图 29-5　A. TTW，冠切面，彩色取样框放置于颈内动脉海绵窦处，取 ICA 床突上段的频谱。B. TTW，轴切面（横切面）。同侧 TICA（a），对侧 TICA（b）

▲ 图 29-6　A. MCA 主干血流和频谱（a），点 ACA₁ 段血流（蓝色）（b）。B. MCA 主干血流（红色）（a），ACA₁ 段血流及频谱（b）

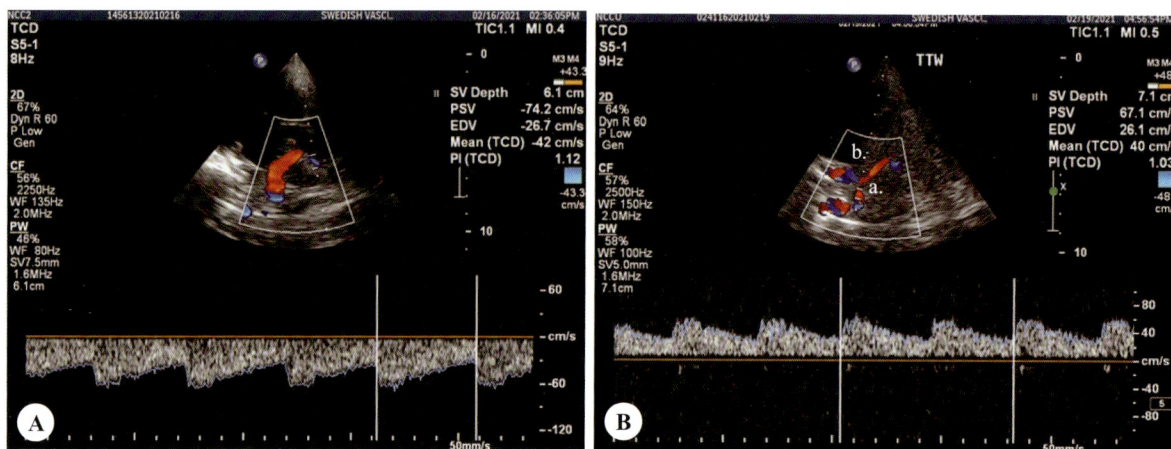

▲ 图 29-7　A. 同侧 PCA$_2$ 频谱；B. 同侧 TICA、PCOA 和血流方向背离探头的 PCA$_2$

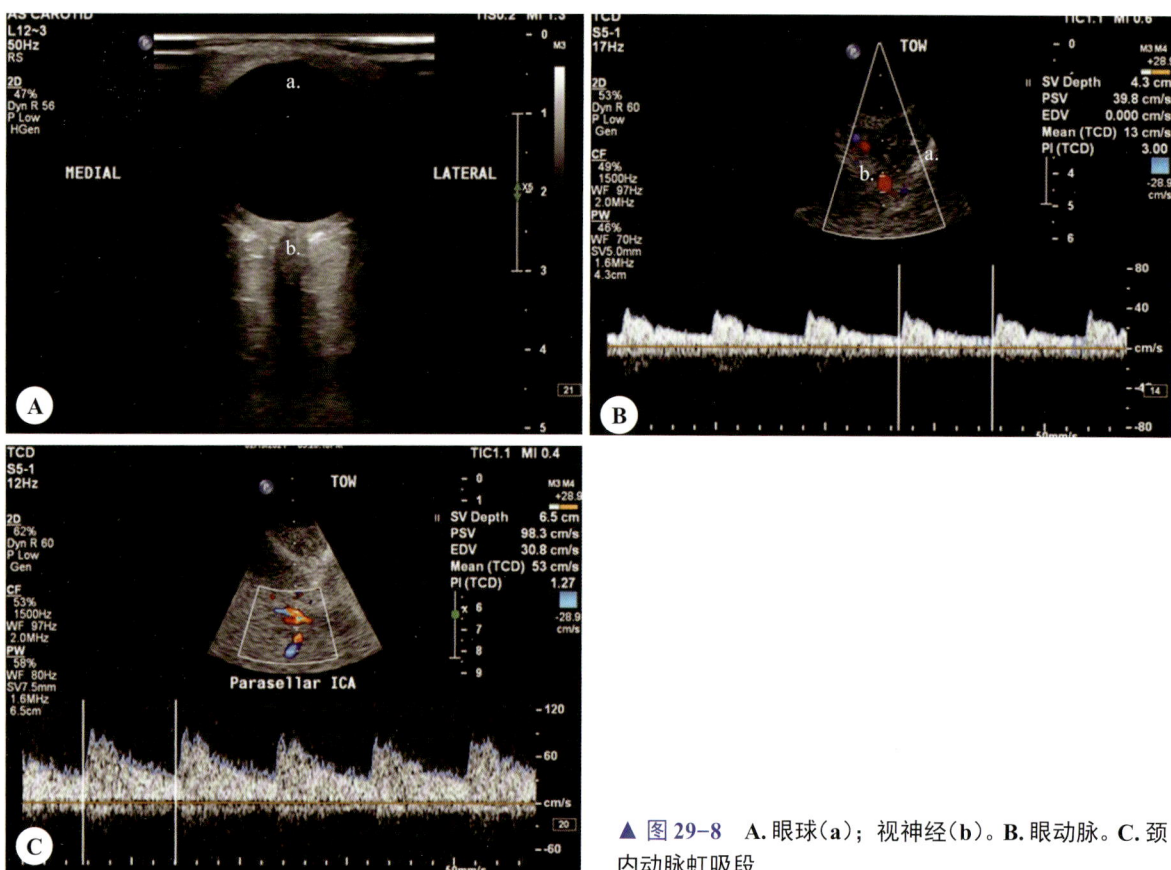

▲ 图 29-8　A. 眼球（a）；视神经（b）。B. 眼动脉。C. 颈内动脉虹吸段

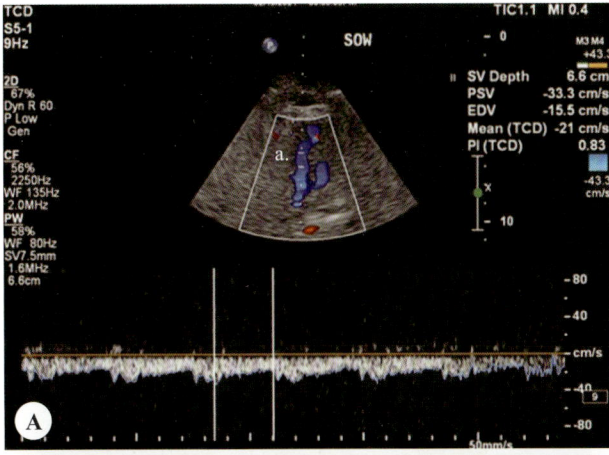

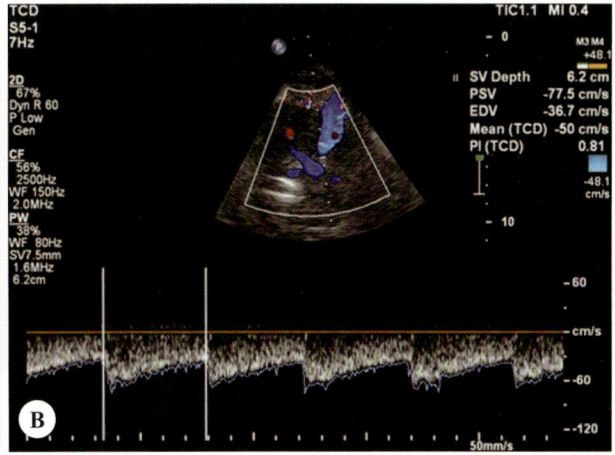

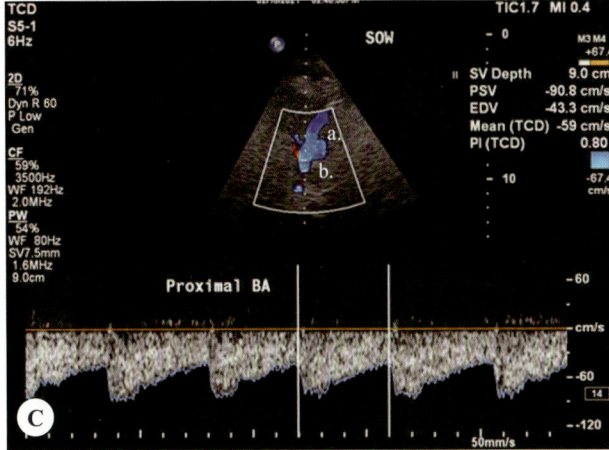

▲ 图 29-9　枕窗

A. 左侧 VA；B. 右侧 VA；C. BA

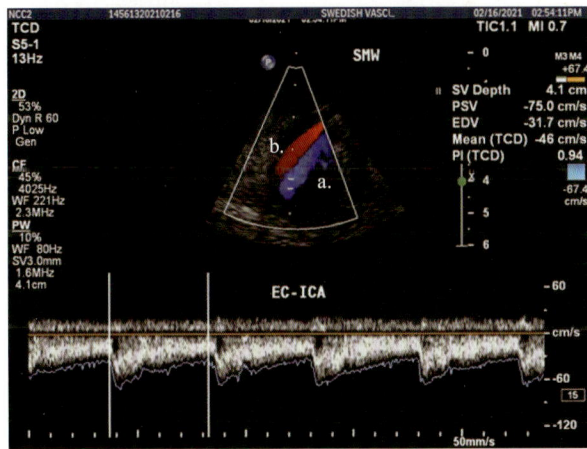

▲ 图 29-10　A.EC-ICA 血流背离探头方向；B. 颈内静脉血流朝向探头

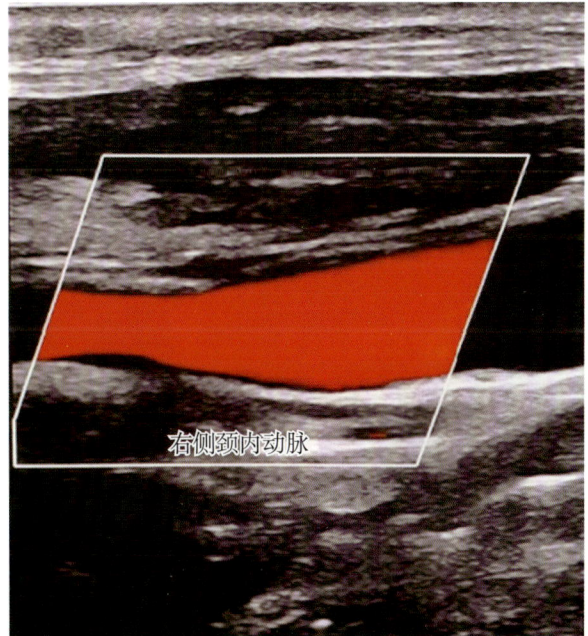

▲ 图 32-1　颈动脉超声检查的患者体位和探头位置

▲ 图 32-4　ICA 近段的纵切面彩色血流图像

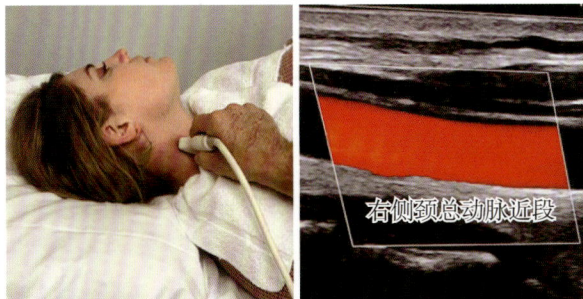

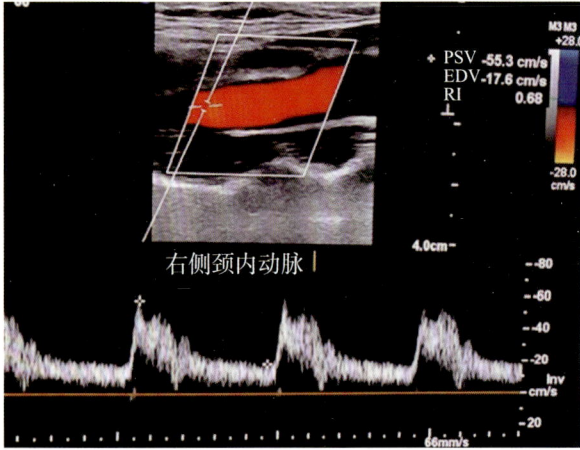

▲ 图 32-5 颈内动脉近段血流速度及频谱图像

PSV. 收缩期峰值流速；EDV. 舒张期末流速；RI. 阻力指数

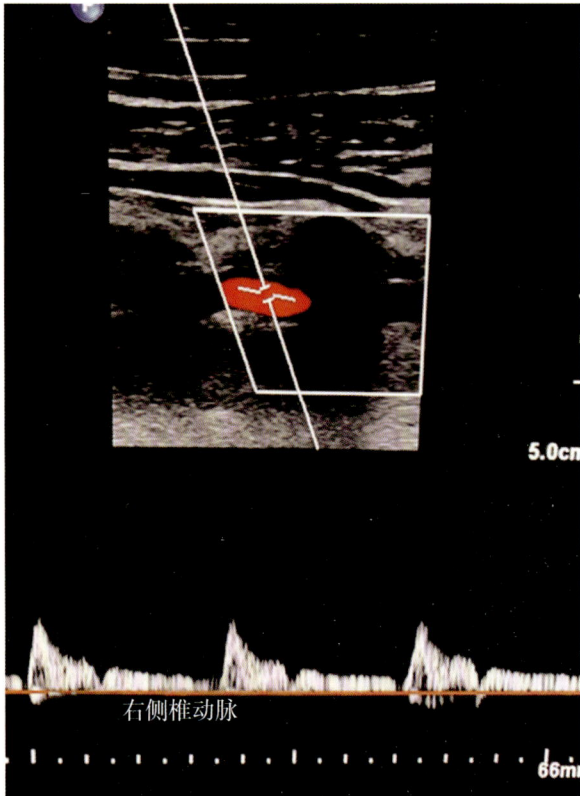

▲ 图 32-6 右侧椎动脉顺向血流频谱图像

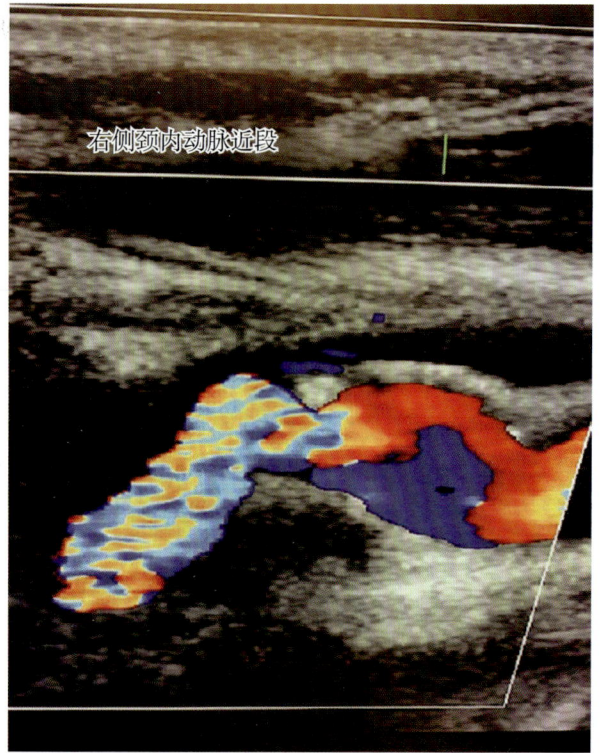

▲ 图 32-8 颈内动脉狭窄的彩色血流图像

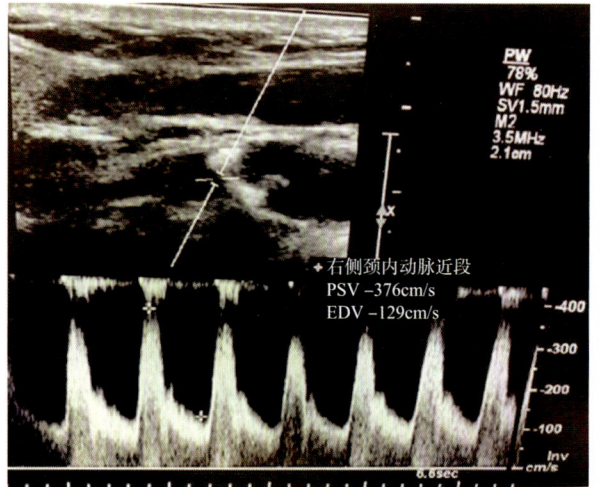

▲ 图 32-9 颈内动脉近段流速增快

PSV. 收缩期峰值流速；EDV. 舒张期末流速

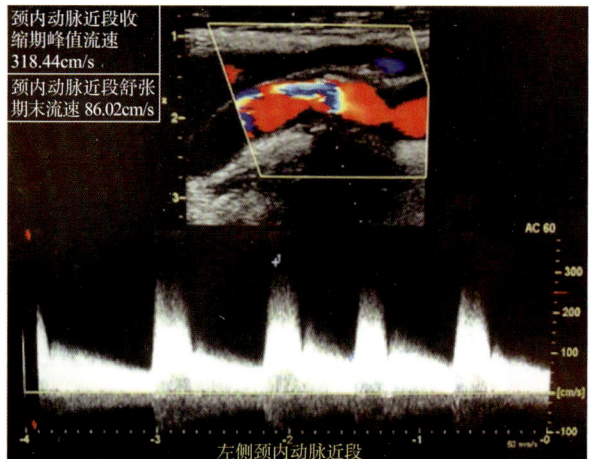

▲ 图 32-10 颈内动脉近段流速增快